JAMT技術教本シリーズ

臨床化学検査
技術教本

監修 一般社団法人 日本臨床衛生検査技師会

丸善出版

JAMT技術教本シリーズについて

　本シリーズは，臨床検査に携わる国家資格者が，医療現場や検査現場における標準的な必要知識をわかりやすく参照でき，実際の業務に活かせるように，との意図をもって発刊されるものです。

　今日，臨床検査技師の職能は，医学・医療の進歩に伴い高度化・専門化するだけでなく，担当すべき業務範囲の拡大により，新たな学習と習得を通じた多能化も求められています。

　"検査技師による検査技師のための実務教本"となるよう，私たちの諸先輩が検査現場で積み上げた「匠の技術・ノウハウ」と最新情報を盛り込みながら，第一線で働く臨床検査技師が中心になって編集と執筆を担当しました。

　卒前・卒後教育は言うに及ばず，職場内ローテーションにより新たな担当業務に携わる際にも，本シリーズが大きな支えとなることを願うとともに，ベテランの検査技師が後進の教育を担当する場合にも活用しやすい内容となるよう配慮しています。さらには，各種の認定制度における基礎テキストとしての役割も有しています。

一般社団法人　日本臨床衛生検査技師会

本書の内容と特徴について

　臨床化学検査ではおもに化学反応と光学的検出法を組み合わせた方法を基本として，生体内の物質を分子レベルで検出し定量する立場をとっている。このため，物質に対する基本的な概念を理解し，分析に用いる機器およびその取扱い方法を熟知しておくことが求められる。この基盤のもとで，検査室の実務を実践するための分析装置の原理と取扱いについて習熟し，精確なデータを出すためのノウハウを身に付け，人体成分（検体）の適正な取扱いについても専門家としてマスターしておくことが求められる。さらにおもな生体成分（検査項目）の生化学的・生理学的特徴を把握し，病態との関係を知っておく必要がある。本書はこれらのことが順を追って系統立てて学習できるように構成されており，とくに，臓器別データの解釈については具体的な症例を提示しながら解説が施されており，充実した内容になっている。また，臨床検査技師国家試験カリキュラムにも対応している。

　本書は各分野で活躍しておられる臨床検査技師の方々により，臨地実習前の学生から，検査室の現場に配属された初級者に向けてご執筆いただいた。現場を知り尽くしたベテランの著者のエッセンスを学んでいただきたい。

「臨床化学検査技術教本」編集部会

編集委員および執筆者一覧

●編集委員

池田　勝義*	熊本保健科学大学大学院　保健科学研究科	
河口　勝憲	川崎医科大学附属病院　中央検査部	
山舘　周恒	人間総合科学大学　人間科学部	
岡田　　健	日本臨床衛生検査技師会	
坂西　　清	日本臨床衛生検査技師会	

[*は委員長]

●執筆者

池田　勝義	熊本保健科学大学大学院　保健科学研究科
石毛　崇之	千葉大学医学部附属病院　検査部
石橋みどり	新東京病院　臨床検査室
猪俣　啓子	やました甲状腺病院　診療技術部
大川龍之介	東京医科歯科大学大学院　保健衛生学研究科
大久保滋夫	文京学院大学　保健医療技術学部　臨床検査学科
岡田　　健	岡山大学病院　医療技術部
栢森　裕三	九州大学大学院医学研究院　保健学部門　検査技術科学分野
菅野　光俊	信州大学医学部附属病院　臨床検査部
栗原由利子	東京工科大学　医療保健学部　臨床検査学科
河口　勝憲	川崎医科大学附属病院　中央検査部
坂西　　清	新潟大学地域医療教育センター　魚沼基幹病院　医療技術部　臨床検査科
下村　弘治	西武学園医学技術専門学校　臨床検査技師科
常名　政弘	東京大学医学部附属病院　検査部
白井　秀明	横浜労災病院　中央検査部
末吉　茂雄	千葉県がんセンター　臨床検査部
清宮　正徳	国際医療福祉大学　成田保健医療学部　医学検査学科
髙橋　　修	慶應義塾大学　医学部　リハビリテーション医学教室
髙橋　宣成	多摩北部医療センター　リハビリテーション科
中根　生弥	豊田厚生病院　臨床検査技術科
藤田　　孝	藤田保健衛生大学病院　臨床検査部
藤本　一満	倉敷芸術科学大学　生命科学部　生命医科学科
細萱　茂実	東京工科大学　医療保健学部　臨床検査学科
堀田多恵子	九州大学病院　検査部
村本　良三	埼玉医科大学　保健医療学部　臨床検査学科
森　　大輔	マレーシア国立サバ大学　医学・保健科学部　病理生物・医療診断教室
山内　昭浩	西知多総合病院　臨床検査科
山内　　恵	琉球大学医学部附属病院　検査・輸血部

山﨑　浩和	山梨大学医学部附属病院　検査部	
山舘　周恒	人間総合科学大学　人間科学部	
山本　慶和	天理医療大学　医療学部　臨床検査学科	
横田　浩充	東邦大学理学部　教育開発センター　臨床検査課程	

［五十音順，所属は2017年7月現在］

目　次

1章　生命のメカニズムと臨床化学 ——————————— 1

1.1　生体の構成成分と機能……2
- 1.1.1　生体元素　2
- 1.1.2　生体物質　2
- 1.1.3　物質の代謝　3
- 1.1.4　恒常性　3
- 1.1.5　生体のリズム　3
- 1.1.6　細胞の基本構造と機能　4
- 1.1.7　細胞分画　5

1.2　生体エネルギー……6
- 1.2.1　高エネルギー化合物の役割と種類　6
- 1.2.2　代謝とATP産生　7

1.3　データ判別の知識……10
- 1.3.1　生理的変動　10
- 1.3.2　基準範囲　16
- 1.3.3　データ判別　16
- 1.3.4　単位　19
- 1.3.5　サンプリング　20

2章　機器の原理と方法 ——————————— 23

2.1　機器の基本的な取扱い……24
- 2.1.1　ピペット　24
- 2.1.2　遠心機　30
- 2.1.3　恒温槽　32
- 2.1.4　純水　33
- 2.1.5　冷蔵庫・冷凍庫　35
- 2.1.6　分光光度計　36

2.2　汎用自動分析装置……42
- 2.2.1　汎用自動分析装置の概要　42
- 2.2.2　比色分析部　47
- 2.2.3　電解質測定部　51
- 2.2.4　酵素的測定法　55
- 2.2.5　酵素活性測定法　62
- 2.2.6　その他の測定　66

2.3　POCT……72
- 2.3.1　POCTとは　72
- 2.3.2　POCT対応機器・試薬への応用技術　72
- 2.3.3　医療現場におけるPOCTの実際　74
- 2.3.4　POCT対応機器・試薬の性能チェック　75
- 2.3.5　POCT対応機器・試薬の精度管理　75
- 2.3.6　POCT対応機器・試薬の今後の活用　76

2.4　動脈血液ガス分析……77
- 2.4.1　血液ガス分析　77
- 2.4.2　検量　79
- 2.4.3　分析装置の取扱い上の注意　79
- 2.4.4　動脈血液ガス分析測定の注意事項　79
- 2.4.5　動脈血液ガス分析の結果の解釈　81

2.5　電気泳動……82
- 2.5.1　電気泳動の基礎　82
- 2.5.2　蛋白分画　83
- 2.5.3　アイソザイム　87
- 2.5.4　リポ蛋白　89

2.6　質量分析……92
- 2.6.1　質量分析とは　92
- 2.6.2　質量分析計の構成　93
- 2.6.3　分析方法　95
- 2.6.4　マススペクトル　96
- 2.6.5　臨床化学領域における質量分析の実際　96

2.7　その他の分析・・・・・・98
 2.7.1　ヘモグロビン A1c　98　　　　　　2.7.2　ドライケミストリー　100

2.8　免疫学的分析法・・・・・・107

3章　臨床化学検査の実務 ──────────── 109

3.1　検体採取から検体提出までの流れ・・・・・・110
 3.1.1　採血管の種類　110　　　　　　3.1.3　検体保管方法　112
 3.1.2　検体採取時に必要な誤差要因の知識　111　　3.1.4　輸送中の注意　113

3.2　検体受付から測定までの流れと測定後の処理・・・・・・114
 3.2.1　検体確認方法と再提出の基準　114　　3.2.3　測定までの検体保管　115
 3.2.2　遠心分離などの前処理と検体確認　114　　3.2.4　測定後の検体取扱い　117

3.3　正確さの確認方法とトレーサビリティ・・・・・・118
 3.3.1　正確さの意味と確認方法　118　　3.3.3　認証標準物質がない場合の対応　120
 3.3.2　認証標準物質　119　　3.3.4　用手法　120

3.4　測定の実際・・・・・・123
 3.4.1　汎用自動分析装置による測定の実務　123　　3.4.3　キャリブレーション　124
 3.4.2　機器の点検　123　　3.4.4　検体測定と検査値への対処法　125

3.5　日常的な内部精度管理と機器の保守・・・・・・128
 3.5.1　日々の精度管理の実務　128　　3.5.4　ロット管理　132
 3.5.2　保守点検　131　　3.5.5　不確かさの意味　133
 3.5.3　試薬補充と試薬管理　132

3.6　外部精度管理への対応・・・・・・135
 3.6.1　外部精度管理の目的と実施方法　135　　3.6.4　外部精度管理の目標値と許容誤差限界の基準　137
 3.6.2　結果報告の見方　135
 3.6.3　事後処理　136

3.7　結果の確認方法と報告および臨床サイドへの対応・・・・・・138
 3.7.1　患者データの確認　138　　3.7.3　臨床サイドとの連携　140
 3.7.2　カルテの確認方法　139

4章　おもな検査項目 ──────────── 141

4.1　無機質・・・・・・142
 4.1.1　ナトリウム　142　　4.1.5　マグネシウム　146
 4.1.2　カリウム　143　　4.1.6　リン　147
 4.1.3　クロール　144　　4.1.7　鉄　148
 4.1.4　カルシウム　144　　4.1.8　銅　148

  4.1.9 亜鉛 149
  4.1.10 浸透圧 150
  4.1.11 重炭酸イオン 150

4.2 糖質・・・・・152
  4.2.1 グルコース 152
  4.2.2 尿糖 153
  4.2.3 経口ブドウ糖負荷試験 153
  4.2.4 ヘモグロビン A1c 154
  4.2.5 グリコアルブミン 156
  4.2.6 1,5-アンヒドログリシトール 158
  4.2.7 ピルビン酸・乳酸 158
  4.2.8 ケトン体 159

4.3 脂質・・・・・161
  4.3.1 リポ蛋白 161
  4.3.2 アポリポ蛋白 162
  4.3.3 中性脂肪 163
  4.3.4 総コレステロール 164
  4.3.5 HDL-コレステロール 166
  4.3.6 LDL-コレステロール 167
  4.3.7 遊離脂肪酸 169
  4.3.8 リポ蛋白（a） 170
  4.3.9 レシチンコレステロールアシルトランスフェラーゼ 170

4.4 蛋白質・・・・・172
  4.4.1 総蛋白 172
  4.4.2 血清蛋白分画 173
  4.4.3 ラピッドターンオーバープロテイン 173
  4.4.4 免疫グロブリン 174
  4.4.5 アルブミン 174
  4.4.6 C 反応性蛋白 175
  4.4.7 セルロプラスミン 176
  4.4.8 ハプトグロビン 177
  4.4.9 トランスフェリン 177
  4.4.10 フェリチン 178

4.5 非蛋白性窒素・・・・・180
  4.5.1 尿素窒素 180
  4.5.2 クレアチニンおよびクレアチン 181
  4.5.3 尿酸 182
  4.5.4 アンモニア窒素 183

4.6 生体色素・・・・・185
  4.6.1 ビリルビン 185
  4.6.2 胆汁酸 186

4.7 酵素・・・・・188
  4.7.1 アスパラギン酸アミノトランスフェラーゼ 188
  4.7.2 アラニンアミノトランスフェラーゼ 189
  4.7.3 乳酸脱水素酵素 190
  4.7.4 クレアチンキナーゼ 190
  4.7.5 アルカリホスファターゼ 191
  4.7.6 γ-グルタミルトランスフェラーゼ 192
  4.7.7 コリンエステラーゼ 192
  4.7.8 アミラーゼ 193
  4.7.9 リパーゼ 194

4.8 骨代謝・・・・・196
  4.8.1 骨形成マーカーと骨吸収マーカー 196

4.9 ホルモン・・・・・198
  4.9.1 視床下部ホルモン 198
  4.9.2 下垂体前葉ホルモン 198
  4.9.3 下垂体後葉ホルモン 200
  4.9.4 甲状腺ホルモン 201
  4.9.5 副甲状腺ホルモン 202
  4.9.6 副腎皮質ホルモン 202
  4.9.7 副腎髄質ホルモン 204
  4.9.8 性ホルモン 205
  4.9.9 膵臓ホルモン 206
  4.9.10 消化管ホルモン 207
  4.9.11 アディポサイトカイン 207

4.10 ビタミン・・・・・210
 4.10.1 脂溶性ビタミン　210
 4.10.2 水溶性ビタミン　212

4.11 疾患マーカー・・・・・215
 4.11.1 シアル化糖鎖抗原 KL-6　215
 4.11.2 （1→3）β-D-グルカン　215
 4.11.3 プロカルシトニン　216
 4.11.4 脳性ナトリウム利尿ペプチド　217
 4.11.5 トロポニンT, トロポニンI　217
 4.11.6 シスタチンC　218
 4.11.7 脂肪酸結合蛋白　219

4.12 薬物・毒物・・・・・221
 4.12.1 抗てんかん薬　221
 4.12.2 免疫抑制剤　222
 4.12.3 抗菌薬　222
 4.12.4 毒物　223
 4.12.5 その他　224

5章 臓器別データの解釈 ───────── 225

5.1 肝・胆道・膵疾患・・・・・226
 5.1.1 原発性膵頭部がん　226
 5.1.2 悪性リンパ腫　230

5.2 腎疾患・・・・・234
 5.2.1 慢性腎不全, 腎性貧血　234
 5.2.2 横紋筋融解症, 急性腎不全, 脱水症　237
 5.2.3 非典型溶血性尿毒症症候群　241

5.3 心・血管疾患・・・・・245
 5.3.1 はじめに　245
 5.3.2 急性心筋梗塞　246
 5.3.3 薬剤性心不全　249

5.4 内分泌代謝疾患・・・・・252
 5.4.1 はじめに　252
 5.4.2 視床下部・下垂体疾患　252
 5.4.3 甲状腺疾患　255
 5.4.4 副甲状腺疾患　257
 5.4.5 副腎疾患　258
 5.4.6 糖尿病　259

5.5 筋・骨疾患・・・・・263
 5.5.1 はじめに　263
 5.5.2 骨疾患　264
 5.5.3 筋疾患　267
 5.5.4 おわりに　272

5.6 感染症・・・・・273
 5.6.1 細菌性髄膜炎　273
 5.6.2 非典型溶血性尿毒症症候群　276

5.7 肺疾患・・・・・280
 5.7.1 肺炎　280
 5.7.2 間質性肺炎　281
 5.7.3 肺結核　283
 5.7.4 肺真菌症　285
 5.7.5 免疫学的機序による肺疾患　285
 5.7.6 慢性閉塞性肺疾患　286
 5.7.7 肺がん　287
 5.7.8 肺血栓塞栓　290
 5.7.9 呼吸不全　290
 5.7.10 肺疾患に関連するおもな臨床検査　290

5.8　血液疾患・・・・・・292

　　5.8.1　鉄欠乏性貧血　292
　　5.8.2　血栓性血小板減少性紫斑病　294
　　5.8.3　多発性骨髄腫　295
　　5.8.4　バーキットリンパ腫　297

付録　基準範囲・臨床判断値／パニック値・生理的変動を基にした許容誤差限界・標準物質・・・・・・301
略語一覧・・・・・・313
査読者一覧・・・・・・325
索引・・・・・・327

目次

Q&A, 検査室ノート一覧

Q&A　検査の診断特性を2×2分割表より求める具体的な計算法は？…18／腫瘍マーカーZの検査結果が陽性（または陰性）であった場合がんである確率を求める具体的な計算法は？…18／マイクロピペットで採取した容量（実測容量）と設定した容量が違う場合はどうしたらよいか？…27／JSCC常用基準法自動化法とは？…120／ビタミンK欠乏症になりやすい要因は？…229／ビタミンK欠乏症になると検査値はどうなるのか？…229／PIVKA-Ⅱとは？…229／CA19-9とは？…229／eGFRとは？…230／ヘパリン起因性血小板減少症…233／UN/CRE比…233

検査室ノート　実際の健診データの分析…11／体位変化による測定値変動の分析…12／日内変動の分析…14／安全ピペッターの使い方…25／ガラス器具の膨張…27／マイクロピペットの評価…27／マイクロピペットの重量法による容量確認…28／両性電解質…84／等電点…84／異常Igの検査法…85／キャピラリー電気泳動法による異常Igの同定…86／酵素アノマリー…89／HPLC法によるリポ蛋白分画測定…90／異常Hbの検索…100／HbFの異常高値…100／検体容器の形状と無栓放置…115／常用参照物質：JSCC常用酵素の略称について…119／酵素活性値算出のファクターについて…122／ALB測定法の反応性の違い…174／還元型ALBと酸化型ALB…175／CRPのデータ観察…176／Wilson病とMenkes病…176／検体中のアンモニアによる誤差について…181／CREを用いた推算GFRについて…182／総ビリルビン測定試薬について…186／腎性貧血…236／横紋筋融解症…240／非典型溶血性尿毒症症候群…243／インスリン様成長因子Ⅰ…253／デキサメタゾン抑制試験…254／バセドウ病治療時の検査…256／骨粗鬆症の診断治療における検査…265／M蛋白の確認と臨床化学検査…267／筋疾患の臨床検査…268／重症筋無力症の臨床検査…271／UN/CRE比から推察できる病態…275／左方移動…275／血糖値と髄液糖…275／破砕赤血球とは？…278／円柱の生成…278／ADAMTS13とは？…279／腫瘍マーカー評価の注意点…289／異所性ホルモン産生腫瘍…289／血液ガス分析検体の取扱い注意…290／小球性低色素性貧血鑑別のポイント…293／溶血性貧血鑑別のポイント…295／BL診断のポイント…298

1章 生命のメカニズムと臨床化学

章目次

1.1：生体の構成成分と機能 …………… 2
1.2：生体エネルギー …………………… 6
1.3：データ判別の知識 ………………… 10

SUMMARY

　本章では生体を構成する元素やヒトの最小単位である細胞の基本構造，および生命活動を維持するために重要なエネルギー代謝について解説する。また，臨床検査データは，臨床の現場で病気の診断，治療経過のモニター，予後判定に利用される。データ判別の知識として生理的変動と測定技術変動について各要因によって起こる変動の機序と，その影響を受けやすい検査項目について具体的な実験結果を示し，解説する。加えて，データ判読の指標である基準範囲や臨床判断値の定義についても述べる。

1章 生命のメカニズムと臨床化学

1.1 生体の構成成分と機能

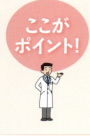

ここがポイント！

- 生体を構成する元素の9割は，水や有機物を構成する酸素，炭素，水素，窒素である。
- 生体に含まれる物質で最も多いのは，水，蛋白質，脂質である。
- 生体には恒常性や一定のリズムを保つためのさまざまな機能が存在する。
- 細胞は生体を構成する基本構造であり，生体に必要なエネルギーを産生・消費する。

1.1.1 生体元素

ヒトの体は約60種の元素からなり，そのうち酸素，炭素，水素，窒素が90％を占め，水，蛋白質，脂質などを形づくり生命活動を支えている。また，これらは生物の最小単位である細胞を構成しており，それぞれの細胞が発達・分化し，異なる形や機能をもった組織や臓器を形成している。

生体を構成するおもな元素の比率を表1.1.1に示す。その比率により，酸素，炭素，水素，窒素，カルシウム，リンの6種は多量元素，硫黄，カリウム，ナトリウム，塩素，マグネシウムの5種は少量元素，鉄，亜鉛，マンガン，銅，セレン，ヨウ素，モリブデン，クロム，コバルトは必須微量元素に分類される。

多量元素のうち，酸素63％，炭素20％，水素10％，窒素3％で96％を占めている。これらは有機物の構成元素であるため，含有率が非常に高くなっている。

無機物で多いのは骨歯の構成成分であるカルシウムで約2.0％，次にエネルギーとしてのリン酸化合物や細胞膜を構成するリンが約1.2％，アミノ酸やグルタチオンなどにチオール基として存在する硫黄が0.24％，以下細胞内・外液に含まれるカリウム，ナトリウム，塩素と続く。マグネシウム，銅，亜鉛などは物質代謝に関与する酵素の構成成分として活性化に必要な元素であり，微量であっても不足すると代謝に影響し欠乏症を起こすことが知られている。

表1.1.1 生体を構成する成分

有機物		無機物							
元素	(％)	元素	(％)	元素	(％)	元素	(10^{-3}％)	元素	(10^{-3}％)
酸素（O）	63	カルシウム（Ca）	2.0	ナトリウム（Na）	0.16	亜鉛（Zn）	3.5	セレン（Se）	0.02
炭素（C）	20	リン（P）	1.2	塩素（Cl）	0.15	銅（Cu）	0.11	モリブデン（Mo）	0.011
水素（H）	10	硫黄（S）	0.24	マグネシウム（Mg）	0.05	ヨウ素（I）	0.022	クロム（Cr）	0.0028
窒素（N）	3	カリウム（K）	0.22	鉄（Fe）	0.0075	マンガン（Mn）	0.02	コバルト（Co）	0.0025

1.1.2 生体物質

生体を構成する物質を表1.1.2に示す。最も多いのは水であり，体重の約60～70％を占める。水は細胞内液や血漿などの溶媒として多くの物質を溶解するだけでなく，体温，pH，浸透圧など生体内環境を一定に保つはたらきを担う。

蛋白質は，20種類のアミノ酸がペプチド結合で連結している高分子化合物である。細胞骨格，構造蛋白，酵素，抗体などを構成し，栄養素，浸透圧の維持，酸塩基平衡の維持，物質の運搬，血液凝固・線溶反応，生体防御などの役割を果たす。

脂質は脂肪酸とアルコールが結合した構造をもち，エネルギー貯蔵物質としての脂肪酸，細胞膜を構成するリン脂

質，ホルモンや胆汁酸の前駆体となるコレステロールなどがある。

炭水化物は糖質ともよばれ，細胞や組織の構成成分（糖鎖）やエネルギー源として重要である。

核酸は五炭糖，リン酸，塩基からなるヌクレオチドを基本構造として重合した高分子化合物であり，遺伝情報の発現・伝達・保持の機能をもつ。

無機質は骨や歯の構成成分であるほか，イオン化し細胞内外の酸塩基平衡や浸透圧の調整，酵素の活性化などさま

表1.1.2 生体を構成する物質

物質	%	使用濃度
水	66	細胞外液，細胞内液，血液
蛋白質	16	構造蛋白質，酵素，抗体
脂質	13	リン脂質，コレステロール，中性脂肪
糖質	0.5	グルコース，ペプチドグリカン
核酸	0.5	DNA，RNA
無機質	4	Na，K，Ca，Cl，Mg，P

ざまな役割を果たす。

1.1.3 物質の代謝

生体内でのすべての化学反応を代謝といい，生体を合成する代謝を同化反応，エネルギーを産生・消費する代謝を異化反応という。

異化反応のうち，生命の維持に必要なエネルギーの産生は，食事から摂取された糖質，脂質，炭水化物がさまざまな酵素反応により分解・修飾されることによって行われ，最終的にアデノシン三リン酸（ATP）となりエネルギーに変換される。

一方，エネルギーを消費する反応には，基礎代謝，生活活動代謝，食事誘導性体熱産生がある。

基礎代謝は安静時の消費エネルギーであり，体格（筋肉量）によって決まる。生命の維持に必要な最低限のエネルギーといえる。

生活活動代謝は体を動かすことによって消費されるエネルギーであり，活動量によって変化する。

食事誘導性体熱産生は，消化吸収時に一部が熱となって消費されるエネルギーをいう。

一般に，総エネルギーのうち基礎代謝は70％，生活活動代謝は20％，食事誘導性体熱産生は10％とされる。

1.1.4 恒常性

恒常性（ホメオスタシス）とは，「同じ」という意味の「homeo」と「平衡状態」という意味の「stasis」をつなげた言葉で，変化に富む外部環境に対して，体内の諸器官が生理的状態を一定に保つことを指す。

ヒトのホメオスタシスは，おもに臓器の内分泌腺から産生されるホルモンによって調整されている。血糖値の調節は膵や副腎，水分量の調整は腎，体温調節は副腎や骨格筋，性周期の調整は卵巣や精巣，生体防御はリンパ節や胸腺で行われている。

1.1.5 生体のリズム

生体概日リズム（サーカディアンリズム）は生体時計や体内時計ともよばれ，光や温度などの環境変化がない場合に生体が刻む周期を指し，ヒトの場合約25時間であることが分かっている。生体のリズムは視床下部の視交叉上核で調整され，網膜から光を感じることで脳に信号が届き，1日約1時間のずれを修正している。

また，体内のさまざまな臓器や細胞においても個々のリズムが存在する。体温の変動や月経の周期など，そのほとんどがホルモンによって調整されている。

臨床化学の分野では，検体採取時に生理的変動が見られる成分について理解しておく必要がある（p.10 1.3.1参照）。

用語 アデノシン三リン酸（adenosine triphosphate；ATP），恒常性（homeostasis）

1.1.6 細胞の基本構造と機能

ヒトの細胞は、細胞膜内部の核、小胞体、ミトコンドリア、ゴルジ体、リソーム、リボゾームなどの細胞内小器官から構成される（図1.1.1）。細胞内の空間を細胞質といい、グルコース、蛋白質、代謝に関与する酵素などを含む液体、細胞質基質（サイトゾル）で満たされている。

1. 細胞膜（図1.1.2）

細胞膜においては、1分子のグリセリンに脂肪酸やリン脂質などの2分子が結合した脂質分子が、親水性のグリセリン分子を外側、疎水性の脂肪酸分子を内側にした脂質2重層を形成している。細胞膜にはNa^+やK^+など特定のイオンを通過させるイオンチャネルや受容体などの膜内在蛋白質がモザイク状に存在し、流動的に移動できる流動モザイクモデル構造が細胞内と細胞外の物質の輸送を担う。また、蛋白質に付加されている糖鎖は、細胞の識別や細胞同士の結合に関与する。

2. 核（図1.1.3）

核は2重の核膜で覆われた球状の構造で、内部に核小体と染色体が含まれ、染色体にはデオキシリボ核酸（DNA）があり、遺伝情報をつかさどる。核膜には核膜孔が多数あり、核内外の連絡孔となっている。染色体はヒストンとよばれる円盤状の蛋白質にDNAが巻き付いた構造で、細胞分裂時に遺伝子であるDNAを2つの娘細胞に分離させる役割を果たす。核小体は核内に1～数個あり、リボ核酸（RNA）と蛋白質が多く含まれ、リボゾームRNA（rRNA）が合成される。

3. 小胞体

小胞体（ER）は単層の膜で構成され、リボゾームとよばれる顆粒が付着した粗面小胞体とリボゾームのない滑面小胞体がある。リボゾームにメッセンジャーRNA（mRNA）が結合し、蛋白質を合成する。合成された蛋白質は、小胞体を経由してゴルジ体から細胞外へ運ばれる。滑面小胞体ではリン脂質の合成、グリコーゲン代謝、カルシウムイオン調節、細胞内消化などが行われる。

4. ゴルジ体（図1.1.4）

ゴルジ体は扁平な袋が重なった構造をしており、小胞体で合成された蛋白質に糖を付加し糖鎖修飾を行う。また、細胞内でつくられる種々の物質を含む小胞（分泌顆粒、リソーム）を産生し、物質の分泌や細胞外排出などに関与する。細胞膜の形成にも関与している。

5. リソーム

リソームは単層の膜をもつ数μmの球状物質で、グリコシダーゼ、プロテアーゼ、リパーゼなど多くの加水分解酵素を含む顆粒である。細胞内の不要物や老廃物を取り込んで分解する作用があり、リソーム内は分解酵素の活性を高めるために酸性に保たれている。また、細胞自身を分解するアポトーシスにも関与している。

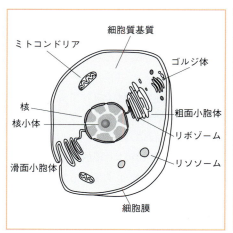

図1.1.1 細胞の構造

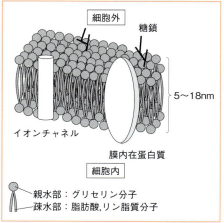

図1.1.2 細胞膜の構造

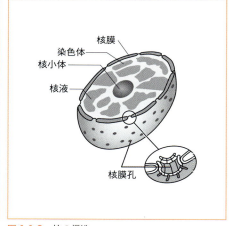

図1.1.3 核の構造

用語 核（nucleus）, デオキシリボ核酸（deoxyribonucleic acid；DNA）, 核膜孔（nuclear pore）, リボ核酸（ribonucleic acid；RNA）, リボゾームRNA（ribosomal RNA；rRNA）, 小胞体（endoplasmic reticulum；ER）, 粗面小胞体（rough ER）, 滑面小胞体（smooth ER）, メッセンジャーRNA（messenger RNA；mRNA）, ゴルジ体（Golgi body）, リソーム（lysosome）

● 6. ミトコンドリア (図 1.1.5)

ミトコンドリアは，球状・棒状の2重膜で覆われた0.5〜数μmの小胞である。内腔に突出した構造をしており，この突起をクリステといい，内膜で囲まれた空間をマトリックスという。クリステは細胞呼吸の場であり，電子伝達系の酵素が存在し，二酸化炭素と水素，およびATPを産生する。マトリックスにはクエン酸回路が存在する。

また，ミトコンドリア独自のDNA，RNAポリメラーゼ，リボゾームが存在し，蛋白質合成を行っている。ミトコンドリアは2分裂によって自己増殖する。

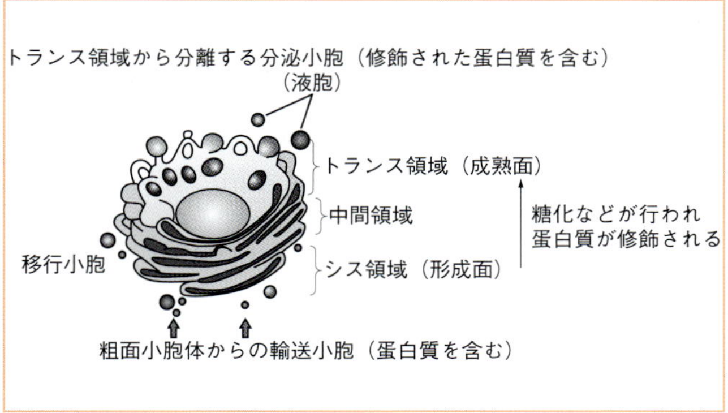

図 1.1.4 ゴルジ体の構造

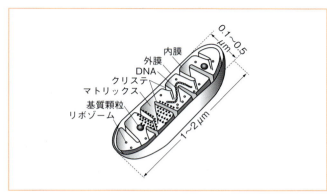

図 1.1.5 ミトコンドリアの構造

1.1.7 細胞分画

細胞分画とは，細胞を破壊して細胞小器官などの細胞内の各構成要素を分離することである。細胞小器官などの細胞構成要素のはたらきや化学組成を調べるために用いられ，細胞を破砕し，できるだけ生体内の状態に近いまま，均一な分画を採取できる方法である。

酵素などの蛋白質の機能に影響を与えない非電解質の溶媒（スクロース冷却等張溶液）で細胞を破砕してホモジネート（細胞破砕液）にし，細胞小器官などの細胞内構成成分を遠心して大きさや形状，密度などの違いにより分画する（図1.1.6）。

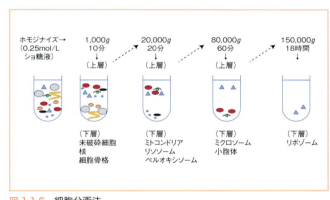

図 1.1.6 細胞分画法

［栗原由利子・細萱茂実］

📝 **用語** ミトコンドリア（mitochondria），細胞破砕（cell homogenization），細胞破砕液（homogenate）

📖 **参考文献**

1) 木下 勉, 他：「Chapter2 生命の最小機能単位・細胞」Zero からの生命科学 改訂4版, 南山堂, 2015.
2) 佐々木史江, 他：「第1章 生命を支える物質」人の生命科学 第3版, 医歯薬出版, 2009.
3) 石原勝敏, 他：目で見る生物学 三訂版, 培風館, 2006.
4) 東京大学生命科学教科書編集委員会：「11章 細胞の構造」理系総合のための生命科学 第3版, 羊土社, 2013.

1.2 生体エネルギー

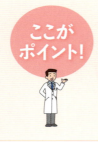

ここがポイント！
- 生体に存在する高エネルギー化合物のおもなものは，アデノシン三リン酸（ATP），ホスホエノールピルビン酸，クレアチンリン酸，1,3-ビスホスホグリセリン酸，アセチルCoAである。
- ATPは生体のエネルギーの保存や受け渡しに使われ，通貨のような役割を果たす。
- 栄養素として体内に取り込まれた糖質，脂質，蛋白質は，最終的にクエン酸回路，電子伝達系を経て，ATPを産生する。

生命活動を維持するうえで重要なエネルギーは高エネルギーリン酸化合物の反応によるエネルギーの放出によって得られ，とくにATPはその基本となることからエネルギーの通貨にたとえられる。食物から栄養として吸収された糖質，脂質，蛋白質は解糖系，β酸化などで代謝されてアセチルCoAとなり，クエン酸回路，電子伝達系を経てエネルギーとしてATPを産生する。

1.2.1 高エネルギー化合物の役割と種類

高エネルギー化合物とは，生体内で加水分解時に自由エネルギーを放出する化合物である（表1.2.1）。高エネルギー化合物には高エネルギーリン酸結合をもつATP，ホスホエノールピルビン酸，クレアチンリン酸，1,3-ビスホスホグリセリン酸と，チオエステル結合をもつアセチルCoAがある。チオエステル結合とは，チオール基（-SH）とカルボキシル基（-COOH）との脱水結合である。

表1.2.1 高エネルギーリン酸化合物の種類

高エネルギーリン酸化合物	kJ/mol
ホスホエノールピルビン酸	−61.9
1,3-ビスホスホグリセリン酸→3-ホスホグリセリン酸+リン酸	−49.3
ホスホクレアチン→クレアチン	−43.0
クレアチンリン酸	−32.8
ADP→AMP+リン酸	−30.5
ATP→ADP+リン酸	−45.6
ATP→AMP+ピロリン酸	−14.2
ピロリン酸→二リン酸	−19.2
グルコース三リン酸	−20.9
アセチルCoA→アセテート+CoA	−31.4

● 1. ATP（図1.2.1）

ATPは，アデニンにD-リボースが結合したアデノシンにリン酸が3つ結合した構造である。このリン酸は2つの高エネルギー結合をもち，リン酸の切断や転移反応時にエネルギーを発する。ATPは生体内に広く分布し，エネルギーの放出，貯蔵，物質の代謝や合成に関与する。

● 2. ホスホエノールピルビン酸（図1.2.2）

ホスホエノールピルビン酸は，生体内で最も高エネルギーのリン酸結合をもつ物質である。解糖系では2-ホスホグリセリン酸から，糖新生ではグリセルアルデヒド3-

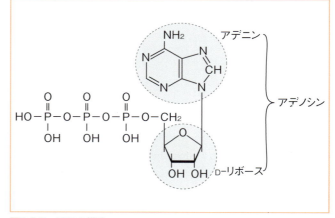

図1.2.1 ATPの構造

用語 アセチルCoA（acetyl CoA），アデノシン二リン酸（adenosine diphosphate；ADP），アデノシン一リン酸（adenosine monophosphate；AMP）

リン酸から生成される。ホスホエノールピルビン酸はピルビン酸キナーゼによってアデノシン二リン酸（ADP）に転移し，ATPが合成される。

● 3. クレアチンリン酸（図1.2.3）

クレアチンリン酸はクレアチニンにリン酸が結合したもので，脳や骨格筋での重要なエネルギー貯蔵物質である。クレアチンリン酸は，クレアチンキナーゼによってクレアチンにATPからのリン酸基が転移してつくられる。反応はATPの産生に偏っているため，細胞内ATP濃度が高い場合にはクレアチンリン酸が合成され，ATP濃度が低い場合にはATP合成が生じる。

● 4. 1,3-ビスホスホグリセリン酸（図1.2.4）

1,3-ビスホスホグリセリン酸は，グリセリン酸にリン酸が結合した構造をもつ。解糖系においてホスホグリセリン酸キナーゼにより，ADPにリン酸基が転移してATPを生成する。赤血球でのATP生成に関与する。

● 5. アセチルCoA（図1.2.5）

アセチルCoAは，CoAのチオール基にアシル基が結合した構造をもつ。糖質からは解糖系でピルビン酸を経て，脂質からは脂肪酸のβ酸化を経て生成され，ミトコンドリアのマトリックスに存在するクエン酸回路において活性型アセチル基を運搬し，ATPとCO_2を生成する。細胞内のエネルギー代謝に重要な物質である。

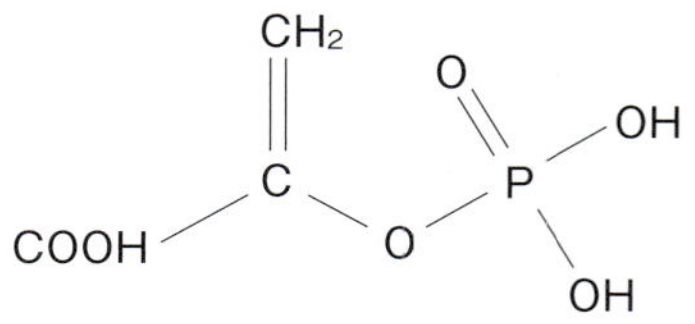

図1.2.2　ホスホエノールピルビン酸の構造

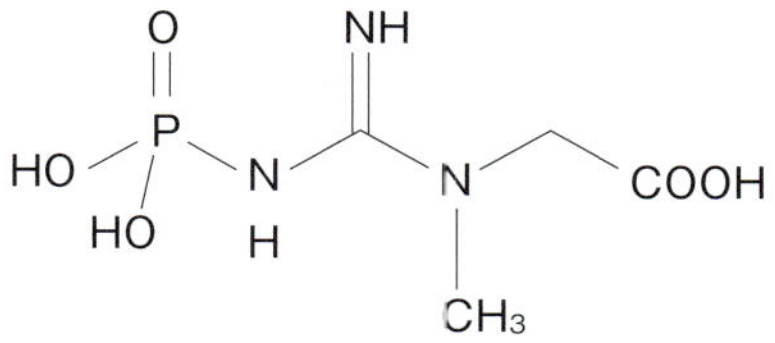

図1.2.3　クレアチンリン酸の構造

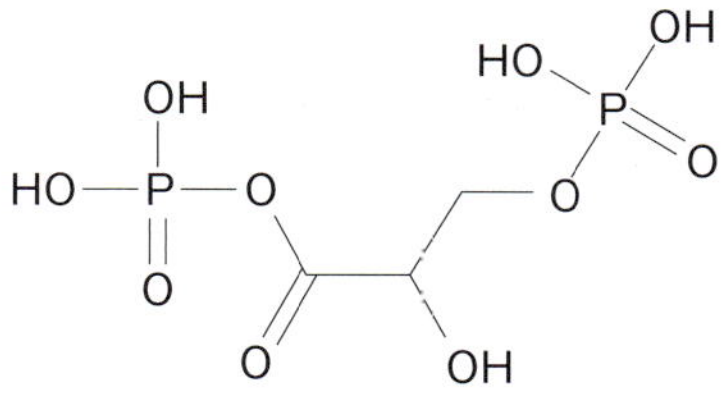

図1.2.4　1,3-ビスホスホグリセリン酸の構造

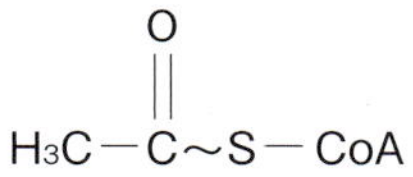

図1.2.5　アセチルCoAの構造

1.2.2 代謝とATP産生

● 1. 糖質の代謝

グルコースは解糖系，クエン酸回路，電子伝達系を経てCO_2とH_2Oに代謝され，エネルギーとしてATPを産生する。GLU上昇時には，過剰なグルコースがグリコーゲンとなり肝臓に貯蔵される。また，血糖低下時には糖新生によってグルコースが生成され，血糖値が維持されると同時にグルコースのみをエネルギー源とする脳や赤血球などに供給される。

● 2. 解糖系（図1.2.6）

解糖系は細胞質内で行われ，好気的条件下ではピルビン酸へ，嫌気的条件下では乳酸へと代謝される。好気的条件下ではATPとピルビン酸，ニコチンアミドアデニンジヌクレオチド（還元型）（NADH）が生成され，NADHは電子伝達系においてATPを生成する。嫌気的条件下では，解糖系で生成されたNADHは，ピルビン酸を還元し乳酸を生成するときに使われる。

電子伝達系ではミトコンドリア膜通過時にATP2分子が消費されるので，好気的条件下では，筋肉や脳（神経）ではグルコース1分子からATP6分子とピルビン酸2分子

用語　ニコチンアミドアデニンジヌクレオチド（還元型）（nicotinamide adenine dinucleotide；NADH）

1章 生命のメカニズムと臨床化学

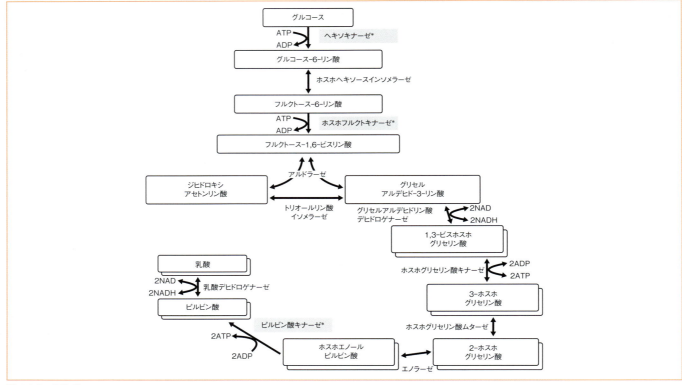

図 1.2.6 解糖系
＊：律速酵素

が生成される。一方，肝臓や心臓などではミトコンドリア膜通過時にATPの消費がないので，ATP 8分子とピルビン酸2分子が生成される。激しい運動時などの嫌気的条件下では，NADHがピルビン酸を還元し，乳酸へと代謝される。グルコース1分子から，ATP 2分子（電子伝達系で生成されないため）と2分子の乳酸が生成される。

解糖系の律速酵素は，ヘキソキナーゼ，ホスホフルクトキナーゼ，ピルビン酸キナーゼの3つである。これらはATP濃度が高くなると阻害され，フィードバック機構により解糖系が抑制されることによって調節されている。

● 3. クエン酸回路（図 1.2.7）

クエン酸回路（TCA回路）はミトコンドリア内のマトリックスに存在し，解糖系で好気的に生じたピルビン酸が CO_2 と H_2O に分解される系である。クエン酸回路ではピルビン酸1分子から CO_2 3分子と H_2O 5分子，ATP 1分子，NADH 4分子，フラビンアデニンジヌクレオチド（還元型）（$FADH_2$）1分子が生成される。NADHと$FADH_2$ 1分子は，電子伝達系でそれぞれ3分子と2分子のATPを生成するため，$4×3+1×2=14$分子のATPが生成する。最終的にピルビン酸1分子から生成されるATPは15分子となる。

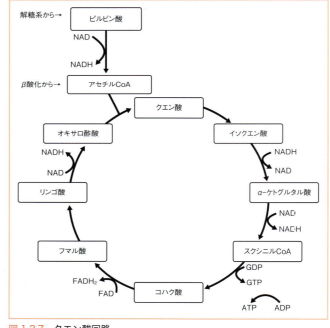

図 1.2.7 クエン酸回路

用語 ニコチンアミドアデニンジヌクレオチド（nicotinamide adenine dinucleotide；NAD），フラビンアデニンジヌクレオチド（flavin adenine dinucleotide；FAD），グアノシン二リン酸（guanosine diphosphate；GDP），グアノシン三リン酸（guanosine triphosphate；GTP），トリカルボン酸（tricarboxylic acid；TCA），フラビンアデニンジヌクレオチド（還元型）（flavin adenine dinucleotide；$FADH_2$）

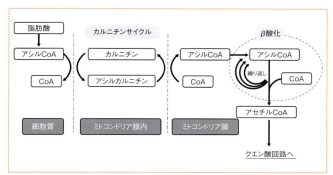

図1.2.8　脂肪酸の代謝

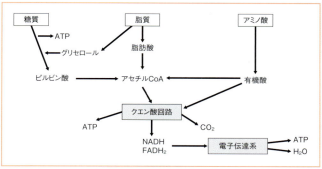

図1.2.9　糖質・脂質・アミノ酸代謝の関連性

● 4. 電子伝達系

電子伝達系はミトコンドリア内にあるクリステに存在し、O_2を用いてATPを産生するため呼吸鎖ともよばれる。NADHやFADH$_2$を酸化的にリン酸化し、H_2Oと同時にATPを生成する。NADH1分子からはATP3分子を、FADH$_2$1分子からはATP2分子が生成される。

● 5. 脂肪酸の代謝 (図1.2.8)

脂肪酸は細胞質中でアシルCoA合成酵素によってATPを介して活性化され、アシルCoAとなる。アシルCoAはそのままの形ではミトコンドリア内膜を通れないため、ミトコンドリア内膜中のカルニチンと結合してアシルカルニチンとなり、カルニチンサイクルを経てミトコンドリア内に入り、再びCoAと結合してアシルCoAとなる。

ミトコンドリア内のアシルCoAはβ酸化によって分解される。β酸化は1回転するごとに炭素が2つずつ切り離され、NADH、FADH$_2$、アセチルCoAをそれぞれ1分子ずつ生成する。NADHとFADH$_2$は電子伝達系においてそれぞれATP3分子とATP2分子を生成する。また、アセチルCoA1分子はクエン酸回路でATP12分子を生成する。たとえばC_{16}のパルミチン酸の場合、β酸化が完全に行われると、アセチルCoA8分子と7×5ATP＝35ATP、また、アセチルCoA8分子はクエン酸回路で8×12ATP＝96ATPを生成するため、合計131分子のATPが生成されることになる。

● 6. 糖質・脂質・蛋白質代謝の関連性

糖質、脂質、蛋白質（アミノ酸）はそれぞれ代謝されるが、最終的にはクエン酸回路および電子伝達系においてエネルギーを産生する。概略を図1.2.9に示す。

それぞれの代謝をエネルギー産生の点からまとめると、糖質は解糖系から生じたピルビン酸を経てアセチルCoAを生じる。脂質は脂肪酸を経てβ酸化でアセチルCoAを生じる。アミノ酸はケト酸となって糖代謝系に入り、アセチルCoAを生じる。生じたアセチルCoAはクエン酸回路で分解されて電子伝達系に運ばれ、エネルギーとしてATPを生じる。

［栗原由利子・細萱茂実］

📖 参考文献

1) 芝紀代子（編）：「第2章 栄養の基礎知識」，新編 健康食品の基礎知識，じほう，2015.
2) 東京大学生命科学教科書編集委員会（編）：「16章 エネルギー産生と代謝経路」，理系総合のための生命科学 第3版，羊土社，2013.
3) 遠藤克己：栄養の生化学 1-2-3 改訂第3版，南江堂，2003.

1.3 データ判別の知識

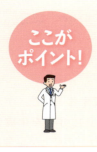

- 検査値には病態変動以外に，生理的変動や測定技術による変動も生じ得る。
- 各要因による変動の機序と，その影響を受けやすい検査項目を理解する。
- 基準範囲とは，一定の条件を満たす健常人で測定された検査値の分布の中央95%領域のことであり，正常・異常を区別する値ではない。
- 臨床判断値である診断閾値，治療閾値，予防医学的閾値の概念を理解する。
- 感度，特異度，的中率，尤度比，検査後確率の特性を知る。

1.3.1 生理的変動

　臨床検査データは，臨床の現場で病気の診断，治療経過のモニター，予後判定に利用される。ただし，病態変動を考える前に，患者の身体的特性や採血条件，あるいは測定技術上の問題により測定値が変動した可能性を常に念頭に置く必要がある[1]。

　臨床検査の測定値の変動は，病気による変動（病態変動），生理学的な現象としての変動（生理的変動）と，測定上のさまざまな問題により生じる変動（測定技術変動）に分けて考えることができる。生理的変動はさらに，個人の遺伝・環境・生活習慣などによる個体間変動と，同じ個人での検体採取前の体位，活動度，採血時間などによる個体内変動に分けてとらえることができる[2]。

　本項では上記の中の生理的変動を取り上げ，それぞれをいくつかの要因で細分したうえで，各要因による変動の機序と，その影響を受けやすい検査項目を系統的に整理して解説する。

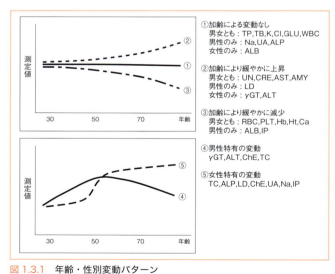

図1.3.1　年齢・性別変動パターン
（河口勝憲，市原清志：「生理的変動要因」，検査と技術，2007；35，1063）

用語　病態変動（pathological variation），生理的変動（physiological variation），測定技術変動（analytical variation），個体間変動（between individual variation），個体内変動（within individual variation），グルコース（glucose；GLU），アルカリホスファターゼ（alkaline phosphatase；ALP），アルブミン（albumen；ALB），アスパラギン酸アミノトランスフェラーゼ（aspartate aminotransferase；AST），乳酸脱水素酵素（lactate dehydrogenase；LD），無機リン（inorganic phosphate；IP）

1. 個体間変動

(1) 年齢変動

健常人の臨床検査値を細かく分析すると，明らかな年齢変動を認める例が多い。主要な臨床検査項目に限ると，成人の年齢変動は以下の5つのパターンに大別される。①加齢による変動なし，②加齢により緩やかに上昇，③加齢により緩やかに減少，④男性特有の変動として20歳から漸増し，50歳後半をピークとして以降漸減，および⑤女性特有の変動として20〜40歳はほぼ一定で，中年以降に明瞭に増加。男性特有の変動は，過食傾向が60歳以降に弱まるためと考えられている。また，女性特有の変動には，女性ホルモンレベルの変化（閉経）が関係している。それぞれのパターンで示す代表的な検査項目を図1.3.1に示した。

(2) 性差

臨床検査の性差は年齢を追って細かく分析すると，基本的にほとんどすべての項目で認められる。ただし，尿素窒素（UN），Cl，K，Ca，アミラーゼ（AMY），総ビリルビン（TB），血小板数（PLT）では，その差は実質的には無視できる範囲内である。それ以外の項目では，どの年齢でも一貫して，またはある年齢層に限定して性差が認められ，その多くは男性＞女性となっている。

性差の要因を整理すると，次のようになる。

1) 男性＞女性となる項目とその要因
- 筋肉量の違い：クレアチニン（CRE），クレアチンキナーゼ（CK）
- 女性ホルモン：尿酸（UA）
- 生理的鉄欠乏：赤血球（RBC），ヘモグロビン（Hb），ヘマトクリット（Ht），Fe
- 喫煙習慣の差：白血球（WBC），C反応性蛋白（CRP）
- 飲酒習慣・過食傾向の差：γ-グルタミルトランスフェラーゼ（γGT），アラニンアミノトランスフェラーゼ（ALT），コリンエステラーゼ（ChE），中性脂肪（TG），UA

2) 女性＞男性となる項目とその要因
- 女性ホルモン：高比重リポ蛋白-コレステロール（HDL-C）
- 喫煙習慣の差：免疫グロブリン（Ig）G

(3) 肥満・過食

肥満は検査値にさまざまな影響を及ぼす。肥満度（BMI）は体重（kg）/（身長（m））^{2}で計算される。BMIに比例して最も明確に上昇する項目は，ALT，TG，インスリンである。また，肝臓で産生される蛋白質の多くが過食により増加する。その代表例はγGT，ChE，総コレステロール（TC），C3，C4，CRP，プレアルブミンなどである。そのほか，UA，シスタチンC，HbもBMIと明らかに相関する。なお，Hbは，肥満による睡眠時無呼吸症候群において，睡眠中の慢性的な酸欠状態による代償的なHbの増加が加われば，より明瞭にBMIと比例して上昇する。

逆に肥満で検査値が低下するのは，HDL-C，テストステロン，アディポネクチンである。

(4) 喫煙習慣

喫煙すると，煙に含まれる一酸化炭素（CO）とHbが非可逆的に結合し，酸素と結合できないHb（HbCO）が増える。その結果として酸欠状態になるため，代償的にHb

---

検査室ノート　実際の健診データの分析（喫煙習慣・飲酒習慣）

健常成人7,200名を対象とした健診データの分析を図1.3.2に示す。箱ひげ図は中央の箱が50％，ひげの両端が95％の信頼区間を示し，緑色の領域は基準範囲である。喫煙度は喫煙指数より5段階に，飲酒度は日本酒換算で飲酒度0：飲酒なし，1：1合未満，2：1〜2合，3：2〜3合，4：3〜4合，5：4合以上，の6段階で表している。

喫煙度の上昇に伴いWBCとMCVは上昇傾向を示し，TPは低下を示す。また，飲酒度の上昇に伴いγGTとHDL-Cは上昇し，AMYは低下傾向を示す。ただし，γGTの上昇には個人差があり，飲酒量とは必ずしも比例しない。HDL-Cは，日本酒換算で1日3合までは飲酒量に比例して上昇しており，脂質代謝の観点からは適度な飲酒は健康面にプラスの効果があると考えられる。

用語　尿素窒素（urea nitrogen；UN），アミラーゼ（amylase；AMY），総ビリルビン（total bilirubin；TB），血小板数（platelet；PLT），クレアチニン（creatinine；CRE），クレアチンキナーゼ（creatine kinase；CK），尿酸（uric acid；UA），赤血球（red blood cell；RBC），ヘモグロビン（hemoglobin；Hb），ヘマトクリット（hematocrit；Ht），白血球（white blood cell；WBC），C反応性蛋白（C-reactive protein；CRP），γ-グルタミルトランスフェラーゼ（gamma glutamyltransferase；γGT），アラニンアミノトランスフェラーゼ（alanine aminotransferase；ALT），コリンエステラーゼ（cholinesterase；ChE），中性脂肪（triglyceride；TG），高比重リポ蛋白-コレステロール（high density lipoprotein-cholesterol；HDL-C），免疫グロブリン（immunoglobulin；Ig），肥満度（body mass index；BMI）

■ 1章　生命のメカニズムと臨床化学

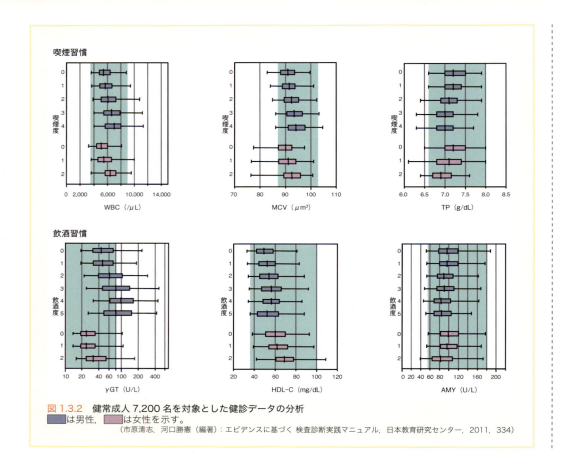

図 1.3.2　健常成人 7,200 名を対象とした健診データの分析
■は男性，■は女性を示す。
（市原清志，河口勝憲（編著）：エビデンスに基づく 検査診断実践マニュアル，日本教育研究センター，2011，334）

が増えて多血症となるが，RBCは変わらずHtが増える。したがって，平均赤血球容積（MCV），平均赤血球血色素量（MCH）は上昇するが，平均赤血球血色素濃度（MCHC）は変化しない。一方，喫煙はコルチゾールを介してWBCを短期的にも慢性的にも上昇させる。それには多数の要因が関与しているが，煙に含まれるシアン化水素の影響，および慢性的な気管支や肺胞の炎症を反映していると考えられる。喫煙で上昇する項目としてはそのほか，CRP，がん胎児性抗原（CEA），シスタチンCがよく知られている。

逆に喫煙習慣により低下する項目の中で最も明瞭なのはIgGであり，その低下に伴って総蛋白（TP）やグロブリン（GLB）の検査値も低下する。

検査室ノート　体位変化による測定値変動の分析

健常成人男女12名を対象として，体位の変化と時間を厳密に制御して測定した臨床検査値の変動を図1.3.3に示す。実験条件として，被験者はまず横（仰臥位）になり，30分後に仰臥位で採血を行い，その後椅子に座り，30分後に座位のままで採血を行った。同様に立位，座位，歩行後，仰臥位の状態において正確に30分間隔で採血した。

最初と最後の仰臥位の平均値を基準にすると，Alb, TC, ALPは座位で平均約5%，立位で約10%高値を示したが，Na, UAには体位の影響は認められない。また，CREでは腎血流の変化により，逆に仰臥位より座位や立位で低下傾向を認める。IPは歩行後に上昇するが，これは筋肉労作によりエネルギー源としてのATPの消費が増えたためである。同様にWBCは仰臥位に対して歩行直後で平均28%，最大では58%上昇した。

✎ 用語　平均赤血球容積（erythrocyte mean corpuscular volume；MCV），平均赤血球血色素量（erythrocyte mean corpuscular hemoglobin；MCH），平均赤血球血色素濃度（erythrocyte mean corpuscular hemoglobin concentration；MCHC），がん胎児性抗原（carcinoembryonic antigen；CEA），総蛋白（total protein；TP），グロブリン（globulin；GLB）

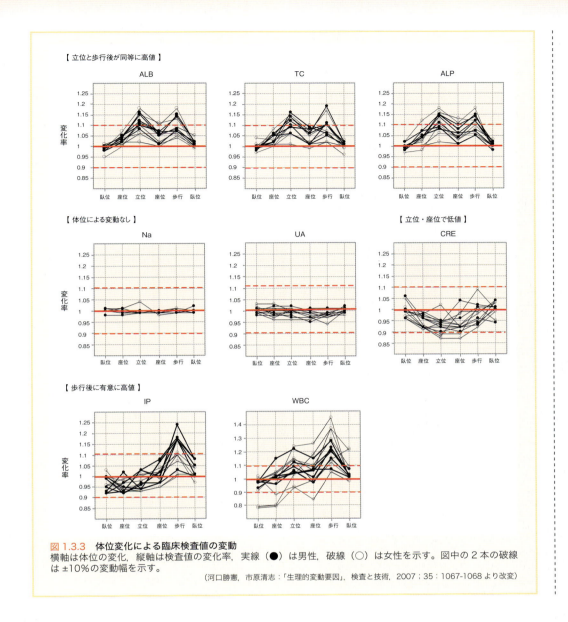

図 1.3.3 体位変化による臨床検査値の変動
横軸は体位の変化，縦軸は検査値の変化率，実線（●）は男性，破線（○）は女性を示す。図中の2本の破線は±10％の変動幅を示す。
（河口勝憲，市原清志：「生理的変動要因」，検査と技術，2007；35：1067-1068より改変）

(5) 飲酒習慣

飲酒により，肝細胞からγGTが誘導されて上昇する。また，飲酒量に応じてALT，ChE，TG，UAなども上昇することが多いが，これらの上昇は過食傾向から脂肪肝になった結果として生じる。一般に，飲酒によるγGTの上昇はALT，AST，ALPの上昇と比較して相対的に高く，アルコール以外による肝障害との鑑別に利用できる。一方，HDL-Cは飲酒により肝臓での産生が増え，明瞭に上昇する。

● 2. 個体内変動

(1) 体位

採血時の体位の違いによって検査結果が変動することはよく知られている。これは，仰臥位と比べ座位や立位では血液が下肢に溜まり，血管内の水および小分子成分が水圧を受けて血管外に漏出して血管内の水分が減少し，血球・蛋白質成分など血管壁を自由に通過できない成分が濃縮されるという機序による。

体位による変動は高分子成分であるTP，ALB，ChE，LD，HDL-Cなどのほとんどすべてで認められ，また，大分子でなくとも，血中の蛋白質と結合して存在する物質（Fe，TC，TG）で認められる。なお，同じ立位でも，じっと立っているとき（直立立位）と歩行後では全般に直立立位の方が高い傾向がある。これは，歩行時には筋肉の収縮により下肢に溜まっていた血液が心臓に送り返され，血液の濃縮が改善されるためと考えられる。

一方，Na，Cl，Mg，UA，UNなどの小分子成分には体位の影響は認められない。

(2) 日内リズム

ピークと最低値が1日のうちいつ現れるかで日内変動を6つのパターンに分け，それぞれの代表的な検査項目を図1.3.4に示した。

1章 生命のメカニズムと臨床化学

(3)喫煙

採血直前に喫煙すると，おもにニコチンの作用で交感神経が緊張してエピネフリンの分泌が増加するため，血中GLUが上昇する。一方，煙の中の成分の1つである一酸化炭素が唾液から血液に溶け込み酵素活性が阻害されるため，LDは低下する。

(4)飲酒

飲酒の短期的な影響として，アルコールにより肝臓での糖新生が阻害されて血中GLUが低下するため，乳酸が上昇する。そして，血中乳酸の上昇はUAの尿への排出を抑制するため，血中UAも上昇する。

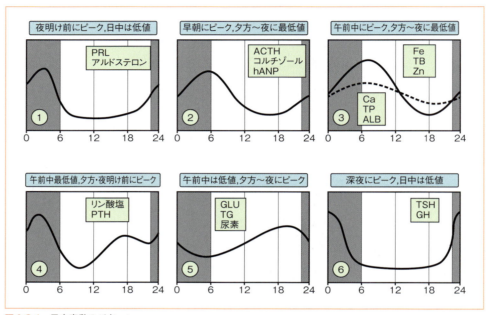

図 1.3.4　日内変動のパターン
縦軸は測定値，横軸は時刻を示す。
(市原清志，河口勝憲（編著）：エビデンスに基づく 検査診断実践マニュアル，日本教育研究センター，2011, 338)

検査室ノート　日内変動の分析

　健常成人男性7名（22〜60歳）を対象とした各種測定値の日内変動と日間変動を図1.3.5に示す。午前8時から午後8時まで，2時間おきに計7回採血し6つの項目を測定する実験を，2週間間隔で3回繰り返したデータである。深夜，睡眠中，早朝の記録はない。緑色の領域は基準範囲を示し，同一日のデータを折れ線で結び，2週間おきの日間差が一目でわかるようにしている。

　FeとTBは，午前中は明瞭に高く，夕方〜夜に低値となる日内リズムを各個体とも一貫して示している。一方，IPは午前中ほぼ一貫して低く，午後に上昇する。これは，腎におけるリン再吸収能が午前中は最低になるためである。

　GLUとTGには明瞭に食事に関連した日内変動が認められるが，GLUは朝食後よりも昼食後の方が，GLU上昇反応が強い傾向にある。一方，TCには食事の影響は認められず，日内リズムは実質的にないと考えられる。食事の影響を明瞭に受けるGLUとTGは，朝の空腹時採血の測定値で判断すべきである。

用語　プロラクチン（prolactin；PRL），副腎皮質刺激ホルモン（adrenocorticotropic hormone；ACTH），ヒト心房性ナトリウム利尿ペプチド（human atrial natriuretic peptide；hANP），副甲状腺ホルモン（parathyroid hormone；PTH），甲状腺刺激ホルモン（thyroid stimulating hormone；TSH），成長ホルモン（growth hormone；GH）

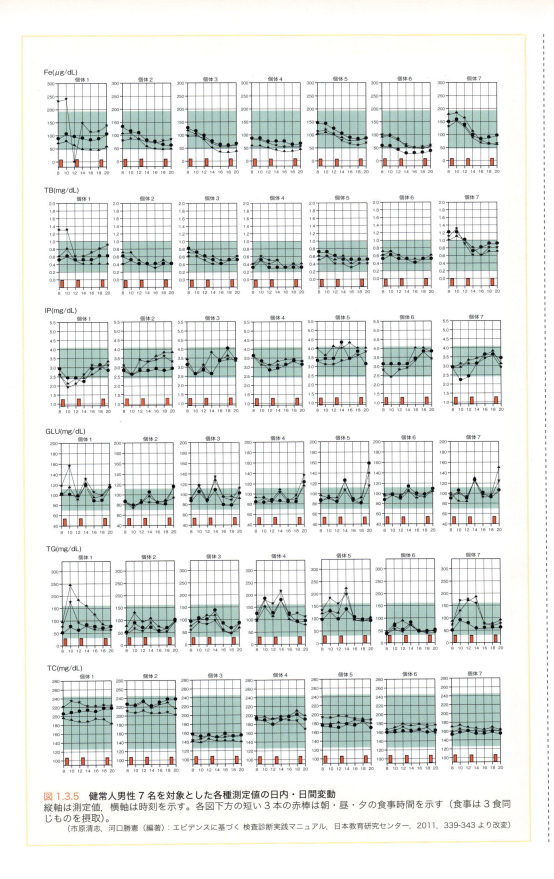

図 1.3.5　健常人男性 7 名を対象とした各種測定値の日内・日間変動
縦軸は測定値，横軸は時刻を示す。各図下方の短い 3 本の赤棒は朝・昼・夕の食事時間を示す（食事は 3 食同じものを摂取）。
（市原清志，河口勝憲（編著）：エビデンスに基づく検査診断実践マニュアル，日本教育研究センター，2011, 339-343 より改変）

1.3.2 基準範囲

1. 基準範囲の定義

基準範囲とは，健常人の集団から一定の条件で選択した個体（基準個体）で測定した検査値の分布における，中央95％の領域（95％信頼区間）を指す。ただし，定量検査でも，その検査値の病態変動が低値側または高値側に限られる場合は，分布の下側または上側5％の値のみをもって，片側限界だけの基準範囲を設定し得る。

基準範囲は，臨床検査値の変動域の目安（道標）として設定されるものであり，正常・異常を区別したり，特定の疾患の有無を判別したりするための値ではない。したがって，基準範囲を正常・異常の判別に用いようとすると，図1.3.6に示すような矛盾が生じる。

2. 基準個体の定義

基準個体とは，当該検査値に明瞭な影響を与え得る生理的変動や病態変動の存在が否定された健常個体を指し，基準範囲の設定対象となる。基準範囲と基準固体の定義やその設定，利用の仕方については，臨床・検査標準協会（CLSI）の基準範囲に関する用語と設定の指針に示されているが，決して明確な基準があるわけではない。

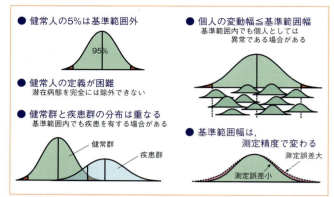

図1.3.6 基準範囲を正常・異常の判別に利用することの矛盾点
（市原清志，河口勝憲（編著）：エビデンスに基づく 検査診断実践マニュアル，日本教育研究センター，2011, 8より改変）

基準個体の候補となる健常人が，当該検査に影響し得る病態を有していないかどうかの判定には，医師による問診・診察が必要となる。また，CLSIのガイドラインでは，基本的な身体計測値，偏った生活習慣の有無，薬剤やサプリメントの服用状況などを問診票（質問票）で調べることが求められており，それをもとにして一定の除外基準を設定することになる。また，より厳密には，基本検査に異常値のないことも，基準個体の選定条件として利用される。

1.3.3 データ判別

1. 臨床判断値

データの判別のおもな指標は，基準範囲と臨床判断値である。臨床判断値は診断・治療・予後について判定を行う指標であり，診断閾値（カットオフ値），治療閾値，予防医学的閾値の3つに大別される。

①診断閾値

病気の有無を診断するための検査閾値であり，通常は特殊検査，とくに疾患特異的な検査（診断的検査）に対して設定される。対象疾患が決まっているので，症例対照研究による疾患群と非疾患群の検査値の分布から，最適な値が設定される。設定にあたっては，対象疾患の有病率と，感度・特異度が利用される。

診断閾値が設定される例を以下に示す。

・腫瘍マーカー：前立腺特異抗原（PSA），CA19-9
・自己抗体検査：リウマチ因子（RF），TSH受容体抗体（TRAb）
・感染マーカー：B型肝炎表面抗原（HBsAg），C型肝炎ウイルス抗体（HCVAb）

②治療閾値

医学的な介入を必要とする検査の臨界値であり，緊急を要する場合はパニック値とよばれる。その設定値は通常，長期の臨床医学の経験則や症例集積研究によって定まっており，医学的な常識となっていることが多い。設定値は，測定値が標準化されていれば施設間で共有可能である。

治療閾値が設定される例を以下に示す。

・心・筋障害のリスクの高いK，Ca値
・透析導入の必要なCRE値

用語 基準範囲（reference intervals），臨床・検査標準協会（Clinical and Laboratory Standards Institute；CLSI），診断閾値（diagnostic threshold），カットオフ値（cutoff value），治療閾値（treatment threshold），予防医学的閾値（prophylactic threshold），前立腺特異抗原（prostate-specific antigen；PSA），CA（carbohydrate antigen），リウマチ因子（rheumatoid factor；RF），TSH受容体抗体（TSH receptor antibody；TRAb），B型肝炎表面抗原（hepatitis B surface antigen；HBsAg），C型肝炎ウイルス抗体（hepatitis C virus antibody；HCVAb）

- 交換輸血すべきTB
- 肝性昏睡のリスクの高いNH$_3$
- 糖尿病昏睡となるGLU

③予防医学的閾値

　疫学的調査研究の結果から特定の疾患の発症が予測され，予防医学的な見地から一定の対応が要求される検査の臨界値である．診断閾値とは異なり，特殊検査である必要はないが，対象疾患は特定される．その閾値は，コホート研究などにより得られた，検査値のレベルと発症率との関係から設定される．

　予防医学的閾値が設定されている例を以下に示す．
- 「動脈硬化性疾患診療ガイドライン」の高脂血症スクリーニングの診断基準であるTG，低比重リポ蛋白-コレステロール（LDL-C），HDL-C，TC
- 「高尿酸血症・痛風の治療ガイドライン」のUA
- 特定健診に含まれるALT，γGT，HDL-C，TG，UAなど

● 2. 感度，特異度，的中率，尤度比，検査後確率，オッズ

　診断特性の指標として感度，特異度，的中率，尤度比などが利用される．表1.3.1は，検査の診断特性を求めるための2×2分割表である．この表を用いれば，目的疾患を有する群と有さない群で何らかの検査を行ったときの，陽性者数と陰性者数からさまざまな情報を得ることが可能である．

　感度が高い検査では目的疾患を見逃す確率が低く，陰性であれば疾患除外に有用である．また，特異度が高い検査では目的疾患のない者が陽性となる確率は低く，陽性であれば疾患に罹患している可能性が高い．

　的中率は，感度や特異度が同じでも対象集団における有病率に左右され，有病率の低い集団では陽性的中率は下がる．したがって，的中率は対象者をどのような基準で選択したかによって大きく異なってくる．

　尤度比とは，検査の結果が診断にどの程度役立つかを知る指標である．陽性尤度比は大きいほど（陽性尤度比＞10：確定診断に有用），陰性尤度比は小さいほど（陰性尤度比＜0.1：除外診断に有用），目的疾患に対する診断能力が高い．尤度比が1となる検査は診断能力がないといえる．

　検査後確率は，尤度比と検査前確率がわかっていれば求めることができる．検査前確率とは，その検査前確率に該当する集団が検査によりどれだけ正しく判断できるかという確率である．検査後確率とは，その検査前確率に相当する例数を検査がどれだけ正しく判断できるかという確率である．検査後確率を求めるには，確率をオッズで表示する必要がある．確率は「ある事象/全事象」を表すのに対し，オッズは「ある事象/そうでない事象」を表す．したがって，検査前オッズは「検査前確率/(1−検査前確率)」となる．検査後オッズは「検査前オッズ×尤度比」で算出でき，検査後オッズを「検査後確率＝検査後オッズ/(1＋検査後オッズ)」で確率の値に戻せば，検査後確率を求めることができる．

表1.3.1　検査の診断特性を求めるための2×2分割表

	目的疾患あり	目的疾患なし	列合計		
検査陽性	a	b	$a+b$	陽性的中率 $\dfrac{a}{a+b}$	陽性尤度比 $\dfrac{感度}{1-特異度}$
検査陰性	c	d	$c+d$	陰性的中率 $\dfrac{d}{c+d}$	陰性尤度比 $\dfrac{1-感度}{特異度}$
行合計	$a+c$	$b+d$	総合計 $a+b+c+d$		
	感度 $\dfrac{a}{a+c}$	特異度 $\dfrac{d}{b+d}$	有病率 $\dfrac{a+c}{a+b+c+d}$		

a：目的疾患を有し，検査が陽性の人数
b：目的疾患がなく，検査が陽性の人数
c：目的疾患を有し，検査が陰性の人数
d：目的疾患がなく，検査が陰性の人数

感度：目的疾患を有する群における，検査陽性の割合
　　　$a/(a+c)$
特異度：目的疾患がない群における，検査陰性の割合
　　　　$d/(b+d)$
陽性的中率：検査陽性群における，目的疾患を有する者の割合
　　　　　　$a/(a+b)$
陰性的中率：検査陰性群における，目的疾患のない者の割合
　　　　　　$d/(c+d)$
陽性尤度比：目的疾患を有する群で陽性となる割合を，目的疾患のない群で陽性となる割合で除した値
　　　　　　感度/(1−特異度)
陰性尤度比：目的疾患を有する群で陰性となる割合を，目的疾患のない群で陰性となる割合で除した値
　　　　　　(1−感度)/特異度
有病率：全対象者における，目的疾患を有する者の割合
　　　　$(a+c)/(a+b+c+d)$

用語　低比重リポ蛋白－コレステロール（low density lipoprotein-cholesterol；LDL-C）

1章 生命のメカニズムと臨床化学

Q 検査の診断特性を2×2分割表より求める具体的な計算法は？

A 胃がんの有無とある腫瘍マーカー（腫瘍マーカーZとする）Zの検査結果の2×2分割表を表1.3.2に示す。感度は，胃がん罹患群（20名）における検査陽性の割合なので15/20=0.75となる。特異度は，胃がんがない群（80名）における検査陰性の割合なので70/80=0.875となる。これらに100を乗じ，「腫瘍マーカーZは感度75.0%，特異度87.5%」と表現されることもある。陽性的中率は，検査陽性群（25名）における胃がん罹患者の割合なので15/25=0.60となる。陰性的中率は，検査陰性群（75名）における胃がんのない者の割合なので70/75=0.93となる。これらに100を乗じ，「腫瘍マーカーZは陽性的中率60%，陰性的中率93%」と表現されることもある。

次に，感度と特異度から尤度比を求める。陽性尤度比は，「感度/（1－特異度）」なので0.75/（1－0.875）=0.75/0.125=6.0となる。陰性尤度比は，「（1－感度）/特異度」なので（1－0.75）/0.875=0.29となる。胃がんの有病率は，「胃がん罹患者数/総合計」なので，20/100で0.2となり，100を乗じて20%となる。

表1.3.2 診断特性を求めるための2×2分割表の適用例

	胃がんあり	胃がんなし	列合計	陽性的中率	陽性尤度比
検査陽性	a 15	b 10	$a+b$ 25	$\dfrac{a}{a+b}$ 0.60	$\dfrac{感度}{1-特異度}$ 6.0
検査陰性	c 5	d 70	$c+d$ 75	陰性的中率 $\dfrac{d}{c+d}$ 0.93	陰性尤度比 $\dfrac{1-感度}{特異度}$ 0.29
行合計	$a+c$ 20	$b+d$ 80	総合計 $a+b+c+d$ 100		
	感度 $\dfrac{a}{a+c}$ 0.75	特異度 $\dfrac{d}{b+d}$ 0.875	有病率 $\dfrac{a+c}{a+b+c+d}$ 0.2		

Q 腫瘍マーカーZの検査結果が陽性（または陰性）であった場合がんである確率を求める具体的な計算法は？

A ある患者の胃がんにおいての検査前確率は，有病率より20%と推測された。この患者が前述の腫瘍マーカーZ（感度75.0%，特異度87.5%）の検査を受けた場合の検査後確率を求めるには，まず検査前オッズを算出する。ここでは，「胃がんに罹患している確率/していない確率」を求める。胃がんに罹患している確率は20%，していない確率は80%となり，検査前オッズは20/80=0.25となる。

次に，検査が陽性であれば，検査後オッズは「検査前オッズ×陽性尤度比」なので0.25×6.0=1.5となる。検査後確率は「検査後オッズ/（1＋検査後オッズ）」で求められるので，1.5/（1＋1.5）=0.60となる。したがってこの患者が胃がんである確率は60%となる。

また，検査が陰性であれば，検査後オッズは「検査前オッズ×陰性尤度比」なので0.25×0.29=0.0725となる。検査後確率は0.0725/（1＋0.0725）=0.067となり，この患者が胃がんである確率は6.7%となる。

● 3. カットオフ値，ROC曲線

カットオフ値とは，検査結果を目的疾患に合わせて陽性と陰性に分ける値である。カットオフ値を低く設定すると，感度は高くなり特異度は低くなる（偽陰性が減り偽陽性が増える）。カットオフ値を高く設定すると，感度は低くなり特異度は高くなる（偽陽性が減り偽陰性が増える）。カットオフ値はその検査の目的を考慮して設定する必要があるが，感度と特異度を同程度に重視する場合には受信者動作特性曲線（ROC曲線）が用いられる。これは縦軸を感度，横軸を「1－特異度」とし，カットオフ値の変動による感度と特異度の変動をグラフに表したものである。

ROC曲線がより左上方に位置し，ROC曲線の下の面積（曲線下面積；AUC）が1に近づくほど，感度・特異度とも高く，診断効率がよいことを示す。一般的には左上隅に最も近い点の値をカットオフ値とする。図1.3.7で示した3種の検査法の中ではA法の診断効率が最良で，ROC曲線が対角線に近いC法は病態識別のできない検査法であるといえる。なお，このように複数の検査法をROC曲線で比較する場合には，同一検体で測定を行う必要がある。

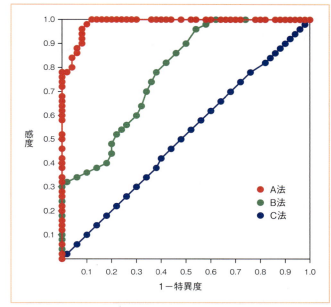

図1.3.7　ROC曲線

1.3.4　単　位

物理量は，一般的には数値と単位の積で表される。そして単位とは，物理量を数値で表すための比較の基準である。各国，各分野で色々な単位系が使用されていたものを国際的に標準化する目的で，国際単位系（SI単位）が定められた。

SI単位では長さ，質量，時間，電流，熱力学的温度，物質量，光度の7つの量を示す基本単位があり（表1.3.3），これらの組合せがさまざまな組立単位となる。組立単位の多くは基本単位の記号だけで表せるが，組合せが複雑になると固有の名称・記号が与えられる（表1.3.4）。また，物理量の大きい数値または小さい数値には，10の整数乗の単位構成のための接頭語を使用する（表1.3.5）。これにより，桁数を増やさず簡明に表現できる。たとえば0.001モル（mol）は，10^{-3}の接頭語であるミリ（m）を使用することにより1ミリモル（mmol）となる。

なお，実用面を重視して，非SI単位の分（min）やリットル（L）などはSI単位との併用が認められている。

現在，臨床検査の分野では，従来の慣用単位（mg/dL，g/dLなど）とSI単位が混用されている。たとえば慣用単位のmg/dLをSI単位に変換する計算式は，「(mg/dL)×10/分子量＝mmol/L」となる。

表1.3.3　SI基本単位

量	単位名称	単位記号
長さ	メートル	m
質量	キログラム	kg
時間	秒	s
電流	アンペア	A
熱力学的温度	ケルビン	K
物質量	モル	mol
光度	カンデラ	cd

表1.3.4　SI組立単位

	量	単位	単位記号	SI基本単位による表し方
固有の名称なし	面積	平方メートル	m^2	
	体積	立方メートル	m^3	
	密度	キログラム／立方メートル	kg/m^3	
	濃度	モル／立方メートル	mol/m^3	
固有の名称あり	周波数	ヘルツ	Hz	s^{-1}
	力	ニュートン	N	$m \cdot kg \cdot s^{-2}$
	圧力	パスカル	Pa	$m^{-1} \cdot kg \cdot s^{-2}$
	エネルギー（熱量）	ジュール	J	$m^2 \cdot kg \cdot s^{-2}$
	電気量（電荷）	クーロン	C	$s \cdot A$
	電圧（電位差）	ボルト	V	$m^2 \cdot kg \cdot s^{-3} \cdot A^{-1}$
	電気抵抗	オーム	Ω	$m^2 \cdot kg \cdot s^{-3} \cdot A^{-2}$

📝 **用語**　受信者動作特性曲線（receiver operator characteristic curve；ROC曲線），曲線下面積（area under curve；AUC），国際単位系（Système International d'Unités；SI）

1章 生命のメカニズムと臨床化学

> **参考情報**
> **SI単位への変換の実例**
> 　GLU 90mg/dLは何mmol/Lかを求めてみよう。GLUの分子量は180であるから，「(mg/dL)×10/分子量=mmol/L」の式より，
> 　90×10/180=5
> 　したがってGLU 90mg/dLは5mmol/Lとなる。

表 1.3.5　SI単位の接頭語

接頭語	記号	10^n	接頭語	記号	10^n
デカ	deca	da	10^1	デシ	deci	d	10^{-1}
ヘクト	hecto	h	10^2	センチ	centi	c	10^{-2}
キロ	kilo	k	10^3	ミリ	milli	m	10^{-3}
メガ	mega	M	10^6	マイクロ	micro	μ	10^{-6}
ギガ	giga	G	10^9	ナノ	nano	n	10^{-9}
テラ	tera	T	10^{12}	ピコ	pico	p	10^{-12}
ペタ	peta	P	10^{15}	フェムト	femto	f	10^{-15}
エクサ	exa	E	10^{18}	アト	atto	a	10^{-18}

1.3.5　サンプリング

1. 溶血

溶血とは，血球膜の破壊により血球内成分が血清(血漿)へ溶出することであり，血球内濃度と血清(血漿)中濃度との差の大きい項目(AST，LD，Kなど)がとくに強い影響を受ける（図1.3.8）。

2. 血漿と血清での測定値の差異

血清分離の凝固過程において，血小板や白血球が破壊された結果として差異が生じる。代表的な検査項目はKとIPであり，Kは血漿より血清で約0.3mmol/L高く，IPは約0.25mg/dL高い。また，PLTやWBCが多くなるほど，その差異は大きくなる傾向がある（図1.3.9）。

［河口勝憲］

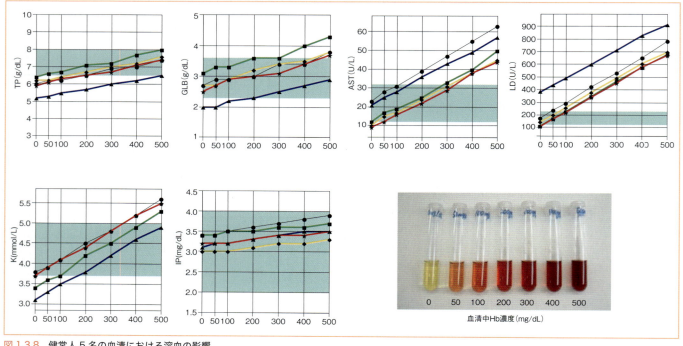

図1.3.8　健常人5名の血清における溶血の影響
グラフの横軸は血清中Hb濃度（単位：mg/dL），緑色の領域は基準範囲を示す。
（市原清志，河口勝憲（編著）：エビデンスに基づく検査診断実践マニュアル，日本教育研究センター，2011，350より改変）

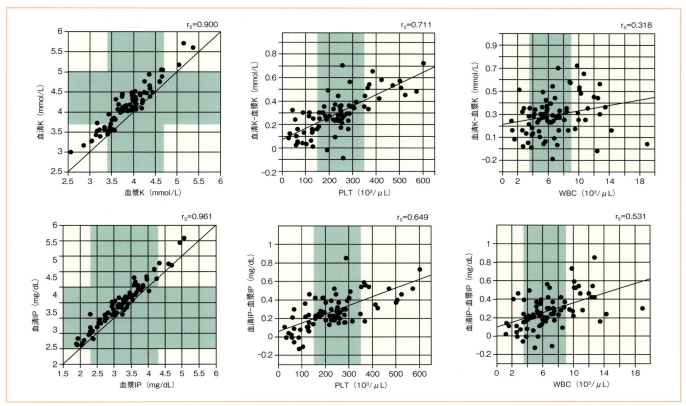

図 1.3.9　血漿と血清での測定値の違い
左：血漿 K および IP 値と血清 K および IP 値の相関（実線は Y = X）
中央：血清 K および IP 値と血漿 K および IP 値の差と PLT との相関
右：血清 K および IP 値と血漿 K および IP 値の差と WBC との相関
緑色の領域：基準範囲
実線：回帰直線
r_s：スピアマンの順位相関係数

（市原清志，河口勝憲（編著）：エビデンスに基づく 検査診断実践マニュアル，日本教育研究センター，2011，355 より改変）

参考文献

1) 市原清志，河口勝憲（編著）：エビデンスに基づく 検査診断実践マニュアル，日本教育研究センター，2011．
2) 河口勝憲，市原清志：「生理的変動要因」，検査と技術，2007；35：1062-1076．

2章 機器の原理と方法

章目次

2.1：機器の基本的な取扱い ……………… 24

2.2：汎用自動分析装置 ……………… 42

2.3：POCT ……………… 72

2.4：動脈血液ガス分析 ……………… 77

2.5：電気泳動 ……………… 82

2.6：質量分析 ……………… 92

2.7：その他の分析 ……………… 98

2.8：免疫学的測定法 ……………… 107

SUMMARY

　本章では，臨床検査室で使われる基本的な器具や機器，それに汎用自動分析装置について基礎的な動作原理や操作・保守の基本について解説する。臨床化学検査分野では自動化とともに，基本的な実験器具を使用する機会が少なくなってきている現状を踏まえて，この種の機器・器具類の基礎的な取扱いの再確認に役立つよう配慮した解説を行う。汎用自動分析装置の項では，その根幹をなす吸光光度計やイオン選択電極の原理を説明し，酵素活性測定法や酵素法の原理や測定系の組み立てに関する解説も組み入れる。さらに，POCTやドライケミストリーの原理について図を多用して視覚的に明解な説明を行い，基礎的な実験手法が応用されているヘモグロビンA1cや電気泳動法についても臨床検査の実務に即した内容で解説する。

2.1 機器の基本的な取扱い

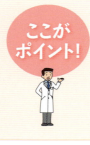

ここがポイント！
- 使用用途に合ったピペットを選択しているか。
- 適切な用具を用い，破損や液漏れはないか。
- 測定計測器の感度は十分か，トレーサビリティーがとれているか。
- 十分な経験，技術をもって使用しているか。
- 溶液の温度，検査室の温度，湿度が安定しているか。

2.1.1 ピペット

● 1. はじめに

ピペットは，溶液を一定量採取して別の容器に移すために使用され，メスピペット，全量ピペット（ホールピペット）のほか，マイクロピペットなど用途に合わせて使い分ける必要がある。メスピペットは，採取量の自由度が高く一定量を採取できるが，ピペット全容量の1/100程度の精度（全容量10mLで0.1mL）のため試料の溶解や希釈には不向きである。ホールピペットは最も正確度が高く，0.1～200mL程度のあらかじめ定められた溶液量を正確に採取することができる。このため，標準物質や校正用試料（キャリブレータ）など厳密な試料の溶解には必須である。マイクロピペットは，先端部のチップを交換することで洗浄の手間が省け，可変的に採取量を指定できるものもあり，検査室では簡便なことからさまざまな用途に用いられる。しかし，ガラス製のホールピペットに比べ，採取量の誤差に注意が必要である。これは，温度によって溶液，ピペットの膨張率が異なるためで溶液を採取する際，溶液，ピペットの温度を室温と同一環境下になるように心がける。採取する操作は，できるだけゆっくり行い，とくに粘性の高い溶液では注意する。

● 2. ホールピペット

ホールピペットは，日本工業規格において20℃の水を採取する体積を目盛として規格されている。そのため，室温を20℃付近に保ち，常温となった液体を採取する必要

がある[1]。なお，液位を合わせる際は，目盛が1本に見える位置で，水際の最深部（メニスカス）と目盛線の上縁とを水平に視定して測定する（図2.1.1）。排出に関しても，呼び容量に応じてピペットを垂直な状態で，水が自由に排出されるのに要する時間（排出時間）が規定されている（表2.1.1）。この際，ホールピペットは，目盛線から先端までの容積によって採取量（呼び容量）が定められており，先端に微量の液体を残して流出が止まるものは，その止まるまでの時間とする。排出時間が規格内に入れば使用可能であるが，規格から外れた場合は，先端の破損や詰まりなどが考えられ使用してはならない。

ホールピペットの操作は，ピペットの先端からの汚染を防ぐために，あらかじめ採取溶液の必要量を別に分け使用

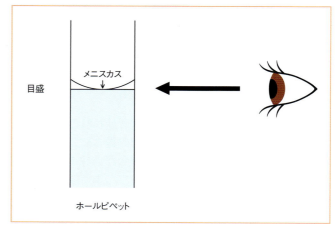

図2.1.1 ホールピペットの目盛の合わせ方

用語 ホールピペット（volumetric pipette），メニスカス（meniscus）

2.1 | 機器の基本的な取扱い

表2.1.1 全量ピペットの排出時間と許容誤差

項目		呼び容量								
		0.5mL以下	2mL以下	5mL以下	10mL以下	20mL以下	25mL以下	50mL以下	100mL以下	200mL以下
排出時間(s)		3～20	5～25	7～30	8～40	9～50	10～50	13～60	25～60	40～80
体積の許容誤差(mL)	クラスA	±0.005	±0.01	±0.015	±0.02	±0.03	±0.03	±0.05	±0.08	±0.1
	クラスB	±0.01	±0.02	±0.03	±0.04	±0.06	±0.06	±0.1	±0.15	±0.2

〔日本工業規格（JIS R 3505：1994）より引用〕

することが望ましい。また，乾いたガラス器具に少量の溶液を接触させると蒸発が起こりやすいため，用いる溶液で共洗いを行い，液をなじませるとともに濡らすことで急激な蒸発を抑えることができる。

採取は，安全ピペッターを用い（次の検査室ノート参照），ピペットの先端を溶液中にあまり深く付けないように（20～30mm 程度）浸し，吸い上げる。溶液を目盛の10～20mm程度上まで吸い上げ，ピペットを溶液面から持ち上げ，垂直に保持しながら先端を容器の内壁に軽く触れさせ，メニスカスを目盛に正しく合わせる。

排出は，目的容器の内壁にピペット先端を軽く付けながら，溶液を自由落下させ排出する。自由落下での排出が止まった後，そのまま5～10秒程度保つ。排出時間を経過しても先端に残った液体は，通常JIS規格では，呼び容量の大きなピペットは，ふくらみ部分を手で加温（空気膨張）して排出するが，小さなものは安全ピペッターなどを使用して空気を吹きかけて排出する。しかし，この操作は1回限りとする。口を付けて吹くことは，唾液による汚染などの原因になるので避けるべきである。このわが国の方法（JIS）は，排出量にばらつきの少ない方法である[2]。この操作は国際的に統一された方法はなく，ISO規格では溶液を自由落下させ，先端に残った液は3秒間容器にあてがい，それでも残った残液は吹き出さず，そのまま処分することとなっており，規格に合った使用が重要である。

器具の洗浄は，ピペット洗浄器を用い，超音波による洗浄，水道水でのすすぎ洗いをする。この際，長時間の超音波洗浄はガラス表面に傷が付くので注意する。また，長期間の洗浄器内での放置は，藻などの発生につながり汚染さ

検査室ノート　安全ピペッターの使い方（図2.1.2）

1. 安全ピペッター下口にピペット上部を軽く差し込む。この際，深く差し込み過ぎると中にあるボールを押し込んで使用できなくなるので注意する。
2. バルブAを押しながら球部を凹ませて，中の空気を出す。
3. ピペットの先を溶液に浸け，バルブSを軽く押して液体をゆっくり吸い上げる。
4. 標線の上まで溶液を吸い上げたら，ピペットの先端を溶液面から離す。
バブルEを軽く押して少しずつ溶液を排出しながら，標線に液面を合わせる。
（注意）溶液を排出するときに「E」の弁と誤って「S」の弁を押してしまうと，ピペッターの中に溶液を入れてしまうという失敗が多い。
5. 目的容器の内壁にピペット先端を軽く付けながら，バルブEを押してピペット内の溶液を排出する。
6. ピペットの先端に残った溶液は，枝口の穴を指で押さえながらバルブEをつまみ，小球を握って圧力を加えてすべて排出する。

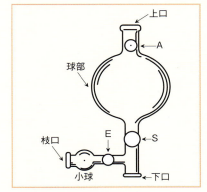

図2.1.2　安全ピペッターの名称

用語　日本工業規格（Japanese Industrial Standards；JIS），国際標準化機構（International Organization for Standardization；ISO）

れることがある。水道水のすすぎ後，ピペットを取り出し，精製水で洗浄してから乾燥させる。高温での乾燥は，ガラスの変形をもたらすため避けなければならない。洗浄の目安は，水が内壁面に一様に残った状態で，水滴や水がはじかれている部分のないことを確認する。もし，確認できない場合は洗浄が不十分であり，再度，洗浄をする。

3. マイクロピペット

日常，使用する機会の多いマイクロピペットは，ピストン式ピペットとして規格が定められている[3,4]。このピペットは，吸入する溶液とピストンの間に空気層をもつ構造の空気置換式とピストンが直接接触して吸入および排出をする直接置換式とがあり，さらにシングルとマルチチャンネルなどさまざまなタイプのものがある。臨床化学分野では，空気置換式シングルチャンネルタイプが広く使われているため，ここではこれをピストン式ピペットの代表としてマイクロピペットを取り上げることにする。

このピペットの構造は，単一のピストン構造であり，プッシュボタン，シリンダ，ピストン，空気層，細管，チップから構成されており，基本的には使用説明書に則り取り扱うようにすればよい。容量の設定においては，1段もしくは2段以上に固定した固定容量形式と，連続的な可変設定できる可変容量形式がある。可変容量形式の公称容量とは，その最大設定量を意味する。このピペットの容量設定は，最初に目的の値より大きな数値になるように回してから目的の設定値（高い値から低い値へ回す）に合わせることが推奨されている。また，ピペットの全容量は，できるだけ採取する溶液の量に近いものを使用する。

操作は，まず空気層にあたるデッドボリュームの湿度を均等にするため，プレウエッティング操作として吸引・排出を5回繰り返す。その後チップを替え，さらにプレウエッティングを1回行う。

溶液の採取（吸引）は，ピペットを垂直に保持し，先端を溶液中に2〜3mm程度浸し，ゆっくりと均一に吸引する。吸引後は，すぐに溶液から出さず溶液中に一定時間（使用説明書参照）保持する。とくに大容量の吸引や粘性の高い溶液の場合は，保持する時間を長くする。その後，チップ先端を容器の内壁に軽く触れさせながら溶液面から持ち上げ，チップの外側に付着した溶液を拭き取る。

排出は，目的容器の内壁にピペット先端を軽く付けなが

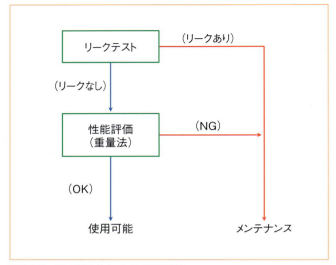

図 2.1.3　マイクロピペットの点検の流れ

ら，プッシュボタンをゆっくり第1ストップ（計量用ストローク）まで押し下げる。さらに，プッシュボタンを第2ストップ（ブローアウト）まで押し，チップ内の残液を完全に排出させる。

マイクロピペットは，ホールピペットに比べ溶液の状態や環境条件によって容量が変化しやすいため，精確さを保つために注意が必要になる。通常，チップには容量を示す目盛が付いておらず，採取量が設定値とずれていても目視ではわかりにくい。このため検査室で使用する場合は，定期的な性能評価をすることが必要となる（図2.1.3）。

4. まとめ

今回述べたホールピペット，マイクロピペットの操作は，あくまでも原理にもとづいたものである。実際の運用においては，原理を理解したうえで精確に溶液を分取するように心がけなくてはならない。また，ピペットの操作とともに，常に安定した精確さを維持するために，定期的な点検をする必要がある。そのため，ホールピペットでは器具の破損や洗浄に注意しなくてはならない。一方，マイクロピペットは，ホールピペットのように標線がなく採取量を目視で確認できないため定期的にピペットの状態を確認し，採取量が疑わしいときには必ずリークテストおよび検定を実施するように心がけなくてはならない。

用語　空気置換式 (air displacement)，直接置換式 (direct displacement)

> **Q** マイクロピペットで採取した容量（実測容量）と設定した容量が違う場合はどうしたらよいか？
>
> **A** 以下の点を確認する。
> - チップ先端から溶液が滴下していないか
> - チップは確実に装着されているか
> - ピペット本体につまりや破損はないか（リークテスト：精製水を吸引し，そのままピペットを垂直状態で一定時間待つ。リークがある場合，先端に滴が生じる）
> - 採取した溶液の温度，器具の温度，室温はすべて同じ温度か
> - 適切なチップ，ピペット本体を使用しているか
> - ピペッティング操作は適切か
> - 設定容量は正しいか

検査室ノート　ガラス器具の膨張

温度変化に伴う溶液の物質濃度（c）と，その密度（d）は式（1）のとおり比例関係となる。

$$\frac{c}{d} = \frac{c'}{d'} \qquad (1)$$

水は，20℃付近において1℃の上昇で0.02％膨張するが，ピペットなどのガラス器具に使用されるホウケイ酸ガラスは線膨張係数が 55×10^{-7}/℃以下と0.00055％の膨張にすぎない。このため水の膨張に比べ，ガラス器具の膨張は無視されることが多い。

検査室ノート　マイクロピペットの評価

系統誤差とは，分注容量と設定容量との差異の平均値である。

$$e_s = \frac{V - V_s}{V_s} \times 100$$

e_s：系統誤差（％）
V：平均容量（μL）
V_s：設定容量（μL）

偶然誤差とは，分注容量の平均値周りの再現不能なばらつきである。

$$Sr = \sqrt{\frac{\sum_{i=1}^{n}(V_i - V)^2}{n-1}}$$

$$CV = Sr/V \times 100$$

Sr：繰り返しの標準偏差（μL）
CV：相対標準偏差（％）

用語　系統誤差（systematic error），偶然誤差（random error）

V_i：排出容量
V：平均容量（μL）
n：測定回数（n=10）

平均容量（V）は，質量（m_i：mg）と補正係数Z（蒸留水の温度と圧力の関係：μL/mg）から求める。

$$V = m_i \cdot Z$$
$$Z = [1 / (\rho_W - \rho_A)] [1 - (\rho_A / \rho_B)]$$

ρ_A：t℃のときの空気の密度
ρ_W：t℃のときの液体の密度
ρ_B：天びんの分銅の密度（通常8.0g/mL）

検査室ノート　マイクロピペットの重量法による容量確認

性能評価とは，重量法により精製水を10回分取し，採取容量の系統誤差と偶発誤差を算出する。重量法による容量への換算は，精製水の重量に補正係数Z（表2.1.2）を用い換算する。ISO 8655に準拠したピペットの場合，それぞれの誤差が許容誤差の範囲に含まれることを確認する（表2.1.3）。

●評価の際の注意点
・採取溶液の蒸発
・大気環境（通風のない測定室：室温15～30℃，相対湿度50%以上）
・温度の平衡化（測定器具，測定液および測定環境を一定に整える）

とくに少量の測定液の場合は蒸発が問題になることがあり，ビーカーなど乾いたガラス器具（秤量瓶）に精製水を入れた場合，蒸発が促進されるため，最初の1回を除いた10回の平均値を用いるとよい。先に秤量瓶に精製水を入れ，蒸発速度が平衡に達してから蒸発量を計測するのが一般的である。蒸発量は，室温，湿度，気圧の影響を受けるため，微量の容量（50μL未満）では，溶液の蒸発による誤差を考慮するため，栓をするなど蒸発を防ぐための工夫が望まれる。秤量瓶は，通常，設定量の15倍程度の容積の秤量瓶を用いるが，設定量が少量の場合は1mL程度の秤量瓶を用いる。なお，可変容量形式ピペットでは，公称容量，および公称容量の50%と10%について確認する。

重量法に用いる天びんは，ピペットの測定容量ごとに，1～10μLまでが0.001mg，10～100μLまでが0.01mg，100μL以上では0.1mgまでの最小表示（分解能）を有し，それぞれの精度が定められている。容量が10μL以下のピペットでは，6桁表示が可能な天びんが必要となるが，より大きな容量のピペットには5桁表示が可能な天びんで十分である。

表 2.1.2 蒸留水の補正係数 Z 一覧表

温度 (℃)	気圧 (hPa)						
	800	850	900	950	1000	1013	1050
15.0	1.0017	1.0018	1.0019	1.0019	1.0020	1.0020	1.0020
15.5	1.0018	1.0019	1.0019	1.0020	1.0020	1.0020	1.0021
16.0	1.0019	1.0020	1.0020	1.0021	1.0021	1.0021	1.0022
16.5	1.0020	1.0020	1.0021	1.0021	1.0022	1.0022	1.0022
17.0	1.0021	1.0021	1.0022	1.0022	1.0023	1.0023	1.0023
17.5	1.0022	1.0022	1.0023	1.0023	1.0024	1.0024	1.0025
18.0	1.0022	1.0023	1.0023	1.0024	1.0025	1.0025	1.0025
18.5	1.0023	1.0024	1.0024	1.0025	1.0025	1.0026	1.0026
19.0	1.0024	1.0025	1.0025	1.0026	1.0026	1.0027	1.0027
19.5	1.0025	1.0026	1.0026	1.0027	1.0027	1.0028	1.0028
20.0	1.0026	1.0027	1.0027	1.0028	1.0028	1.0029	1.0029
20.5	1.0027	1.0028	1.0028	1.0029	1.0029	1.0030	1.0030
21.0	1.0028	1.0029	1.0029	1.0030	1.0031	1.0031	1.0031
21.5	1.0030	1.0030	1.0031	1.0031	1.0032	1.0032	1.0032
22.0	1.0031	1.0031	1.0032	1.0032	1.0033	1.0033	1.0033
22.5	1.0032	1.0032	1.0033	1.0033	1.0034	1.0034	1.0034
23.0	1.0033	1.0033	1.0034	1.0034	1.0035	1.0035	1.0036
23.5	1.0034	1.0035	1.0035	1.0036	1.0036	1.0036	1.0037
24.0	1.0035	1.0036	1.0036	1.0037	1.0037	1.0038	1.0038
24.5	1.0037	1.0037	1.0038	1.0038	1.0039	1.0039	1.0039
25.0	1.0038	1.0038	1.0039	1.0039	1.0040	1.0040	1.0040
25.5	1.0039	1.0040	1.0040	1.0041	1.0041	1.0041	1.0042
26.0	1.0040	1.0041	1.0041	1.0042	1.0042	1.0043	1.0043
26.5	1.0042	1.0042	1.0043	1.0043	1.0044	1.0044	1.0044
27.0	1.0043	1.0044	1.0044	1.0045	1.0045	1.0045	1.0046
27.5	1.0045	1.0045	1.0046	1.0046	1.0047	1.0047	1.0047
28.0	1.0046	1.0046	1.0047	1.0047	1.0048	1.0048	1.0048
28.5	1.0047	1.0048	1.0048	1.0049	1.0049	1.0050	1.0050
29.0	1.0049	1.0049	1.0050	1.0050	1.0051	1.0051	1.0051
29.5	1.0050	1.0051	1.0051	1.0052	1.0052	1.0052	1.0053
30.0	1.0052	1.0052	1.0053	1.0053	1.0054	1.0054	1.0054

注）Z ファクターの算出方法については，ISO/TR 20461：2000 に記載されている。

（日本工業規格（JIS K 0970：2013）より引用）

表 2.1.3 マイクロピペットの最大許容誤差

公称容量（μL）	最大許容系統誤差		最大許容偶然誤差	
	±%	±μL	±%	±μL
1	5.0	0.05	5.0	0.05
2	4.0	0.08	2.0	0.04
5	2.5	0.12	1.5	0.07
10	1.2	0.12	0.8	0.08
20	1.0	0.2	0.5	0.1
50	1.0	0.5	0.4	0.2
100	0.8	0.8	0.3	0.3
200	0.8	1.6	0.3	0.6
500	0.8	4	0.3	1.5
1,000	0.8	8	0.3	3
2,000	0.8	16	0.3	6
5,000	0.8	40	0.3	15
10,000	0.6	60	0.3	30
20,000	0.6	120	0.3	60

（ISO 8655-2：2002, 6 より引用）

2.1.2 遠心機

1. 遠心機の管理

血液分離に用いる遠心機は，水平ローターを用い，遠心加速度と時間により遠心条件は定まる。遠心加速度は，ローターの半径によって異なるため，同等の遠心加速度を得るためにはローター半径が短い遠心機ほど回転数が高くなる（表2.1.4）。なお，回転数の設定が細かくできない場合は，設定できる最少桁に対して切り上げた数値を用いる（たとえば百の位での設定が有効な場合，1,424 g に設定したい場合には1,500 g とする）。

日常，遠心機を長時間稼働させた場合，ローター室内（チャンバー）の温度上昇に伴い，遠心検体（溶液）が高温となるおそれがあるため注意が必要である。たとえば，4,300 g において250 mLの溶液を60分連続して遠心した場合，試料温度が室温から約8℃上昇した（図2.1.4）。溶液量が少ない場合や回転数が高くなることで，さらに溶液の温度は高温となる。このため，高回転数で長時間の検体の遠心は避けるべきであり，必要な場合はチャンバー温度を一定に保つことができる冷却遠心機を使用する。

遠心機を使用する際は，安全管理への配慮が必要である。

- 遠心機に適合したローターを使用すること。必ずローターの最高許容回転数を厳守する。
- ローターに適合した遠心管を使用すること。
- 亀裂やひび，傷のある遠心管は絶対に使用してはいけない。
- 試料は，必ずバランスを取り，ローターの対称位置にセットする。

遠心機は，労働安全衛生規則により危険の防止が定められており，定期的に自主検査を実施し安全管理に努めなくてはならない。とくにローターは，回転，停止を繰り返すことで金属疲労による破壊は避けることができない（図2.1.5）。そのため，定められた耐用年数や耐用回数を順守する必要がある。また，検査室ではこれとは別に，定期的にパルスメーターを用いた回転数のチェックをすることが望まれる。

2. 血清分離と遠心条件

血清分離のための遠心では，遠心までの放置時間が短い場合は，凝固不良により血清中のフィブリンが析出したり，分離剤入り採血管では遠心後に血清部分の管壁に分離

表2.1.4 ローター半径（r）と遠心加速度（g）における回転数の目安

r	遠心加速度						
	1,000g	1,100g	1,200g	1,300g	1,500g	1,700g	2,000g
8cm	3,343	3,506	3,662	3,812	4,094	4,359	4,728
10cm	2,990	3,126	3,275	3,409	3,662	3,898	4,228
12cm	2,729	2,863	2,990	3,112	3,343	3,559	3,860
14cm	2,527	2,650	2,768	2,881	3,095	3,295	3,574
16cm	2,364	2,479	2,589	2,695	2,895	3,082	3,343
18cm	2,229	2,337	2,441	2,541	2,729	2,906	3,152
20cm	2,114	2,217	2,316	2,411	2,589	2,757	2,990

単位：rpm

$RCF = 1,118 \times r \times N^2 \times 10^{-8}$ (g)

$N = 299 \times \sqrt{RCF/r}$

RCF：相対遠心加速度（g），r：ローター半径（cm），N：1分間あたりの回転数（rpm）。

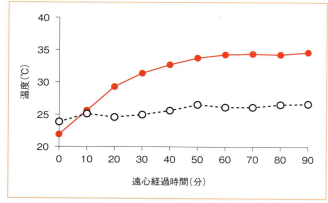

図2.1.4 遠心機を継続稼働させた場合の温度変化
250 mL用ボトルに水250 mLを入れ，4,300 g にて10分ごとに遠心機を止め，チャンバー内温度（○）と溶液温度（●）を測定した（卓上空冷式遠心機4000型およびローター ST2504MS）。

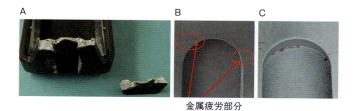

図2.1.5 バケットの金属疲労による破壊とチェックポイント
A：バケットの瓶掛け部が金属疲労により破断した画像。B：よく見ると亀裂があることがわかる。亀裂部分は指で触れると引っかかることがある。C：Bの部分のカラーチェック。

剤が付着したりするなど分析へ影響するおそれがある。現在市販されている血清分離用採血管は，凝固促進作用を考慮したものが多く，採血後の混和が必要である。各種採血管により凝固促進の度合いは異なるため，それぞれの採血管の推奨に則り放置時間および遠心時間を設定する（表2.1.5）。回転数の減少あるいは遠心時間の短縮は，分離可

用語 水平ローター（swinging bucket rotor），相対遠心加速度（relative centrifugal force；RCF）

表 2.1.5　各社採血管の放置時間と推奨遠心条件

採血管		放置時間	推奨遠心条件
積水メディカル	C, CG管	15分以上	1,500〜1,700g 10分
	SQ, SQH管	5分以上	
テルモ	P, S管	30分以上	1,200g 10分以上
	AR管	5分以上	
ニプロ	SP, PS	15分以上	1,300g 10分
	RC-SH, RC-S	5分	
日本ベクトン・ディッキンソン	SST採血管（外径:13mm）	30分	1,100〜1,300g 10分
	SST採血管（外径:16mm）		1,000〜1,300g 10分
	SSTⅡ採血管		1,300〜2,000g 10分
	プレイン採血管	60分	1,300g以上 10分

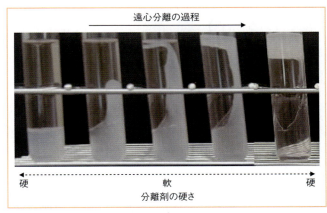

図 2.1.6　遠心分離による分離剤の反転

（積水メディカル株式会社より提供）

能な血清が減少する。これにより，血球や血小板の浮遊と血漿の濁りが生じ，測定に影響を及ぼす。また，2回以上の遠心分離は，カリウムなどの検査値に影響する可能性があるため避けるべきである。凝固促進剤には，管壁に塗布されたシリカ微粉末または凝固促進フィルムがあり，内因系の第Ⅻ因子を活性化させることにより血液凝固を起こすものや，トロンビンにより第Ｖ，Ⅶ，Ⅻ因子などを活性化させることで凝固を促進させるものが存在する。一方，血漿分離用採血管は，ヘパリンNaやヘパリンLiを用い，抗トロンビン作用によって凝固を阻止する。また，血糖検査に用いる採血管は，NaFとEDTA-2NaやヘパリンNaを含んでいる。NaFは解糖系酵素であるエノラーゼを阻害することで，解糖系での血糖の消費を阻害するとともに弱いキレート作用がある。

分離剤入り採血管は，分離剤の比重を一般的な血清の比重（約1.02）と血餅の比重（約1.08）の間となるよう約1.05に設定することで，上層部に血清が分離できる。この分離は，硬いゲル状の分離剤が，物理的作用により粘性の低い軟らかなゲルに変化し，血餅と血清の間の層に入り，遠心終了後に再び硬いゲル状の分離剤となることで3層へと分離される（図2.1.6）。この現象は低温では分離剤が適正に浮上しない可能性があるため，15℃以上で遠心分離を行う必要がある。

血清分離の注意点として，分離剤と血清の層の間に若干ではあるが血球成分が浮遊しているため，分離剤に近い血清を用いることは避けるべきである。また，高グロブリン血症患者などの検体では，分離が困難な場合があるので，分離剤の充填されていない採血管の使用が望ましい。血中薬物濃度の測定においては，分離剤に薬物が吸着するため，分離剤入りの採血管は避けなくてはならない。やむを得ず分離剤入りの採血管を使用する際は，分離剤の種類によって薬物の吸着度合いが異なるため，分離剤の影響を確認する必要がある。

3. 遠心過程における検体への影響

試料の前処理段階の遠心条件が検査値に影響を与えることは，これまでにも多くの報告がある。影響を与える要因を下にあげる。

・採血量が規定量より少量
・採血後の長時間の放置（60分を超える）
・遠心加速度を推奨範囲外に設定

これらのように遠心過程において検体処理が不十分であると，残存血小板などによりLD活性では正誤差を受けることがある[5]。

遠心分離は，分析するための試料を得るために必要不可欠である。迅速な検査が要求されるがために，安易に前処理操作を短縮することは精確な分析ができなくなるどころか，検体そのものを損失するおそれがある。規定の条件で検体を処理するとともに，安全面への配慮を怠らないようにしなければならない。

用語　エチレンジアミン四酢酸（ethylene diamine tetraacetic acid；EDTA），乳酸脱水素酵素（lactate dehydrogenase；LD）

2.1.3 恒温槽

1. 恒温槽の管理

恒温槽は，日常検査に用いる機会は少なくなってきている。使用前には装置が適切な状態であるかを確認する必要がある。おもにヒーター部分や水槽が湯垢や缶石の蓄積などで汚れがないこと，ヒーターの漏電ブレーカー，空炊きや温度過上昇に対する防止機能などが正しく作動する装置であることを確認する。槽内の湯垢や缶石の付着を防ぐには，イオン交換水を用いるとよい。恒温槽の使用時は，室温においても一定の環境条件を保つよう配慮する必要がある。

恒温槽は温度をできるだけ一定に保ち（実際にはほんの少しずつ温度が上昇するように設定），標準温度計（器差の知られている温度計）と一緒に直立の状態で温槽中に差し入れて，十分に熱的つり合いに達してからその読みを比較する。恒温槽内の液は，よくかき混ぜ，必要に応じてふたをし，温度が均一になるようにする。比較する温度計は，互いになるべく近づけ，かつ恒温槽の壁には近づけないようにする。恒温槽の温度が一定の速さで上昇している場合には，一定の時間ごとに示度を読み取り，標準温度計の読みの平均値と温度計の読みとを比較する。

2. 温度管理

温度のSI単位は，水の三重点の熱力学温度の 1/273.16 であるケルビン（K：熱力学温度）を基本量としている。一方，セルシウス度（℃：セルシウス温度）は，SI組立単位の1つとして扱われ，ケルビンで表した温度の数値Tと，セルシウス温度で表した温度の数値tは，式（1）の関係にある。

$$t = T - 273.15 \quad (1)$$

ここで，t：セルシウス温度（K），T：ケルビン温度（℃）である。

温度は，熱力学温度（K）またはセルシウス温度（℃）で測定され，この値はメートル条約にもとづく国際協約によって制定された国際温度目盛（ITS-90：1990）によって得られた温度値と等価である。

日常，溶液の温度を計測するには，ガラス温度計が使われているが，このガラス温度計は条件および規則を遵守しないと，1）視差，2）零点降下，3）経年変化，4）遅れ，5）圧力，6）浸没などの誤差を生じる。

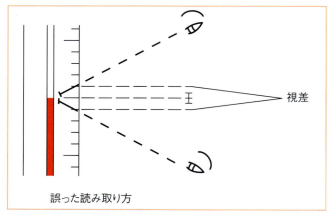

図 2.1.7　ガラス温度計による視差

1) 視差：ガラス温度計の示度は，感温液柱に垂直にして液柱頂部と同一水平面内に目を置いて読み取らなければならない。これは感温液柱頂部と目盛に間隔があるため，目の位置が上や下にずれ，読み取り値に差異を生じる。これを視差という（図2.1.7）。
2) 零点降下：ガラス温度計で氷点をはかった後，高温に保ち再度氷点をはかると示度が下がる。これは高温度で膨張した球部の容積が冷却してもすぐもとの容積に収縮しないためで，これを零点降下という。
3) 経年変化：経年変化とは，時が経つにつれ球部が収縮し氷点などの示度が高くなる傾向を指す。通常，この変化は，使い初めは大きく，次第に小さくなっていく。
4) 遅れ：はかる溶液中に入れたときに，ある時間が経った後に正しい示度を示す。この遅れの時間は，温度計の構造，感温液の種類，使用の環境や状態などにより異なる。水銀の感温液に比べ有機液体では遅れが大きい。
5) 圧力：一般にガラス温度計は，大気圧のもとで球部を下にし，直立の状態で，恒温槽中に置いた際の目盛が定められている。
6) 浸没：球部下端からどの位置までをはかる温度に保つかを浸没の条件という。多くのガラス温度計は，全浸没の状態で目盛が定められているが，通常は全浸没の状態で温度計を使用することが不可能な場合が少なくない。このような場合，全浸没温度計では露出部の温度差により正しい温度が得られない[6]。

臨床化学検査において，試験管やセル内で溶液を反応させる場合，溶液とセンサー部の接触面が小さく少量の溶液の温度測定に適しているサーミスタ温度計が用いられる。この温度計は電気的に温度を計測するものであり，0.3か

用語　恒温槽（water bath），国際単位系（Système international d'unités；SI），サーミスタ温度計（thermistor for temperature measurement）

ら1.5階級に分けられ、許容誤差を±0.3～1.5℃の範囲内にすることが定められている[7]。また、正常に使用した場合の温度の安定性は、許容誤差が0.3級で0.05℃、0.5級で0.1℃、1.0級で0.2℃、1.5級で0.3℃以内であり、計測までにかかる応答時間も30秒以内とされている。経時的な変化が比較的大きいためサーミスタ温度計を安定して使用するには、1年に一度は校正をすることが望ましい。

恒温槽は、分析の反応溶液の加温や試薬調製時の温度管理が必要な場合に用いる。この際に用いる温度計は、測定する条件に適した温度管理が可能なものを選択する必要がある。酵素活性測定の勧告法を実施する場合は、小数点以下2桁表示のサーミスタ温度計を用いることが要求される。恒温槽は、試験管やフラスコなどに必要な溶液を取り分け30℃もしくは37℃に加温するために使用される。恒温槽内の温度は、指定した温度に対して若干高めに設定し、溶液の温度を温度計によりモニタリングしながら微調整することが多い。

分析時の温度管理は、継続的に室温および溶液の温度記録をとり、温度が常に一定であることを確認する。この際、分析の妨げにならないように、サーミスタセンサーのリード線が長く設計されているサーミスタ温度計が望ましい。反応容器内へ試料や試薬を添加する際に温度変化をきたすため、あらかじめ加温が可能なものは添加時の温度低下を考慮した温度で加温するとよい[8]。

試薬の調製においては、溶解時に水酸化ナトリウムのように発熱を伴う物質もあり、試薬の特性を考えた温度管理をしなくてはならない。

2.1.4 純 水

1. 純水の精製

臨床化学検査では、検体と試薬の成分を水溶液中で反応させるため、さまざまな物質を溶解する純水が非常に重要な役割を果たしている。この特徴は、水分子の独特な極性と水酸基によるもので、これにより中性物質を可溶化し、ほかの分子と水素結合が可能となる。一方でこれらの反応により、水質は変化しやすく、水道管や容器などから溶出したイオンに汚染される。

純水とは、「純粋な水」あるいは「純度の高い水」の意味で用いられるが、明確な水の純度を示すものではない。これは導電性のある不純物をすべて除去し、25℃における比抵抗値が18.2MΩ・cm、電気伝導率が0.055μS/cmの最大値に達した水を「超純水」とよぶのに対し、何らかの精製方法で不純物が除かれたが比抵抗値が最大値を満たさなかった水を「純水」としている。理論的に考えられるまったく純粋な水は、電気伝導率が0.05479μS/cmであり、完全な絶縁体であるともいえる。

純水は精製方法により、
1. イオン交換水：水中のイオンをイオン交換樹脂のH$^+$とOH$^-$に置換し、脱イオンされた水
2. 蒸留水（DW）：沸騰気化させ、蒸気を冷却して精製された水
3. 逆浸透水（ROW）：水に圧力をかけて孔径2nm程度の半透膜で精製された水

以上のように用語が定義される[9]。さらに超純水は、イオン交換樹脂、活性炭、メンブレンフィルター、超濾過（UF）、紫外線（UV）照射などを組み合わせ、全有機体炭素（TOC）値が非常に少なく、抵抗値が18.2MΩ・cm以上に品質管理された純水である。

これらとは別の定義として、日本薬局方により規定された精製水がある。これは、蒸留、イオン交換、超ろ過などで精製し、純度試験の基準に合格した純水となる。現在、多くの検査室ではRO法にイオン交換法を組み合わせることで純水を精製している。しかし、この装置ではイオン交換樹脂の飽和による水質劣化や細菌の繁殖を抑えることが

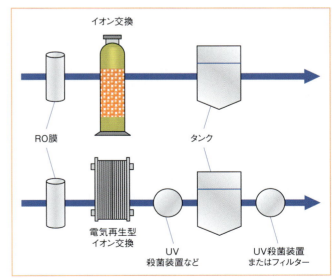

図2.1.8 臨床化学検査に用いる純水装置
上段：RO-イオン交換方式純粋装置、下段：RO-EDI-UV方式純粋装置。

用語 純水（pure water, purified water）、イオン交換水（deionized water）、蒸留水（distilled water；DW）、逆浸透水（reverse osmosis water；ROW）、超純水（ultra-pure water）、超濾過（ultra-filtration；UF）、紫外線（ultra violet；UV）、全有機体炭素（total organic carbon；TOC）、逆浸透（reverse osmosis；RO）、精製水（purified water）

できないなどの問題が生じる。そこで現在では，イオン交換法の代わりに，常にイオンを効果的に除去することが可能な電気再生式イオン交換法（EDI）を搭載した装置や，UVを組み込み微生物の繁殖抑制もしくは殺菌する装置も存在する（図2.1.8）。

2. 純水の水質管理

精製前の水中には多くの不純物が存在しており，この不純物は性質によって無機物，有機物，微粒子，微生物の4つに大別される（表2.1.6）[10]。これらの不純物の性質の違いを利用し，吸着，膜分離，相変化あるいは分離などの方法を組み合わせることで除去している。このため精製方法によって対象となる不純物の除去が異なる（表2.1.7）。純水の水質の指標として，イオン量は電気伝導率，有機物量はTOC値によって表すことができる。これらの不純物を除去した純水は，JIS K 0557によりA1〜A4に分類され，それぞれ用途，精製方法が示されている[11]。

A1：器具類の洗浄に用い，イオン交換法またはRO法などによって精製

A2：一般的な試験に用い，A1の水を用い，最終工程でイオン交換法，精密ろ過法などの組合せによって精製

A3：試薬類の調製に用い，A1またはA2の水を用い，最終工程で蒸留によって精製

A4：微量成分の試験に用い，A2またはA3の水を用い，石英ガラス製の蒸留装置による蒸留，または非沸騰型蒸留法により精製

各種別の精製方法は，記載のほかに同等の質が得られる方法を含むとされている。

これらの種別によって水質も電気伝導率，有機体炭素，Zn，SiO_2，Cl^-，SO_4^{2-}は規定されている（表2.1.8）。臨床化学検査における純水は，A3に相当する水質管理をすることが望ましい。採水後の洗浄瓶などによる保管は，空気からの汚染があるため避けるべきである。

イオン交換樹脂は，継続使用することでイオン交換基が飽和状態となるとイオン成分の除去ができなくなる。電気伝導率が1μS/cm付近でCa^{2+}の吸着が限界に達するため急速に水質が劣化する。このため，常に一定の水質を保つことが困難であり，日頃から電気伝導率を管理しなくてはならない[12]。

(1) 電気伝導率

電気伝導率は，イオン量を導電性のある物質の総量として表しており，これは「電気の流れやすさ」であり，存在するイオンの量と比例して値が大きくなる。一方，抵抗値（比抵抗値）は，「電気の流れにくさ」であり，イオン量が少なくなればなるほど値が大きくなる。よって電気伝導率と抵抗値は，式（2）の関係となる（表2.1.9）。

抵抗値（MΩ・cm）＝1/電気伝導率（μS/cm）　（2）

ただし10μS/cm＝1mS/cmである。

これらの値は，水の解離係数に応じて変化するため，水温によっても変動する。そのため，通常は25℃における値に換算して使用されている。また，純水の水質は，水道水のようにイオン量が多い場合には電気伝導率で表し，超純水のようにイオン量が少ない場合には抵抗値を用いることが多い。一般的な水の電気伝導率（25℃）の目安は，水道水が60〜400μS/cm，蒸留水が1〜10μS/cm，純水が10μS/cm以下，超純水が0.06μS/cm以下であり，水以外に

表2.1.6　水道水中の不純物

不純物	内容
無機物	無機塩類，溶存ガス，重金属，硬度物（Ca，Mgなど）
有機物	リグニン，タンニン，フミン酸，フルボ酸，エンドトキシン，RNase，農薬，トリハロメタン，環境ホルモン様物質，合成洗剤，溶剤
微粒子	鉄さび，コロイド
微生物	細菌類，藻類

表2.1.7　純水の精製方法における対象不純物

不純物	活性炭フィルター	イオン交換樹脂	RO膜	UV
無機物		◎	◎	
有機物	◎	○	◎	
微粒子	○	○	○	
微生物			○	◎

表2.1.8　純水の種別および品質

項目＼種目	A1	A2	A3	A4
電気伝導率 μS/cm（25℃）	5以下	1以下	1以下	1以下
有機体炭素（TOC）mgC/L	1以下	0.5以下	0.2以下	0.05以下
亜鉛 μgZn/L	0.5以下	0.5以下	0.1以下	0.1以下
シリカ μgSiO$_2$/L	—	50以下	5.0以下	2.5以下
塩化物イオン μgCl$^-$/L	10以下	2以下	1以下	1以下
硫酸イオン μgSO$_4$/L	10以下	2以下	1以下	1以下

表2.1.9　抵抗値と電気伝導率の関係

25℃における抵抗値 MΩ・cm	25℃における電気伝導率 μS/cm
18.248	0.055
18	0.056
15	0.067
10	0.1
1	1
0.1	10
0.025	40
0.0063	158.73
0.0032	312.5

用語　電気再生式イオン交換法（electro deionization；EDI），リボヌクレアーゼ（ribonuclease；RNase）

何物をも含まない純水を「理論純水」とよび0.0548μS/cm程度である。

(2) TOC値

TOC値は全有機物中の炭素量であり、純水中の有機物の多くは微生物の栄養源になり、TOC値が高いと微生物などの増殖を促進させることも考えられる。臨床検査用純水装置の管理基準は、電気伝導率が1μS/cm以内とされているが、いくら電気伝導率が低い純水であっても、有機物量や微粒子、微生物などの不純物を含む可能性がある。

● 3. 純水の分析への影響

臨床化学検査における純水製造装置は、おもに自動分析装置へ純水を供給するために用いられている。運転初期の純水は装置内で停滞し、装置部材からの溶出により不純物の含有が多くなる。また、純水製造装置でいったん精製された純水は、純水タンクに溜めた後に使用するため、長期間使用しないことでこの部分でも不純物が増えることがある。このような場合、溜まった純水を一度排水するか、装置への純水の供給を増やすような工夫が必要である。自動分析装置では、純水中に溶出することが多いCaやMgの分析に影響を与えることが多い[13]。

また、純水が触れるさまざまな部位で純水中の微生物が増殖しバイオフィルムを形成したり[14]、Ca^{2+}により炭酸カルシウム（$CaCO_3$）結晶が形成されたりする（図2.1.9）。これらの形成により、分析精度を著しく損なう恐れがある。

水質管理を厳密に行うことや、水質安定に優れた純水製造装置を選択することにより、長期的に発生する純水による分析への影響を最小限にとどめることが大切である。

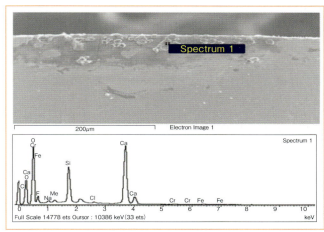

図2.1.9　自動分析装置における試薬プローブ
上：電子顕微鏡像（SEM）、下：エネルギー分散型X線分析（EDS）による成分解析。
分析終了後に長期間放置した試薬プローブの先端で、炭酸カルシウム結晶が確認された。

2.1.5　冷蔵庫・冷凍庫

● 1. 冷蔵庫・冷凍庫の管理

冷蔵庫や冷凍庫の温度設定は、食品の保存条件にもとづいて考えられている。冷蔵とは食品衛生法において微生物の増殖を抑えたうえで凍らない0～10℃とされている。冷凍は国際的な基準にもとづき、日本冷凍食品協会において冷凍食品の本来の品質を1年間程度保持できる温度として−18℃以下に自主的取扱い基準を定めている。検査に用いる検体や試薬などは、これらの保存可能な温度に設定している。しかし、水と氷が共存する−8～0℃では検体は不安定であり、また蛋白分解酵素の一部は−30℃でも作用するため、さらに低温（−40～−30℃）での設定が可能なメディカルフリーザーにより保存することで検体の安定性を確保することができる。また、長期間の安定性を保証されていない研究などに用いる検体は、超低温冷凍庫（−60℃以下）などでの保存が必要となる。冷凍保存の場合に問題なのは、霜取り機能のために温度が変動するタイプであり、これは周期的に温度が変動するため好ましくない[15]。

冷蔵冷凍庫の温度管理は、庫内温度の確認を最低1日1回以上記録することが望ましい。複数の温度管理をする監視システムも普及しており、遠隔での温度状況や警報の確認ができ、継続した温度記録をすることができる。設定した温度範囲を超えた場合（異常が発生した場合）は、警報を認識した者は責任者に連絡を取り、速やかに対処できる体制が必要である。また、異常発生時の温度記録より設定温度を超えた期間を特定し、設備、設備内の検体や試薬などを使用した際のデータに対する対応の要否およびその内容物を保管する。

2015年4月より「フロン類の使用の合理化及び管理の適正化に関する法律」（フロン排出抑制法）が施行され、冷蔵庫および冷凍庫においても第一種特定製品として機器使用時におけるフロン類の漏えい防止として機器ユーザーによる冷媒管理が必要となった[16]。これは、第一種特定製品の管理者が、当該第一種特定製品の設置環境・使用環境の維持保全、簡易点検・定期点検、漏えいなどが確認された場合の修理を行うまでのフロン類の充填の原則禁止、点検・整備の記録作成・保存などを行うことを通じ、使用時におけるフロン類の漏えい防止に取り組むものである。ま

た，一定量以上のフロン類を漏えいさせた管理者について，算定漏えい量などを国に報告させ，国はその算定漏えい量などを公表することとした。

この簡易点検とは目視などによる以下のような点検である。
- 製品からの異常音
- 製品の外観の損傷，摩耗，腐食およびさび，その他の劣化，油漏れ
- 熱交換器への霜の付着などの冷媒漏えいの徴候の有無について
- 温度管理している庫内の温度の異常について

これらを，3カ月に1回以上の頻度で実施しなければならない。冷蔵庫や冷凍庫の管理においては，管理者を定め，継続的な自主点検を実施しなければならない。

2. 試薬の保存

体外診断薬の保存法は，製造販売元が提示した設定温度範囲内で保存しなければならない。これはすでに製造販売元で冷蔵保存および凍結保存で試験をしており，妥当性が確立しているためである。誤って冷蔵保存を要する試薬を凍結すると，結晶が析出してしまったり，冷凍保存を要するものを冷蔵保存することで反応が鈍くなってしまったりとさまざまな障害をきたしかねない。試薬開封までの管理として，製造販売元の指定する保存条件（温度，湿度，遮光など），有効期限，ロットの管理および試薬の使用状況に適した在庫管理が必要である[17]。

3. 検体の保存

検体の保存条件において，冷蔵，冷凍での温度設定に関する標準化はなされておらず，それぞれ保管可能な温度を設定し管理しなければならない。

血清分離した検体の放置温度は，検査値に変動を及ぼすとの報告が多数ある[18,19]。ALTやLDは，−20℃以下の保存であっても1，2週間で5%以上の低下を認めたとの報告がある。ALTは凍結時の−5〜−1℃の最大氷結晶生成帯で酵素の立体構造に障害をきたすとされている。LDはLDアイソザイムのうち，不安定なM型を含むLD4，5の顕著な低下が影響したものと考える。また，凍結した検体は融解しないと測定できず，室温でゆっくり，または37℃の恒温槽など条件に合った融解方法の検討が必要であり，分析前には十分な混和をしなくてはならない。

［末吉茂雄］

2.1.6　分光光度計

1. はじめに

ある物質に特定の波長の光が照射されると，そのエネルギーが吸収され，透過した光の光度は減衰する。この減衰の度合いは，溶液中の物質の濃度と一定の関係があるため，濃度未知の溶液中の物質の濃度を推定することが可能である。本項では，この原理を利用して物質の濃度を測定する分光光度計について解説する。

2. 分光光度法の基礎

(1) 電磁波と光

光子とよばれる量子力学的な素粒子の電場と磁場の変化によって形成される波動を電磁波という。周期的な波の2つの同一の点（たとえば，山の2つの頂点）の距離を波長といい，おおよそ10^{-5}nmから10^{17}nmまでさまざまな波長の電磁波が存在する。広義の光とはこの電磁波のうちの数nmから1mmまでの波長のものを指し，さらに紫外線（10〜380nm），可視光線（380〜760nm），赤外線（760〜10^6nm）に分類される。生化学の領域において，試料中の物質の濃度の測定に，おおよそ200〜800nmの光が用いられている[20,21]。

(2) 電子の遷移

物質はエネルギーを有しており，最も低いエネルギーの状態（基底状態）から，それよりも高いエネルギーの状態（励起状態）に移ることを遷移という。これらの物質がとり得る不連続な各状態のエネルギーをエネルギー順位といい，物質はそれぞれ固有のエネルギー順位を有する。2つのエネルギー差に相当する波長の光が物質にあたったとき，この物質は光エネルギーを吸収し遷移する。遷移した物質はエネルギーを放出し速やかに基底状態へと戻るが，放出されたエネルギーは照射したものと性質が異なるため，物質に光を照射すると物質は常に光を吸収しているように観察される。

用語　アラニンアミノトランスフェラーゼ（alanine aminotransferase；ALT），光子（photon），電磁波（electromagnetic ray），波長（wavelength），基底状態（ground state），励起状態（excited state），遷移（transition）

表2.1.10　各波長における吸収光の色と余色

波長（nm）	色	補色（余色）
390～430	紫	黄
430～495	青	橙
495～560	緑	赤
560～585	黄	紫
585～620	橙	青
620～700	赤	緑

(3) 余色と補色

さまざまな波長を含んだ光（白色光）を物質にあてたとき，物質は特定の波長の光のみを吸収し，それ以外の波長の光を反射する。人間の目に見える物質の色は，この吸収されなかった光全体の色である（余色）。さまざまな色を順序立てて円環にしたものを色相環といい，その中の特定の色の反対の位置にある色を補色という。表2.1.10に各波長における吸収光と余色（つまりその物質の色）の関係を示す[22]。たとえば，ビリルビンは450nm付近の光を吸収するため，われわれには余色である黄～橙の色調の物質に見える。

(4) 物質の吸収スペクトル

ある物質に短波長から長波長までのさまざまな波長の光をあてていくと，前述したような固有のエネルギー順位に従って特定の波長域において電子遷移，つまりは光の吸収が引き起こされる。各波長を横軸に，光の吸収の度合いを縦軸に描出すると，その物質の吸収スペクトルが観察され，そのスペクトルの吸収が一番大きくなる波長を極大吸収波長という（図2.1.10）。

(5) Lambert-Beerの法則

液層の長さl（cm）の容器（セル）に濃度c（mol/L）の溶液を入れ，強度I_0の強さの単色光を入射し，透過した光の強度をIとする。単色光が溶液を距離dl分だけ通過したときに減衰する光量を$-dI$とすると，この減衰した量は光量Iと通過距離dlに比例する。したがって，次の式が成り立つ。

$$-dI = kI \times dl$$

ここで，kは定数である。変形して，

$$-\frac{dI}{I} = k \times dl$$

両辺をI_0からI，0からlまで積分すると，

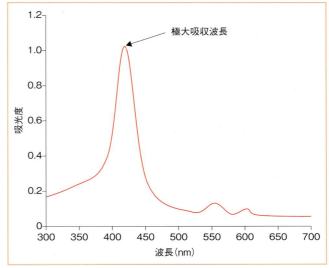

図2.1.10　ある溶液の吸収スペクトル

$$-\int_0^I \frac{dI}{I} = k \times \int_0^l dl$$

$$-\ln \frac{I}{I_0} = k \times l$$

これを常用対数に変換すると，

$$-\log \frac{I}{I_0} = k' \times l$$

つまり，液層の長さが増加すると透過光の強さは指数関数的に減少することを示している（Lambertの法則）。

このとき，溶解している物質（溶質）が均一であれば，単色光があたる分子の数は液層の長さに比例し，さらに分子数と濃度cは比例関係にあるため，

$$-\log \frac{I}{I_0} = k' \times c$$

で表すことができる（Beerの法則）。

上記のI/I_0を透過度（T）といい，照射した光の光度のうちの透過した光の光度を表す。これを百分率で表したものを透過率（$T\%$）といい，$-\log(I/I_0)$を吸光度（A）という。したがって次式が成り立つ。

$$A = -\log \frac{I}{I_0} = 2 - \log(T \times 100) = 2 - \log T\%$$

上記，Lambertの法則とBeerの法則を組み合わせると，吸光度は液層の長さ，物質の濃度に比例するため，

$$A = 2 - \log T\% = \varepsilon \times c \times l \quad (1)$$

✎ **用語**　色相環（color circle），補色（complementary color），吸収スペクトル（absorption spectrum），極大吸収波長（maximum absorption wavelength），ランベルト・ベール（Lambelt-Beer），強度（intensity），透過度（transmittance；T），透過率（percent transmittance；T%），吸光度（absorbance；A）

となる（Lambert-Beerの法則）[23]。上式の ε は定数であり，光を吸収した（発色した）物質の濃度と吸光度の関係を表す固有な係数であり，モル吸光係数（分子吸光係数）（L/mol・cm）という。

上記の濃度 c はセル内の濃度であり，試料と試薬を反応させて測定した場合には，試薬添加分だけ希釈されていることになる。

したがって，測定する物質の試料中の濃度を x (mol/L) とし，試料 V_S (mL) に試薬を V_R (mL) 添加して測定した場合のセル内の濃度 c は，

$$c = x \times \frac{V_S}{V_S + V_R} \quad (2)$$

となる。したがって，式(1)に式(2)を代入すると，

$$A = \varepsilon \times x \times \frac{V_S}{V_S + V_R} \times l \quad (3)$$

$$X = \frac{A}{\varepsilon \times l} \times \frac{V_S + V_R}{V_S} \quad (4)$$

となる。ただし，指示物質を用いて，試料中の物質をほかの物質に変換して測定する場合は，その反応のモル比を考慮しなければならないことに注意が必要である。

(6) モル吸光係数，試料量の影響

式(1)より，セルの長さが一定のとき，モル吸光係数と濃度の積が吸光度であるため，ε が大きな物質を定量する，または最終的に ε の大きな色素に変換して定量する場合は，低濃度の物質でも大きな吸光度として測定できる。また，逆に ε の小さな物質では，高濃度の物質も小さな吸光度として測定されるため，より高濃度まで測定することが可能であることになる。式(3)でも同様であり，濃度と吸光度の関係は，試料量と試薬量の比によっても決定される。つまり，試料量は吸光度と比例するため，試料量が多いと測定可能下限は小さくなる（より低濃度のものを測定できる）が，測定可能上限も小さくなることを意味する。

● 3. 分光光度計の構成

分光光度計は，おもに反応容器を設置する試料部，光を照射するための光源部，白色光を単一の波長の光へ分ける分光部，透過光を検知する検出部で構成される。以下，各部の役割，原理について述べる。

(1) 試料部
①試料部の役割

測定したい溶液の入った容器（セル）を設置し，測光する場所である。セルを1つだけ設置できるものから，複数

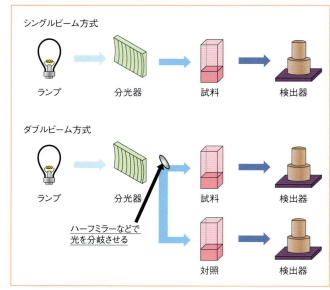

図 2.1.11　2つのビーム方式

個設置できるものもあり，測光するセルのポジショニングも手動あるいは自動タイプ，プログラムを組めるタイプなどさまざまである。また，恒温機能が付属されているものでは，恒温水をセルホルダーに還流させるタイプと，ペルチェ素子によって水を必要とせずに温度を制御できるものがある。さらには，回転子をセル内に入れることで撹拌しながら測光する撹拌機能付きのものも販売されている。

②セルの種類

セルの形状は，角形，密栓付きのもの，ミクロタイプ，円筒タイプなどがあり，光路長も1mmから100mmまでさまざまなものがある。セルの材質によって測定可能波長域や性能が大きく異なっており，プラスチック（約300〜800nm），ガラス（約350〜2,500nm），石英（約200〜2,500nm）などがある。とくに石英セルは，前二者と比較して光の透過度が高く，幅広い範囲の波長において高精度に測定が可能であるが非常に高価である。また，フローセルタイプのものは，シッパーによって直接試験管から試料を吸引し，試料をセルに移し替えることなく連続測定が可能であるが，流路の汚れや試料同士のコンタミネーションなどに注意を要する。

③2つの測光方式

試料中の吸光度を測定するには，初めにセルに水などを入れたブランクを測定し，ゼロ補正をしなければならない。一度に測光できるセルが1つの光度計の場合（シングルビーム方式），ブランクと試料を波長ごとに入れ替える必要があり，また測光中の光源のゆらぎの影響を補正できない。これに対し，ランプから照射した光を2つに分けて，2つのポジションに設置したセルに同時に照射する方式をダブルビーム方式という（図2.1.11）。これにより，ブランクと同時に試料を測定でき，光源のゆらぎも補正

し，安定した測定が可能である。

(2) 光源部
①光源部の役割
　Lambert-Beerの法則に則って試料の濃度を測定するには，試料セルに光を照射する光源が必要である。さまざまな種類の物質を測定するために，広範囲の波長〔たとえば，核酸230nm，鉄（Fe^{2+}）と2-ニトロソ-5-（N-プロピル-N-スルホプロピルアミノ）フェノールとのキレート化合物760nmなど〕が求められる。また，安定した吸光度を得るために光は連続したスペクトルでなければならず，さらにある程度の明るさ（輝度）が必要である。これらの条件を満たすために，数種類の光源ランプが用いられている。

②光源ランプの種類
　重水素放電管は，重水素を封入した放電管内で放電を行うと発光スペクトルが得られることを原理としており，おもに紫外部の光照射に用いられている（約180～360nm）。タングステンランプは，タングステンフィラメントに通電し，白熱した際に発光することを利用したランプであり，約300～3,000nmに及ぶ広範囲の波長のスペクトルを放射する。ただし，このフィラメントは熱により蒸発し，断線や管球内壁の汚れの原因となり寿命が短い。この問題を解決するためにハロゲンガスを管内に注入したものがハロゲンランプ（タングステン-ヨウ素ランプ）である。熱で気化したタングステンがランプの低温部でヨウ素と結合し，ハロゲン化タングステンを形成し，フィラメント付近で分解して再びフィラメントに戻る（ハロゲンサイクル）。これにより，フィラメントの消耗を抑えることができ，ランプの寿命が長くなり広く利用されている。上記のランプ以外に，キセノンガスを封入したキセノンランプや低圧水銀ランプなどもある。

(3) 分光部
①分光部の役割
　物質は固有の波長の光を吸収するため，白色光から一定の波長の光（単色光）を取り出す必要がある。連続スペクトルを有した光を波長によって分けることを分光といい，分光するための器具を分光器という。

②分光器の種類
　分光器には光学フィルターやモノクロメーターがある。光学フィルターとは，波長の一部を選択的に透過させるフィルターであり，高いエネルギー透過率を有する。モノクロメーターは，白色光に含まれる各波長の光を分散素子を用いて異なる角度に分散させ，利用したい波長のみをスリットに透過させる。代表的な分散素子として，プリズムや回折格子が用いられている。プリズムは，ガラスなどの

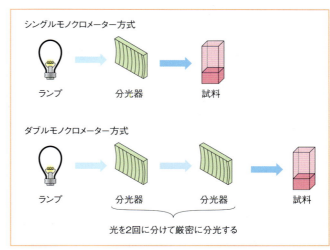

図2.1.12　シングルモノクロメーター方式とダブルモノクロメーター方式

材質の三角柱であり，白色光を通すと波長によって屈折率が異なるのを利用しており，光の損失や迷光が少ないことが知られている。回折格子は階段状の溝が一定の間隔で刻まれた鏡である。コンパクトディスクに光をあてるとさまざまな色の光が見えるのと同じように，回折格子に白色光を照射すると溝で回折し，異なる波長同士の光が干渉して弱まり，特定の波長は逆に強め合う。光の方向と回折格子の角度の違いによって干渉する波長が異なるため，回転する回折格子に光を照射することで，さまざまな波長の光に分光される。同じ波長の光が高次光として異なる方向に分散するため，光の損失や迷光が多い。

> **参考情報**
> **迷光**　単色光に含まれる目的以外の光のこと。モノクロメーター内部で乱反射した光，または装置内部のミラーの汚れなどによる反射も原因となり得る。

③2つの分光方式
　モノクロメーターには，分光器が1つ搭載されたシングルモノクロメーター方式と，2つ直列に配置されたダブルモノクロメーター方式が知られており（図2.1.12），一度分光した光を第二分光器でさらに分光するダブルモノクロメーター方式の方が，迷光の少ない純度の高い単色光を取り出すことが可能である。

(4) 検出部
①検出部の役割
　試料を通過した光を吸光度として算出するためには，透過光を受け取り，電気信号へ変換し，最終的にデジタル電気信号として出力する必要がある。そのために，わずかな光を増幅し，シグナルへと変換する優れた検出器が開発されている[24]。

②検出器の種類

光の検出には光電子増倍管またはフォトダイオードが用いられている。光電子増倍管は光が物質に照射されると，物質の表面から電子（光電子）が放出される外部光電効果を利用して，真空のガラス管の中で光電子を放出させ，さらにこの光電子がダイノードとよばれる電極に衝突してより複数の電子を放出させる。この衝突を加速電圧で次々と発生させ，最終的に1つの電子を数千万個まで増幅し電気信号へと変換させる。フォトダイオードは半導体を用いた電子素子で，代表的なものにシリコンフォトダイオードがある。光子がダイオード中の正孔を有するpositive型半導体とnegative型半導体の接合部の空乏層に入射されると，電子がp層の方へ広がり電流が発生する。

(5) 性能評価

多くの施設では，日常の臨床化学検査は汎用自動分析装置を用いて測定されている。しかしながら，酵素の一次標準物質である日本臨床検査標準協議会の常用参照標準物質〔JSCC常用酵素（JCCLS CRM）〕の酵素活性の認証には，分光光度計を用いた日本臨床化学会の勧告法による測定が必須である。その測定には一定水準以上の性能をもった分光光度計でなければならない。表2.1.11に勧告法を用いるための光度計の性能規格の一部を示す[25]。このように，非常に厳密な性能が要求されるため，詳細は専門書を参照いただきたい[26]。

表2.1.11　日本臨床化学会，血清中酵素活性測定の勧告法に用いる測定機器の性能規格

項目	仕様	
波長正確さ	± 0.5nm 以内	
波長設定繰り返し精度	± 0.2nm 以内	
スペクトルバンド幅	2nm 以下	
迷光	340nm，405nm，660nm の各波長で 0.03% 以下	
吸光度の比例性	吸光度 2.0 で ± 3% 以内の直線性	
測光正確さ	吸光度 0 ～ 1.0 の間で ± 0.005 以内	
測光繰り返し精度	吸光度 0 ～ 1.0 の間で ± 0.003 以内	
ベースラインの安定性	0.001/h 以下	
ノイズレベル	吸光度 2.0 付近において，スペクトルバンド幅 2nm，レスポンス 2 秒の条件で 0.003 以下	
吸収セル	形状	角形
	光路長	10.00 ± 0.01mm 以内
	材質	石英製
測定温度の正確さ	吸収セル内測光部で 30.0 ± 0.1℃，37.0 ± 0.1℃ 以内	

〔日本臨床化学会編集委員会（編）：「勧告法総集編2012版」，日本臨床化学会，2012 より抜粋して引用〕

> **参考情報**
>
> ＊半値幅[26]：分光器によって分けられた単色光のスペクトルにおいて，吸光度が半値を示す部分の波長幅。測定に用いる光の半値幅をスペクトルバンド幅といい，試料である発色液の吸収スペクトルの半値幅をナチュラルバンド幅という。
>
> 精確に試料の吸光度測定を行う場合は，①の半値幅を②の半値幅の1/10より小さくする（たとえば，NADHのナチュラルバンド幅は58nmなので，スペクトルバンド幅を5.8nm以下にしないと理論的なモル吸光係数より低くなる）。汎用自動分析装置では，検知器の性能の関係もあり半値幅を5～10nmにしているため，NADHのモル吸光係数が6.3より低い原因の1つになっている。

［大川龍之介］

用語　日本臨床化学会（Japan Society of Clinical Chemistry；JSCC），日本臨床検査標準協議会（Japanese Committee for Clinical Laboratory Standards；JCCLS），認証標準物質（certified reference material；CRM），スペクトルバンド幅（spectral bandwidth），ナチュラルバンド幅（natural bandwidth），ニコチンアミドアデニンジヌクレオチド（還元型）（reduced nicotinamide dinucleotide；NADH）

📖 参考文献

1) 日本工業規格 JIS R3505：1994 ガラス製体積計 Volumetric glassware．
2) 宮下文秀：質量，容量の正確な計量．ぶんせき，2008；397：2-10．
3) 日本工業規格 JIS K 0970：2013 ピストン式ピペット Piston pipettes．
4) ISO 8655-1：2002,Piston-operated volumetric apparatus-Part1：Terminology,general requirements and user recommendations．
5) 第10回関東甲信地区臨床化学検査研究会資料集，関東甲信地区臨床検査技師会，2003．
6) 日本工業規格 JIS B7411-1：2014 一般用ガラス製温度計－第1部：一般計量器 Glass thermometers for general-Part 1：General measuring instruments．
7) 日本工業規格 JIS C1611：1995 サーミスタ測温体 Thermistor for temperature measurement．
8) 日本臨床検査自動化学会（編）：「汎用自動分析装置の性能確認試験法マニュアル」，日本臨床検査自動化学会会誌，2001；26(suppl-1)：23-24．
9) 巽 典之，他：「水を知る―病院検査を理解するための豆知識」，宇宙堂八木書店，2008．
10) 日本ミリポア株式会社ラボラトリーウォーター事業部（編著）：水は実験結果を左右する！ 超純水超入門―データでなっとく，水の基本と使用のルール，羊土社，2005．
11) 日本工業規格 JIS K0557：1998 用水・排水の試験に用いる水 Water used for industrial water and wastewater analysis．
12) 末吉茂雄：「生化学自動分析装置における供給水の水質劣化が及ぼす分析への影響」，検査と技術，2014；42：706-710．
13) 末吉茂雄，他：「生化学自動分析装置に用いる純水の水質劣化が検査に与える影響」，日本臨床検査自動化学会会誌，2014；39：14-21．
14) 神山清志，他：「自動分析装置における細菌汚染の原因と対策」，日本臨床検査自動化学会会誌，2002；27：684-689．
15) Kaplan LA, Pesce AJ：Clinical Chemistry：Theory, Analysis, Correlation 5th ed, Mosby, 2010．
16) 環境省：「フロン類の使用の合理化及び管理の適正化に関する法律（略称：フロン排出抑制法）」 http://www.env.go.jp/earth/ozone/cfc/law/kaisei_h27/．
17) 厚生労働省医薬食品局審査管理課医療機器審査管理室長：体外診断用医薬品の取扱いに関する質疑応答集について，薬食機発0906 第1号：2011年9月6日 http://www.pmda.go.jp/files/000159238.pdf．
18) 玄番昭夫：「検体の安定性」，Medical Technology，1985；13：273-278．
19) 山内昭浩，青木哲雄：「ALT活性測定用血清検体の保存に関する検討」，医学検査，1995；44：907-910．
20) 南 茂夫：「分光光度計の基礎と進歩」，生物試料分析，1978；1：1-11．
21) 安藤幸司：「光と光の記録―光編」，1-218，産業開発機構，2004．
22) Algar WR et al.："Demonstration of the spectrophotometric complementary color wheel using LEDs and indicator dyes", J Chem Educ 2016；93：162-165．
23) Hoppe W et al. (eds)："The Lambert-Beer Law", Biophysics, 101-102, Springer Science & Business Media, 2012．
24) 浜松ホトニクス株式会社：光電子増倍管と関連製品カタログ．
25) 日本臨床化学会編集委員会（編）：「勧告法総集編2012版」，日本臨床化学会，2012．
26) 網沢義夫：「分光光度計の精度に関連する諸要因と光源；分光器の構造，特徴について」，生物試料分析，1980；3：1-16．

2.2 汎用自動分析装置

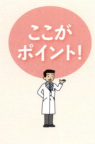

ここがポイント!

- 成分系項目や電解質の分析に試薬として酵素を用いることにより特異性の高い測定ができる。
- 人体や分析装置を含めた環境に優しい試薬が用いられている。
- 終点分析法と初速度分析法がある。
- 臨床化学のニーズの多様化とともに、生化学汎用自動分析装置は目覚ましい発展を遂げた。
- 分析装置の構成や原理、検査値に影響を与える要因を知ることは、異常値の早期発見・改善に役立つ。
- 酵素的分析、酵素分析、免疫学的分析などさまざまな測定法がある。
- 活性値の測定は至適条件で設定する。
- 反応時の基質濃度は K_m 値の20倍を基本とする。これによって V_{max} の95%の反応速度となる。
- 酵素8項目について JSCC 常用基準法が制定されており、これを頂点としたトレーサビリティ体系が構築されている。
- 酵素8項目の常用参照標準物質の供給体制が整っている。

2.2.1 汎用自動分析装置の概要

● 1. はじめに

汎用自動分析装置は、ここ数十年で目まぐるしく発展し、多数の検体をごく微量の試料で効率よくスピーディーに測定することが可能となった。本項では、汎用自動分析装置の概要について解説する。なお、装置の仕様に関しては各製造業者によって異なるため、その例を示していることに留意されたい。

● 2. 汎用自動分析装置の変遷

臨床化学検査の発展は汎用自動分析装置の進歩を知ることによってよくみてとれる。従来から昨今に至るまでの装置仕様の変遷は、臨床化学検査に対する多様化したニーズに呼応してきた結果である。血液中の物質の定量は、診断だけでなく、予防、予後に対しても有用であり、より多くの項目を、より連続的に測定することが必要となってきた。それに伴い、従来は用手法で行っていた臨床化学検査は、多数の検体をより正確に、より迅速に測定することが求められていた。そのような背景より、1956年にテクニコン社より自動分析装置 AutoAnalyzer が開発された。この装置の測定方式は、連続流れ方式とよばれ（図2.2.1）、ローラーのしごき作用による計量ポンプによって、試料と試薬がチューブ内に吸引され、引き続きポンプにより、透析、混合、加熱、分析を行う各セクションへとチューブ内を連続的に送液されながら進んでいく[1]。また、各混合液同士は、チューブ内に気泡を含ませることで接触しないようにされている。このような方式の汎用自動分析装置が開発され、そして15年後の1972年には、この原理による分析をコンピュータによって制御し、20チャンネル測定することを可能した同社の SMAC が販売され、1時間に150件もの検体を処理できるようになった。

また同じ頃、まったく異なる方式の分析装置が開発された。遠心方式の CentrifiChem（Union Carbide Research

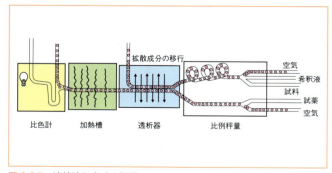

図 2.2.1 連続流れ方式の概要

用語 連続流れ方式（continuous flow system）

Institute）である。円盤状のディスクに種々の深さの溝が施されており，内側の溝には試薬，次の溝には試料を分注し，ディスクを回転させた遠心力で試薬と試料を外側へ移動させ混和し，最終的に最も外側にある移送穴（トランスファーホール）へ反応液を移し，比色測定するものであった[2]。

そして現在最も広く普及しているディスクリート方式は，1967年にWarner Chilcott Laboratories, Instruments DivisionからRobot Chemistが，1970年に日立製作所から400形自動分析装置が販売された[3,4]。One tube methodの概念で，円盤の外周に並べられた1つずつのセル内で，試料注入，試薬添加，反応，測光まで行われ，さらにセルを洗浄し再び利用する。

上記のような3つの方式が，液状試薬を用いたウエットケミストリーとよばれるのに対し，液状試薬を用いない方式がドライケミストリー方式である。広義でいえば，pH指示薬などもその1つであるが，1978年にEastman Kodak社により，臨床検査用の分析システムとして開発されたEktachem400 Analyzerが分析装置としてのドライケミストリー方式の最初である[5]。わが国でも1984年に，富士フイルムメディカル（旧 富士メディカルシステム株式会社）より富士ドライケムシステムFDCが発売された。ドライケミストリー方式は，液状試薬を用いずに試料を個別のドライマット上で反応させることが可能なため，すべての工程に水を必要としない。なお，ドライケミストリーに関しては，p.100 2.7.2で詳細に解説されているため，そちらを参照されたい。

このように汎用自動分析装置はニーズに合わせて大きな発展をみせてきた。現在は，おもにディスクリート方式，ドライケミストリー方式の2つが主流となっており，次項以降では，ディスクリート方式の仕様，構成，各パーツの原理について詳しく説明する。

3. ディスクリート方式自動分析装置

(1) 装置の構成

ディスクリート方式自動分析装置における測定部は，比色部，電解質測定部のおもに2つの機構に分かれている。大型の自動分析装置では，この2つの測定部は完全に分かれている場合が多く，それぞれの測定部に検体を移動させて独立して測定する。図2.2.2に示すような小型の分析装置は，電解質，比色部が一体型となりコンパクトな設計になっているが，測定の機構としては，独立してはたらいている。試料用および試薬用プローブ，試薬庫（試薬ディスク），標準液，コントロール用ディスク，反応ディスク，検体用ディスク（ディスクの代わりにラックを搬入するタイプもある），電解質測定部があり，それぞれが連動して分析を行っている。各部における詳細な説明はp.47 2.2.2およびp.51 2.2.3で解説する。また，セルブランク測定，洗浄などには水が必要であり，純水装置が自動分析装置に取り付けられている。純水装置に関してはp.33 2.1.4を参照されたい。

(2) 測定の流れ

2試薬を用いた測定におけるディスクリート方式自動分析装置における測定の流れの1例を図2.2.3に示す。

検体が自動分析装置に投入されると，初期動作とともに反応セルの洗浄が行われる。次に，測定に使用するセルに脱気水を分注し，吸光度を測定，この値を吸光度の基準として項目ごとにセルのブランク補正を行う。水を吸引した後，試料を分注，次いで第一試薬を分注する。撹拌機構により混和し，一定時間経過した後に第二試薬を分注，撹拌する。一定時間後，すべての測光が終了すると，使用した反応セルは洗浄され，再び次の測定に使用される。試料のサンプリングから最終試薬の添加，反応が終了するまで，

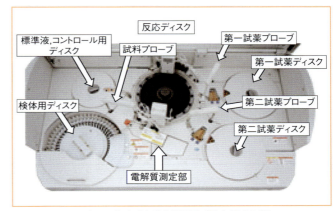

図2.2.2　ディスクリート方式自動分析装置（日立7180形）
（株式会社日立ハイテクノロジーズより許可を得て掲載）

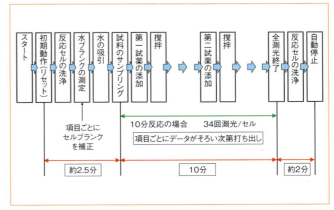

図2.2.3　測定の流れ（日立180形自動分析装置）
（株式会社日立ハイテクノロジーズより許可を得て掲載）

用語　SMAC（sequential multiple analyzer with computer）

ディスクは一定の間隔で回転し，測定に用いるセルが測光部を通過する際に吸光度を測定する。

たとえば，図2.2.2のディスクリート方式自動分析装置では，反応ディスクが37セル分回転して一時停止し，その後4セル分回転してもう一度停止する。この動作を1サイクルとして4回繰り返すと合計1回転（160セル）+ 4セル分回転する。1サイクル4.5秒であるため，すべてのセルは約18秒ごとに1回測光することになる。10分反応の場合，34回当該セルを測光する（1〜34ポイント）。測定した吸光度のなかから，その項目ごとに設定された任意のポイントの吸光度を用いて演算する。

上記の測定の流れは1例であり，各社から販売される自動分析装置には，安全性，迅速性，経済性など，それぞれさまざまな工夫が施されている。現在，おもに発売されているディスクリート方式自動分析装置の仕様を表2.2.1に示す。電解質項目，比色項目がそれぞれ1台で約600〜900テスト/時，約800〜2,000テスト/時の測定が可能であり，また，1項目につき，2μL程度の試料量で測定が可能となっている。

● 4. 分析法

(1) 相対分析

電解質部での分析は測定した電位変化を，比色部の分析は光量をデジタル変換し，それぞれ電位，吸光度として濃度を演算する。一定の条件下における吸光度と濃度の関係は一定であり，比色部でいえば，モル吸光係数を用いて，理論的に吸光度から濃度を算出することができる。しかし，装置の仕様や，さらにランプの光量，セル，プローブの汚れなどのさまざまな要因により測定結果に影響を与える成分（試料量，試薬量，受光量）に変化をきたし，使用期間に伴い測定値は理論値から遠ざかってしまう。したがって，通常，汎用自動分析装置の測定のほとんどは，濃度あるいは活性値の定められた標準品を測定し，その吸光度と表示値の関係（ファクター）を算出し，相対的に補正して分析を行っている。

(2) 分析法の種類

測定された吸光度から濃度および活性を算出する方法はおもに2つある。詳細はp.55 2.2.4，p.62 2.2.5を参照されたい。

① 終点分析法（エンドポイント法）

試料と試薬との反応が終了した後に指定したポイントの吸光度を求める。反応終了後の数ポイントの吸光度の平均のみを用いる1ポイント分析法や，それに加えて試料と第1試薬添加後の平均吸光度を反応終了後の吸光度から差し引き（液量補正が必要），乳びなどの目的物質以外の影響を軽減する2ポイント分析法が用いられる。

② 初速度分析法（レート分析法）

試料と試薬との反応中の複数ポイントの吸光度から，単位時間あたりの吸光度変化率（速度）を求める。試料中の酵素の活性や，試料中の定量したい物質の濃度依存的な反応速度の変化量を求め（いわゆる一次反応による測定），その項目の濃度を算出することも可能である。

表2.2.1 各社汎用自動分析装置の基本性能，特徴

メーカー名	日立ハイテクノロジーズ		日本電子	東芝メディカルシステムズ
型番	LABOSPECT008	H7180	BM6070	TBA-2000FR
同時分析項目数 (比色：2試薬系)	最大70項目 (電解質分析時最大73項目)	最大86項目 ISE付89項目 (通常45項目＋電解質)	最大100項目 (電解質分析時103項目)	最大100項目
処理能力 (比色)	最大2,000テスト/時	800テスト/時 (電解質付．最大1,200テスト/時)	最大1,800テスト/時	最大1,600テスト/時
処理能力 (電解質)	最大900テスト/時 (300検体/時) (電解質1ユニットあたり)	―	最大600テスト/時	最大600テスト/時
サンプラー	5検体ラック方式	ターンテーブル方式	ターンテーブル方式	5本ラック方式
サンプル架設数	最大300検体	一般検体110本 保冷コンパートメント60本 標準液47本 精度管理10本 洗浄液3本	84検体(ターンテーブル) 外部搬送ライン対応(オプション)	5本/ラック 10ラック/トレイ (最大4トレイ,200検体架設可能)
サンプル量/テスト	1.5〜35μL	1.5〜35μL	2.0〜30.0μL(元検体) 2.0〜25.0μL(希釈検体)	1.5〜35.0μL/テスト (0.1μLステップ)
試薬分注量	5〜180μL(1μLステップ)	20〜270μL	10〜80.0μL(0.1μLステップ)	R-1:20〜278μL (1μLステップ) R-2:0，20〜200μL
反応容器	プラスチック製	プラスチック製， セミディスポーザブル	プラスチック製角型反応管 (セミディスポーザブル)	一体成型硬質ガラス製 角型反応管
反応槽	恒温水循環方式	恒温水循環方式	不活性液循環方式	ウォーターバス方式
撹拌	非接触方式撹拌	回転撹拌方式	回転往復撹拌方式	ピエゾ撹拌方式

用語 イオン選択性電極（ion-selective electrode；ISE）

(3) 二波長分光測光分析

定量に用いる目的物質に特異的な吸収波長（おもに極大吸収波長）を主波長（λ_2），それより長波長側を副波長（λ_1）として，一度の測定にこの2つの波長を同時に測定する方式を二波長分光測光分析という。濁りは，光源ランプからの光を散乱させ透過率を減少させるため，吸光度として正の誤差となる。濁りによって生じる吸光度は，短波長で最も高く長波長側で最も低いが，そのスペクトルは緩慢であるため，λ_2の吸光度からλ_1の吸光度を差し引くことで，濁りの影響あるいはセルの汚れなどの誤差をある程度回避できる。ただし，この濁りや汚れなどの回避は上記の2ポイント分析法によっても回避が可能である。二波長分光測光分析の最大のメリットは光量補正効果が高いことである。つまり，反応中の光源ランプの光量のばらつきによる変化，ノイズなどの吸光度への影響は主波長と副波長で同様であるため，上記の演算により相殺され影響を軽減できる。ただし，逆にいえば，測定値として表れないため，光源ランプなどの装置の異常の発見が遅れる可能性もあることに留意したい。

(4) 比色法に影響を与える物質

汎用自動分析装置で取り扱う試料の最たるものは血清である。また，その多くが疾患患者の血清であり，健常人とは異なる色調を帯びている。臨床の現場において提出される血清試料に含まれる物質で，高頻度に遭遇する高い吸光度として測定される（色調をもつあるいは光を散乱する）ものは，ヘモグロビン，ビリルビン，試料の濁りの3つである。したがって，それらの物質が試料中に多く存在する場合，測定誤差の原因となる。そのため，多くの分析装置では，通常の測定に加えて，血清そのものの色調を測定することにより，血清情報（黄疸，乳び，溶血）としてそれらの物質が含まれていないかを確認する。図2.2.4にさまざまな検体の血清情報を測定したグラフを示す。

非抱合型のビリルビンはクロロホルム液中では450nmに極大吸収をもつが，水溶液中ではより短波長側に極大吸収がシフトし，また血清中では抱合型，アルブミン結合型などさまざまな様式で存在するため，図2.2.4に示すように黄疸検体では400～500nmに幅広い吸収帯を有している。ビリルビンは色調以外に還元性を有することも知られており，過酸化水素（H_2O_2）を利用する測定では負誤差を生じる可能性がある。ただし，各種試薬によって，化学的な酸化処理，界面活性剤などによって影響を回避するように工夫しているものもある。

ヘモグロビンは，酸素と結合しているものは550nm付近と約580nmのQ吸収帯および約400nmのソーレ帯とよばれる波長に極大吸収を有することが知られている[6]。通常血清中にはわずかにしか存在しないが，採血時の不具合，検体の取扱い不良などにより，赤血球が溶血し血清中で高値となる。ヘモグロビンは色調に影響するだけでなく，それ自体が蛋白質であり，血清の総蛋白濃度より赤血球内のヘモグロビンの方が高濃度に存在するため，溶血していない状態の血清中の総蛋白濃度を真の蛋白濃度とすれば，溶血してヘモグロビンが流出した血清は偽高値といえる。試薬メーカーによっては，ヘモグロビンの赤い色調からヘモグロビン濃度を推定し，溶血による正の誤差を差し引くような蛋白測定試薬も販売されている。

濁りとは液体中に固体粒子が分散している状態であり，その粒子が光を散乱して透過度を下げる，すなわち吸光度として認識される。懸濁液は短波長の光をより多く散乱させるため，図2.2.4に示すように短波長から長波長にかけてなだらかなカーブを描いたような吸収スペクトルとなる。いずれの波長においても影響を受け得るが，逆に前述した副波長を測定することにより，影響をある程度相殺することが可能である。

(5) 血清情報の分析

血清情報の測定方法は各社異なっている。日本電子株式会社BM8040による測定を例にあげる。前希釈により5倍希釈した試料2μLと可視部に吸収のない第1試薬（AST，LDなど）あるいは生理食塩水などを100μLを混

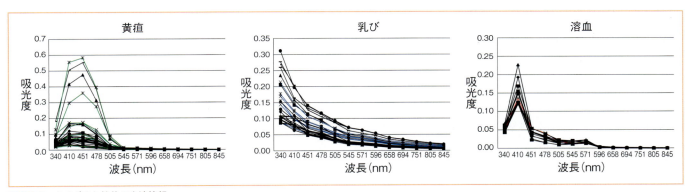

図2.2.4 さまざまな検体の血清情報
BM8040（日本電子株式会社）にて測定。

和して，下記の波長の吸光度（主波長，副波長）を測定する。

・混濁吸光度（658nm，694nm）
・溶血吸光度（571nm，596nm）
・黄疸吸光度（478nm，505nm）

測定した各吸光度を用いて，それぞれの血清情報を次の式から算出する。

・混濁＝a×混濁吸光度
・溶血＝b×｛溶血吸光度－d×混濁吸光度｝
・黄疸＝c×［黄疸吸光度－e×｛溶血吸光度－d×
　　　　混濁吸光度｝－f×混濁吸光度］

a～fは係数であり，それぞれa＝1128.90，b＝167.54，c＝39.08，d＝0.8987，e＝0.1488，f＝1.3289。

(6) 血清情報の出力

血清情報の測定は多くの施設で行われているが，測定方法，臨床への報告方法などに関して，標準化されたものがないのが現状である。目視でおおまかな判定値を定めて±のみの定性判定で報告する施設や，ホルマジン溶液，ヘモグロビン溶液，ビリルビン溶液などを基準物質として，上記のように血清情報を分析し得られた数値と比較し，弱溶血，中溶血，強溶血といった半定量判定を行って報告している施設もある。

● 5. データのチェック機構

(1) キャリブレーション

上述した相対分析においては，試料値を得るためには測定前に必ず検量線を作成する必要がある。この検量線は以降の測定結果を決める最も重要なものであり，検量線作成時の不良が起こらないようにさまざまなチェック機構を設けている。標準液の二重測定におけるそれぞれの吸光度のばらつき，標準液の吸光度の許容範囲の設定，また，第1標準液の吸光度と最大濃度標準液との差の制限，前検量時とのファクターの比較など，さまざまなチェック機構が存在する。

(2) 反応過程データ

汎用自動分析装置は短時間で多数の検査を処理することが可能であるが，それゆえにそれぞれの吸光度や反応曲線をすべて人の目でチェックすることは困難である。したがって，多くの分析装置では，吸光度や反応曲線の異常を見つけるロジカルなチェック機構を有している。

① 反応限界吸光度

p.36　2.1.6 に記述してあるように，分光光度計にはわずかな迷光が存在する。汎用自動分析装置も同様であり，分光光度計と異なりシングルモノクロ形式がほとんどであるために，より迷光の影響は大きい。通常測定する光量は迷光よりも十分に大きいためほとんど影響は見られないが，一定の吸光度以上（受光部に入る光量が少ない）になると，相対的に迷光の影響は大きくなる。また，項目によっては，基質不足となる場合もある。たとえば，NADHの減少反応を用いるAST，ALTなどでは，初めに試薬に添加できるNADHの濃度には上限があるため，活性の非常に高い試料を測定する場合，測光するポイントよりも短い時間で基質がほとんどなくなり反応速度を計測できなくなる。したがって，項目ごとに吸光度の上限あるいは下限を設定し，その限界をオーバーした場合にはエラーとして出力することが可能となっている。

② リニアリティチェック

レート分析において，演算区間の前半部分と後半部分からそれぞれ1分あたりの吸光度変化量を求め，その差を算出する。その差を演算区間全体から求めた1分あたりの吸光度変化量で除した割合を計算し，一定以上であれば演算区間の吸光度変化に直線性なしとしてエラーを出力する。

③ 分散値の設定

エンドポイント法において，演算区間の吸光度の平均値に対する最大吸光度と最小吸光度の差より，演算区間の吸光度のばらつきを算出する。レート法においては，演算区間の吸光度の増減から求めた反応速度に相当する傾きから得られた近似式を用いて，実際の吸光度と近似式上の吸光度を残差として算出，その大きさから分散値を求める。どちらも項目ごとに設定された値以上のばらつきがあった場合にエラーとして出力する。

④ 試薬区間許容値設定

上記のような演算区間ではなく，個々の波長に対して判定を行うチェック機構である。第1試薬と検体の混合後から第2試薬分注直前までを第1試薬区間，第2試薬分注後から反応終了までを第2試薬区間とし，それぞれの区間における隣り合った測光ポイントの吸光度差とその平均からばらつきを判定する。装置由来のタイムコース異常を検出するのに有効である[7]。

⑤ プロゾーンチェック

免疫比濁法（p.66　2.2.6 参照）において，目的の物質の濃度が非常に高いときに，吸光度が低値に測定されることがあり，これを地帯（ゾーン）現象という。なかでも抗体過剰の場合はプロゾーン現象，抗原過剰の場合は，ポスト

用語　アスパラギン酸アミノトランスフェラーゼ（aspartate aminotransferase；AST），キャリブレーション（calibration），地帯現象（zone phenomenon）

ゾーン現象という。臨床化学検査領域では昨今，抗原，抗体過剰の両者ともにプロゾーン現象と称している場合が多い。高濃度の試料を低濃度と間違う可能性があり，チェックする必要がある。第1試薬で被験物質を測定し，第2試薬に試薬の代わりに抗原を含んだ試料を添加して，吸光度の増減をみる抗原再添加法や，反応初速度に対する平均反応速度を比較してチェックする反応速度比法などがある。

6. 検査データに異常を与える要因

前述のように，検査値は，診断，治療に直結するものであり，検査過誤は重大な事故につながるおそれがある。したがって，臨床検査技師は依頼された検査に対して，正確な結果を迅速に返さなければならない。しかしながら，試料の採取から結果報告に至るまでのさまざまな工程において，検査過誤を生む変動要因は無数に潜んでいる。上記のようなチェック機構で迅速に発見し，それを是正するには，それぞれの変動要因について把握していなければならない。

異常データの発生要因はおもに，①検体前処理（採血，遠心，分注，保存状況など）に由来する異常，②試薬の異常，③機器の異常，④試料自体の異常（薬剤，特殊な病態）があげられる。臨床化学検査の異常データに関しては，多くの専門書が出版されており，詳細はそちらを参考にしていただきたい[8〜10]。

機器の異常はさらに，1) 経年劣化によるもの，2) メンテナンスのミス，3) 操作ミスがある。
1) 装置の各部には定期的に交換（セル，ランプ，シールピースなど），清掃しなければならない箇所がある。それぞれにおいて，どのパーツが検査結果に影響を与えるかを把握していることは重要である。詳細は，次項目とp.51 2.2.3を参照されたい。
2) 上記のような部品の交換や洗浄をする際，正しい方法で行われなければかえってデータ不良の原因になる。メンテナンスを行った翌日にコントロール不良があれば，その箇所に問題がないか，最初に疑うべきである。
3) キャリブレーションは項目によっては毎日行うため，人為的なミスが発生する可能性が高い。標準液の溶解の間違い，濃度の入れ違い，目標値の入力ミスなど，さまざまな要因がデータ不良の原因となり得る。

7. 測定の妥当性確認

異常データを含まない検査値がすべて単一の真値に到達しているわけではない。なぜなら，検査値は常に少なからず誤差を含んでいるものであり，どの程度の不確かさを含んでいるかを算出する必要がある。したがって，分析装置を使用する際には，異常データがないことを確認する以外に，その装置と試薬の組み合わせにおいて検査値の不確かさなどを含む妥当性を事前に評価（バリデーション）しなければならない。妥当性を確認するための性能指標をバリデーション特性という。表2.2.2にそれらの特性を示す[11]。具体的な方法は文献を参考にされたい[11,12]。

表2.2.2 確認すべきバリデーション特性

バリデーション特性	メーカー	ユーザー	測定手順を変更した場合
特異性，選択性	+	−	+
真度，正確さ	+	+	+
併行精度	+	+	+
室内再現精度	+	+	+
室間再現精度	±*	±*	±*
検出限界	±**	±**	±**
定量限界	+	+	+
直線性	+	+	+
範囲	+	−	+
頑健性	±***	±***	±***
トレーサビリティ，不確かさ	+	+	+

*室間共同試験による，**測定対象が微量な場合実施，***規定した測定条件で実施可能な場合。
（山本慶和，他：「定量測定法に関するバリデーション指針」，臨床化学 2011；40：p152より引用）

2.2.2 比色分析部

1. はじめに

比色分析部は，汎用自動分析装置の電解質3項目（Na，K，Cl）以外のすべての項目を担う。測定原理の基本は分光光度計（p.36 2.1.6参照）と同じであるが，それ以外に，試料の分注，試薬との混和，次の測定のためのセルの洗浄を行い，すべての工程を効率よく迅速に，そして精確に行えるよう工夫が施されている。

2. 比色分析部の機構

(1) 分注部
①分注部の構成，原理
　試料と試薬の分注を行う。分注精度の向上により，試料は2μL程度からの分注が可能である。分注部の機構を図2.2.5に示す。プローブからシリンジ内までが密閉構造になっており，内部が脱気水で満たされている。パルスモー

用語 プロゾーン現象（prozone phenomenon），ポストゾーン現象（postzone phenomenon），バリデーション特性（validation character）

ターの駆動により，シリンジ内のプランジャが上下し，プローブからのサンプルの吸引量を制御している。内部の水が脱気されているのは，プランジャの動作による内部の体積の変化をプローブの先端に正確に伝えるためである。また，精確なサンプルの秤量には脱気水のほかに，内部の密閉度が非常に重要であり，プランジャの摺動部はシールピースでシールされている（図2.2.6）[13]。

サンプル吸引時は，試料と脱気水が混ざらないよう分節空気を吸引後，プローブが試料の表面に向かって降下する。プローブの先端が試料の液面に接触することにより変化する静電容量を検知し，規定された一定の深さまでさらにプローブを下降させた後，試料を吸引する（サンプル量＋ダミー量）。吸引後，プローブは反応セル内に下降し，吸引した試料を正確に吐出する。セルへの吐出に関してはメーカーでさまざまな工夫がされており，セルの底にプローブの先端をわずかに接触させ，確実に試料をセル内に吐出するものもある。吐出後，プローブは洗浄層に移動し，プローブの外壁を洗浄するとともに内部の脱気水を吐出し，プローブ内部を洗浄する。フィブリンなどの異物の吸引は誤差の原因となるため，分注機構には圧力センサーを設けているものがあり，異常吸引が認められた場合，エラーとしてその測定は行わない，あるいは再吸引するなどの工夫が施してある。

②2つの試薬分注方式

試薬の分注機構はおもにピペッター方式とディスペンサー方式の2種類が普及している。ピペッター方式による試薬の分注は，基本的には試料の分注機構と同じであるが，通常分注量が試料の分注量に比べて多いため，サンプルプローブよりも試薬プローブの方が内径が太い。また，試薬には強アルカリ，強酸などさまざまな種類があり，試薬間のコンタミネーションは測定値に重大な影響を及ぼす。したがって，事前に項目間における試薬の影響（キャリーオーバー試験）を確認し，試薬の吸引の順番の変更や特定の試薬の吸引後は特殊な洗剤でプローブを洗浄するなどのキャリーオーバー回避のための設定ができるようになっている。試薬には界面活性剤が含まれていることが多く泡立ちやすく，試薬液面の泡はプローブの液面の誤検知，吸引不足につながる。したがって，とくに泡立ちやすい大容量の試薬ボトルには，細い筒を入れ，泡が吸引時に混入しないように工夫されているものもある。

ディスペンサー方式とは，試薬ボトルから分注する試薬ノズルの先までが1本の流路でつながれているタイプのものである。流路の途中にある電磁弁により，内部のシリンジを用いて秤量する試薬を吸引，分注する。ピペット方式とは異なり，1つの試薬ノズルには同じ試薬しか使用しないため，試薬プローブによるコンタミネーションが発生しない。また，同じ項目の試薬は，同じセルに分注するような機構を組むことが可能で，試薬間のキャリーオーバーの防止につながる。ただし，一定期間装置を使用しない場合，たとえば朝の装置立ち上げ時に，流路を試薬で満たすプライム作業が必要で，試薬を多く消費するなどのデメリットもある。

③検体前希釈機構

初めに希釈するための容器（希釈セル）に，試料と生理食塩水を分注し，試料を希釈する。次に，希釈セルから所定量の希釈された検体を吸引し，反応セルに分注，通常のように試薬を分注し測定を行う。これにより，試料の分注精度を保ちながら試薬量の減量を可能とし，またこの機構により，試験管から試料の一度の吸引により複数項目測定できるため，検体の入った試験管が装置内で停滞しないという長所も有している[14]。

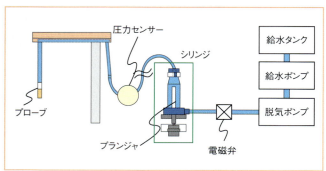

図2.2.5　分注機構（日立7180形）

（日立ハイテクノロジーズ資料より転載）

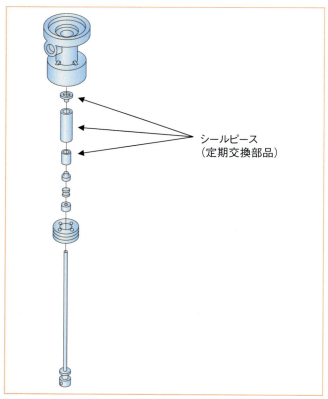

図2.2.6　シリンジ詳細（日立7180形）

（日立ハイテクノロジーズ資料より転載）

④検査データに影響を与える要因

プローブの汚れ，先端の歪みなどは精確なサンプリングの妨げになる。毎日，プローブの先端を脱脂綿などで清掃し，また定期交換をする必要がある。また，シールピース（図2.2.6）も経時的に摩耗し変形するため，定期的に交換しなければならない。

(2) 反応ディスク

①反応ディスクの構造

図2.2.7に反応ディスクおよび測光の仕組みの概略図を示す。回転するディスクの外周を反応容器が囲むように接続されている。反応温度を一定に保つために，反応容器は温度制御された液体が満たされた反応槽に浸かっている。反応槽内液の温度は，温度センサーにより厳密に管理されており，通常37.0±0.1℃に制御されている。

この反応槽の液体が水の場合，細菌の繁殖や水垢などによる液体の汚れ，気泡の発生などは吸光度に大きな影響を与えるため，余分なゴミをトラップする機構があり，また毎日の水の交換，界面活性剤の添加による抗菌作用，気泡の付着防止，反応槽内の定期清掃が必要である。

フッ素系の不活性オイルの場合は，細菌や水垢は発生せず，また比重が重く（水の約2倍），ゴミが液体中に沈まないため，定期的な補充以外のメンテナンスは不要である。また，セルの外壁に汚れがつかないため，セルの寿命の延長にもつながっている[14]。

②反応容器の種類

セルにはプラスチック製，ガラス製などがある。プラスチック製は，長期使用により通常の洗浄では汚れが落ちなくなった場合でも定期的に交換することでセルを新品な状態に戻すことができる。一方，TBA-2000FRの分析装置に搭載されているガラス製のセルは傷がつきにくく，破損しなければ交換を必要としない。また，ガラス製は各波長における光の透過度がよい，熱伝導度が高く溶液の恒温性に優れているなどの特徴がある。p.36 2.1.6に記載されているように，分光光度計ではより精度の高い分析が可能な石英セルも使用されるが，非常に高価であるため汎用自動分析装置では用いられていない。

③検査データに影響を与える要因

・反応槽水の汚れ，気泡は吸光度のばらつきの原因となるため，定期的な清掃が必要である。
・反応槽溶液の温度制御の不良により，正しい温度での測定ができないと，とくに酵素活性測定に大きな影響を与える。
・セルは経時的に汚れ，傷，それに伴う気泡の付着などが起こり，吸光度のばらつきの原因となる。毎日の洗浄，プラスチック製の場合は定期的な交換が必要である。

(3) 吸光度測定

①測光部の構造

図2.2.7にあるように，測光部（分光光度計）は，光源，分光器，検出器の3つでおもに構成されている。分光光度

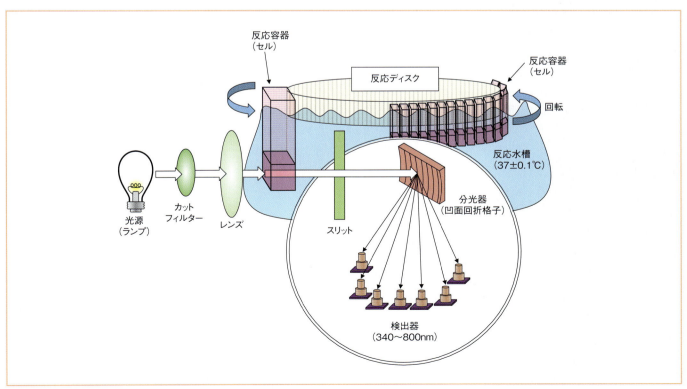

図2.2.7　反応ディスク，測光部の概略図

計には，試料に光を照射する前に分光器で分光する前分光方式と，後に分光する後分光方式があるが，汎用自動分析装置では反応容器がランプの前に停止しているわずか数秒の間に速やかに光を照射しなくてはならないため，通常後分光方式が採用されている。また，シングルビーム方式，シングルモノクロ方式で測光するが（p.36 2.1.6参照），同時に複数の波長を測定し，多くの項目で主波長，副波長から演算して算出するため，ノイズキャンセルは可能である。

① 測光の手順

光源ランプから照射された白色光は，カットフィルターで測定波長以外の光（おもには800nm以上の長波長の光）を除いた後，レンズ，スリットを通過し，反応槽中の反応容器に照射される。反応容器を透過した後，装置内部にある凹面回折格子によって，白色光が分光される。分光後の波長を各検知器で読み取り，デジタル変換する。各社によって，読み取った各波長の吸光度のなかで，項目ごとに決められた1または2波長の吸光度のみを出力するものや，全波長を出力するものがある。

② 光源ランプ

分光光度計の光源ランプには，紫外部用として重水素放電管，可視部用としてヨウ素タングステンランプ（ハロゲンランプ）が用いられるが（p.36 2.1.6参照），汎用自動分析装置は通常ハロゲンランプのみで，340nmから800nmまでをカバーしている。

③ 検査データに影響を与える要因

光源ランプには寿命があり，1,000時間程度で使用できなくなる。経時的な使用によるタングステンフィラメントの黒化や断線が原因であるが，放射に強いエネルギーを要する短波長の光量に初めに影響が現れることが多く，ノイズ，光量のふらつきなどが起こる。つまり，紫外部（340nm）を用いて測定している項目にばらつきが認められた場合，ランプの劣化が原因である可能性も考えられる。

(4) 撹拌機構

試料と試薬の混和を行う。高精度な分析を実現するために，反応溶液の均一性が重要であることはいうまでもないが，臨床化学検査における試料とは，全血，血清，血漿，尿，髄液，胸水・腹水，ドレーン排液など，粘性や比重の大きく異なる多種多様な液体である。さらにこのバラエティーに富んだ試料に，界面活性剤，金属イオン，pH，ラテックスなどの有無といった異なる試薬を加えて，素早く均一に混和することは決して容易ではない。したがって，各社さまざまな工夫がなされている。従来行われていた方法は，撹拌棒による回転撹拌である。ヘラ型やねじれ型の撹拌棒を溶液に差し込み，回転させることで反応液を混和する。また，回転だけでなく，棒を前後に移動し撹拌効率を上げている装置もある。上記のように試薬の種類によって，液量，粘性，泡立ちが異なるため，通常，項目ごとに最適な撹拌の強度の設定が可能である。撹拌棒による試薬間のコンタミネーションは検査データに大きな影響を与える。したがって，撹拌棒の材質の改良や，サンプルプローブと同様にキャリーオーバーの回避の仕組みがあり，項目の順番を変更したり，その間に洗浄を設けたりするなど回避の設定ができる機種も販売されている。

撹拌効率は，試薬の反応に大きな影響を与える。とくに，レートアッセイは，単位時間あたりの吸光度変化率を測定するため，撹拌効率によって反応初速度が大きく変わる。また，撹拌強度は抗原と抗体の結合に影響を及ぼすため，検査値は大きく変動する。

① ピエゾ撹拌

上記のような回転方式の撹拌では，反応容器底部の溶液は水平方向に層流を形成し，上下方向に混ざりにくい。TBA-2000FRの自動分析装置では，圧電素子（ピエゾ素子）を用いて，小さな振幅で泡を発生させることなく上下方向に効率よく撹拌することに成功している[15]。

② 非接触撹拌

従来の撹拌方式では，撹拌棒または素子を溶液中に挿入させなければならず，コンタミネーションや残水による希釈の影響を完全に避けることは不可能であった。そこで，新型分析装置であるLABOSPECTでは，超音波を用いた非接触撹拌を採用している（図2.2.8）。圧電素子より超音波を反応容器の外側から側面に照射し，反応容器内の溶液に縦方向の旋回流を生じさせて撹拌する。これにより，反応溶液に接触することなく撹拌が可能であるため，上記のような撹拌棒によるコンタミネーションや残水を完全に防いでいる[13]。

③ 検査データに影響を与える要因

撹拌棒の汚れはコンタミネーションや残水の原因となるため，定期的な洗浄が必要である。また，撹拌棒の歪みなどにより撹拌効率に変化が生じ，酵素活性測定に影響を与えることもある。

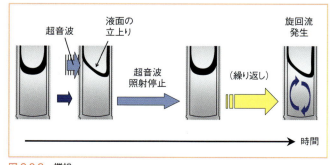

図2.2.8　撹拌

（株式会社日立ハイテクノロジーズより許可を得て掲載）

(5) セル洗浄

図2.2.7に示すように，ディスクリート方式の汎用自動分析装置では，ディスクの周囲に接続してあるセルが図2.2.3にあるような手順で，試料の分注，試薬の分注，測光，洗浄を一定時間で終了し，使用されたセルはすぐに次の測定に移らなければならない。したがって，反応終了後のセルに対して迅速に反応液の吸引，洗浄をし，かつ残水を取り除く。また，ピペッター方式では，1つのセルでいくつもの項目を測定，つまり複数種類の試薬を分注するため，しっかりした洗浄が行われなければ，試薬のキャリーオーバーによるデータ不良の原因となる。図2.2.9に一連の洗浄機構を示す。水の吐出・吸引，洗剤の吐出・吸引，水の吐出・吸引によって，最終的にセルの内部を空にする。洗剤は蛋白成分や色素の洗浄にアルカリ性洗剤を，有機酸，界面活性剤，アルカリ性に抵抗がある酵素などは酸性洗剤を用いる。

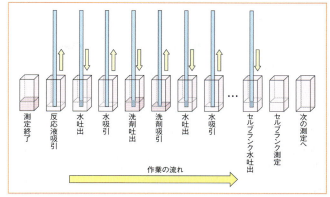

図2.2.9 洗浄

①検査データに影響を与える要因

洗浄ノズルの劣化や先端の歪み，吸引チューブの詰まりや捻れなどによって洗剤や水がセルに残り，検査データに影響を与える。吐出力や吸引力を維持するため、洗浄機構の定期的なメンテナンスが必要である。

2.2.3 電解質測定部

1. はじめに

電解質とは，溶媒中に溶解した際に，陽イオンと陰イオンとに電離する物質のことである。生体内に存在するさまざまな電解質（p.110 3.1参照）は，生命維持に欠くことのできないものであり，その濃度が厳密に制御されている。したがって，その濃度の変動を把握することで各種病態に関する貴重な情報を得ることができる。測定には，炎光光度法，原子吸光光度法，キレート法，酵素法，イオン選択電極（ISE）法などがある。多くの汎用自動分析装置では，電解質のうち，Na，K，Clの3項目をISE法にて測定している。したがって本項で述べる電解質測定部とは，上記3項目をISE法にて測定する機構のことを称している。なお，便宜上，おもに日立自動分析装置の電解質測定部を例にあげて述べているが，基本的な原理はどのメーカーの装置も同様である。

2. ISE法の測定原理

電解質測定部について理解するためには，ISE法の原理を知っておかなければならない。詳細については，pHメーターの項（p.110 2.4.1）を参照されたいが，本項でもその原理について簡単に概説する[16]。

(1) ネルンストの式

金属は，最外殻に自由電子をもち，塩溶液と接触した際に電子を放出し陽イオンになろうとする性質がある（イオン化傾向）。イオン化傾向の異なる金属をそれぞれ塩溶液に浸し電気回路をつくると，それぞれに電子の放出（酸化）と受領（還元）が生じて電流が流れる。この回路に導通がない場合，それぞれの溶液では化学的に平衡状態となり，そのときの電極にたまる電子を電極電位といい，電極間の電位の差を起電力という。

電極電位をEとすると，次の式が成り立つ。

$$E = E_0 + \frac{RT}{ZF} \ln a \qquad (1)$$

記号はそれぞれ次のような値を示す。

E_0：基準電位（mV）
R：気体定数（8.31441J/mol/K）
T：絶対温度（t℃ + 273.15K）
Z：イオン価数（Na = 1，Cl = − 1）
F：ファラデー定数（9.648456 × 10^4C/mol）
a：イオン活量（mmol/L）

式（1）をネルンストの式という。

上記の式のE_0やR，T，Z，Fは一定の電極，環境で測定する限りは固定値である。また，aのイオン活量は活量係数と濃度の積である。つまり電極電位Eを測定するこ

用語 電解質（electrolyte）

とにより，濃度を算出できることがわかる．

(2) スロープ値，濃度の算出

式（1）を変形すると，

$$E = E_0 + \frac{RT}{ZF} \ln 10 \times \log a = E_0 + 2.303 \times \frac{RT}{ZF} \log a \quad (2)$$

この（$2.303 \times RT/ZF$）は理論電位勾配で，一般的にスロープ（$=S$）とよばれる．Na，Kのような1価の陽イオンの測定において，25℃の場合は59.16mV（Cl電極の場合は-59.16mV）であることが知られている．

上記のように，イオン活量は，活量係数とイオン濃度との積であり，

$$a = r \times C$$

ここでr：活量係数，C：イオン濃度（mmol/L）である．したがって，式（2）は，次のようになる．

$$E = E_0 \pm S \log(r \times C) = E_0 \pm S \log r \pm S \log C \quad (3)$$

緩衝液（イオン強度調整剤）で希釈してイオン強度を一定にすると，活量係数は一定となるため，式（3）は次のようになる．

$$E = E_0' \pm S \log C \quad (4)$$

ここで，目的の試料（濃度C_s）を測定するための電極の電位をE_s，比較電極の電位をE_{ref}，比較電極液の濃度をC_{ref}とすると，その電位差は，

$$E_s - E_{ref} = S \log C_s - S \log C_{ref} \quad (5)$$

基準電位E_0は短時間ではほとんど変化しないので消去される．

このとき，2種類の標準液Low，Highそれぞれを測定するとき，各比較電極との電位差は，

$$E_L - E_{ref} = S \log C_L - S \log C_{ref} \quad (6)$$
$$E_H - E_{ref} = S \log C_H - S \log C_{ref} \quad (7)$$

式（7）から式（6）を引くと，

$$E_H - E_L = S \log \frac{C_H}{C_L}$$

$$S = \frac{E_H - E_L}{\log \dfrac{C_H}{C_L}} \quad (8)$$

したがって，2種類の標準液を測定することにより，スロープ値Sを算出することができる．

また，目的の物質Xと内部標準液ISを測定した場合，その電子差は同様に，

$$E_X - E_{IS} = S \log \frac{C_X}{C_{IS}}$$

変形して，

$$\frac{E_X - E_{IS}}{S} = \log \frac{C_X}{C_{IS}}$$

$$10^{\frac{E_X - E_{IS}}{S}} = \frac{C_X}{C_{IS}}$$

$$C_X = C_{IS} \times 10^{\frac{E_X - E_{IS}}{S}} \quad (9)$$

式（9）に算出したスロープ値と目的の物質および同時に測定した内部標準液の電位をあてはめれば，濃度を算出することができる．

(3) 濃度の算出事例

表2.2.3に日立自動分析装置でのキャリブレーション結果の一例を示す．Naの結果において，標準液Highの起電力は，-31.3mV，Lowの起電力は，-38.5mV，濃度はそれぞれ160mmol/L，120mmol/Lであるから，スロープ値は式（8）より，

$$S = \{-31.3 - (-38.5)\} / \log \frac{160}{120} = 57.6$$

次に，内部標準液の濃度は137.5mmol/L，試料を測定したところ，試料の起電力が-35.5mV，その際の内部標準液の起電力が-35.0mVであったとすると，（9）の式より，

$$C_X = 137.5 \times 10^{\frac{-35.5 - (-35.0)}{57.6}} = 134.8$$

検量線作成時に蛋白を含む標準液（補正標準液）でマトリックス補正を行う装置では，算出した濃度からさらに補正値を引く．

表2.2.3より，補正値（C.VALUE）が0.3であるから

$$134.8 - 0.3 = 134.5 (\text{mmol/L})$$

となる．

● 3. 電極の種類

汎用自動分析装置のISE法に使用される電極はおもに下

表2.2.3 ISE部キャリブレーション結果
日立自動分析装置による．

TEST	IS.EMF	S1.EMF	S2.EMF	S3.EMF	SLOPE	IS.CONC	S3.CONC	C.VALUE
Na	-35.1	-38.5	-31.3	-34.6	57.6	137.5	140.3	0.3
K	-38.3	-50.7	-29.3	-41.9	58.2	4.89	4.24	-0.04
Cl	129.5	133.5	124.7	128.6	-50.0	96.0	100.1	0.9

TEST	標準液 Low	標準液 High	補正標準液
Na	120.0	160.0	140.0
K	3.00	7.00	4.20
Cl	80.0	120.0	101.0

IS.EMF：内部標準液起電力，S1.EMF：標準液Low起電力，S2.EMF：標準液High起電力，S3.EMF：補正標準液起電力，SLOPE：スロープ値，IS.CONC：内部標準液測定濃度，S3.CONC：補正標準液測定濃度，C.VALUE：補正値

記のものがあげられる。
- Na：クラウンエーテル
- K：バリノマイシン
- Cl：第四級アンモニウム塩，超積層固定化分子配向膜

(1) クラウンエーテル

図2.2.10にクラウンエーテルの構造を示す。名前の由来のとおり，複数の冠をもつような形状をしており，分子の中心に立体的な空間をもつ。この空間が図2.2.10に示すように特定のイオンと選択的に感応する。このような分子をイオノフォアという。Naと反応するイオノフォアは12-クラウン-4，それ以外に15-クラウン-5がKと選択的に反応することが知られている。

(2) バリノマイシン

バリノマイシンは，ストレプトマイシンやカナマイシンなどと同様に放線菌から産生された抗生物質の1つである。環状構造を形成するポリペプチドであり，Kイオンに強い選択性のあるトランスポーターである。同じ1価の陽イオンであり，血清中では10倍以上も高濃度なNaとの区別（選択性という）が重要であるが，バリノマイシンのKイオン選択係数は，Naの10,000倍であることが知られている[17]。

(3) 第四級アンモニウム塩

Clイオンを選択する電極として第四級アンモニウム塩が知られている。ただし，上記陽イオンの電極とは異なり，Clイオンの特異的な選択は難しく，ほかの陰イオン，とくに血清中に豊富に含まれる重炭酸イオン（HCO_3^-）の影響を少なからず受けることが知られている。この選択性を改良したものが超積層固定化分子配向膜（MO膜）である。従来と同様に第四級アンモニウム塩をイオノフォアとするが，1層3〜5nmのものが数万層積層されている高次構造をした膜であり，ほかの陰イオンの妨害を回避する効果を有している[18]。

4. 電解質測定部の構造

図2.2.11に電解質測定部の構造の例を示す。試料プローブの仕組みは基本的に比色分析部のプローブと同様である。比色分析と異なり，試薬（内部標準液，希釈液，比較電極液）はディスペンサー方式によって分注される。また，希釈槽から電極へ引き込むためのシッパーシリンジが据え付けられている。希釈槽には希釈液，内部標準液吐出用のノズルと，試料を電極部へ送るためのノズル，測定が終了した試料の残りを吸引するための真空吸引ノズルが設置されており，順番に吐出，吸引を繰り返して測定を行う。電極部にはNa，K，Clの電極が連続して接続されており，一度に試料がそれぞれの電極へ接触するような構造になっている。これらの電極と対称の位置に比較電極があり，その間に弁がある。シッパーで吸引する際に，この弁を開閉することにより試料と比較電極液を交互に引き込むことが可能である。また，各電極と比較電極は物理的に導通している必要があるが，このシッパー機構に向かう流路に入るところでそれぞれの液が合流し電気的に導通する場（液絡部）となっている。

5. 電解質測定の動作原理

図2.2.12に電解質測定の動作の1例を示す。測定開始後，初期動作の後，内部標準液が希釈槽に吐出される。シッパー機構が比較電極液を比較電極に吸引した後，希釈槽内の内部標準液を各電極の中に引き込み，比較電極に対する起電力が測定される。

希釈槽内の内部標準液を真空ノズルで吸引して廃棄した

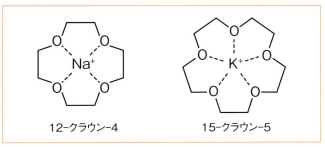

図2.2.10　クラウンエーテルの構造

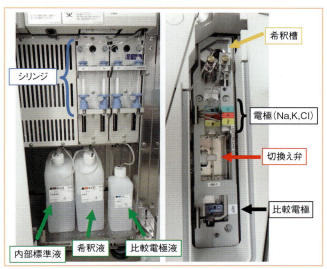

図2.2.11　電解質測定部の構造（日立 LABOSPECT008）
（著者撮影。株式会社日立ハイテクノロジーズより許可を得て掲載）

用語　超積層固定化分子配向膜（molecular oriented membrane；MO膜）

2章 機器の原理と方法

後，試料が分注される。試料を希釈するために，希釈液が希釈槽に吐出され混合される。内部標準液と同様に，シッパー機構により希釈された試料をそれぞれの電極内に吸引し，比較電極に対する起電力が測定される。希釈槽に残った試料は，真空ノズルで吸引して廃棄される。最後に，希釈槽を洗浄する目的で，内部標準液を希釈槽に吐出，廃棄し，再び内部標準液が吐出され次の測定が行われる。

● 6. 検査データに影響を与える要因

"溶液の濃度を定量する"という，試料のサンプリングから計測までの一連の過程において，それぞれの工程が多ければ多いほど，測定誤差を生む要素を多く含むことになる。電解質測定は，比色測定と同様に正確性，精密性が求められるが，前述したように電解質測定は比色測定と比較して工程が多い。つまり，ISEを用いた電解質測定は，単に試料を直接測定するだけでなく，試料を希釈液で希釈し，それと同時に内部標準液の測定も行われている。また，各電極における起電力の測定においても，比較電極の起電力も同時に測定する。これらの工程のどれか1つにでも不良が起こると，真値への道のりから脱線し，異常値という結果を生み出す。異常値の原因となるそれぞれの要素（変動要因）を把握し，また，それにつながる異なった結果との関連性を把握することは，データ不良の迅速な改善に役に立つ。

p.42 2.2.1で異常データに関する概要を述べた。ここでは，電解質測定部に特化した異常について簡単に説明する。電解質測定部の異常はおもに，(1) 試薬の異常（内部標準液，希釈液，比較電極液），(2) 装置の異常（プローブ，流路内気泡，電気的ノイズ，撹拌均一性，電磁弁リーク，各部の汚れ，水質不良），(3) 電極の異常（劣化，取り付け不良），(4) 操作ミス（キャリブレーション不良）に分けられる。

(1) 試薬の異常

試薬を吸引するチューブが折れ曲がったままの状態で誤って試薬ボトルをセットすると，思いもよらぬタイミングで試薬切れになり，そのうえディスペンサー方式では試薬が空になったときに気付きにくいので注意が必要である。試薬の不足は，3項目すべての測定に関わるので，それぞれの起電力に影響を受ける。また，比較電極液は高濃度の塩化カリウム（KCl）液であるため，試薬の入れ違いや混入などがある場合，K，Clだけに大きく影響を与える場合がある。また，継ぎ足し，交換時の汚染も起こり得る事例であるため，注意が必要である。

(2) 装置の異常

サンプルプローブは，変形，汚れなどがあるため，日々の点検，清掃が重要である。比色部と同様に，試料，試薬用のシリンジに使用されるシールピースの劣化は，気泡混入の原因となり，データに影響を与える。また，比較電極液と試料の吸引を切り替える弁も経時的に劣化し，亀裂などによって吸引不良が起こる。

メンテナンス時に誤って手がぶつかるなどして各種ノズルの位置がずれると，試料と希釈液が均一に混ざらなくなり，再現性不良などの原因になる。装置によっては，使用しているうちに排液部に結晶が付着するものがあり，ノイズが混入する原因となるため，純水などで結晶を定期的に清掃する必要がある。また，検体や試薬の流路や希釈槽の汚れはデータ不良につながる。多くのメーカーでは，この流路の洗浄を定期的に行うことを推奨しており，各メーカーのマニュアルに従って，きちんと行うべきである。また，検体数が多い施設や体液などさまざまな試料を測定する施設では，より頻繁に洗浄を行うべきである。

前述したネルンストの式をもう一度示す（文字についてはp.51 式（1）参照）。

$$E = E_0 + 2.303 \times \frac{RT}{ZF} \log a$$

この式からもわかるように，温度は起電力に直接影響する。表2.2.4に，ネルンストの式を用いて実際にシミュレーションした温度とNa濃度との関係を示す。25℃のときのNaの濃度を140mmol/Lとし，$E - E_0$を算出した後，各温度における濃度を計算している。

5℃の違いによって，Na濃度に10mmol/Lの差が生まれることがわかる。ただし，多くの装置では温度制御や内部標準液によってそのずれを補正しているが，夜間帯などがあり，1日の室温に大きな差がある施設は，こまめにキャリブレーションを行うなどの対処が必要な場合がある。ま

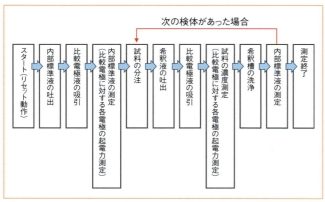

図 2.2.12　電解質動作原理（例：日立自動分析装置）

用語　塩化カリウム（postassium chloride；KCl）

た，POCT機器などの温度制御を行っていないような機器はさらにその影響が大きいため注意を要する。

(3) 電極の異常

電極は消耗品であり，経時的に劣化する。項目個別にデータ不良が起こった場合は，電極の劣化も考慮に入れる。ただし，比較電極の不良はすべての項目に影響を与える。また，電極交換時の設置不良によって溶液が漏れ，正しく測定できない場合がある。

(4) 操作ミス

キャリブレーション時の不具合が最も多い。標準液の溶解ミス，2濃度の標準液の入れ間違えなどがあげられる。

上記の異常を発見し原因を究明するために，3項目の測定値の動きや，それだけではなく，起電力，スロープ値を参照することも有効である。

たとえば，サンプリングや希釈の異常であれば，3項目の濃度は正・負同じ方向へ変動する。

また，スロープが正の値であるNa，Kは起電力が増加すると濃度も増加するが，Clはスロープ値が負であり，起電力と濃度は反対に推移する。つまり，比較電極の異常やノイズなどの基準電位の変動により，3つの項目の起電力が同時に増加した場合，NaとKの濃度は増加し，Clは減少する。

装置の設定で，内部標準液の起電力を繰り返し測定する機能があるとすると，その結果はサンプリングプローブを介していないので，サンプリングエラーかそれ以外のエラーかを切り分けることができる。

このように，それぞれの数値の意味や原理を理解しておくと，異常の際の迅速な対応につながる。

表2.2.4　ネルンストの式を用いて算出した温度とナトリウム濃度との関係

R	t (℃)	T	Z	F	スロープ	Naイオン濃度 (mmol/L)
8.314	25	298	1	96.458	59.2	140
8.314	27	300	1	96.458	59.6	135
8.314	30	303	1	96.458	60.1	130

R：気体定数（8.31441J/mol/K）
T：絶対温度（t℃+ 273.15）(K)
Z：イオン価数（Na = 1，Cl = − 1）
F：ファラデー定数（9.648456×10^{4}C/mol）
スロープ = 2.303×RT/ZF

［大川龍之介］

2.2.4　酵素的測定法

● 1. はじめに

試薬として酵素を用いた分析法は特異性が高く，血清のような多成分系から目的成分を正確に測定する手法として非常に有用である。また，酵素反応の至適pHは中性付近が多く，強酸や強アルカリの試薬とは異なり測定者や分析装置に優しく，廃液による環境汚染もほとんどないという利点がある。これらの理由により，臨床化学分析に広く利用されている。近年は室温状態で安定な耐熱酵素を利用した試薬の安定性向上や遺伝子工学により必要なK_m値の酵素を効率的に生産する技術が開発されるようになってきたことから，今後さらに酵素的分析法の開発が進むものと思われる。

目的の物質を酵素的分析法で定量する場合，試薬である酵素に対して測定する物質（成分）を基質として酵素反応速度式のミカエリス・メンテンの式に従うことを利用して測定系が組み立てられている。

● 2. 酵素反応の基礎

酵素Eと基質Sは第一段階の反応で複合体ESを形成し，続く第二段階の反応で生成物Pを生じる。

$$E + S \underset{k_{-1}}{\overset{k_{+1}}{\rightleftharpoons}} ES \overset{k_{+2}}{\longrightarrow} E + P$$

ここで，k_{+1}, k_{-1}, k_{+2}は速度定数である。全体の反応速度はESからPが生成する第二段階の反応によって決まる。複数段階を経る反応では，最も遅い反応速度の段階によって全体の反応速度が決まるが，その最も遅い速度を示す段階を"律速段階"とよぶ。酵素反応は可逆反応であるが，右方向に反応が進む至適なpHを選択する。共役反応を組む場合Pは速やかに次の反応へ進めるためにK_m値の小さい共役酵素を利用するなどの工夫がなされる。

酵素反応において，ある基質濃度（[S]）での反応速度vは次の式で表される。

$$v = \frac{V_{max} \cdot [S]}{K_m + [S]} \quad (1)$$

ここで，V_{max}は最大反応速度，K_mはV_{max}の1/2の反応速度（v）を示す点の[S]である。この式(1)をミカエリス・メンテンの式といい，[S]とvの関係は図2.2.13のようになり，S-V曲線ともよばれている。K_m値はおもにラインウィーバー・バークプロットによって算出される。

用語　臨床現場即時検査 (point of care testing；POCT)，ミカエリス・メンテンの式 (Michaelis-Menten equation)

その式は，式（1）の逆数から次のように導き出されたものである。

$$\frac{1}{v} = \frac{K_m + [S]}{V_{max} \cdot [S]} = \frac{K_m}{V_{max} \cdot [S]} + \frac{[S]}{V_{max} \cdot [S]}$$
$$= \frac{K_m}{V_{max}} \cdot \frac{1}{[S]} + \frac{1}{V_{max}} \quad (2)$$

式（2）で，$1/[S]$ を x，$1/V_{max}$ を y とすると，$y=(K_m/V_{max}) \cdot x - (1/v)$ となり，$y=0$ としたときの x が $-1/K_m$，$x=0$ のときの y が $1/V_{max}$ となる。この方法で K_m 値を求める際は，ミカエリス・メンテンの式のプロット（S-V曲線）の比較的低濃度領域の数点の $[S]$ とその v（⊿Abs/分か活性値）を使ってラインウィーバー・バークプロットから K_m と V_{max} の値を求める。その一例を図2.2.14に示す。

ミカエリス・メンテンの式では V_{max} を正確に求めることができないため，$V_{max}/2$ の点での $[S]$（つまり K_m 値）も不正確になる。そのため，V_{max} と K_m 値を求める方法としてラインウィーバー・バークプロットが登場した。この手法ではプロットが等間隔にならないため，回帰式の計算で最も低濃度の $[S]$ と v の重みが大きくなることや比較的高濃度の $[S]$ と v は回帰直線から外れるなどの問題がある。これに対してヘインズ・ウルフプロットは x 軸を $[S]$，y 軸を $[S]/v$ とすることから等間隔のプロットができる[19]。しかし，この方法も x 軸と y 軸の両者に v が関わっているため，両軸が独立変数を表さないという数学的な問題を抱えている。近年は，反応速度式のパラメータを正確に求める手法として，コンピュータによる非線形関係式の解法が利用されることもある[20]。これは，ミカエリス・メンテンの式に広範囲の $[S]$ とその濃度で求めた v を直接代入して，パラメータである K_m と V_{max} の値をコンピュータの非線形最適化プログラムにより計算するものである。この方法は，2基質反応や阻害を伴う反応など，複雑な反応速度式の複数のパラメータを正確に算出する際は必須の手法である。

ここでは，実際の酵素的測定を考えて，酵素と基質の関係を次のように分けて考えてみる。

(1) $K_m \ll [S]$ の場合

K_m 値より基質の濃度 $[S]$ が極端に高い状態（図2.2.13の0次反応領域）では，$[S] \fallingdotseq K_m + [S]$ として分母の $K_m + [S]$ と分子の $[S]$ を消去できるため，式（1）は以下のように表すことができる。

$$v = \frac{V_{max} \cdot [S]}{K_m + [S]} \fallingdotseq V_{max} \quad (3)$$

この基本式は酵素活性の測定条件を決める際にも用いられる。一般的には測定する酵素の K_m の20倍の基質濃度（$[S] = 20 \cdot K_m$）の条件が選ばれる。この $[S]$ を式（3）に代入すると $v = 0.95\ V_{max}$ となり，理論的には V_{max} の95%の速度が得られることになる。その詳細はp.62 2.2.5で述べる。

(2) $K_m \gg [S]$ の場合

K_m 値より $[S]$ が極端に低い状態（図2.2.13の一次反応領域）では，式（1）の分母の $[S]$ を無視しても得られる v がほぼ同じと考えて次のように表すことができる。

$$v = \frac{V_{max} \cdot [S]}{K_m + [S]} \fallingdotseq \frac{V_{max} \cdot [S]}{K_m} \quad (4)$$

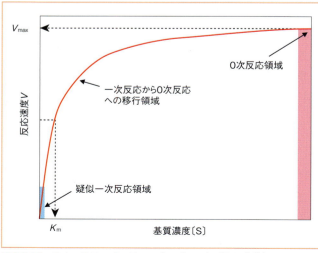

図2.2.13　ミカエリス・メンテンの式のプロット（S-V曲線）

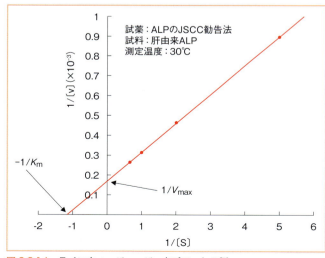

図2.2.14　ラインウィーバー・バークプロットの例

用語　ラインウィーバー・バークプロット（Lineweaver-Burk plot），ヘインズ・ウルフプロット（Hanes-Woolf plot）

この式（3）と式（4）の＝と≒は数学的には別の意味をもつが分析化学的には同一の意味で扱うことができる。

● 3. 酵素的測定法

酵素的分析法は，上記「$K_m \ll [S]$」の条件で測定する"終点分析法"と「$K_m \gg [S]$」の条件で測定する"初速度分析法"に大別される[21]。終点分析法はエンドポイント法，初速度分析法はレート法ともよばれる。

近年の臨床化学における成分系の分析には，おもに終点分析法が広く利用されている。終点分析法は，検体盲検の測定が必要で，反応前後の成分量を化学量論的に説明できる。これに対して初速度測定法はK_m値の大きい酵素を用いる必要があるが，検体盲検が不要であり，測定成分の濃度幅が広い場合は初速度分析法が有利である。

(1) 終点分析法

酵素反応が終点に達した後の吸光度を測定して濃度を算出する方法であり，生成物阻害が生じることなく測定成分である基質$[S]$が限りなく100%近く生成物$[P]$に変化した段階で測定する。この場合，反応が終点に到達するまでの時間が重要となる。一次反応から0次反応の幅広い領域で使用できるが，試薬として用いる酵素の測定成分に対するK_m値が小さいほど反応が短時間で終了する。K_m値の大きい酵素を用いる場合は，短時間に反応を終えるために試薬の酵素量を増す必要がある。汎用自動分析装置は，**図2.2.15**に示すように反応液（第二試薬）添加後5分まで吸光度を測定できる機構になっているものが多いことから，この時間内に反応を終えることが望まれる。それには試薬として用いる酵素のK_m値が小さいほど有利となる。

反応開始時の基質濃度（初期基質濃度）を$[S_0]$とすると，その99%を変化させるために要する時間$t_{0.99}$（分）は，使用する酵素のK_m値（mmol/L）とV_{max}の値（ここでは反応液中の酵素活性値U/L）から下の式(5)で算出される。この式は式(1)を積分して得られる式であるが，その計算過程は省略する[22]。

$$t_{0.99} = \frac{4.61 K_m + 0.99 [S_0]}{V_{max}} \quad (5)$$

基質特異性は同じでK_m値が0.1，1.0，10.0 mmol/Lの3種類の酵素を用いて基質1 mmol/Lの99%を変化させるために要する時間$t_{0.99}$（分）とそれに必要な酵素活性値（U/L）を計算すると，その関係は**図2.2.16**のようになる。この図からもわかるように短時間で反応を終えるための条件は次のようになる。

- K_m値の小さい酵素を使用する。
- K_m値が大きい場合は酵素を多量に添加して高活性とする（式(5)の分母であるV_{max}を大きくすることで$t_{0.99}$が小さくなる）。
- 試料の量を下げて試薬による希釈倍率を上げる（式(5)の$[S_0]$を小さくすることにより計算値$t_{0.99}$が小さくなる）。

① 実際の測定系でのシミュレーション

実際に尿酸の測定系を例にして考える。測定に下記の反応系が利用されるとして，

尿酸 + O_2 + $2H_2O$ $\xrightarrow{\text{ウリカーゼ}}$ アラントイン + H_2O_2 + CO_2

$2H_2O_2$ + HDAOS + 4-AA $\xrightarrow{\text{POD}}$ $4H_2O$ + キノン色素（λ_{max} : 580 nm）

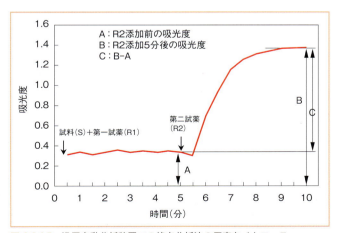

図2.2.15 汎用自動分析装置での終点分析法の反応タイムコース
装置によって異なるが，A，Bは一般的には複数の測光ポイントの平均吸光度。

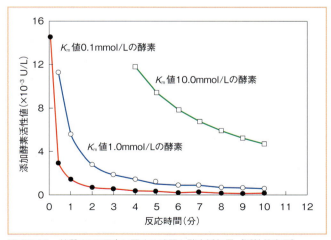

図2.2.16 基質99%反応に要する時間と酵素添加量（活性値表示）
K_m値の異なる3種類の酵素について算出，ここでの添加酵素活性値はV_{max}に比例。

📝 **用語** 終点分析法（end point assay），初速度分析法（initial rate assay, kinetic assay），N-(2-ヒドロキシ-3-スルホプロピル)-3,5-ジメトキシアニリン（N-hydroxy-3-sulfopropyl)-3,5-dimethoxyanillin；HDAOS），4-アミノアンチピリン（4-aminoantipyrine；4-AA），ペルオキシダーゼ（peroxydase；POD）

尿酸に対するK_m値が$5.9×10^{-6}$mol/Lのウリカーゼを25.6U/L含む試薬200μLに尿酸10.0mg/dLの血清を3.2μL加えて反応をスタートさせたときの終点に達するまでの時間を，上記式（4）を用いて計算する。

試薬や反応条件を整理すると表2.2.5のようになり，K_m，$[S_0]$，V_{max}の値が得られる。これらを式（5）に代入すると反応終了までに要する時間（$t_{0.99}$）が得られる。

$$t_{0.99} = \frac{(4.61 × 5.9 × 10^{-6} + 0.99 × 9.37 × 10^{-6})}{(25.2 × 10^{-6})}$$

$$= \frac{(27.199 + 9.2763)}{25.2}$$

$$≒ 1.45（分）$$

よって，理論的には1.45分で反応は99％終了することになる。

(2) 初速度測定法

$K_m ≫ [S]$，つまり測定成分である$[S]$よりK_m値が極端に大きいとき，擬似的な一次反応の状態が続くことを利用した分析法である。この擬似一次反応領域では，反応速度（v）が濃度に比例することから，標準液と検体のv（一定時間の吸光度変化，ΔAbs/分など）から濃度が比例計算される。

今，この比例計算で得られた濃度$[S']$とミカエリス・メンテンの式に従う本来の濃度$[S]$の差を考えてみる。それは一点校正（キャリブレーション）した直線の検量線とミカエリス・メンテンの式から描いたS-V曲線の差ということになり(図2.2.17)，キャリブレーション濃度$[S_{cal}]$より低い領域では正の誤差が，$[S_{cal}]$より高い領域では負の誤差が生じることになる。この反応液中の$[S']$と$[S]$の差をK_m値と標準液濃度から計算すると，相対誤差A％で測定できる範囲は次のようになるとされている[23]。

$$0 ≤ [S] ≤ \frac{2A}{100 - A} \cdot K_m \quad (6)$$

この式（6）によると，K_m値の1/100の濃度の標準液でキャリブレーションした場合，1％の相対誤差で測定できる範囲は，A=1と$K_m=100\cdot[S']$から，標準液濃度（$[S']$）の2.02倍までということになる。

実際の測定系では，添加する酵素量や反応開始から測定までの時間も関わることから，K_m値と標準液濃度のみから初速度測定法での測定可能域を正確に把握することはできないが，擬似一次反応領域はK_m値に左右されることがわかる。初速度分析法の測定試薬ではK_m値の大きい酵素が必要なことが理解できると思う。K_m値の大きい酵素が

用語 初速度測定法（initial rate assay）

表2.2.5 実例1の整理

尿酸	$[S_0]$	尿酸10.0mg/dLをモル濃度に換算する。尿酸の分子量168から$(10.0×10^{-3}×10)/168=595.2×10^{-6}$mol/Lとなるが，血清と試薬との混和で$(200+3.2)/3.2=63.5$倍に希釈されている。よって，反応液中では$9.37×10^{-6}$mol/Lとなる
	K_m値	$5.9×10^{-6}$mol/L
ウリカーゼ	V_{max}	ウリカーゼ添加量25.6U/Lは，血清混和で$(200+3.2)/200=1.016$倍に希釈されているため，反応液中では$25.6/1.016=25.2$U/Lとなる。このウリカーゼは基質を1分間に25.2μmol/L反応させる。よって，$25.2×10^{-6}$mol/L・分の反応となる。

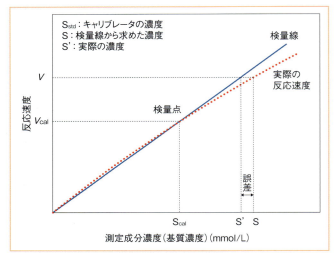

図2.2.17 一点検量で作成した直線と実際の反応速度の差
使用する酵素のK_m値が大きいほど擬似一次反応領域が増す。

入手できないときや高価である場合は，拮抗阻害（競合阻害）剤を添加して見かけのK_m値を大きくして反応系を組むこともある。

4. 測定系の組立

(1) 緩衝液の選択

臨床検査などの生体試料分析では，緩衝液としてGoodらの提唱した双極性アミノ酸を利用した緩衝液が多用されている[24, 25]。この種の緩衝液は種類も多いことから，酵素の至適pHなどを考えて選択される。緩衝液の原料として臨床検査試薬によく使われる双極性アミノ酸の例を表2.2.6に示す[26]。

共役反応を利用する場合は，複数の酵素が関わるため至適pHが大きく異ならない酵素を選択するが，それが難しい場合もある。そのようなときは，第一試薬と第二試薬をpHの異なる緩衝液で調製することもある。この場合，混合時のpHを考えて両試薬の緩衝液濃度を決める。

酵素反応試薬の緩衝液の選択にあたっては，
・目的pH付近のpK_aのものを第一選択とする（pK_aからかけ離れたpHに調製すると緩衝能が低下する）。

2.2 汎用自動分析装置

表 2.2.6　緩衝液に用いられるおもな双極性アミノ酸化合物の例

pK_a(20℃)	化合物	略称	dpK_a/dT	金属イオンとの結合定数($\log K_M$)			
				Ca^{2+}	Cu^{2+}	Mg^{2+}	Mn^{2+}
6.15	2-(N-morpholino)ethanesulfonic acid	MES	-0.011	0.7	—	0.8	0.7
6.62	N-(2-acetamido)iminodiacetic acid	ADA	-0.011	4.0	9.7	2.5	4.9
6.80	piperazine-N, N'-bis(2-etanesulfonic acid)	PIPES	-0.0085	—	—	—	—
6.88	N-(2-acetamido)-2-aminoethanesulfonic acid	ACES	-0.020	0.4	—	0.4	—
7.15	N,N-bis(2-hydroxyethyl)-2-aminoethanesulfonic acid	BES	-0.016	—	3.5	—	—
7.50	N-tris(hydroxymethyl)methyl-2-aminoethanesulfonic acid	TES	-0.020	—	3.2	—	—
7.55	N-2-hydroxyethylpiperazine-N'-2-ethanesulfonic acid	HEPES	-0.014	—	—	—	—
8.06 (25℃)	tris(hydroxymethyl)aminomethane	Tris	-0.028	—	—	2.4	—
8.35	N,N-bis(2-hydroxyethyl)glycine	Bicine	-0.018	2.8	8.1	1.5	3.1
8.40	glycylglycine	—	-0.025	0.8	5.8	0.8	1.7

(Good NE et al.: "Hydrogen ion buffers for biological research", Biochemistry 1966; 15: 467-477. を一部改変)

- 阻害の生じない物質を選ぶ。一部の酵素では緩衝液の成分が受容体基質の役割も担うため，アイソザイムによって反応性が異なる場合がある。
- 対象となる酵素が金属イオンを必要とする場合や金属キレートを利用した反応系を選択する場合は，金属イオンとの結合定数の小さい緩衝液を選択する。
- 温度変化による緩衝液のpH変動を小さく抑える必要がある場合はdpK_a/dTがゼロに近いものを選ぶ。

(2) 酸化酵素を利用した反応系

酵素的分析法では，酸化酵素であるオキシダーゼを利用した測定系が多く使われている。酸化酵素による反応で消費されるO_2を電極などで電気化学的に検出する方法や，生成するH_2O_2をPOD系の反応で発色させて分光光度計で測定する方法がある。汎用自動分析装置ではH_2O_2を検出する系の試薬が汎用されている。H_2O_2を検出する系を大きく分けると，パーオキシダーゼ共役系とカタラーゼ共役系がある。

① パーオキシダーゼ共役系

分析目的成分に酸化酵素を作用させて生じたH_2O_2をPODの存在下でカプラーである4-AAと水素イオン供与体のフェノールを反応させて発色に導く系をカップリング型とよぶ。これに対して，4-AAを必要とせずに酸化されて発色する発色試薬をロイコ型とよんでいる[27,28]。

汎用される発色試薬を表2.2.7に示す。カップリング型としてはフェノール誘導体とアニリン誘導体があるが，近年の測定試薬ではヘモグロビンなどの干渉物質の影響を避

表 2.2.7　POD発色系に汎用されるカップリング型およびロイコ型発色試薬の例

分類	略称（正式名称）	λ_{max}(nm) ε(L/mol/cm)	感度比（フェノールを1とする）
カップリング型発色試薬	フェノール	500 $6.5×10^3$	1.0
	EMSE[N-エチル-N-(3-メチルフェニル)-N'-スクシニルジアミン]	555 $1.7×10^4$	2.6
	DAOS[N-エチル-N-(2-ヒドロキシ-3-スルホプロピル)-3,5-ジメトキシアニリン]	593 $1.75×10^4$	2.7
	HDAOS[N-(2-ヒドロキシ-3-スルホプロピル)-3,5-ジメトキシアニリン]	583 $1.73×10^4$	2.7
	TOPS[N-エチル-N-(3-スルホプロピル)-3-メチルアニリン]	550 $3.74×10^4$	5.8
	TOOS[N-エチル-N-(2-ヒドロキシ-3-スルホプロピル)-3-メチルアニリン]	555 $3.92×10^4$	6.0
ロイコ型発色試薬	BCMA[ビス[3-ビス(4-クロロフェニル)メチル-4-ジメチルアミノフェニル]アミン]	755 $6.3×10^4$	9.7
	MCDP[10-N-メチルカルバモイル-3,7-ジメチルアミノ-10H-フェノチアジン]	666 $9.6×10^4$	14.8

ε：モル吸光係数
（田添 栄：「臨床化学で汎用される酵素反応法の基礎」，Medical Technology 2005; 33: 613-618. を引用）

ける目的で吸収極大波長（λ_{max}）が長波長の色素が生じるアニリン誘導体が使われる傾向にある。この4-AAとの組み合わせで発色する芳香族化合物を総称してトリンダー試薬とよんでいる[29]。

その一例として，総コレステロール（TC）の測定系を以下に示す。

TCはエステル型と遊離型の2種類のコレステロールか

> **用語**　2-モルホリノエタンスルホン酸〔2-(N-morpholino)ethanesulfonic acid；MES〕，N-(2-アセトアミド)イミノ二酢酸〔N-(2-acetamido) iminodiacetic acid；ADA〕，ピペラジン-N,N'-ビス(2-エタンスルホン酸)〔piperazine-N,N'-bis(2-etanesulfonic acid)；PIPES〕，N-(2-アセトアミド)-2-アミノエタンスルホン酸〔N-(2-acetamido)-2-aminoethanesulfonic acid；ACES〕，N,N-ビス(2-ヒドロキシエチル)-2-アミノエタンスルホン酸〔N,N-bis (2-hydroxyethyl)-2-aminoethanesulfonic acid；BES〕，N-トリス(ヒドロキシメチル)メチル-2-アミノエタンスルホン酸〔N-tris(hydroxymethyl)methyl-2-aminoethanesulfonic acid；TES〕，N-2-ヒドロキシエチルピペラジン-N'-2-エタンスルホン酸〔N-2-hydroxyethylpiperazine-N'-2-ethanesulfonic acid；HEPES〕，トリス(ヒドロキシメチル)アミノエタン〔tris(hydroxymethyl)aminomethane；Tris〕，N,N-ビス(2-ヒドロキシエチル)グリシン〔N,N-bis (2-hydroxyethyl)glycine；Bicine〕，グリシルグリシン（glycylglycine），フェノール（phenol），N-エチル-N-(3-メチルフェニル)-N'-スクシニルジアミン〔N-ethyl-N-(3-methylphenyl)-N'-succinyl ethylene diamine；EMSE〕，N-エチル-N-(2-ヒドロキシ-3-スルホプロピル)-3,5-ジメトキシアニリン〔N-ethyl-N-(2-hydroxy-3-sulfopropyl)-3,5-dimethoxyaniline；DAOS〕，N-エチル-N-(3-スルホプロピル)-3-メチルアニリン〔N-ethyl-N-(3-sulfopropyl)-3-methylanilline；TOPS〕，N-エチル-N-(2-ヒドロキシ-3-スルホプロピル)-3-メチルアニリン〔N-ethyl-N-(2-hydroxy-3-sulfopropyl)-3-methylanilline；TOOS〕，ビス[3-ビス(4-クロロフェニル)メチル-4-ジメチルアミノフェニル]アミン（bis[3-bis(4-chlorpheryl)methyl-4-dimethylaminophenyl]amine；BCMA），トリンダー試薬（trinder reagents），10-N-メチルカルバモイル-3,7-ジメチルアミノ-10H-フェノチアジン（10-N-methylcarbamoyl-3,7-dimethylamino-10H-phenothiazine；MCDP）

らなっている。まず，エステル型コレステロールを遊離型コレステロールに変えて，これにコレステロールオキシダーゼを作用させてH_2O_2を発生させる。ここで発生したH_2O_2に色原体のHDAOSと4-AAを加えて生じた発色を600nmで測定する。

$$\text{エステル型コレステロール} + H_2O \xrightarrow{\text{コレステロールエステラーゼ}} \text{遊離型コレステロール} + \text{脂肪酸}$$

$$\text{遊離型コレステロール} + O_2 \xrightarrow{\text{コレステロールオキシダーゼ}} \Delta^4\text{-コレステノン} + H_2O_2$$

$$2H_2O_2 + 4\text{-AA} + \text{HDAOS} \xrightarrow{\text{POD}} \text{青色色素}(\lambda_{max}=580nm) + 5H_2O$$

一方，ロイコ型発色試薬による発色ではモル吸光係数が高く，λ_{max}が長波長側になるという特徴をもっている。10-N-メチルカルバモイル-3,7-ジメチルアミノ-10H-フェノチアジン（MCDP）は4-AAとフェノールの系より18倍の高感度が得られ，ビス［3-ビス（4-クロロフェニル）メチル-4-ジメチルアミノフェニル］アミン（BCMA）ではλ_{max}が755nmの長波長の発色となる。ロイコ型発色試薬は，保存時に試薬ブランクが上昇する傾向があることから使用に難点があったが，近年は安定化技術も向上してきている。

ロイコ型色原体であるBCMAを利用した試薬の例としてピルビン酸の測定系を以下に示す。

$$\text{ピルビン酸} + O_2 + P_i \xrightarrow{\text{ピルビン酸オキシダーゼ}} \text{アセチルリン酸} + CO_2 + H_2O_2$$

$$H_2O_2 + \text{BCMA} + H_3^+O \xrightarrow{\text{POD}} \text{緑色色素}(\lambda_{max}=755nm) + 3H_2O$$

この酸化酵素を用いて過酸化水素を生成する反応系では，アスコルビン酸やビリルビンに代表される還元物質が存在すると負の誤差を生じる。これを回避するために試薬中にはアスコルビン酸オキシダーゼやビリルビンオキシダーゼ，あるいはその他の酸化剤が加えられている。

その他に，心筋収縮力増大作用を目的に心不全患者に用いられるドブタミン（アドレナリン作動薬の一種）などの投与で負の誤差を生じることが知られている。測定試薬を選択する際には共存物質の影響に関する情報を入手しておくことが重要である。

②カタラーゼ共役系

水素イオン供与体としてアルコールを用い，生成するアルデヒドをアセチルアセトンとアンモニウム塩で黄色に発色させる反応がカタラーゼ共役系である。この系はハンツ反応とよばれるが，黄色に発色するためビリルビンなどの共存物質の影響を受けやすく，検体ブランクの測定が必要なため，現在はほとんど使われなくなった。

(3) 脱水素酵素を利用した反応系

①補酵素NAD(P)H反応系

脱水素酵素の作用によって生じるNAD(P)Hの変化を紫外部の340nmで測定する方法である。検出系が簡潔であることから広く利用されている。

分析法の一例として，ヘキソキナーゼ（HK）とグルコース-6-リン酸デヒドロゲナーゼ（G6-PDH）を用いたグルコース測定系を紹介する。

$$\text{グルコース} + \text{ATP} \xrightarrow{\text{HK}} \text{グルコース-6-リン酸} + \text{ADP}$$

$$\text{グルコース-6-リン酸} + \text{NADP}^+ \xrightarrow{\text{G6-PDH}} \text{6-ホスホグルコン酸} + \text{NADPH} + H$$

②テトラゾリウム反応系

テトラゾリウム塩を介してホルマザン色素を形成させる可視部法である。ホルマザン色素はNAD(P)Hよりモル吸光係数が大きく高感度が得られる利点を有しているため，アイソザイムなどの電気泳動法での染色試薬として利用されている。試薬が高価で安定性に問題があることや，発色した色素が難溶性のためセルなどに付着しやすいなどの欠点がある。

(4) 高感度化のための酵素サイクリング法

酵素を利用してA→B→Aのループ状の反応を繰り返すことによって副生成物を増幅させる方法の総称をサイクリング法とよぶ[30]。近年，微量成分の測定を高感度化させる手法として臨床検査試薬にも利用されるようになってきた。

①共存物質消去反応で消費したNADPHの再生

尿素窒素（UN）の測定試薬では，内因性のアンモニアを消去する系が第一試薬に組み込まれているが，この消去反応で試薬中のNADPHが消費されてしまうと，目的のUNの測定段階でNADPHの不足が生じてしまう。その回避策として次のような反応を組み入れて第一段階の反応で生じたNADPを再度NADPHに戻して第二段階の反応に進んでいる（図2.2.18）。

✏️ **用語** 還元型ニコチンアミドアデニンジヌクレオチド（リン酸）〔reduced nicotinamide adenine dinucleotide (phosphate); NAD(P)H〕, ヘキソキナーゼ（hexokinase; HK）, グルコース-6-リン酸デヒドロゲナーゼ（glucose-6-phosphate dehydrogenase; G6-PDH）, 尿素窒素（urea nitrogen; UN）

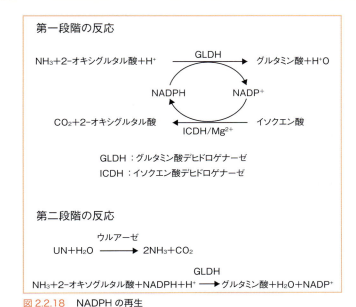

図 2.2.18　NADPH の再生

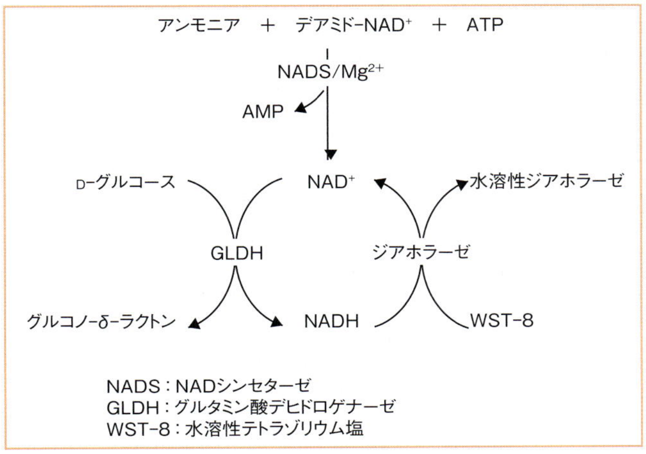

表 2.2.8　汎用自動分析装置の分析方法の例

1． 1 ポイント分析法
2． 2 ポイントレート分析法
3． 2 ポイント（エンド）分析法
4． 3 ポイント 2 項目分析法
5． 1 ポイントレート 2 項目分析法
6． レート A 分析法
7． レート A 検体ブランク補正分析法
8． レート B 2 項目分析法

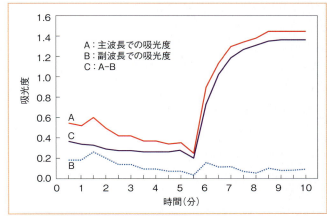

図 2.2.20　二波長測光による吸光度のタイムコース
乳び検体を測定したときの吸光度を一部改変してシミュレーション。

5. 汎用自動分析装置による測定

汎用自動分析装置による測定では，前項で述べられているように複数（通常は 8 種類程度）の分析方法が備えられている（表2.2.8）。終点分析では 2 ポイントエンド分析法が使われ，初速度分析ではレート A 分析法や 2 ポイントレート分析法が使われる。

実際の測定では，二波長測光が用いられる（p.45 参照）。パラメータで主波長（λ_2）と副波長（λ_1）を設定することによって，汎用自動分析装置の演算機構では λ_2 から λ_1 の吸光度を引いた値を使って濃度を算出する。図2.2.20に二波長測光によって測定された各々の吸光度のタイムコースの例を示した。このタイムコースは乳び検体の測定例であるが，前半部分で撹拌や界面活性剤の作用などによって反応液中の濁度分布が不均一になって生じた吸光度の変動を λ_2 の吸光度から λ_1 の吸光度を差し引くことによって消去できていることがわかる。さらに，ノイズや反応セル内壁に微細な気泡が付着して起こる吸光度の変動も消去することができる。

図 2.2.19　酵素サイクリング法

この反応を利用して初速度測定法を組む場合は，第二段階の反応において，K_m 値の大きいウレアーゼと K_m 値の小さい GLDH を組み合わせる必要がある。なお，第二試薬にはエチレンジアミン四酢酸（EDTA）が含まれており，Mg^{2+} をキレート結合させることによって ICDH の作用を止めている。

②反応を増幅させる方法

血中アンモニア測定試薬にサイクリング反応を利用して高感度化をはかっている例を紹介する（図2.2.19）。

このように，酵素サイクリング法により高感度が実現し，K_m 値の小さい酵素を利用できれば短時間に何十倍もの増幅が可能となる。

用語　グルタミン酸デヒドロゲナーゼ（glutamate dehydrogenase；GLDH），イソクエン酸デヒドロゲナーゼ（isocitrate dehydrogenase；ICDH），アデノシン三リン酸（adenosine triphosphate；ATP），アデノシン一リン酸（adenosine monophosphate；AMP），WST-8〔2-(2-methoxy-4-nitrophenyl)-3-(4-nitrophenyl)-5-(2,4-disulfophenyl)-2H-terazolium〕

2.2.5 酵素活性測定法

1. はじめに

酵素は生体内における化学反応の触媒として作用する蛋白質であり，生体の細胞内において生成される。酵素は生体内の各々の臓器や組織に特有な化学反応に関わっているため，臓器・組織の局在性が高く臨床検査において重要な項目である。

酵素は，臨床検査の分野では触媒能を表す活性値で表すことが多いが，蛋白量で表す項目もある。ここでは，活性値としての測定を前提に説明する。

2. 活性値の測定

(1) 基礎

酵素活性の測定値は次に示す条件に大きく左右されることから，可能な限り高い触媒能を示す条件（至適条件）で測定法を組み立てる。
- 緩衝液の種類とpH
- 基質の種類と濃度
- 補酵素の要不要，必要な場合の濃度
- 測定温度

測定は反応速度分析によって行われるが，このときの反応速度は基質濃度に左右されない0次反応領域を利用する（図2.2.13）。この0次反応領域での初速度から1分間あたり何μmolの基質が変化するかを求める。実際の測定は，一定時間の吸光度変化（$\varDelta$Abs）を測定して1分間あたりの変化（$\varDelta$Abs/分）を算出し，その$\varDelta$Abs/分を基質の変化量に換算する。

(2) 活性値

酵素活性値は，化学反応での触媒としての力を表す数値であり，「試料1L中に，1分間に基質1μmolを変化させる酵素量を1国際単位（U/L）」と定義されている。なお，測定温度の詳細は後述するが，臨床検査の分野では世界的に37℃での測定が一般的になっている。

活性値の算出式は次のように表記される。

$$U/L = \frac{\varDelta Abs}{分} \times \frac{1}{\varepsilon} \times \frac{V}{v} \times \frac{1}{l} \times 10^6 \quad (1)$$

ここで，εはモル吸光係数（L/mol/cm），Vは総反応液量（mL），vは試料の量（mL），lはセル長（cm）を表す。

LD活性の測定を例に具体的に活性値を算出してみる。次のような反応系を用いたJSCC常用基準法での測定を例にする[31]。

$$\text{L-乳酸} + \text{NAD} \xrightarrow{\text{LD}} \text{ピルビン酸} + \text{NADH}$$

$\varDelta$Abs/分を0.050，NADHのεを6.30×10^3L/mol/cm，反応時の総試薬量を2.6mL（R1+試料+R2），試料量を0.1mL，セル長を1cmとして，これを式(1)に代入すると次のようになる。

$$\begin{aligned} U/L &= 0.050 \times \frac{1}{6.30 \times 10^3} \times \frac{2.6}{0.1} \times \frac{1}{1} \times 10^6 \\ &= 0.050 \times 4,127 \\ &= 206 \end{aligned}$$

実際に活性値の算出を行うときの$\varDelta$Abs/分は，生理食塩水を検体として同様に測定した吸光度変化を試薬ブランクとして，検体の吸光度変化から試薬ブランクを差し引いて活性値の計算を行う。

国際標準化機構（ISO）が1973年に定めたISO 1000「国際単位系（SI）およびその使用方法」[32]にもとづいて，国際生化学連合は酵素活性の単位としてSI単位系のμkat/Lを勧告している。katはkatalの略で，1μkat/Lは1秒間に基質1μmolを変化させる酵素量であり，U/Lとμkat/Lの関係は次のようになる。

$$1\text{U/L} = (1/60) \cdot \mu\text{kat/L}$$
$$1\mu\text{kat/L} = 60 \cdot \text{U/L}$$

国際臨床化学連合（IFCC）の標準測定法手順書ではSI単位のμkat/Lが用いられている。しかし，医療の現場ではU/Lがおもに使用されており，katは国際的な学術論文などでの使用にとどまっているのが実情である。

(3) 至適条件について

酵素は測定時の種々の条件によって反応性が異なることから，それぞれの酵素の至適条件を調べて測定系が組まれる。

①緩衝液の種類とpH

酵素活性の測定では表2.2.6に示した双極性アミノ酸化合物から選ばれることが多い。緩衝液の種類とともにpHを変えて活性値を測定することによって，その酵素に最適なpHが調べられる。LD常用基準法で示されている緩衝液の種類とpHによる活性値の変化を調べたデータを引用

用語 反応速度分析（kinetic assay），国際臨床化学連合（International Federation of Clinical Chemistry and Laboratory Medicine；IFCC）

して示す（図2.2.21）。

γGTやALPなど一部の酵素では，緩衝液成分が受容体基質の役割を担っており，その種類は反応性にも深く関わっていることから，アイソザイム別にも調べることも必要である。

②基質濃度

前項で示したLDの測定系における基質である乳酸の濃度を変化させて反応速度（v）を求めたときのS-v曲線を図2.2.22に示す。

このS-v曲線からおおよそのK_m値を予測して，それより低い基質濃度領域の〔S〕とvを用いてラインウィーバー・バークプロットによりK_m値を求める。測定試薬では終濃度（R1+R2+試料が混合された反応液中での濃度）をK_m値の20倍の基質濃度とするのが一般的である。この基質濃度での反応速度は，ミカエリス・メンテンの式から次のように算出されてV_{max}の95%ということになる。

$$v = \frac{V_{max} \cdot [S]}{K_m + [S]} \quad (2)$$

ここで，基質濃度がK_m値の20倍ということは〔S〕=20K_mであるから，これを代入して

$$v = \frac{V_{max} \cdot 20K_m}{K_m + 20K_m}$$

$$= \frac{V_{max} \cdot 20K_m}{21K_m}$$

となり，vはV_{max}に対する比率として表される。

$$v = \frac{20}{21} \times V_{max}$$

$$= 0.95 V_{max}$$

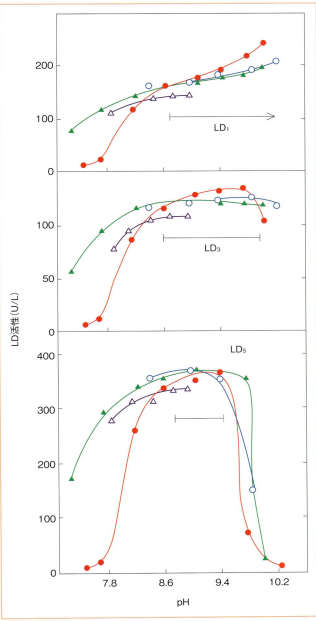

図2.2.21　乳酸を基質とした反応系でのLD活性と緩衝液の種類・pHとの関係
● : AMP，○ : AMPdiol，▲ : DEA，△ : TAPS。
（日本臨床化学会（編）：「臨床化学　勧告法総集編2012年版」，121-137, 139-144, 日本臨床化学会，2012．より引用）

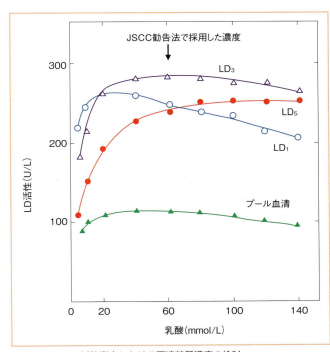

図2.2.22　LD活性測定における至適基質濃度の検討
（日本臨床化学会（編）：「臨床化学　勧告法総集編2012年版」，121-137, 139-144, 日本臨床化学会，2012．より引用）

📝 **用語**　2-アミノ-2-メチル-1-プロパノール（2-amino-2-methyl-1-propanol；AMP），2-アミノ-2-メチルプロパン-1,3-プロパンジオール（2-amino-methylpropane-1,3-propanediol；AMPdiol），ジエタノールアミン（diethanolamine；DEA），N-トリス（ヒドロキシメチル）-3-アミノプロパンスルホン酸（N-tris(hydroxymethyl)-3-aminopropanesulfonic acid；TAPS），γ-グルタミルトランスペプチダーゼ（γ-glutamyltranspeptidase；γGT），アルカリホスファターゼ（alkaline phosphatase；ALP）

同様に，〔S〕をK_m値の30倍にした場合は$0.97V_{max}$，40倍では$0.98V_{max}$となり，K_m値の20倍以上の基質濃度での反応速度は1％以下の差となる。このことから測定時の基質濃度はK_m値の20倍が妥当とされている。

この図2.2.22では，アイソザイムによって差があり，とくにLD_1では基質阻害が生じている。LDの常用基準法ではLD_1とLD_5を均等に測定する意図から両者の交点の60mmol/Lが選ばれている。

③補因子

ある種の酵素は，その構造の蛋白質部に，活性を生じるために必須な非蛋白質部分が結合して複合蛋白質を形成している。この非蛋白質が低分子の有機化合物からなる場合，その補因子を補酵素とよぶ。補酵素が外れて活性を示さない非活性型をアポ酵素，補酵素と結合した活性型をホロ酵素という。

臨床化学で扱う酵素の補酵素としてピリドキサールリン酸（PLP），NAD，NADPなどがある。PLPはアミノ酸転移酵素であるASTやALTの補酵素で，IFCCの標準測定法ではアポ酵素もホロ化して測定するために試薬中にPLPを含む処方となっている。これに対して日本臨床化学会（JSCC）常用基準法ではPLPを含まない試薬でホロ酵素のみを測定対象としている。PLPを加えることによって340nmでの吸光度上昇や試薬の安定性低下が生じるため，海外においてもPLP無添加の試薬が多く使われているのが実情である。

金属イオンが補因子としてはたらく酵素もある。ALPにおけるMg^{2+}やアミラーゼでのCa^{2+}がこれにあたる。これらの酵素では金属イオンの至適濃度を求めて試薬濃度を決めている。

④測定温度

酵素は，測定温度（絶対温度）の逆数とその温度での活性値の自然対数に比例関係があることが知られている。この関係を示すのがアレニウスの式である。しかし，その比例関係は限られた測定温度の範囲で成り立つ。これは，酵素である蛋白質が温度によって変性しやすいことに起因する。IFCCでは，当初酵素活性測定の至適温度を30℃としたことから，1980年代に制定されたJSCC勧告法でも測定温度を30℃とした。しかし，臨床検査では37℃での反応を慣例としてきた経緯がある。汎用自動分析装置も反応槽の温度を加温機能のみで高精度にコントロールするためには室温との差が小さい30℃より37℃の方が有利なこともあり，海外も含めて37℃での測定が現実的であった。そのため，JSCCでは，IFCCの動向を踏まえて1993年に勧告法の測定温度のみを30℃から37℃に変更した常用基準法を定めた[31]。現在は全世界的に臨床化学検査の分野での酵素活性の測定は37℃で行われている。

● 3. 反応速度の測定

(1) 初速度の測定

酵素活性値は前述したように"初速度"から算出されるが，この初速度は吸光度変化として測定される。実際には，反応開始直後は次のような理由で本来の反応速度に達していないため，数十秒から2分程度待ってから測光を開始する。

・反応開始液添加直後は温度が低下している。
・反応液を撹拌した直後は液のゆらぎにより吸光度が安定しない。
・吸光光度法で検知できる物質が関わる反応まで何段階かの反応（共役反応）を経る反応系では，最終段階の反応速度が第一段階の反応速度と等しくなるまでの立ち上がり部分（ラグフェーズ）が生じる。

(2) 検出反応
①補酵素NAD(P)H

NAD(P)Hが反応に関わっている場合は，その増減を340nmで測光することができる。活性値算出の項で示したLDの測定系をはじめAST，ALT，CKなどの測定で利用されている。このNAD(P)Hの反応系は生体内で営まれている実際の代謝反応を利用している。

第一段の反応が吸光光度法で検知できない場合は，NAD(P)が関与する反応系まで第二段，第三段の共役反応が組まれる。CK活性測定時の反応系を下に示したが，第三段目でNADPHの反応系へ導いて吸光度の測定を可能にしている。

$$\text{クレアチニン} + \text{ADP} \xrightarrow{\text{CK}} \text{クレアチン} + \text{ATP}$$

$$\text{ATP} + \text{D-グルコース} \xrightarrow{\text{HK or GK}} \text{ADP} + \text{D-グルコース-6-リン酸}$$

$$\text{D-グルコース-6-リン酸} + \text{NADP} \xrightarrow{\text{G6-PDH}} \text{6-ホスホ-D-グルコン酸} + \text{NADPH} + \text{H}^+$$

ここでのHK(GK)とG6-PDHを共役酵素とよび，そのK_m値がCK ≫ HK(GK) ≫ G6-PDHの条件下でラグフェーズを経て第一段と第三段の反応速度が等しくなる。CKのJSCC常用基準法ではこのラグフェーズのために第二試薬添加後に2分間の待ち時間を設けている。

📝 **用語** ピリドキサールリン酸(pyridoxal phosphate；PLP)，日本臨床化学会(Japan Society of Clinical Chemistry；JSCC)，アレニウスの式(Arrhenius equation)，クレアチン・ホスホキナーゼ（creatine phospokinase；CK），グリセロールキナーゼ（glycerol kinase；GK）

② 4-ニトロフェノール

ALPの測定では合成基質の4-ニトロフェノールリン酸が使われる。

$$O_2N-\!\!\!\bigcirc\!\!\!-OPO_3H_2 + H_2O \xrightarrow{ALP,\,Mg^{2+}} O_2N-\!\!\!\bigcirc\!\!\!-OH + H_3PO_4$$
（4-ニトロフェニルリン酸）　　　　　　　　　　　（4-ニトロフェノール）

ここで，4-ニトロフェノール（4-NP）は次のように乖離する（この反応は瞬時に進む）。

$$O_2N-\!\!\!\bigcirc\!\!\!-OH \rightleftarrows O_2N-\!\!\!\bigcirc\!\!\!-O^- + H^+$$
（4-ニトロフェノール（無色））　　（4-ニトロフェノキシドイオン（黄色））

NPの解離定数pK_aは7.08であるが，これはpH7.08で平衡を保ち，4-NPと4-ニトロフェノキシドイオンが半分ずつ存在することを示している（図2.2.23）[33]。ALPの測定試薬はpH9.90であるから100%イオン化していることになる。アミラーゼ活性のJSCC常用基準法では合成基質4,6-エチリデン（G1）-4-ニトロフェニール（G7）-α-（1→4）-ジマルトペンタオシド（ENM）を用い，4-NPが生成する反応系である。この反応系のpHは7.00であることから生成した4-NPの1/2のみがイオン化するため，405nmでのモル吸光係数はALPのときの1/2程度になる。

● 4. 標準的測定法

現在，わが国においてAST，ALT，LD，CK，ALP，γGT，ChE，AMYの8項目の酵素についてJSCC常用基準法が制定されている[33]。このJSCC常用基準法とIFCC標準法には，項目によって若干の相違点がある（表2.2.9）。

JSCC常用基準法とトレーサブルな試薬としてJSCC標準化対応試薬が市販されている。JSCC標準化対応試薬を用いた測定では，酵素活性測定における測定体系に従って

表2.2.9　JSCC常用基準法とIFCC標準法の相違点まとめ

JSCC 常用基準法	IFCC標準法との相違点
AST	JSCC法：PLP無添加（ホロ酵素のみ測定） IFCC法：PLP添加（アポ酵素も測定）
ALT	JSCC法：PLP無添加（ホロ酵素のみ測定） IFCC法：PLP添加（アポ酵素も測定）
LD	緩衝液の種類（JSCC法：DEA pH8.8，IFCC法：MEG pH9.4） 基質の乳酸濃度（JSCC法：60mmol/L, IFCC法：50mmol/L） アイソザイムの反応性相違（LD_1：IFCC値が約10%高い，LD_5：JSCC値が約10%高い）
CK	同一
ALP	緩衝液の違い（JSCC法：EAE，IFCC法：AMP）によるアイソザイム反応性に差あり JSCC法：各アイソザイムほぼ均等に測定 IFCC法：小腸由来の反応性低い
γGT	同一
ChE	IFCC法なし
AMY	同一

各社から製造販売されているキャリブレータ（製造業者製品校正物質）を用いて汎用自動分析装置の校正を行う。

● 5. 汎用自動分析装置による測定

汎用自動分析装置の分析方法については表2.2.8に示したが，酵素活性の測定ではその「6. レートA分析法」「7. レートA検体ブランク補正分析法」が使われる。ASTなど，NADHの減少を測定する場合を例に「6. レートA分析法」を模式化すると図2.2.24のようになる。

表2.2.8の「7. レートA検体ブランク補正分析法」は，図2.2.25の第二試薬添加前の一定時間の吸光度変化から⊿Abs/分を測定して，これを検体ブランクとして本反応の吸光度変化から差し引いて活性値を算出する方法である。実際の応用では，CKの測定で副反応のミオキナーゼ活性を差し引く目的で使われている。

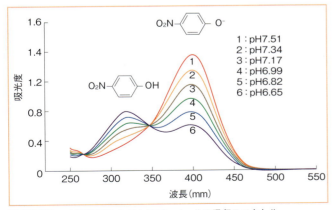

図2.2.23　pH7付近の4-ニトロフェノールの吸収スペクトル
（山舘周恒：「4-ニトロフェノールのpK_aと吸収スペクトル」，検査と技術，1985；13：423-427. より引用）

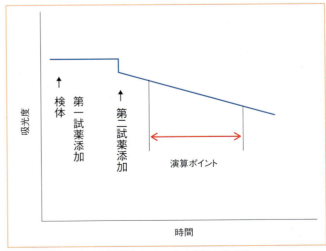

図2.2.24　汎用自動分析装置でのレートA分析の模式図

用語　4-ニトロフェノール（4-nitrophenol；4-NP），4,6-エチリデン（G1）-4-ニトロフェニール（G7）-α-（1→4）-ジマルトペンタオシド（4,6-ethylidene(G1)-4-nitrophenyl(G7)-a-(1→4)-D-maltoheptaoside；ENM），コリンエステラーゼ（cholinesterase；ChE），アミラーゼ（amylase；AMY），N-メチル-D-グルカミン（N-methyl-D-glucamine；MEG），2-エチルアミノエタノール（2-ethylaminoethanol；EAE）

2章 機器の原理と方法

　第二試薬添加後の吸光度変化の測定において，汎用自動分析装置には反応タイムコースをチェックする種々の機能が備えられている（図2.2.26）。その例としては，汎用自動分析装置には上下限の吸光度をパラメータで設定することによって，光度計の性能限界を超えた際や基質不足を生じるような場合は警告を発する機能がある。また，吸光度変化が直線的に進行しているかのリニアリティチェック機能もある。

　わが国では，汎用自動分析装置とその試薬は別々に導入されるオープンシステムが主流であったが，近年は装置と試薬を組み合わせたクローズドシステムへ移行する傾向が強くなってきている。測定パラメータも試薬メーカーの担当者が設定するため，測定担当者が測定条件に目を向ける機会が少なくなってきている。クローズドシステムを導入した場合も，装置のオープンチャンネルを利用して分析条件の設定を実際に経験することによって分析装置の機能と試薬の知識が深くなる。

　また，多成分系の血清を測定試料としていることから，想定外の異常反応が起きることもある。不可解なデータが出現したときは，必ず反応タイムコースを確認する習慣を身に付けるべきであり，その検知と調査には装置の機能と試薬を含めた測定条件を理解していることが必要である。

[山舘周恒]

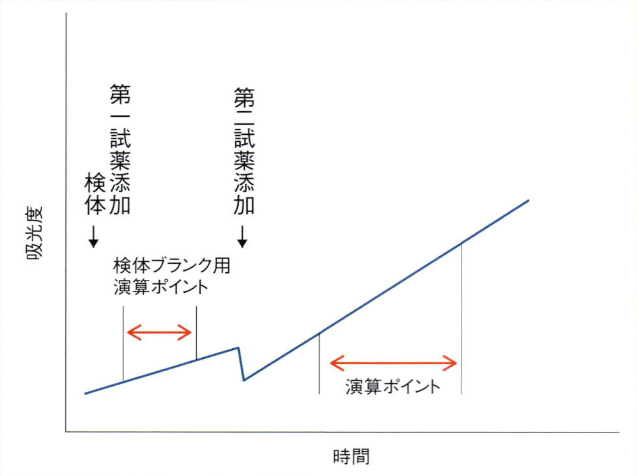

図2.2.25　汎用自動分析装置でのレートA検体ブランク補正分析法の模式図

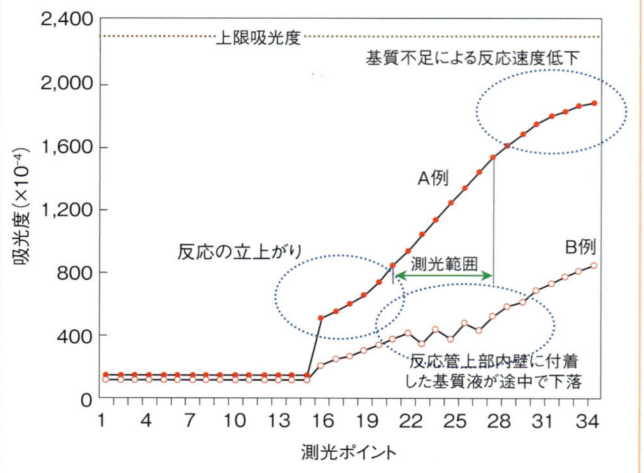

図2.2.26　汎用自動分析装置の反応タイムコースチェック機能の例

2.2.6　その他の測定

1. はじめに

　汎用自動分析装置の比色部のおもな機能は，溶液中の吸光度を測定するというとてもシンプルなことしかできない。しかしながら，臨床に役に立つ測定すべき対象項目は非常に多く，現在もなお増え続けている。これに応えるために，各社がさまざまな工夫を凝らし，試薬を開発し，今までは専用装置でしか測定できなかったものが汎用装置で測定できるようになり，迅速に臨床へ報告することが可能となっている。本項では，汎用自動分析装置を用いた免疫学的測定や特殊な前処理を必要とする測定法について解説する。

2. 免疫比濁法

(1) 比色計を用いた比色分析ではない分析

　比色分析は，p.47　2.2.2で述べられているように，色素などといった特定の波長の光を吸収する物質を用いなければ測定できない。つまり，測定する物質（被験物質）は色素と特異的に結合するか，何かに作用して色素を産生するという性質を有していなければ測定できない。したがって，上記の性質をもたない，とくに酵素のように活性を有さない蛋白質，ペプチドなどの測定は，比色分析によって定量することは難しい。しかしながら，そのような蛋白質やペプチドと特異的に反応する物質がある，それが抗体である。

　被験物質を抗原とする抗体を反応（抗原抗体反応）させ

用語　抗体（antibody），抗原（antigen）

ると，抗体は被験物質に直ちに結合する．結合した後，抗原-抗体間の静電力，ファンデルワールス力や水素結合，疎水結合などの複雑な要因が複合され，最終的に抗原-抗体複合体同士が重合した凝集塊を形成する．この凝集塊が溶液中に分散すると，光を照射した際にその光を散乱し，受光部で受ける光量は照射した光量よりも減衰する（透過光強度＝入射光強度−散乱光強度）．したがって，吸光度としてその濁りをとらえることが可能であり，汎用自動分析装置でも測定が可能である．この方法を免疫比濁法（TIA）という．ちなみに，散乱した光を測定する方法を免疫比ろう法（ネフェロメトリー法）といい，ネフェロメーターという特殊な装置が必要である．

散乱された光の強度と粒子（凝集塊）には，下記のような関係が知られている[34]．

$$散乱光強度 = I_0 \times (N \times V^2)/(\gamma^2 \times \lambda^4)$$

それぞれ，I_0：入射光強度，N：粒子数，V：粒子容積，γ：距離，λ：波長を示す．

したがって，粒子数が多いあるいは粒子容積が大きい，つまりは被験物質の濃度が高いほど，散乱光強度（汎用自動分析装置での吸光度）が増大することを意味しており，Lambert-Beerの式と同じような考え方で定量が可能である．しかしながら，比色分析とは異なり濃度と吸光度の関係が直線的ではなく，シグモイド型のような形を示す．これは，上記の式のように，散乱光強度は粒子数と粒子容積の積に比例するが，抗原-抗体複合体同士の凝集で粒子容積が増大するとともに粒子数が減少するなど，被験物質の濃度の増加に対して一様の変化を示すわけではないからである．それに加えて，分析装置で読み取る光は，単に散乱されなかった残りの光だけでなく，測定波長よりも小さな粒子径のときに生じるレイリー散乱や大きな粒子径のときに発生するミー散乱といった前方散乱光の干渉もあるため，より複雑な傾向を示す．したがって，比色分析のように，ブランクと1濃度の標準品によって検量した線形関数（$y = ax$）では，シグモイドの歪んだ部分は大きな誤差となる．そのため，正確な濃度を算出するためには，複数濃度の標準品を測定し，スプライン曲線（各区間で個別の多項式を用いたもの）や4係数ロジスティック曲線（上下漸近線，中間点，スロープの4つのパラメーターに当てはめるもの）などといった曲線的な検量線を用いる必要がある[35]．

(2) より低濃度の物質を測定するために

IgGやアポリポ蛋白A-Iといった，血清中に比較的高濃度に存在する蛋白質は，抗原-抗体複合体の凝集塊を比色計で測定できるが，CRPやリウマチ因子など健常人の血清ではごくわずかしか存在しないものや，ホルモンといった低濃度のものは，単に抗体を反応させただけでは感度が十分ではない．そこで，放射性同位元素を標識した抗体，酵素や蛍光物質を抗体に結合させたものを用いて感度を増強させる，放射免疫測定法（RIA），酵素免疫測定法（EIA），蛍光免疫測定法（FIA）といった測定方法が用いられているが，これらの方法はおもに抗原と結合（B）したものと未結合（F）のものを分離（B/F分離）する工程が必要となり，専用装置で測定されている．汎用自動分析装置では，このようなB/F分離は行えないため，より低濃度の物質を測定するために，先のTIAの濁りを増強して高感度化の実現をはかっている．

(3) ラテックス凝集免疫比濁法

濁りの増強，つまり凝集塊をより大きくするために開発されたのがラテックス凝集免疫比濁法である．ラテックスとは植物から得られる乳状の樹液や，界面活性剤などで乳化させたモノマーの重合体の溶液のことを指す．臨床化学検査の分野で試薬に用いられるのは後者であり，スチレンやスチレン-ブタジエン，ビニルトルエンなどを共重合させた高分子粒子（直径約0.05〜1μm）が用いられている．これらの高分子粒子に，①物理結合，②化学結合のおもに2種類の結合方法により，抗体を結合させる．物理結合は，疎水性の高いラテックス表面に抗体を疎水結合させる結合方式である．化学結合は，ラテックス表面のカルボキシ基と蛋白質のアミノ基をカップリングさせる方法などが知られている．結合させる抗体は，前述したリウマチ因子などの影響を軽減するために，ペプシン〔F(ab')$_2$を切断〕やパパイン（Fabを切断）で断片化するなどさまざまな工夫が施される．

前述の式にあるように，散乱光強度は粒子径に比例する．したがって，大粒子のラテックスを使用すると高感度な測定が可能であり，逆に小粒子のラテックスを用いた場合測定範囲を広くすることが可能である．さらに，大小異なる粒子径のラテックスを混合し，高感度，広範囲の測定を可能としている試薬も販売されている[34]．

(4) 検査データに影響を与える要因

抗原-抗体反応を用いた測定は特異的であり，非常に高感度な測定が可能であるが，しばしば異常反応に遭遇することも多い．以下にその一例を示す．詳細は専門書を参照されたい[36]．

用語 免疫比濁法（turbidimetric immunoassay；TIA），免疫比朧法（ネフェロメトリー法）（nephelometric assay），レイリー散乱（Rayleigh scattering），ミー散乱（Mie scattering），免疫グロブリン（immunoglobulin；Ig），C-反応性蛋白（C-reactive protein；CRP），放射免疫測定法（radio immunoassay；RIA），酵素免疫測定法（enzyme immunoassay；EIA），蛍光免疫測定法（fluorescence immunoassay；FIA），結合（bound；B），未結合（free；F）

①異好抗体

TIAを用いた測定の場合,必ず意識しなければならないものが異好抗体の存在である。異好抗体とは,ヒト血中に存在する免疫原となった抗原とは無関係に,異種動物の抗原と反応する抗体のことをいう[37]。

たとえば,ある物質の測定にウサギの抗体を用いた場合,ウサギ抗体を抗原とし反応する抗体を有している患者血清と試薬を反応させると,本来の反応とは無関係に試薬中に含まれる抗体が逆に抗原となって凝集塊を形成し,偽高値を呈する場合がある。また,ラテックスに対する抗体を有しているケースも報告されている。偽高値の程度はさまざまであり,見逃す可能性があり注意を要する。頻度の高いリウマチ因子の影響などは事前に確認しておく必要がある。また,異常に高値を示した場合,生理食塩水で段階希釈した際に直線性を示さない場合があり,異好抗体の発見につながる場合がある。確認には,当該動物の血清を用いた吸収試験やポリエチレングリコールを用いて抗体を沈殿させる方法などがある。また,これらの反応を回避するために,患者の異好抗体を吸着させるために試薬に当該動物の由来の蛋白質が含まれていたり,各種の界面活性剤が添加されていたり,さまざまな工夫が施されている。

②プロゾーン現象

目的の物質の濃度が高くなるにつれて吸光度は上昇するが,ある濃度以上に増加すると吸光度がそれ以上には上昇せず,見かけ上低値に測定されることがあり,これを地帯(ゾーン)現象という。なかでも抗体過剰の場合はプロゾーン現象,抗原過剰の場合は,ポストゾーン現象という。臨床化学領域では昨今,両者ともにプロゾーン現象と称している場合が多い。高濃度の試料を測定したにも関わらず,打ち出された吸光度があたかも測定可能範囲(抗原過剰域ではない)であるかのように算出される,いわゆるフック現象は,異常値を見逃す可能性があり危険である。現在,多くの装置において,タイムコースからプロゾーン現象を検知するシステムが備え付けられている(p.42 2.2.1参照)。

③ラテックス粒子による問題

ラテックス粒子はセルに付着し,汚れの原因となる場合が知られている。ラテックス試薬はラテックスの分散性を高めるように(沈殿しないように),安定化剤などが添加されているが,冷蔵庫などで長期に保存している試薬を装置にセットする場合は,試薬中にラテックスの濃度勾配が生じて試液の表面が希薄になっている可能性があるため,穏やかに混和後にセットした方がよい[38]。また,採血管の凝固促進剤がラテックスに結合している抗体を乖離させる

ことがあり,その影響を事前に確認しておくべきである[39]。

3. リポソームを利用した測定

リポソームは脂質二重膜を有する小胞であり,そのカプセル状の構造の中に抗菌薬や抗腫瘍薬などの薬剤や細胞などさまざまな物質を包含させることが可能なことから,ドラッグキャリアとして注目を集めている。両親媒性(親水基と疎水基をもつ)のホスファチジルコリンやホスファチジン酸とコレステロールなどを混合し,窒素ガスなどで有機溶媒を留去して緩衝液を添加後,激しく撹拌することにより精製される。生体膜と同様に,上記のリン脂質が親水基を外側に,疎水基を内側に向けて小胞を形成するために,さまざまな物質を同時に添加すると内包させることができる。薬物運搬体,化粧品,人工細胞,分子デバイスに至るまで,多様な分野で実用化されている。そして,臨床化学の分野においても下記のようにリポソームを用いた血清補体価の測定法が開発されている。

補体価測定試薬「補体価-HAテストワコー」は,抗体の結合したリポソームを補体経路が損傷させることを原理とした測定法である(図2.2.27)[40]。G6-PDHを内包するジニトロフェノール(DNP)標識リポソームと抗DNP抗体との抗原抗体反応により補体が活性化され,リポソーム膜の損傷が起こる。損傷されたリポソームよりG6-PDHが溶液中に放出されると,試薬に含まれる基質であるグルコース-6-リン酸と反応し,NADHが生成される。このNADHの増加を340nmで測定することにより補体価を求める。従来のメイヤー法では,試薬に含まれる赤血球が沈殿するため使用のたびに混和しなければならず,また保存

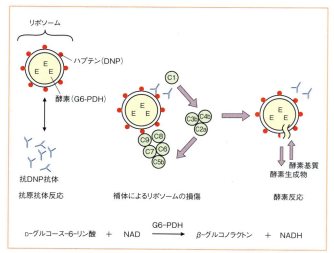

図2.2.27 「補体価-HAテストワコー」の測定原理
(和光純薬工業株式会社「補体価-HAテストワコー」添付文書より転載)

用語 地帯(ゾーン)現象(zone phenomenon),プロゾーン現象(prozone phenomenon),ポストゾーン現象(postzone phenomenon),ジニトロフェノール(dinitrophenyl;DNP)

安定性にも問題があったが，リポソーム液は沈殿しにくいために安定した日常検査が可能となった。

4. ヘモグロビンA1cの測定

従来の汎用自動分析装置は，血液検査の測定対象試料がおもに血清あるいは血漿のみであり，血球中に含まれるヘモグロビンA1cを対象とした測定は専用装置での測定が必要であった。あるいは生化学の汎用装置で測定するためには用手による前処理（溶血）が必要であった。しかし近年の各メーカーの分析装置において，ヘモグロビンA1c測定用の前処理操作機能が搭載された汎用自動分析装置が登場している。

以下，BM9130による赤血球前処理機構によるヘモグロビンA1c測定キットを例にあげる[41,42]。遠心分離にて，赤血球を沈殿させた採血管を装置にセットすると，赤血球層より2μLの血球を希釈槽に分注する。次いで，専用の前処理液を110μL分注し，溶血させると同時にヘモグロビンをメトヘモグロビンへと変換させる。この溶血液を検体としほかの項目と同様に測定するが，BM9130ではさらに，1チャンネル2項目測定という機能も搭載されているため，1つのパラメーターで測定が可能である。この前処理試料を分析用セルに6.4μL，第一試薬を60μL加え，5分間反応後，主波長505nm，副波長805nmにてヘモグロビン濃度を測定する（測光ポイント0-44-47）。次に同セルに第二試薬を20μL添加し，5分後に吸光度を測定してヘモグロビンA1c濃度を測定する（主波長658nm，副波長805nm，測光ポイント0-95-98）。上記2つの濃度より，ヘモグロビンA1c（％）を算出する。

なお，ヘモグロビンA1c濃度の測定原理は，試薬に含まれるプロテアーゼの作用によって，ヘモグロビンβ鎖N末端の糖化ジペプチド（フルクトシル-VH）を加水分解する。ついで，糖化ジペプチドにフルクトシルペプチドオキシダーゼを作用させ，生成した過酸化水素とペルオキシダーゼの存在下で発色剤を発色させ測定する。ヘモグロビンは，上記のように前処理液でメト化した後，アジ化ナトリウムの作用によりアジ化メトヘモグロビンに変換し吸光度を測定する。

この方法により，従来，専用装置でおもに測定していたヘモグロビンA1cを汎用装置でほかの項目と同時に集約することが可能となり，多量の検体を迅速に，経済的に測定することができる。また，現在，赤血球内容物の検査はあまり知られていないが，本機能を利用することにより新たな検査が生まれる可能性も考えられ，今後の開発に期待したい。

5. 2項目同時測定

上記の1チャンネル2項目同時測定を利用した方法がもう1つある。総コレステロール（TC），LDLコレステロール（LDL-C）の同時測定試薬『デュアルCHO T&L「生研」』である[43]。これは1回の測定で，TCとLDL-Cを同時に測定する試薬である。反応式を図2.2.28に示す。第1反応にて，特殊な界面活性剤によりLDL以外のリポ蛋白（カイロミクロン，超低比重リポ蛋白，高比重リポ蛋白）を壊し，含有されるコレステロールをコレステロールエステラーゼですべて遊離型にした後，コレステロールオキシダーゼで酸化し，過酸化水素を発生させる。次に，第2反応にて，発生させた過酸化水素を用いて，ペルオキシダーゼによるキノン色素を生成し，主波長604nm，副波長700nmで測

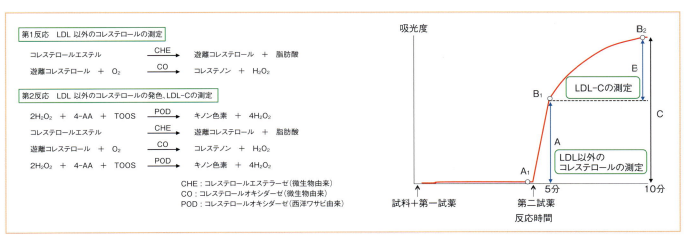

図2.2.28　『デュアルCHO T&L「生研」』の測定原理

（デンカ生研株式会社資料より引用）

用語　低比重リポ蛋白コレステロール（lowdensity lipoprotein cholesterol；LDL-C），コレステロールエステラーゼ（cholesterol esterase；CHE），コレステロールオキシダーゼ（cholesterol oxidase；CO）

光し，LDL以外のリポ蛋白中のコレステロールを定量する。またそれと同時に，第二試薬に含まれる界面活性剤，酵素にて，LDL中のコレステロールを測定する。図2.2.28のタイムコースの第二試薬添加前のA_1と第二試薬添加5分後のB_2の吸光度変化量から総コレステロールを，第二試薬添加直後のB_1と第二試薬添加5分後のB_2の吸光度変化量からLDL-Cを算出する。

このような1チャンネル2項目同時測定は，検体の減量，迅速化，効率化に貢献できる。ただし，1項目の分析よりは反応が複雑になるため，異常な検体による誤差などの入念な確認が必要である。

［大川龍之介］

📖 参考文献

1) Skeggs LJ Jr, Hochstrasser H："Multiple automatic sequential analysis"，Clin Chem, 1964；10：918-936.
2) Fabiny DL, Ertingshansen C G："Automated reaction-rate method for determination of serum creatinine with the CentrifiChem"，Clin Chem, 1971；17：696-700.
3) Morgensterns et al："An automated p-nitrophenilyphosphate serum alkaline phosphatase procedure for the "Robot Chemist"，Clin Chem, 1965；11：889-897.
4) 今井 恭子：「健康社会を支える生化学・免疫分析技術」，日立評論 2007；89：958-959.
5) Curme H, Rand RN："Early history of Eastman Kodak Ektachem slides and instrumentation"，Clin Chem, 1997；43：1467-1652.
6) Luthra A et al,："Spectroscopic features of cytochrome P450 reaction intermediates"，Arch Biochem Biophys., 2011；507：26-35.
7) 小島 和茂：「Bio Majesty シリーズのリアルタイム 異常反応検出技術と実例紹介」，医療と検査機器・試薬，2015；38：599-608.
8) 日本臨床検査自動化学会編集部：「生化学自動分析装置の異常データ事例集 解析方法」，日本臨床検査自動化学会会誌，2006；31(suppl.1)：12-14.
9) 日本臨床検査自動化学会編集部：「自動分析異常の解析技術マニュアル及び自動分析運用指針」，日本臨床検査自動化学会会誌，2010；35(suppl.1).
10) 荒木秀夫，他：「臨床化学検査の異常データ原因と対処法」，Medical technology，2014；42：772-813.
11) 山本慶和，他：「定量測定法に関するバリデーション指針」，臨床化学，2011；40：149-157.
12) 日常検査法の性能試験法確認マニュアル作成委員会：「基本性能試験：物質濃度測定系」，日本臨床検査自動化学会会誌，2002；27 (suppl. 2)：7-35.
13) 株式会社日立ハイテクノロジーズ：「生化学自動分析装置」，販売促進資料.
14) 株式会社日本電子：「生化学自動分析装置」，販売促進資料.
15) 東芝メディカルシステムズ株式会社：「生化学自動分析装置」，販売促進資料.
16) 榊 徹：「イオン選択性電極(ISE)法による電解質の測定原理」，検査と技術，2007；35：17-22.
17) Rose M et al.："Stability of sodium and potassium complexes of valinomycin"，Biochimica et Biophysica Acta, 1974；372：426-435.
18) 柳 裕之，他：「クラウンエーテルおよび合成二分子膜の機能を基盤とした高性能イオン電極の開発」，日本化学会誌，1999；10：629-636.
19) Plummer DT(著)，廣海啓太郎，他(訳)：「実験で学ぶ生化学」225-235，化学同人，1981.
20) 山舘周恒：「総説 酵素活性測定における至適条件の検討手法―非線形関係式パラメータの算出」，日本臨床検査自動化学会会誌，2015；40：3-9.
21) 松本宏治郎：「4. 酵素的分析法」，臨床化学実践マニュアル，検査と技術(増刊号)，1993；21：279-286.

22) 浦山　修，他（編）：「最新臨床検査学講座　臨床化学検査学」，62-69，医歯薬出版，2006．
23) 等々力徹，他：「速度法による基質濃度の酵素的測定法成立条件の基礎的検討」，臨床化学，1981；10：325-331．
24) Good NE et al.："Hydrogen ion buffers for biological research"，Biochemistry，1966；15：467-477．
25) 山舘周恒，長村洋一：「酵素活性測定および酵素的分析の基礎知識」，Medical Technology，2003；31：429-435．
26) 山舘周恒，関口光夫：「Ⅱ．試薬調製の基本－緩衝液の種類，調製法，使い分け」，図説 臨床化学と遺伝子検査に必要な基本技術と理論，臨床病理レビュー（特集），2004；128：15-24．
27) 青山典仁：「H_2O_2-POD系」，臨床検査，1997；41：1014-1019．
28) 田添　栄：「臨床化学で汎用される酵素反応法の基礎」，Medical Technology，2005；33：613-618．
29) Trinder P："Determination of glucose in blood using glucose oxidase with an alternative oxygen acceptor"，Ann Clin Biochem，1969；6：24-27．
30) 美崎英生：「臨床化学分析の指示反応系 高感度測定への試み チオ-NADを用いた酵素サイクリング法」，臨床検査，1997；41；1051-1053．
31) 日本臨床化学会（編）：「臨床化学　勧告法総集編2012年版」，121-137，139-144，日本臨床化学会，2012．
32) 国際単位系（SI）の手引き編集委員会（編）：「国際単位（SI）の手引き」，日本規格協会，1981．
33) 山舘周恒：「4-ニトロフェノールのpK_aと吸収スペクトル」，検査と技術，1985；13：423-427．
34) 渡辺勝紀：「ラテックス凝集免疫比濁法」，検査と技術，2006；34：329-335．
35) 荒木秀夫，他：「分析技術の基礎 第8回 自動分析装置（その2）- 汎用型生化学自動分析装置での比濁測定」，Medical Technology，2005；33：1193-1201．
36) 日本臨床検査自動化学会編集部：「免疫化学検査の異常データの解釈と対応の仕方」，日本臨床検査自動化学会会誌，2015；40（suppl.1）．
37) 徳武佐智夫：「事例で学ぶ　免疫検査異常値への対応（2）異好抗体（HAMAなど）」，Medical Technology，2013；41：758-762．
38) 大川龍之介，他：「発生原因別 異常データの解析・対処・防止策 1）検者由来の異常データ・異常事例」，Medical technology，2014；42：779-785．
39) 野尻卓宏，他：「ラテックス免疫比濁法を用いたMMP-3測定試薬の基礎性能および採血管添加剤による偽低値化についての検討」，日本臨床検査自動化学会会誌，2016；41：83-93．
40) 西山有紀子，他：「血清補体価（CH50）測定用試薬の比較検討」，医学と薬学，2010；64：915-921．
41) 日本電子株式会社：BM9130カタログ．
42) 泉　雅子，他：「酵素法を用いた汎用自動分析装置用グリコヘモグロビン測定試薬「ノルディアHbA1c」の性能評価，日本臨床検査自動化学会会誌，2009；34：902-910．
43) 石田秀和，他：「自動分析装置の2項目分析機能を利用した試薬"デュアルCHO T&L「生研」"の基礎的検討」，機器・試薬，2009；32：653-658．

2.3 POCT

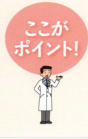

ここがポイント!
- POCTは被検者（患者）の傍らで医療従事者が自ら行う簡便な検査である。
- POCT対応機器・試薬には，イムノクロマト法やバイオセンサー技術が応用されている。
- POCT対応機器・試薬の精度管理は，保守管理を含め臨床検査技師あるいはPOCコーディネーターが管理運営する。

2.3.1 POCTとは

POCT（臨床現場即時検査）は，診察室，ベッドサイド，手術室，ICU，在宅などのケアの場，すなわち被検者（患者）の傍らで医療従事者が自ら行う簡便な検査である[1]。したがって，患者の検査待ち時間の短縮や患者に検査をしているところを見せる利点を活かし，その場で検査結果の説明や治療方針などの説明をすることができる。その結果，診断や治療に関して患者の理解と同意を得るインフォームドコンセントが容易となる役割も担っている。なお，POCTとは，小型で容易に持ち運べる簡便な機器・試薬をいうのではなく，あくまでも検査の仕組み（システム）のことである。

2.3.2 POCT対応機器・試薬への応用技術

POCT対応機器・試薬に用いられている測定方法は，イムノクロマト法やバイオセンサー技術を応用して用いられている。以下に応用例を示す。

1. イムノクロマト法によるPOCT対応試薬

イムノクロマト法の検出対象は抗原（または抗体）であり，主として目視判定による定性検査として利用されている。ここでは抗原検出を例に示すが，抗体検出の場合も同じ原理が利用されている。標識体は抗体を感作したラテックス粒子または金コロイドがおもに使用されている。

図2.3.1にイムノクロマト法の反応原理を示した。
1) 試料を添加する。前処理した試料はテストカートリッジの検体塗布位置に添加する。
2) 毛細管現象によりメンブレン上を矢印の方向に進みながら抗原抗体反応が進む。
3) メンブレン上には，試料が正しく展開されているかを判

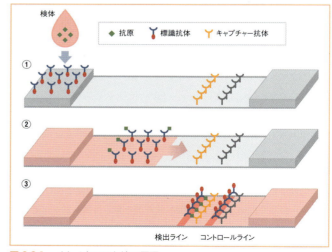

図2.3.1 イムノクロマト法の原理
①検体滴下：検体中の抗原は検体滴下部にあらかじめ準備されたラテックス粒子や金コロイドなどで標識された抗体（標識抗体）と結合。
②検体移動：免疫複合体を形成しながらメンブレンフィルター膜上を移動。
③キャプチャー抗体上に免疫複合体がトラップされて呈色し，それを目視により判定。

（柴田宏（監）：「イムノクロマト法」，ラジオメーター株式会社 http://www.acute-care.jp/ja-jp/learning/course/immunoassay/ria より改変して引用）

用語 臨床現場即時検査（point of care testing；POCT），集中治療室（intensive care unit；ICU）

定するコントロールライン（標識抗体特異抗体）とテストライン（固層化特異抗体）が固層化されている。コントロールラインのみが着色した場合は陰性，テストラインとコントロールラインがともに着色した場合は陽性となる。

目視によるインフルエンザキットの判定例を図2.3.2に示した。上段より陰性，A型陽性，B型陽性，A+B型陽性である。図2.3.2aのように明確なラインが出たときは判定が容易であるが，図2.3.2bのようにコントロールラインが確認されない場合やテストラインが不鮮明の場合は，判定保留となり再検査が必要となる。また，近年は目視による判定誤差を回避するために，イムノクロマト専用の判読装置により客観的な判定が行われている。さらに，写真現像原理を応用した銀増幅技術により感度の向上を実現している。表2.3.1にイムノクロマト法が応用されている検査項目を示した。

2. センサー技術を用いたPOCT対応機器・試薬

測定試料に全血（主として指頭血）を用いるPOCT対応機器・試薬は，電気化学センサーやオプティカルセンサーなどのセンサー技術が応用されている。電気化学センサーを用いる測定方法としては，ポテンショメトリック法あるいはアンペロメトリック法，イオン選択電極法（ISE）および基質特異的電極法（SSE）などがある。ISEは電解質成分の測定に，SSEは基質の測定に適用されている。また，ヘマトクリット（Ht）を間接的に測定するには，電気伝導度センサー（ECS）を用いた方法が使用されている。さらに，測定項目特異的オプティカルセンサー法（ASOS）として分光光度法や反射光度法などが用いられている[2]。また，血糖測定用のPOCTおよびSMBGの測定は，酵素電極法が多く使用されている。

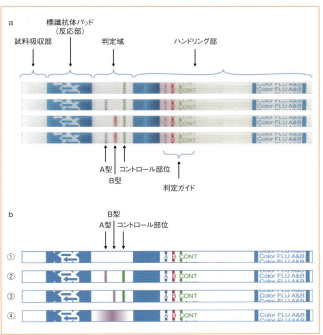

図2.3.2　インフルエンザキットの判定例
a：正常な反応例。b：異常な反応例。①コントロールラインに反応なし，②A型に青色以外のラインが出ている，③B型に赤色以外のラインが出ている，④判定領域全域に発色が見られる。
（積水メディカル株式会社：「インフルエンザウイルスキット ラピッドテスタ® カラーFLU スティック」http://www.sekisuimedical.jp/business/diagnostics/infection_kit/color/index.html より改変引用）

表2.3.1　イムノクロマト法が応用されている検査項目

疾患・病態（検査）	検査項目
ウイルス感染症検査（抗原）	HBs抗原，インフルエンザ抗原，ロタウイルス抗原，アデノウイルス抗原，ノロウイルス抗原，RSV抗原など
ウイルス感染症検査（抗体）	HBs抗体，HCV抗体，HIV抗体など
細菌感染症検査	肺炎球菌抗原，A群溶連菌抗原，レジオネラ抗原，結核菌特異抗原MPB64，大腸菌O-157，クロストリジウムA抗原，ヘリコバクター・ピロリ抗原抗体など
その他の感染症検査	梅毒TP抗体，クラミジア抗原など
心筋マーカー	心筋トロポニン，ミオグロビン，H-FABP，BNP，NT-proBNPなど
アレルギー	IgE〔食物（卵白，卵黄，牛乳など），鼻炎・喘息（スギ，ブタクサ，ヨモギ，カモガヤ，ネコ，イヌ，ゴキブリ，ヤケヒョウダニ）〕
妊娠検査	尿hCG，膣分泌液中ヒトインスリン様成長因子結合蛋白1型（IGFBP-1）など
薬物	尿中乱用薬物など
炎症マーカー	PCT
その他	尿中微量アルブミン，便ヘモグロビンなど

📖 **用語**　B型肝炎表面（hepatitis B surface；HBs），RSV（respiratory syncytial virus），C型肝炎ウイルス（hepatitis C virus；HCV），ヒト免疫不全ウイルス（human immunodeficiency virus；HIV），MPB64（Mycobacterial protein fraction from BCG of Rm 0.64 in electrophoresis），梅毒トレポネーマ（*Treponema pallidum*；TP），ヒト心臓由来脂肪酸結合蛋白（heart-type fatty acid-binding protein；H-FABP），脳性ナトリウム利尿ペプチド（brain natriuretic peptide；BNP），BNP前駆体N末端フラグメント（N-terminal probrain natriuretic peptide；NT-proBNP），ヒト絨毛性ゴナドトロピン（human chorionic gonadotropin；hCG），インスリン様成長因子結合蛋白1型（insulin-like growth factor binding protein-1；IGFBP-1），プロカルシトニン（procalcitonin；PCT），基質特異的電極法（substrate-specific electrode；SSE），ヘマトクリット（hematocrit；Ht），電気伝導度センサー（electrical conductance sensor；ECS），測定項目特異的オプティカルセンサー法（analyte-specific optical sensor；ASOS），血糖自己測定（self-monitoring of blood glucose；SMBG）

2.3.3 医療現場におけるPOCTの実際

POCTはおもにPOCT対応機器・試薬をセットで用いて定量値を得る検査と，POCT対応試薬のみを用いて判定できる定性検査に大別できる。対応機器は，専用の機器と試薬がセットで使用され，血糖，ヘモグロビンA1c（HbA1c），臨床化学検査や血液ガス分析（電解質などを含む）などのように定量値が得られ，情報端末（LIS/HIS）との通信機能を有している。一方，POCT対応試薬は，おもにイムノクロマト法や試験紙法を用いた目視判定が可能な試薬キットである。

病院と診療所（クリニックなど）ではPOCT対応機器・試薬の使用方法に違いがあるが，病院における医療現場でのPOCTの使用は検査室外の検査になるので，外来，病棟，手術室，救急治療室などで用いられる検査となる。すなわち診断のための検査，治療方針の決定のための検査，治療経過観察のための検査，予後推定のための検査である。表2.3.2にPOCTのおもな活用領域と項目を示した。救急治療室では，POCTを用いた検査が最も多く使用されている。また，広範囲に使用されているのは，血液ガス分析と血糖検査である。

病院でのPOCTの運用は徐々に拡大しているが，検査室側が中心となり情報端末と接続するシステムが構築されていることが必須である。図2.3.3にPOCT血糖検査測定システム構成例を示した。本システムは，糖尿病患者の待ち時間を解消する目的で構築されたシステムで，耳朶穿刺から得られた全血を血糖測定用POCT対応機器・試薬で測定し，Nova Netを介して速やかに検査システムへ血糖値が転送される[3]。

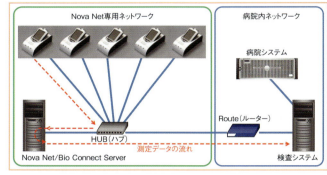

図 2.3.3　POCT血糖測定システム構成例

表 2.3.2　POCTのおもな活用領域と項目

疾患・病態（検査）	検査項目	活用領域	使用場所
ウイルス感染症検査（抗原）	HBs抗原，インフルエンザ抗原，ロタウイルス抗原，アデノウイルス抗原，ノロウイルス抗原，RSV抗原など	診断	救急治療室
ウイルス感染症検査（抗体）	HBs抗体，HCV抗体，HIV抗体など	診断	救急治療室
細菌感染症検査	肺炎球菌抗原，A群溶連菌抗原，レジオネラ抗原など	診断	救急治療室
その他の感染症検査	梅毒TP抗体，クラミジア抗原など	診断	救急治療室
妊娠検査	尿hCG	診断	専門外来，救急治療室
血液検査，炎症	CBC，CRP，PCT	診断，治療方針	救急治療室，ICUなど
糖尿病	血糖，HbA1c，尿中アルブミン，3-HB	治療モニタリング，診断	病棟，救急治療室，専門外来，ICU
血液ガス分析	pH，P_{CO_2}，P_{O_2}，Na，K，Cl，Ca^{2+}，乳酸など	治療モニタリング，診断，治療方針	救急治療室，ICU，救急治療室，手術室
心筋梗塞	トロポニン，CK-MB，ミオグロビン，H-FABP	診断，治療方針	救急治療室
心不全	BNP，NT-proBNP	診断，予後の推測	救急治療室
脂質検査	TC，TG，HDL-C	治療モニタリング	救急治療室
腎機能検査	UN，CRE	治療モニタリング，予後の推測	救急治療室，透析室
凝固検査	PT，APTT，フィブリノゲン	治療モニタリング	救急治療室，専門外来
血中薬物	乱用薬物など	治療モニタリング	救急治療室，専門外来

用語　ヘモグロビンA1c（hemoglobin A1c；HbA1c），臨床検査情報システム（laboratory information system；LIS），病院情報システム（hospital information system；HIS），全血算（complete blood count；CBC），3-ヒドロキシ酪酸（3-hydroxybutyric acid；3-HB），総コレステロール（total cholesterol；TC），中性脂肪（triglyceride；TG），高比重リポ蛋白コレステロール（high density lipoprotein cholesterol；HDL-C），尿素窒素（urea nitrogen；UN），クレアチニン（creatinine；CRE），プロトロンビン時間（prothrombin time；PT），活性化部分トロンボプラスチン時間（activated partial thromboplastin time；APTT）

2.3.4　POCT対応機器・試薬の性能チェック

POCT対応機器・試薬の性能チェックは，表2.3.3に示した内容が想定される。POCT対応機器・試薬の測定性能は，詳細な内容までユーザーが試験して確認することは困難であるので，基本的にはメーカーが提示しているデータを整理して確認する方がよい。併行精度やロット間差は，筆者の経験ではメーカーが提示しているデータと実際に取ったデータに大きな差は認められない。ユーザーが必ず確認しなければならない内容は，標準化された日常検査法との相関性である。図2.3.4に日常検査法（HK法）と血糖測定用POCT対応機器の相関性評価例を示した。この評価例では，日常検査法とPOCT対応機器の関係は，回帰式$y=0.96x+5.0$，相関係数$r=0.996$，推定値の標準誤差$Sy/x=6.8\,\mathrm{mg/dL}$となり，日常検査法とのずれの大きさは10％以内であり，500mg/dLまで直線関係が保たれていると推定できた。

表2.3.3　定量用POCT対応機器・試薬の測定性能のチェック内容

チェック項目	結果
併行精度 （センサーチップ，カートリッジ間差も含む）	試料数（n） 平均値（mean） 標準偏差（SD） 変動係数（CV）
ロット間差（センサーチップ，カートリッジ間差）	±相対値（％）
トレーサビリティ（校正基準の標準物質あるいは測定法）	
測定値の精確さ	測定試料の名称 測定試料の認証値あるいは表示値 測定試料の平均値 測定試料の測定値のバイアス 測定試料の測定値の相対バイアス（％）
標準化された日常検査法との相関性	試料数（n） 相関係数 回帰式（$y=ax+b$） 標準誤差（残差の標準偏差：Sy/x）

（桑 克彦：「POCTの現状と将来（総論）」，臨床化学，2015；44：95 より引用）

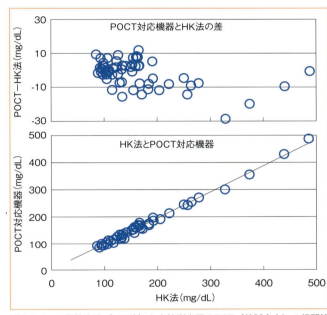

図2.3.4　日常検査法（HK法）と血糖測定用POCT（静脈全血）の相関性評価例

2.3.5　POCT対応機器・試薬の精度管理

POCTの精度管理は，管理試料の測定にとどまらず，保守・管理を含めて実施する必要がある。これらの作業はPOCTコーディネーターや臨床検査技師だけではできないため，設置場所の担当者と協力して実施することが必要である。また，POCTの利用者は一定の人ではなく複数名が携わるので定期的なトレーニングを実施することが必要とされる。

1. POCT対応機器・試薬の保守・管理

POCTの保守・管理は簡便であるが，多くの人が使用するため人まかせになりやすいので，表2.3.4に示したチェック項目シートを作成しておき，院内統一の仕様でチェックするとよい。また，血液ガス分析装置管理システムなどが導入されている場合は，検査室にいながら院内の

表2.3.4　POCT対応機器・試薬定期点検項目

点検項目
Ⅰ　装置の状態
1．外観
2．汚れ
3．画面の表示
4．充電状況
5．スイッチ類の異常
6．通信画面の表示
Ⅱ　消耗品の補充
1．試薬（センサー）の補充
2．穿刺器具の補充
Ⅲ　内部精度管理
1．低濃度
2．中濃度
3．高濃度
Ⅳ　外部精度管理
注意事項

2. 内部精度管理と外部精度評価

POCTの内部精度管理（IQC）は，対応機器・試薬の性能が確認されていることが必須である。また，メーカーが指定するIQC用試料を用いた測定で機器の機能チェックが管理できる[3]。測定は，設置場所の担当者が実施するが，総合的な評価はPOCコーディネーターや臨床検査技師が行うべきである。重要なことは，管理幅の設定を明確にすることと，管理幅から外れたときの対処法を明確にしておくべきである。

外部精度評価（EQA）は，測定値の互換性のチェックとなる。全血を測定試料とするPOCT対応機器・試薬では，管理血清やプール血清などは使用することはできない。そのために，近隣の施設同士で評価するシステムが必要となる。このシステムはまだ一般化されていないが，日常検査用の静脈血などの残血を利用する方法で，試料の配布が短時間で行える近隣の数施設で実施する。方法は，新鮮な残血を必要数分注し，近隣施設に配布した後，速やかに測定する。試料数は，測定濃度範囲内にわたる10濃度以上が望ましい。得られた測定値は，散布図と差のプロットを作成して比較する。

2.3.6　POCT対応機器・試薬の今後の活用

POCT対応機器・試薬は，臨床検査用試薬として保険診療のなかで病院，診療所および在宅医療に用いられている。将来的には，保険診療外として自由診療，健診機関，がん検診機関，検体測定室，自宅での健康管理，スポーツクラブおよびフィットネスクラブなどの領域で活用が想定される。

［白井秀明］

用語　内部精度管理（internal quality control；IQC），外部精度評価（external quality assurance；EQA）

参考文献

1) 日本臨床検査自動化学会 POC 推進委員会：「POCT ガイドライン 第3版」，日本臨床検査自動化学会誌，2013；38（Suppl.1）.
2) 桑　克彦：「POCTの現状と将来（総論）」，臨床化学，2015；44：95-102.
3) 白井秀明：「医療現場でのPOCTの現状と将来」，臨床化学，2015；44：103-107.

2.4 動脈血液ガス分析

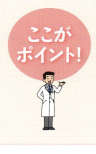

ここがポイント!
- 精確な測定値を得るためには，装置のメンテナンスが重要となる。
- 校正は，装置の初期設定の通り実施する。
- 検体の保存は原則行えないので，速やかに測定（30分以内）する。
- 酸塩基平衡異常はpH，換気能はP_{CO_2}，酸素化能はP_{O_2}を指標にする。

2.4.1 血液ガス分析

血液ガス分析は，通常血液中の溶存ガス成分である酸素，二酸化炭素とpHを測定している。測定結果から患者の呼吸状態の把握だけではなく，酸塩基平衡の状態を知ることができる。近年の血液ガス分析装置は多項目化が進み，血液ガス分析項目（pH，P_{CO_2}，P_{O_2}）に加え，電解質項目（Na，K，Cl，Ca^{2+}，Mg^{2+}），代謝項目〔グルコース（GLU），乳酸，クレアチニン〕，ヘモグロビン関連項目〔Hb（ヘモグロビン），Ht（ヘマトクリット），COHb（一酸化炭素ヘモグロビン），Met-Hb（メトヘモグロビン），S_{O_2}（酸素飽和度）〕などが測定されるようになってきた。

測定原理はpH，P_{CO_2}，電解質が電位差法，P_{O_2}と代謝項目がアンペロメトリック法，Htが導電率法，その他のHb関連項目は多波長の吸光光度法である。以下にpH，P_{CO_2}およびP_{O_2}の測定原理について説明する。

MEMO[1]

pH（水素イオン指数）
pHは水素イオンの活量a_{H^+}の常用対数で定義される。
$pH = -\log(a_{H^+})$　単位：無次元

P_{CO_2}（二酸化炭素分圧）
P_{CO_2}は気液平衡状態での液相中および気相中（液相中あるいは気相中）の二酸化炭素ガス分圧。P_aCO_2と記載されることもある。
単位：kPa（1kPa＝7.5mmHg）

P_{O_2}（酸素分圧）
P_{O_2}は気液平衡状態での液相中および気相中（液相中あるいは気相中）の酸素ガス分圧。P_aO_2と記載されることもある。
単位：kPa（1kPa＝7.5mmHg）

界面電位
濃度や種類の異なる溶液を互いに接触させた場合，その接触界面に生じる電位のこと。感応電極の電位差を測定する際の誤差となるため，最小化しておく必要がある。

塩橋
検体側の感応電極と比較参照電極の電位差を測定する際に，その間の界面電位を最小にする目的で用いる溶液を塩橋溶液という。正負の電荷をほぼ等しく輸送することのできる飽和KCl水溶液が多く使用されている。

検量
計測数値を定量値に変換するための手続き。

校正
標準物質あるいは基準となる測定法による測定値を用いてかたよりを補正すること。

ドリフト
前回作成された検量線と今回作成された検量線を比較することにより得られた安定度の尺度。血液ガス測定装置では頻繁に1点検量を行い，得られた計測値（ステータス）の変化をドリフトとみなして管理する場合が多い。

用語 メトヘモグロビン（methemoglobin；Met-Hb），界面電位（liquid junction potential），塩橋（salt bridge），検量（calibration），校正（correction），ドリフト（drift）

1. pH 測定の測定原理（電位差法）[2]

pH指示電極には，水素電極，ガラス電極，キンヒドロン電極，アンチモン電極，イオン感応性電界効果型トランジスタがある。pHの測定精度として±0.010レベルが求められる血液ガス分析装置では，血液の干渉が少なく洗浄が容易で，高精度の測定が可能なpHガラス電極が用いられている。

pHの測定は，水素イオン選択性のガラス感応膜をもつpHガラス電極と常に一定の電位を維持している比較電極の電位差として計測される（図2.4.1）。pHガラス電極は，サンプルと内部緩衝溶液との水素イオン交換状態の差が内部電極に電位として発生する。薄いガラス膜を隔てて2種の溶液を接触させると，両液のpHの差に応じた電位差がガラス感応膜に発生する。両液のpHが同じ場合は，ガラス感応膜の両面における水素イオン活量は同じであり，電位差は生じないが，2つの溶液のpHが異なると電位差が発生する。その電位差は以下のネルンストの式によって示される。

$$E_{sample} = E_0 + 2.3RT/nF \times \log a_{H^+}$$

E_{sample}：サンプルの電位（mV）
E_0：比較電極を含むpH電極系の固有電位
R：気体定数（8.3143J/K/mol）
T：絶対温度（37℃では310K）
n：電荷数（H^+の場合は1）
F：ファラデー定数（9.6487×10^4C/mol）
a_{H^+}：H^+の活量

$pH = -\log[a_{H^+}]$であるから，37℃でのサンプルの電位は以下のように表せる。

$$E_{sample} = E_0 - 61.5 \times pH$$

つまり，37℃でのpH電極の理論上の感度は-61.5 mV/pHに相当する。

2. Pco_2 測定の測定原理（電位差法）[2]

Pco_2は，Pco_2電極（CO_2透過膜付きのpHガラス電極とAg/AgClの比較電極）で測定される。電極内部にあるpH電極は$NaHCO_3$を含む電解液に浸され，先端部のpHガラス感応膜はCO_2の透過性がよいシリコン膜で覆われている（図2.4.2）。シリコン膜とガラス感応膜の間にはナイロン製のネットがあり電解液に浸されている。

検体内に溶け込んでいるCO_2はシリコン膜を透過し，pH電極先端部の電解液の層の中に平衡状態に達するまで拡散する。先端部の電解液にCO_2が溶け込むと，以下の式のようにCO_2の量，つまりPco_2の大きさに応じてH^+が生じ，この電解液のpHが変化する。

$$CO_2 + H_2O \rightarrow H_2CO_3 \rightarrow H^+ + HCO_3^-$$

このようにCO_2を直接測定するわけではなく，pHに変換してPco_2測定をしていることになる。なお，HCO_3^-（重炭酸イオン）はpH値とPco_2値から，Henderson-Hasselbalch（ヘンダーソン・ハッセルバッハ）式より

$$pH = 6.1 + \log\{[HCO_3^-]/(0.03 \times Pco_2)\}$$

により演算して求める。

3. Po_2 測定の測定原理（アンペロメトリック法）[2]

Po_2測定は，酸素電極（Clark型電極）により測定される。酸素電極は，白金陰極とAg/AgCl陽極を一対にして，前者に一定の電圧（-0.6V程度のポーラロ電圧）を印加することにより起こる白金陰極でのO_2の還元反応を利用したものである。構造はガラス棒の先端部に白金線（陰極）が，対極にAg/AgCl陽極があり，先端部は検体（血液）の汚染を防ぐため，O_2透過性のポリプロピレン膜などで覆われている（図2.4.3）。

サンプルと電極先端部の電解液との酸素分圧の違いにより，膜を透過して酸素の拡散が起こる。

以下の式のように，陰極では電解液から水素イオンが消費されてO_2は水まで還元される。

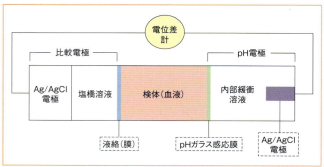

図2.4.1　pH測定電極の模式図

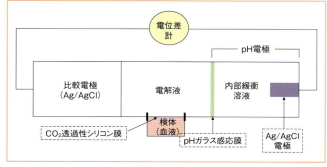

図2.4.2　Pco_2電極の模式図

陰極：$O_2 + 4H^+ + 4e^- \longrightarrow 2H_2O$

陽極：$4Ag + 4Cl^- \longrightarrow 4AgCl + 4e^-$

陽極では銀が溶出してAgClとなる。1個のO_2分子に対して4個の電子（e^-）が消費されることになる。O_2分子の量，つまりPo_2の大きさに応じて電子の消費が大きくなっていく。O_2が存在しなければ還元は行われないので電子は消費されず電流は流れない。

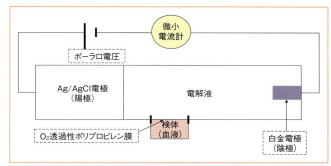

図2.4.3　Po_2電極の模式図

2.4.2　検量

　検量とは，得られた測定値または分析応答と検量物質に含まれる濃度または量の間の関数関係を定義することである。電極は常に感度や特異性が変動する可能性があるため，定期的な検量を実施しなければならない。現在の分析装置は自動検量となっているので一定のサイクルで1点および2点検量が実施される。表2.4.1に血液ガス分析装置の検量について重要なポイントをまとめた。

　電位差法の検量は，2点の検量液または検量ガスを測定したときに生じる比較電極と選択電極の間の電位差から検量線を作成する。1点検量は2点検量で得られた検量線の傾き（スロープ）を用いて，そのときの1点のみの計測値（ステータス）のドリフトの分だけ補正する。ドリフトの許容範囲は，装置の初期設定で定められているので，この値を使用することを勧める。

　アンペロメトリック法の検量は，陰極と陽極の間に流れる電流から検量線を作成する。2点の検量液または検量ガスのうち，一方が0濃度で他方が既知濃度に調製されている場合が多い。

表2.4.1　血液ガス分析装置の検量

測定原理	測定項目	検量物質	校正ポイントと間隔
選択電極と比較電極の間に生じる電位差を測定する電位差法	pH Pco_2 Na, K, Cl, Ca^{2+}	検量溶液 検量ガス 検量溶液	2点検量：数時間ごと 1点検量：測定ごとあるいは，30分ごとなど
反応電極とカウンター電極の間に流れる電流を測定するアンペロメトリック法	Po_2 グルコース 乳酸 クレアチニン	検量ガス 検量溶液 検量溶液 検量溶液	

2.4.3　分析装置の取扱い上の注意

　血液ガス分析測定は，検体として全血を用いるので電極に汚れが付きやすいため定期的な洗浄が必要となる。pH電極は，構造上感応部が直接サンプル（全血）と接するため，pHガラス感応膜が汚れて応答が遅くなり，感度が低下して再現性が悪くなる。Pco_2電極は，シリコン膜に血液中の蛋白質や脂質が付着して汚れ，応答が遅くなり再現性が悪くなる。Po_2電極は，長期間使用すると白金陰極の周りに陽極で生じた大量のAgClが付着して高電流が流れPo_2測定値が高くなり，ドリフトの原因となることがある。したがって，電極は蛋白除去剤（界面活性剤，次亜塩素酸ナトリウムなど）で，定期的な洗浄が必要となる。

2.4.4　動脈血液ガス分析測定の注意事項

　血液ガス分析は，臨床検査項目の中でも最も測定前の取扱いで誤差を受ける項目である。試料の採取から測定までの注意点を以下に示す。

● **1. サンプリング**[3]

　血液ガス分析の試料はおもに動脈血が用いられるが，近年は測定項目が多様化したことにより，静脈血や体液なども測定される。動脈血は採血部位による測定値の差はほとんどないと考えられるが，消毒，採血のしやすさや採血後の処理などを考慮して橈骨動脈からの採血が一般的である。また，動脈採血は静脈採血とは異なり，採血時の被験者の状態に注意する必要がある。被検者が緊張のあまり過換気や息をこらえたりすると，正しい検査結果が得られな

い場合がある。

(1) 血液ガス測定用採血キットによる採血

キットには動脈血の採取用につくられたプラスチックシリンジと採血針，シール用キャップ，ラベルなどが入っている。シリンジ内には試料の凝固を防ぐための乾燥ヘパリンが入っており，採血時にはあらかじめ内筒を必要量にセットする。

(2) 注射用シリンジによる採血

注射用シリンジ（2mLぐらい）を用いる場合は，注射針，シール用のゴム片と少量のヘパリンを用意する。ヘパリンはあらかじめ外筒内を湿らせた後，余分なヘパリンを捨て準備をする。ガラスシリンジを用いる場合は，内筒と外筒のすり合わせのよいもので，プラスチックシリンジと同様に準備する。

(3) 採血手順

採血針が動脈内に入ると動脈圧によりシリンジ内に動脈血が入ってくる。血液ガス測定用採血キットを用いる場合は，内筒のフィルターを通じて空気が抜けるので内筒をセットしたところまで血液が入ってくるのを待つ。フィルターに血液が接すると通気性がなくなるので採血を終了する。注射用シリンジを用いる場合は，動脈圧で内筒を押し上げるので必要量になったら採血を終了する。

採血後はシリンジ内にある空気（気泡）を静かに抜き取った後に，シール用キャップかゴム片で密閉する。その後シリンジ内のヘパリンが均等になるように両掌でシリンジを挟み上下左右に転回しながら30～50回撹拌する[4]。

● 2. 測　定

試料が届いたときにシリンジ内に気泡がある場合は速やかに取り除く。測定前にシリンジ内の試料が均一になるように両掌でシリンジを挟み15秒以上，上下左右に転回しながら撹拌する[4]。装置内に試料を注入する前には，血液の凝固がないことを確認するために1，2滴の血液をガーゼなどに捨ててから注入する。なお，凝固がある場合は，シリンジ内から血液が出ないか凝集塊が確認できる。注入方式は装置により異なるが，新しい装置はほとんどが吸入式である。圧入式の場合は急激に試料を押し込むと気泡が混入しやすく測定結果に誤差を生じる。

● 3. 検体の保存

血液ガス分析の測定は，採血後速やかに測定するのが原則である。どの教科書や解説書を見ても，検体採取から測定に時間がかかる場合は氷水に保存すれば1時間くらいは保存できると記載してある。これはガラスシリンジを使用した場合は有効であるが，現在一般的に使用されている血液ガス測定用採血キットはプラスチックシリンジのため，管壁に酸素透過性があり保存には適さない。

採血後シリンジ内では血球代謝（おもに白血球）が継続しているため，時間の経過とともにpHは低下し，P_{CO_2}は上昇する。P_{O_2}が100mmHg以下の場合と100mmHg以上の場合で変化が異なる。図2.4.4に示したようにP_{O_2}が100mmHg以下での室温保存と氷水保存には変化が見られないが，100mmHg以上では室温保存で低下し，氷水保存で上昇する。この理由の1つはプラスチックシリンジの酸素透過性によるもので，もう1つはHbの輸送能力が関係している。前者は，酸素が大気中の酸素分圧と平衡になるよう管壁を透過して移動するためと，検体の温度が下がると気体の溶解度が上がり溶け込む気体の量が増すためである。後者は，酸素の輸送には溶解酸素とHb結合酸素があり，Hbは溶解酸素の約60倍の輸送能力をもつ。そのため，P_{O_2}が100mmHg以下（酸素飽和度98%以下）ではHbの酸素結合能に余裕があるため，増減した酸素のほとんどはHbと結合や乖離するだけで測定値には反映されない。一方，100mmHg以上ではHbの酸素結合能が飽和状態に達するため，Hbと結合できず，すべて溶解酸素となりP_{O_2}に反映される。

以上のことから，血液ガス検体の長時間の保存は不適切なため，検体採取後速やか（30分以内が望ましい）に測定する必要がある。

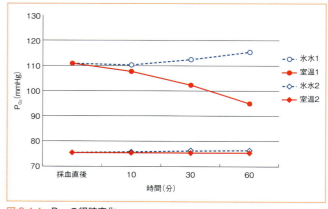

図2.4.4　P_{O_2}の経時変化

2.4.5 動脈血液ガス分析の結果の解釈

動脈血液ガス分析によって体内の酸塩基平衡と呼吸不全の評価ができる。アシデミアとアルカレミア，この2つの言葉は血液の状態を指す言葉で，アシデミア（酸血症）は血液のpHが基準値（7.40±0.05）よりも下がっている，つまり酸性側に傾いた状態をいい，アルカレミア（アルカリ血症）は基準値より高くなりアルカリ側に傾いている状態をいう。医療の現場でよく使われるアシドーシスは血液が基準値より酸性側に傾く原因となった病態や変化のことで，アルカローシスは血液が基準値よりアルカリ側に傾く原因となった病態や変化のことである。

1. 血液ガス分析の基準範囲とパニック値（表2.4.2）

酸塩基平衡の評価はpHを指標とする。酸塩基平衡は，肺と腎の機能バランスでほぼ一定（pH7.40）に保たれているため，酸塩基平衡異常を認めた場合には肺か腎のどちらに原因があるか見極める必要がある。換気能の評価はP_{CO_2}を指標とする。P_{CO_2}が基準範囲以下の場合は過換気状態を示し，基準範囲以上では低換気状態を示す。酸素化能はP_{O_2}を指標とする。基準範囲は90±10mmHgであるが，成人を過ぎると加齢に伴い低下傾向を示す。60mmHg以下では酸素投与の対象となる。

表2.4.2 動脈血液ガスの基準範囲とパニック値

項目	基準範囲	パニック値
pH	7.35～7.45	<7.2, 7.6<
P_{CO_2} (mmHg)	35～45	<20, 50<（急性） <20, 70<（慢性）
P_{O_2} (mmHg)	80～100	<50（急性） <40（慢性）
HCO_3^- (mmol/L)	22～26	<15, 40<
BE (mmol/L)	−2.0～+2.0	

（日本臨床検査自動化学会：「緊急検査実践マニュアル―検体検査編」，日本臨床検査自動化学会誌，2007；32（Suppl.1）：102を改変）

BE（base excess）は，$P_{CO_2}=40$としたときのpHを測定して計算したHCO_3^-濃度から計算した値で，BEがプラスなら代謝性アルカローシス，マイナスなら代謝性アシドーシスが疑われるが，HCO_3^-濃度から計算した値に過ぎないので病態によって解釈が異なる。

2. 酸塩基平衡異常とおもな病態（表2.4.3）

肺（P_{CO_2}）に機能障害を認めた酸塩基平衡異常を呼吸性，腎（HCO_3^-）に機能障害を認めた酸塩基平衡異常を代謝性という。それぞれの機能障害にアシドーシスとアルカローシスが存在するので，呼吸性アシドーシス，呼吸性アルカローシス，代謝性アシドーシス，代謝性アルカローシスに分類され，それぞれに特有の疾患や病態がある。

表2.4.3 酸塩基平衡異常とおもな病態

	pH	P_{CO_2}	HCO_3^-	おもな病態
呼吸性アシドーシス	↓↓	↑↑	N～↑	呼吸抑制薬の過剰投与，脳幹障害，神経筋疾患，ギランバレー症候群，上気道閉塞，睡眠時無呼吸症候群，慢性閉塞性肺疾患など
呼吸性アルカローシス	↑↑	↓↓	N～↓	発熱，肺塞栓症，肺水腫，脳虚血，突発性過換気症候群，肝性昏睡，肝不全，間質性肺炎，肺線維症など
代謝性アシドーシス	↓↓	N～↓	↓↓	糖尿病性アシドーシス，飢餓性アシドーシス，乳酸性アシドーシス，腎不全，下痢，尿毒症性アシドーシス，メチルアルコール中毒，サリチル酸中毒など
代謝性アルカローシス	↑↑	N～↑	↑↑	胃液の喪失，塩基の投与，ステロイドホルモン投与，利尿薬投与，クッシング症候群など

↓↓：基準範囲以下，↑↑：基準範囲以上，N：基準範囲，N～↓：基準範囲から減少傾向，N～↑：基準範囲から増加傾向
（福田篤久：「血液ガス分析と結果の解釈の注意点を教えてください」，臨床検査，2012；56：1217を改変）

［白井秀明］

用語 アシデミア（酸血症）（acidemia），アルカレミア（アルカリ血症）（alkalemia），塩基過剰（base excess；BE）

参考文献

1) 日本臨床化学会標準品情報専門委員会：「標準に関する用語（Ver.2.4）（1996-02-15）」，臨床化学，1996；25：126-134.
2) 池田寿夫：「血液ガス（pH，pCO₂，pO₂）の測定原理」，検査と技術，2007；35：1339-1342.
3) 日本臨床検査自動化学会：「緊急検査実践マニュアル―検体検査編」，日本臨床検査自動化学会誌，2007；32（Suppl.1）：27-32.
4) 福田篤久：「血液ガス分析と結果の解釈の注意点を教えてください」，臨床検査，2012；56：1216-1217.

2.5 電気泳動

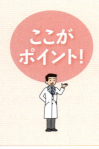

ここがポイント！

- 電気泳動法は，原理や支持体の種類により，多種類の蛋白質混合成分から目的とする蛋白質成分を取り出すことができる。
- 蛋白分画測定法は，従来はセルロースアセテート膜電気泳動法が主流であったが，近年はキャピラリー電気泳動法が普及し始めている。
- アイソザイムの泳動像は，由来臓器の推定と病態解析に有用である。
- リポ蛋白分析は，アガロースゲルやポリアクリルアミドゲル電気泳動法を併用することで，より詳細な解析が可能となる。

2.5.1 電気泳動の基礎

血清中には100種類以上のさまざまな蛋白成分が存在し，体内の至るところに分布している。おもに，膠質浸透圧の維持や各種物質の運搬を担うアルブミン，生体防御機構を担うγ-グロブリン〔90％が免疫グロブリン（Ig）G〕，リポ蛋白，補体などで構成されている[1]。血清総蛋白量はそのような多種類の蛋白質成分の合成と分解を反映し，とくに血中濃度の高いアルブミンとIgGの変化に大きく左右される。

1. 原　理

多種類の蛋白質混合成分から個々の成分を取り出す方法として，電気泳動法が用いられている。電気泳動とは，溶液中にて電荷をもつ粒子に電場を与えると，粒子がそれらの電荷とは反対の極に向かって移動する現象である。支持体（分離する場）であるアガロースゲルやポリアクリルアミドゲルは，網目状立体構造により泳動粒子と衝突することによって抵抗力が生まれ，分子篩効果により小さい物質は速く，大きな物質は遅く移動することにより個々の成分が分離される。

2. 種類と選択

電気泳動法の種類を表2.5.1に示す。用いることができる試料，支持体，形態・方法から，分離目的物質の性質に応じた方法を選択して検出を行う[2]。

表 2.5.1　電気泳動法の種類

試料	支持体	形態・方法
蛋白質 糖蛋白 リポ蛋白 ペプチド ヌクレオチド 核酸 （DNA/RNA）	ろ紙 セルロースアセテート （セ・ア）膜 アガロースゲル ポリアクリルアミドゲル デンプンゲル	ディスクゲル電気泳動 スラブゲル電気泳動 サブマリン電気泳動 等電点電気泳動 等速電気泳動 アフィニティー電気泳動 二次元電気泳動 パルスフィールド電気泳動 キャピラリー電気泳動

表 2.5.2　一般的な電気泳動操作の流れ

1) 試料，試薬，装置の準備 　試料，泳動用緩衝液，支持体（ゲル），泳動槽を準備する。 2) 試料塗布 　支持体を泳動槽に設置（湿潤）し，試料を塗布する。 3) 泳動 　適切な時間出力する。 4) 固定・染色・脱色 　支持体を固定液に浸してから，試料成分の染色を行い，余分な染色液を洗い落とす。 5) 検出 　デンシトメーターにて染色パターンを定量的に読み取る。 6) 解析 　検出したデータを解析する（デンシトメトリー）。

3. 操　作

一般的な電気泳動操作について，おおまかな流れを表2.5.2に示す。詳細は，使用する装置の説明書やマニュアルなどに沿って行う。

用語　デオキシリボ核酸（deoxyribonucleic acid；DNA），リボ核酸（ribonucleic acid；RNA）

2.5.2 蛋白分画

セルロースアセテート（セ・ア）膜電気泳動法では5分画（アルブミン，α1-グロブリン，α2-グロブリン，β-グロブリン，γ-グロブリン）に，キャピラリー電気泳動法では6分画（アルブミン，α1-グロブリン，α2-グロブリン，β1-グロブリン，β2-グロブリン，γ-グロブリン）に分類される。

● 1. セルロースアセテート膜電気泳動法

(1) 原理[3,4]

血清蛋白は両性電解質のため，pH8.6，イオン強度0.05のバルビタール（ベロナール）緩衝液中では，すべての蛋白分子が負に荷電する。セ・ア膜は負に荷電しており，膜状では緩衝液中の正に荷電した溶媒分子と正負2層の電気2重層を生じる。これに電圧をかけると，正荷電の溶媒分子は陰極方向に移動する。これは電気浸透現象とよばれ，蛋白分子はこの流れとは逆の陽極側に移動する（図2.5.1）。そのため，セ・ア膜電気泳動法では，血清蛋白は陽極側より，アルブミン（ALB），α1-，α2-，β-，γ-グロブリンの順に5分画に分離する（図2.5.2）。

(2) 検体などに由来する変動要因

1) 溶血：溶血により血清中に放出されたヘモグロビンとハプトグロビンの複合体は，α2〜β-グロブリン分画に泳動されるため，分離が不明瞭となる。また，ハプトグロビンとの結合能を超えた過剰遊離ヘモグロビンはβ-グロブリン分画に泳動されるため，この分画は高くなる[4]。
2) フィブリノゲン：血清の代わりに血漿で蛋白分画を行うと，フィブリノゲンがβ-グロブリン分画（fast-γ領域）に泳動され，M蛋白と誤認されることがある[4]。
3) 補体：電気浸透現象の少ない膜は分離性能が高いため，新鮮血清を泳動した際には，カルシウムイオンの存在により補体C3cがβ主分画から分離して二峰性βとして見られることがある。そういった場合には翌日に再泳動を行うと，M蛋白様バンドは消失する[5]。
4) α-フェトプロテイン：α-フェトプロテインが著増している検体では，アルブミン分画とα1分画の間にM蛋白様バンドを認めることがある[6]。

(3) 支持体

支持体としてのセ・ア膜は，1989年に電気浸透現象のないセパラックス-SP膜が発売され長年使用されたが，製造装置の老朽化に伴い製造中止となり，2007年にセレカ-VSPが発売され，現在では多くの施設で使用されている[7]。その他のセ・ア膜には，タイタンⅢ-ZZなどがある。

(4) 全自動電気泳動装置

おもに，①支持体の供給と湿潤，②血清塗布，③電気泳動，④染色・脱色・乾燥，⑤測光・データ記録の5つの工程からなる（図2.5.3）。

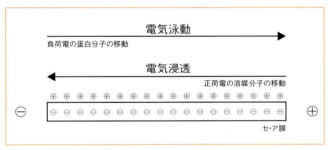

図2.5.1　電気泳動と電気浸透現象

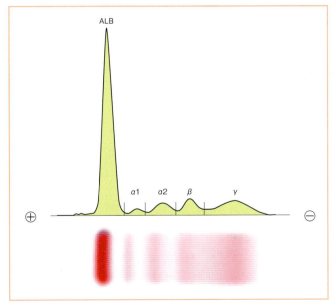

図2.5.2　セ・ア膜電気泳動法を用いた健常人血清蛋白の泳動像と分画

用語　M蛋白（monoclonal immunoglobulin），アルブミン（albumin；ALB）

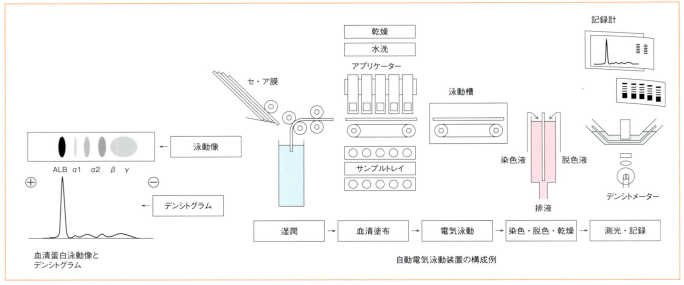

図 2.5.3　全自動電気泳動装置の工程

（株式会社常光「全自動電気泳動装置」資料より転載）

> **検査室ノート　両性電解質**
>
> 　両性電解質とは，酸性溶液中では塩基性として，塩基性溶液中では酸性として作用する性質をもち，水素イオン（H^+）を与えたり受け取ったりできる電解質のことである。
> 　蛋白質はアミノ酸のペプチド結合より構成され，アミノ酸は分子内に酸性の「カルボキシル基（-COOH）」と塩基性の「アミノ基（$-NH_2$）」をもつ。溶液中では，カルボキシル基からアミノ基へH^+の移動が起こり，カルボキシル基は陰イオン「$-COO^-$」，アミノ基は陽イオン「$-NH_3^+$」となり，正負の電荷がつり合った状態となる。
> 　酸性溶液下では，過剰なH^+がカルボキシル基側の「$-COO^-$」と結合し「-COOH」となるが，アミノ基側は「$-NH_3^+$」の状態であるため，全体として正電荷を帯びる。一方，塩基性溶液下では，過剰な「OH^-」によりアミノ基側の「$-NH_3^+$」よりH^+が奪われ「$-NH_2$」となるが，カルボキシル基側は「$-COO^-$」の状態のままであるため，全体として負の電荷を帯びる。

> **検査室ノート　等電点**
>
> 　溶液（緩衝液）において，含まれる蛋白分子の正（+）と負（-）の荷電量が等しくなるpHを等電点（pI）といい，蛋白質の種類ごとにそれぞれ特有である。等電点では電荷がゼロとなり電場の力を受けなくなるため，蛋白質はそこにとどまってバンドを形成する。アルブミンは等電点が低く（pI=4.7），負の荷電量が大きいので移動度も速く陽極側に分離される。γ-グロブリンは等電点が高く（pI=7.3），負の荷電量が小さいので移動度も遅く陰極側に分離される。

検査室ノート　異常Igの検査法

1) 免疫電気泳動法：アガロース電気泳動法とゲル内沈降反応（オクタロニー法）を組み合わせた定性分析法であり，市販の抗ヒト血清を使用した場合，正常血清では20種類以上の弧状の沈降線（M-bow）が観察される。一般的には，異常蛋白の定性，M蛋白の同定や型判定，尿ではBence Jones蛋白の型判定に用いられる（図2.5.4）。

2) 免疫固定電気泳動法：電気泳動により分画し，特異抗血清をしみ込ませたセ・ア膜またはろ紙を重ねて抗原抗体反応により固定化させ同定を行う。M蛋白の重鎖クラス（IgG，IgA，IgM）および軽鎖クラス（κ型，λ型）の同定が可能であり，微量のM蛋白や複数のM蛋白が存在する場合の同定に有用である（図2.5.5）。国際骨髄腫ワーキンググループでは，M蛋白の同定には免疫固定電気泳動法が標準法とされている[8]。

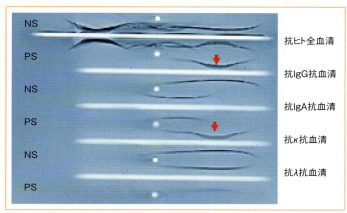

図2.5.4　IgG-κ型M蛋白症例の免疫電気泳動パターン
NS：正常血清　PS：患者血清　矢印：M-bow

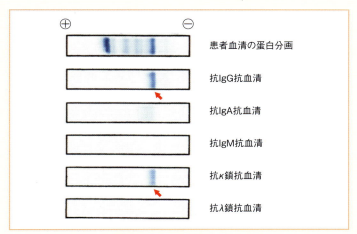

図2.5.5　IgG-κ型M蛋白症例の免疫固定電気泳動パターン

2. キャピラリー電気泳動法

従来はセ・ア膜電気泳動法が主流であったが，近年では第二世代として，支持体や染色などが不要なキャピラリー電気泳動法が登場し普及し始めている。セ・ア膜電気泳動法に比べ，①検出感度が高い，②塗布点がない（塗布点とM蛋白の見間違いがない），③セ・ア膜やアガロースゲルでは検出できない（または固定や染色過程で消失する）蛋白質を検出できる，④作業効率がよい（短時間で分離できる），⑤M蛋白解析における現場の判断基準の統一化が可能[9]，などの利点がある。

(1) 原理[9, 10]

ここでは，全自動分析装置（Capillarys 2）について紹介する。本装置は自由ゾーン電気泳動法を原理とし，シリカキャピラリーに7,800Vの高電圧をかけると，陽極から陰極に強い電気浸透流が生じる。また，血清蛋白成分には緩衝液により負の荷電が生じ，電気浸透流により陰極側に移動する過程で6つの蛋白分画に分離し，200nmの波長で直接検出される（図2.5.6）。本装置は，1時間あたり80検体の処理能力をもち，最初の分析所要時間は12分（連続測定の場合，次検体は6分後ごと）と短時間で測定可能であり，測定，分析，報告，時系列解析および精度管理に至るまでのソフトウェアが整備されている。

(2) 波形（パターン）について

本法はセ・ア膜電気泳動法より分離能が高いため，β分画はβ1（おもにトランスフェリン）とβ2（おもにC3）に分離される（図2.5.7）。また，脂質成分である超低比重リポ蛋白（VLDL），中性脂肪（TG），高比重リポ蛋白（HDL），低比重リポ蛋白（LDL）はすべてアルブミン（Alb）分画に含まれる。

(3) 検体などに由来する変動要因

1) 溶血：α2〜β1-グロブリン分画にM蛋白様ピークを認める[9]。

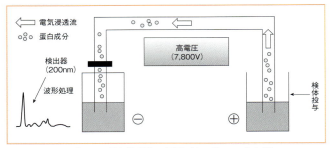

図2.5.6 キャピラリー電気泳動法の原理（Capillarys 2の例）
（フィンガルリンク株式会社資料より一部改変して転載）

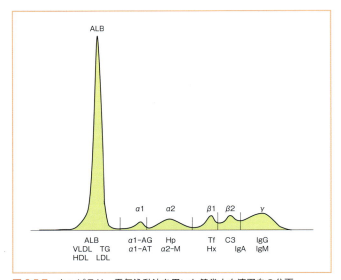

図2.5.7 キャピラリー電気泳動法を用いた健常人血清蛋白の分画
α1-AG：α1-酸性糖蛋白，α1-AT：α-アンチトリプシン，Hp：ハプトグロビン，α2-M：α2-マクログロブリン，Tf：トランスフェリン，Hx：ヘモペキシン

2) フィブリノゲン：β2-グロブリン分画にM蛋白様ピークを認める[9]。
3) IgA：β〜γ分画に移動するため，肝硬変症例では逆流による粘膜由来の分泌型IgAの増加によりβ-γ bridgingを形成する[10]。
4) C反応性蛋白（CRP）：高度炎症ではγ分画にM蛋白様ピークを認める[10]。
5) 造影剤：β1〜γ分画に濃度依存性を示すM蛋白様ピークを認める[9]。

検査室ノート　キャピラリー電気泳動法による異常Igの同定

重鎖クラス（IgG, IgA, IgM）および軽鎖クラス（κ型，λ型）の同定が可能であり，それぞれの抗血清と血清を反応させ，未処理血清とのピーク減少による差を目安に判定することができる。

用語　補体（complement；C），超低比重リポ蛋白（very low density lipoprotein；VLDL），中性脂肪（triglyceride；TG），高比重リポ蛋白（high density lipoprotein；HDL），酸性糖蛋白（acid glycoprotein；AG），アンチトリプシン（antitrypsin；AT），ハプトグロビン（haptoglobin；Hp），マクログロブリン（macroglobulin；M），トランスフェリン（transferin；Tf），ヘモペキシン（hemopexin；Hx）

2.5.3 アイソザイム

アイソザイムはイソ酵素ともよばれ，MarkertとMøllerにより提唱された[11]概念であり，「同一個体内に存在する酵素で，同一反応を触媒するが，蛋白質としては異なる分子」と定義されている。これは，酵素としての触媒作用は同一で，分子構造と物理化学的性状が異なる一連の酵素群のことである。測定には電気泳動法と免疫学的手法（免疫阻害法，免疫沈殿法）が日常的に用いられ，そのほかイオン交換クロマトグラフィ法やラジオイムノアッセイ（RIA）法なども用いられる。

乳酸脱水素酵素（LD），アルカリホスファターゼ（ALP），アスパラギン酸アミノトランスフェラーゼ（AST），アミラーゼ（AMY），クレアチンキナーゼ（CK）のアイソザイム分離には電気泳動法が日常的に用いられ，泳動像は由来臓器の推定と病態解析に有用である。セ・ア膜，アガロースゲルおよびポリアクリルアミドゲルなどを支持体としてアイソザイムを分離し，酵素反応によりバンドを発色させて検出する。なお，分離像の命名は，陽極側から1，2，3…とする。

1. LDアイソザイム

LDは，M（muscle；骨格筋，またはA）型とH（heart；心筋，またはB）型の異なる2つのサブユニットからなる4量体であり，それらの結合様式が異なる5種類のアイソザイムが存在する。等電点が異なると移動度も異なるため，セ・ア膜やアガロースゲルを支持体とした電気泳動法において，これらは陽極側からLD_1（H_4），LD_2（H_3M_1），LD_3（H_2M_2），LD_4（H_1M_3），LD_5（M_4）に分離され，それぞれα1-，α2-，β-，γ-グロブリン（LD_4，LD_5）領域に泳動される。

赤血球中には血清中の約200倍のLDが含まれるため，溶血検体ではLD_1〜LD_3分画が増加する。また，LD_4，LD_5は冷蔵では不安定であるため，冷凍保存を推奨する。

2. ALPアイソザイム

ALPは通常，高分子肝型（ALP_1），肝型（ALP_2），骨型（ALP_3），胎盤型（ALP_4），小腸型（ALP_5），Ig結合型（ALP_6）に分離され，健常人では肝型と骨型が血清ALPの主成分となる[12]。分離法は，セ・ア膜，アガロースゲル，ポリアクリルアミドゲルなどを支持体とする電気泳動法が主流である。

血液型BまたはOの分泌型では，それ以外の血液型と比べALP_5が増加し，また食後（とくに脂肪食）ではALP総活性が上昇するため，原則的には早朝空腹時採血が望ましい[12]。

①セ・ア膜またはアガロースゲル電気泳動法による分析

ALP_2とALP_3の等電点は近似しているため，分離を明瞭にする目的でノイラミニダーゼで処理した血清と未処理の血清を同時に電気泳動し解析を行う（図2.5.8）。また，ALP_5の一部である高分子小腸型ALPはALP_3と重なり見かけ上高値となるため，ノイラミニダーゼ処理と同時にプロテアーゼ処理により分離できるアガロースゲル電気泳動法が市販されている[13]。

②ポリアクリルアミドゲル電気泳動法による分析

ALP_3が易熱性である性質を利用し，56℃で10分間加熱処理した血清と未処理の血清を同時に電気泳動し，両者を比較してバンドの消失（または残存）の有無などにより解析を行う。ALP_6や腫瘍産生ALPの同定には，分離能に優

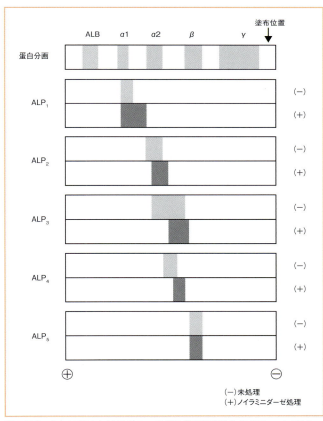

図2.5.8 セ・ア膜またはアガロースゲル電気泳動法における，ノイラミニダーゼ処理による移動度パターンの変化

用語 ラジオイムノアッセイ（radioimmuno assay；RIA），乳酸脱水素酵素（lactate dehydrogenase；LD），アルカリホスファターゼ（alkaline phosphatase；ALP），アスパラギン酸アミノトランスフェラーゼ（aspartate aminotransferase；AST），アミラーゼ（amylase；AMY），クレアチンキナーゼ（creatine kinase；CK）

れるこの方法を用いる[12]。

3. AST アイソザイム

ASTには，細胞質上清分画に存在するs-ASTとミトコンドリア分画に存在するm-ASTの2種のアイソザイムがあり，同一のサブユニットからなる2量体酵素である。分離法には，電気泳動法，カラム法，抗s-AST抗体を用いる免疫法，s-ASTのみを分解するプロテアーゼ法などがある。日常検査では，免疫法とプロテアーゼ法が主流である。

電気泳動法では一般的にセ・ア膜を支持体として分離し，s-ASTは$α2$-，m-ASTはslow-$γ$-グロブリン領域に泳動される。Igとs-ASTとの複合体であるマクロASTは，slow-$β$-グロブリン領域に泳動されるため，アイソザイム以外の確認方法としては有用である。しかし，反応条件が日本臨床化学会（JSCC）法と異なること，低値の定量性に難があることより，日常検査法としては普及していない[14]。

4. AMY アイソザイム

AMYは，P（膵型）-AMYとS（唾液腺型）-AMYの2種からなり，染色体1番に隣接する独立した遺伝子$Amy1$と$Amy2$によって発現が制御される。P-AMYは膵臓に特異的であるが，S-AMYは唾液腺以外に肺，卵巣，子宮，白血球などにも発現している。さらに，最近では肝アミラーゼの存在も報告されている[15, 16]。分離法には，電気泳動法，インヒビター法，抗S-AMYモノクローナル抗体を用いた免疫阻害法などがある。

電気泳動法ではセ・ア膜やアガロースゲルを支持体として分離し，S-AMYは陽極側のpre-$γ$領域に，P-AMYは陰極側のfast-$γ$領域に泳動される。また，S-AMYとP-AMYそれぞれに脱アミノ基反応による変性バンド（サブバンド）が陽極側に生じる。分離像の命名は通常，陽極側から1，2，3…とするが，AMYの場合は陽極側にサブバンドが形成されるため，陰極側のメインバンドから順番を付ける（図2.5.9）。Igとの複合体であるマクロAMYは，ブロード状（スメア像）のバンドを示すため，特異的な電気泳動

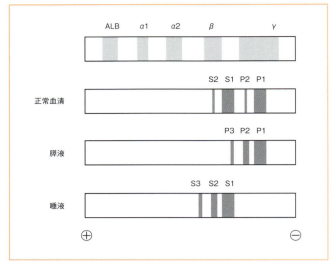

図2.5.9　AMYアイソザイムの電気泳動パターン

パターンとして確認できる。

5. CK アイソザイム

CKは，M（muscle）型とB（brain）型の2個のサブユニットからなる2量体で，細胞質上清分画に存在し，電気泳動により陽極側よりCK-BB（CK_1），CK-MB（CK_2），CK-MM（CK_3）の3種類のアイソザイムに分離される。CK-BBはおもに脳，CK-MBは心筋，CK-MMは骨格筋に存在する。また，ミトコンドリア内膜にはミトコンドリアCKが存在するが，健常人血清からは通常検出されない。

CKアイソザイム分析の目的は，急性心筋梗塞の早期診断におけるCK-MB分画の出現と増加の検出である。そのため，日常検査では，免疫阻害法を利用した測定法が用いられている。一方，電気泳動法は異常CKの解析に利用され，セ・ア膜やアガロースゲルを支持体として分離する。

アガロースゲル電気泳動法では，泳動時間を通常より長くすることにより，サブバンド（アイソフォーム）がCK-MMは3つ，CK-MBは2つに分離される。また，MM_3/MM_1比の値は，CK-MB以上に心筋梗塞の早期診断に有用性があることが報告され，臨床応用されている[16, 17]。

用語　s-AST（serum AST），m-AST（mitochondrial AST），P-AMY（pancreatic type AMY），S-AMY（salivary type AMY）

> ### 検査室ノート　酵素アノマリー
>
> アイソザイム検査で正常パターンとは異なる異常パターンを示すものを，酵素アノマリー（異常分画像）という。日常の臨床検査で頻度が高い原因はIgとの結合（酵素結合性Ig）であり，そのほか遺伝的変異，サブユニット欠損，腫瘍産生などがある[12]。
> 　検出には，免疫電気向流法，免疫固定法および免疫混合法が用いられている。最も簡便で検出感度も高いのは免疫混合法であり，抗血清により解離する酵素-免疫グロブリン複合体の検出も可能である[18]。

2.5.4　リポ蛋白

　リポ蛋白とは，血清脂質の主要成分であるコレステロール，TGおよびリン脂質がアポリポ蛋白と結合してリポ蛋白粒子を形成し血中を循環する，脂質と蛋白質の複合体である。脂質含量が多くなるほど比重は軽く粒子径は大きくなり，逆に蛋白含量が多くなるほど比重は重く粒子径は小さくなる。そのため，比重の差によって分離する超遠心法により，カイロミクロン（CM），超低比重リポ蛋白（VLDL），低比重リポ蛋白（LDL），高比重リポ蛋白（HDL）に分離する（図2.5.10）。また，VLDLとLDLの間の中間比重リポ蛋白（IDL）や，HDLの亜分画（HDL_2，HDL_3）にも分けられる[19]。

　リポ蛋白は，超遠心法，粒子サイズと荷電状態により分離する電気泳動法，高速液体クロマトグラフィー（HPLC）法などを利用して分離・分析する。電気泳動法では，アガロースゲルやポリアクリルアミドゲルが支持体として日常検査で使用されており，それぞれの泳動法を併用することにより詳細な解析が可能となる。

　リポ蛋白分析は食事の影響を受けるため，早朝空腹時に採血を行い2時間以内に血清分離を行う。

● 1. アガロースゲル電気泳動法

　陰性荷電の多寡により移動距離の差が生じ，リポ蛋白の陰性荷電が大きいほど原点から遠くに泳動されることを利用するため，陽極側からα，preβ，βおよびoriginに分離され，それぞれHDL，VLDL，LDL，CMに相当する（図2.5.10）。VLDLとLDLは，粒子サイズの順番とは逆に泳動されるため注意する。また，LDLからVLDLに連続性のbroadβの検出が可能なため，Ⅲ型高脂血症の判定に有用である。全自動電気泳動分析装置として，ヘレナ研究所のコレトリコンボでは，1時間半ほどの所要時間で分析が可能である。

● 2. ポリアクリルアミドゲル電気泳動法

　分子篩効果により，粒子サイズの小さいリポ蛋白ほどoriginから遠くに泳動されることを利用するため，陽極側からHDL，LDL，VLDL，CMの順に分離される（図2.5.10）。HDL，LDL，VLDLは，シャープなバンドとして検出される。また，LDLとVLDLの中間バンドとして，IDL・カイロミクロンレムナント・リポ蛋白（a）が多く含まれるmid-band，small dense LDL，HDLの亜分画などを鋭敏に検出することが可能である[20, 21]。

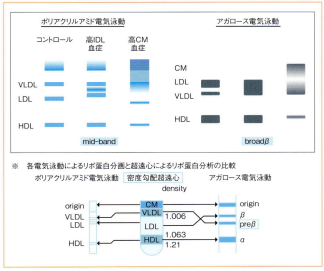

図2.5.10　リポ蛋白電気泳動法
（日本臨床検査医学会HP：臨床検査のガイドラインJSLM2015より転載）

用語　アノマリー（anomaly），カイロミクロン（chylomicron；CM），中間比重リポ蛋白（intermediate density lipoprotein；IDL）高速液体クロマトグラフィー（high performance liquid chromatography；HPLC）

検査室ノート　HPLC法によるリポ蛋白分画測定[22, 23]

　2013（平成25）年7月より，HPLC法を用いたリポ蛋白分画測定が保険収載された。ここでは，自動リポ蛋白分析計（HLC®-729LPⅡ）について紹介する。この機器は，陰イオン交換クロマトグラフィーを利用し，リポ蛋白表面の電荷の違いにより分離するものである。血清注入後，リポ蛋白はゲル表面の正荷電をもつ交換基に結合する。この結合力は，リポ蛋白表面の負荷電および疎水性が大きいほど強く，逆に小さいほど弱い。そこで，過塩素酸濃度の異なる3種類の溶離液によりイオン強度（塩濃度）を上げると，ゲルとの結合力が弱い順（HDL→LDL→IDL→VLDL→other）に溶出する（図2.5.11）。other分画はカラムを洗浄した分画で，濃度の低いカイロミクロン，カイロミクロンレムナント，リポ蛋白（a）が含まれている。

　カラムから溶出したリポ蛋白は酵素法によって発色させ，可視検出器で検出する。分析時間は，検体注入から8.1分後に検出が終了し，連続測定では5.2分ごとに結果が得られる。

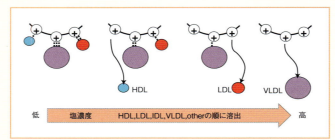

図 2.5.11　陰イオン交換カラムによるリポ蛋白分画の測定原理
塩濃度が高くなるにつれ，溶離液中の陰イオンとの競合によりリポ蛋白とゲルの結合が弱くなる。そのため，低塩濃度より，ゲルとの結合力（破線部分）の弱いリポ蛋白が溶出する。
（東ソー株式会社資料より転載）

［森　大輔］

参考文献

1) 高木 康, 他:「3. 血清生化学検査—蛋白」, Modern Physician, 2004;24:640-643.
2) 三村邦裕, 他(編):「検査機器総論」, 最新臨床検査学講座 第1版, 33-40, 医歯薬出版, 2015.
3) 浦山 修, 他(編):「臨床化学検査学」, 臨床検査学講座 第3版, 104-105, 医歯薬出版, 2015.
4) 金井正光, 他(監):臨床検査法提要 改訂第34版, 454-455, 金原出版, 2015.
5) 橋本寿美子, 他:「セルロース・アセテート膜電気泳動法による血清蛋白分画におけるβ分画2峰性原因物質についての検討」, 生物物理化学, 1994;38:7-12.
6) 藤田清貴:臨床検査で遭遇する異常蛋白質 基礎から発見・解析法まで 第1版, 17-18, 医歯薬出版株式会社, 2010.
7) 岡田英孝, 他:「セパラックス-SP(富士フイルム製)からセレカ-VSP(東洋濾紙製)への移行」, 生物物理化学, 2007;51:101-103.
8) Smith A, et al.: "Guidelines on the diagnosis and management of multiple myeloma 2005", B J Haematology 2006;132:410-451.
9) 正司浩規, 他:「全自動キャピラリー電気泳動装置「Capillarys 2」の性能評価」, 日本臨床検査自動化学会会誌, 2014;39:378-385.
10) 伊藤喜久:「キャピラリー電気泳動法による血清蛋白分画とその応用」, Medical Technology, 2011;39:278-284.
11) Markert CL, Møller F: "Multiple forms of enzymes: tissue, ontogenetic, and species specific patterns", Proc Natl Acad Sci USA, 1959;45:753-763.
12) 金井正光, 他(監):臨床検査法提要 改訂第34版, 556-561, 金原出版, 2015.
13) 井上 望, 他:「高分子小腸型ALPを認める契機となった1症例」, 医学検査, 2005;54:1343-1346.
14) 米田孝司:「最新 酵素・アイソザイム検査—測定法とその臨床的意義—」, 臨床病理レビュー, 2001;特集第116号:75-76.
15) 金井正光, 他(監):臨床検査法提要 改訂第34版, 562-567, 金原出版, 2015.
16) 浦山 修, 他(編):「臨床化学検査学」, 臨床検査学講座 第3版, 246-257, 医歯薬出版, 2015.
17) 高木 康:「最新 酵素・アイソザイム検査—測定法とその臨床的意義—」, 臨床病理レビュー, 2001;特集第116号:52-61.
18) 藤田清貴:「最新 酵素・アイソザイム検査—測定法とその臨床的意義—」, 臨床病理レビュー, 2001;特集第116号:7-15.
19) 金井正光, 他(監):臨床検査法提要 改訂第34版, 501-518, 金原出版, 2015.
20) 浦山 修, 他(編):「臨床化学検査学」, 臨床検査学講座 第3版, 193-199, 2015.
21) 板倉広重:「広範囲 血液・尿化学検査 免疫学的検査—その数値をどう読むか—」, 日本臨床, 2010;7:41-45.
22) 真仁田大輔, 他:「自動リポ蛋白分析計HLC®-729LPIIの開発」, 東ソー研究・技術報告, 2014;58:17-23.
23) 昆 美香, 他:「HPLC法を用いたリポ蛋白分析法」, 日本臨床検査自動化学会会誌, 2009;34:135-144.

2.6 質量分析

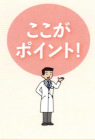

ここがポイント！
- 質量分析は，イオン化させた分子を電磁気学的な手法により，m/z に応じて分離・検出する方法である．
- HPLC と質量分析計をつなぐインターフェースとして，エレクトロスプレーイオン化や大気圧化学イオン化などの大気圧イオン化法が利用される．
- HPLC などの検出器として質量分析計を用いることで，高感度かつ非常に高い選択性をもった分析が可能となる．

2.6.1 質量分析とは

質量分析（MS）とは，試料中の分子を適切な方法でイオン化させ，生じたイオンを電磁気学的な手法により，質量電荷比（m/z）に応じて分離・検出する方法である．質量分析計は高感度であるとともに，分子の構造情報を得ることもできる分析装置である．

臨床検査分野において用いられるおもな分析法は，マトリックス支援レーザー脱離イオン化飛行時間型質量分析（MALDI-TOF-MS），ガスクロマトグラフィー質量分析（GC/MS），液体クロマトグラフィー質量分析（LC/MS）および液体クロマトグラフィータンデム質量分析（LC/MS/MS）である．また，新生児マススクリーニングではタンデム質量分析（MS/MS）が用いられる．それぞれの分析法の応用例を表 2.6.1 に示す．

表 2.6.1 臨床検査分野における質量分析（MS）の利用例

方法	目的
MALDI-TOF-MS	細菌・真菌同定 抗菌薬感受性検査 イメージング質量分析 遺伝子多型・変異解析 DNA メチル化解析
GC/MS	先天代謝異常症の診断
LC/MS	アミノ酸分析
MS/MS	新生児マススクリーニング
LC/MS/MS	先天代謝異常症の診断 血中薬物濃度測定 ステロイドホルモン分析 脂質分析 ビタミン分析 ペプチド・蛋白質分析

1. 質量分析の基礎知識

①質量

質量の単位は SI 単位系では kg が使用されるが，原子や分子では，統一原子量単位（u）が用いられ，1u は「静止した基底状態の 1 つの ^{12}C の質量の 1/12」と定義されている．^{12}C の質量を 12.000000u とすると，各原子は ^1H = 1.007825u，^{14}N = 14.003074u，^{16}O = 15.994915u のように精密な値をもつ．自然界には同じ原子であっても同位体が存在するため，各同位体の質量にその存在比を重率として乗じて求めた加重平均値の統一原子質量単位に対する比を原子量（相対原子質量）とよぶ．分子量は，分子を構成する原子の原子量の和で表される．原子量と分子量はともに相対値であるため，単位をもたない．

② m/z

m/z（エム・オーバー・ジーと読み，小文字・斜体で表記）はイオンの質量を統一原子量単位で除し，さらにイオンのもつ電荷数で除して得られる値である．無次元数であるため，単位をもたない．

③質量分解能

一般的に，分解能（R）はピークの半値幅（FWHM）を用いて比較される．FWHM が小さいほど近接した m/z の

用語 質量分析（mass spectrometry；MS），質量電荷比（mass-to-charge ratio；m/z），マトリックス支援レーザー脱離イオン化飛行時間型質量分析（matrix-assisted laser desorption / ionization time-of-flight mass spectrometry；MALDI-TOF-MS），ガスクロマトグラフィー質量分析（gas chromatography / mass spectrometry；GC/MS），液体クロマトグラフィー質量分析（liquid chromatography / mass spectrometry；LC/MS），液体クロマトグラフィータンデム質量分析（liquid chromatography / tandem mass spectrometry；LC/MS/MS），タンデム質量分析（tandem mass spectrometry；MS/MS），統一原子量単位（unified atomic mass unit；u），分解能（resolution；R），半値幅（full width at half-height maximum；FWHM）

イオンが分離されるため，精密な分析が可能となる。Rはピークのm/z値をFWHMで除した値で表される。たとえば，m/z 500のピークのFWHMが0.20（499.90〜500.10）であれば，Rは2,500となる。

2.6.2 質量分析計の構成

質量分析計は主として，1) イオン源，2) 質量分析部，3) 検出器，の3つから構成される（図2.6.1）。質量分析計への試料導入には種々の方法がある。また，大気中に存在する窒素分子や酸素分子などはイオンの運動を妨害するため，質量分析計の内部は高真空状態でなければならない。したがって，高真空装置も必要である。

(1) 試料導入法

質量分析計へ試料を導入する際には，直接導入に加え質量分析（MS）前の分離精製手段として，ガスクロマトグラフィー（GC）や高速液体クロマトグラフィー（HPLC），キャピラリー電気泳動（CE）などがしばしば組み合わせて用いられ，それぞれGC/MS，LC/MS，CE/MSなどとよばれる。

(2) イオン化法とその原理

イオン化は質量分析の最初のステップであり，イオン化しない物質は測定できないため，安定した分析には試料に合った適切なイオン化法の選択が重要である。イオン化法には，電子イオン化（EI），化学イオン化（CI），高速原子衝撃（FAB），エレクトロスプレーイオン化（ESI），大気圧化学イオン化（APCI），マトリックス支援レーザー脱離イオン化（MALDI）などの方法がある。EI，CI，FAB，MALDIは高真空下でのイオン化法であるが，ESIやAPCIは大気圧イオン化法の一種であり，LC/MS，LC/MS/MSのインターフェースとして汎用される。

MALDI，ESIおよびAPCIの原理について以下に詳述する（図2.6.2）。

①MALDIの原理

マトリックスと試料の混合結晶に対し窒素レーザー（波長337nm）のパルスをあてると，マトリックスはレーザーを吸収して励起し，余剰エネルギーは熱エネルギーに変換・放出される。その結果，マトリックスと試料は気化され，マトリックスと試料との間でプロトンの授受が起こり，試料がイオン化される。本法は非常にソフトなイオン化法であるため，高質量領域まで測定が可能であり，蛋白質や核酸，糖類のような生体高分子の測定に適している。

②ESIの原理

ESIでは，試料溶液は先端に+1〜5kV程度の高電圧が印加（電圧をかけること）されたキャピラリーに送液される。キャピラリーの強い電場のために，先端の液体表面には正イオンが集まる。これらは質量分析部側に引き付けられ，

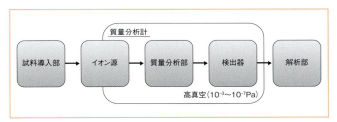

図2.6.1 質量分析計の構成

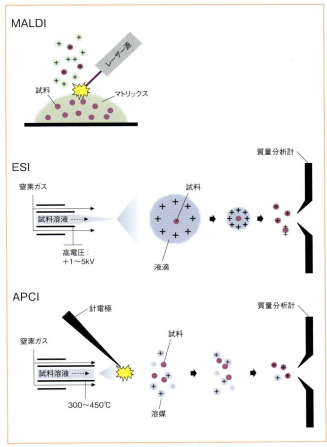

図2.6.2 各種イオン化法の原理

用語 ガスクロマトグラフィー（gas chromatography；GC），高速液体クロマトグラフィー（high performance liquid chromatography；HPLC），キャピラリー電気泳動（capillary electrophoresis；CE），電子イオン化（electro ionization；EI），化学イオン化（chemical ionization；CI），高速原子衝撃（fast atom bombardment；FAB），エレクトロスプレーイオン化（electrospray ionization；ESI），大気圧化学イオン化（atmospheric pressure chemical ionization；APCI），マトリックス支援レーザー脱離イオン化（matrix-assisted laser desorption / ionization；MALDI）

液体が円錐状になる（テイラーコーンの形成）。そして、過剰の正電荷で帯電した微細な液滴が噴霧される。これに窒素ガスを吹き付けたり加熱したりすることで溶媒を蒸発させる。体積の減少により液滴内の電荷密度が増大し、電荷同士の反発力（クーロン斥力）が表面張力を超えた時点（レイリーリミット）で、液滴が爆発的に細分化する（クーロン崩壊）。その結果、プロトンやナトリウムイオンが試料分子に付加される。このような蒸発と細分化を繰り返すことで、液相から気相の試料イオンが放出される（イオン蒸発）。

本法も非常にソフトなイオン化法であるため、高質量領域まで測定が可能であり、高極性、難揮発性、熱不安定化合物のイオン化に適している（図2.6.3）。また、プロトン付加分子やナトリウムイオン付加分子に加え、化合物によっては多価イオンが生じるという特徴がある。たとえば、分子量5,000の化合物の10価のイオンは、マススペクトル上ではm/zが501として測定される。したがって、分子量の大きな分子であっても、多価イオンを観測することにより質量分析計の測定範囲内での分析が可能となる。

③APCIの原理

APCIでは、試料溶液は加熱されたキャピラリー（300〜450℃）に送液されることで気化が進み、同じ方向に流れる窒素ガスにより噴霧される。噴霧口の近くに設置された針電極に数kVの電圧を印加してコロナ放電（針電極周囲に局部的に高い電界が生じることにより起こる持続的な放電）を起こすことにより、試料分子の周囲に存在する溶媒分子などがイオン化される。これらの反応イオンと試料分子との間でプロトンの授受が起こり、試料分子がイオン化される。本法では、試料はイオン化の直前に加熱されるため、熱に不安定な分子は分解されてしまう恐れがあるので注意する。また、ESIとは異なり、おもに1価のイオンが生成される。低分子量で低〜中極性の化合物に適したイオン化法である（図2.6.3）。

(3)質量分析部とその原理

質量分析部には、飛行時間型（TOF）、四重極（Q）、イオントラップ（IT）、フーリエ変換イオンサイクロトロン共鳴（FT-ICR）、磁場セクター型などがある。

TOFはMALDIと組み合わせて用いられることが多い。Qは定量性に優れ、操作やメンテナンスが簡便であり、比較的低い真空度でもイオンの分離が可能なため、LCとの連結に適している。2つ以上の質量分析部を組み合わせたタンデム質量分析（MS/MS）計として使われることもあり、とくに、Qを3つ連結した三連四重極（QqQ）はLC/MS/MSにおいて広く使われている。TOFとQの原理（図2.6.4）、およびQqQによるMS/MSについて以下に記載する。

①TOFの原理

TOFでは、イオン源で生成されたイオンは電極間の加速電圧（V_1）により加速され、電場・磁場の存在しないフライトチューブ内を一定速度で飛行して検出器に到達する。一定の飛行距離（L）ではm/zが小さいイオンは速く、大きいイオンは遅く検出器に到達するため、飛行時間（T）を測定することにより質量が求められる。原理上は、飛行時間を長くすれば測定できる質量範囲に上限はない。

②Qの原理

Qの中には4本の円筒形の金属棒（Qロッド）が、中心軸から等距離・平行に配置されている。イオン源で生成されたイオンは電圧により検出器に向かって加速され、Qの領域に進入する。Qには、互いに対向する電極に同じ極性の電圧が、また隣接する電極に正負逆の電圧がかけられている。それぞれの電極に直流電圧（U）と高周波交流電圧（$V_2\cos\omega t$）とを重ね合わせてかけると、ある一定の範囲

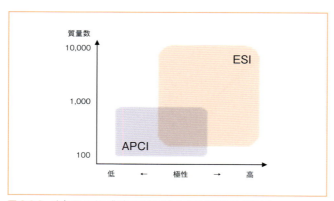

図2.6.3 大気圧イオン化法の分析対象となる質量域と極性域

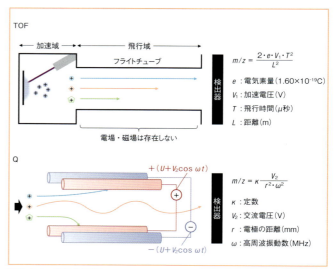

図2.6.4 質量分析部の原理

用語 飛行時間型（time-of-flight；TOF）、四重極（quadrupole；Q）、イオントラップ（ion trap；IT）、フーリエ変換イオンサイクロトロン共鳴（Fourier transform ion cyclotron resonance；FT-ICR）

のm/zをもつイオンだけが安定に振動して通過することができる。それ以外のイオンは不安定に振動し，Qロッドに衝突したり系外に飛び出したりするため検出されない。特定のイオンだけを通過させるため，マスフィルターともよばれる。分析可能な質量範囲は数千u程度である。

③MS/MS

QqQは前述のように，Qを3つ連結したものであり，イオン源に近い方からQ1，Q2，Q3とよばれる。Q2は質量分析を行うためではなく，衝突室として用いられる。Q2では，アルゴンなどの不活性ガスと衝突させてイオンを分解する衝突誘起解離（CID）を行うことができる。よって，Q1で選択したイオンをQ2で分解し，生じたイオン（プロダクトイオン）をQ3で分析することが可能である。

2.6.3　分析方法（図2.6.5）

Q質量分析計を用いた分析には，ある一定のm/zの範囲を測定するフルスキャンと，測定するm/zを固定した選択イオンモニタリング（SIM）がある。また，QqQによるMS/MSでは，分子の構造解析や選択反応モニタリング（SRM）による選択性の高い定量分析が可能である。

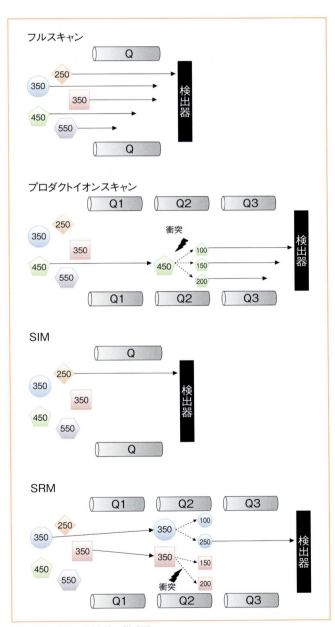

図2.6.5　各種分析方法の模式図

● 1. 定性分析

(1) フルスキャン

一定のm/zの範囲のイオンをすべて測定する方法であり，試料中の目的分子の分子量の情報を得ることができる。分子量情報が得られるイオンを分量関連イオンとよび，プロトン付加分子$[M+H]^+$や脱プロトン分子$[M-H]^-$，ナトリウムイオン付加分子$[M+Na]^+$などがある。

(2) プロダクトイオンスキャン

特定のm/zのイオン（プリカーサーイオン）をCIDにより解離させ，生成されたプロダクトイオンを測定する方法である。まず，Q1ではm/zを固定し，プリカーサーイオンをQ2に通す。Q2でのCIDにより生成されたプロダクトイオンをQ3でフルスキャンすることにより，Q1で選択したプリカーサーイオンの構造情報を得ることができる。

● 2. 定量分析

(1) 選択イオンモニタリング

測定するm/zを固定し，特定のイオンを連続的に検出する方法である。m/zを固定することにより目的のイオンをすべて検出器に到達させることができ，定量に適した分析法である。また，目的以外のイオンは測定しないため，シグナルノイズ比が良好な分析ができる。

用語　衝突誘起解離（collision-induced dissociation；CID），選択イオンモニタリング（selected ion monitoring；SIM），選択反応モニタリング（selected reaction monitoring；SRM）

(2) 選択反応モニタリング

プリカーサーイオンをCIDにより解離させ，生成されたプロダクトイオンの中からさらに特定の m/z のイオンに焦点を絞って連続的に検出する方法である。目的のイオンはQ1とQ3の2つのマスフィルターを用いて検出されるため，極めて選択性の高い定量分析を行うことが可能となる。プリカーサーイオンとプロダクトイオンの m/z の組合せをトランジションとよぶ。この分析により，たとえば，同じ m/z をもつプリカーサーイオンが複数あったとしても，フラグメントイオンの m/z が異なればそれらを弁別して測定することができる。

2.6.4 マススペクトル

マススペクトルとは，横軸に m/z を，縦軸に各イオンの存在量を表示したものである。横軸は m/z であるため，電荷数1で質量600のイオンは m/z 600（600/1）の位置にピークが現れる。同じイオンでも電荷数2のものは m/z 300（600/2）に，電荷数3のものは m/z 200（600/3）にピークが現れる。

ある分子 M_1（分子量618.85）と M_2（分子量630.86）をフルスキャンして得られた実際のマススペクトルを図2.6.6に示す。イオン化にはESIを用いてLC/MSを行った。プロトン付加分子（$[M_1+H]^+$，$[M_2+H]^+$）のピークのほか，ナトリウムイオン付加分子（$[M_1+Na]^+$，$[M_2+Na]^+$）のピークも観測される。これらは分子内の結合が切れておらず分子量情報を得ることができるため，分子量関連イオンとよばれる。GC/MSなどで利用されるEIによるイオン化では，電子が放出あるいは付加された分子イオン（M^+ または M^-）が分子イオンピークとして観測されることがある。ESIは非常にソフトなイオン化法であるが，分子に弱い結合が存在する場合にはイオン化のプロセスの間に分解されるものがある（インソース分解）。図2.6.6の例では，水分子を失ったプロトン付加分子（$[M_1+H-H_2O]^+$，$[M_2+H-H_2O]^+$）が観測されている。このように，分子の分解によって生じたイオンをフラグメントイオンといい，低 m/z 側にフラグメントイオンピークとして観測される。また，各イオンには，天然に存在する同位体（たとえば ^{12}C と ^{13}C）の組成が異なるピーク（同位体ピーク）も観測される。マススペクトルの中で，最大の強度をもつイオンのピークは基準ピークとよばれる（図2.6.6では $[M_2+H]^+$）。一般的に，マススペクトルは基準ピークの強度が相対存在量100%になるように規格化されて表示される。

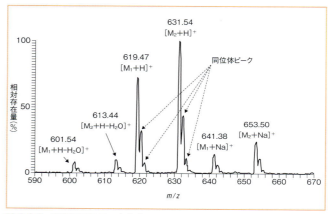

図2.6.6 実際のマススペクトル

2.6.5 臨床化学領域における質量分析の実際

臨床化学領域においては，LC/MSやLC/MS/MSが広く用いられており，とくに，アミノ酸分析においてはLC/MSが利用され，検出器として質量分析計を用いることで，従来のHPLC法に比べ，より迅速・高感度に多数のアミノ酸の一斉分析を行うことが可能となっている。ここでは，LC/MS/MSによる物質定量の流れを解説する。

LC/MS/MSは，（1）試料前処理，（2）HPLCによる分離精製，（3）QqQを用いたSRMによる目的分子の検出，の3つのステップに大別される。HPLCによる物理的性質に基づいた分離と，MS/MSによる質量および分子構造の差異に基づいた分離とを組み合わせた，高感度かつ非常に選択性の高い分析方法である。

1. 試料前処理

臨床化学検査ではおもに，血清や血漿，尿が試料として用いられる。生体試料中に存在する分子は高濃度で含まれているものや非常にイオン化しやすいものなどさまざまであり，これらはHPLCの汚染や，質量分析における目的分子のイオン化阻害（イオン化抑制）の原因となり得る。したがって，安定した分析のために前処理は重要である。

前処理にはアセトニトリルなどの有機溶媒による蛋白質沈殿や，液液抽出，固相抽出などが多く用いられ，それぞれ単独もしくは複数を組み合わせて行われる。最適な前処理法の選択に際しては，目的分子の存在量や化学的性質な

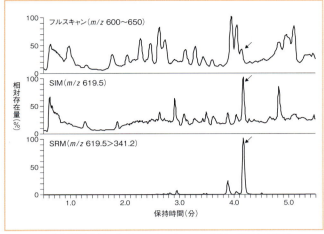

図 2.6.7　生体試料分析におけるフルスキャン，SIM，SRMの比較

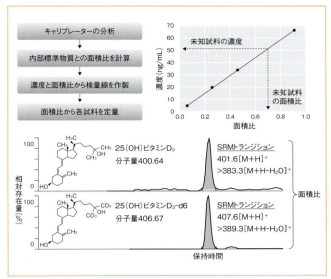

図 2.6.8　LC/MS/MSによる定量分析の流れ

どにもとづいて検討する必要がある。さらに近年では，抗体によるイムノアフィニティー抽出も行われており，低分子化合物などで抗体の特異性が低く交差反応性を示す場合であっても，LC/MS/MSの高い選択性により精確な測定が可能である。

2. HPLCによる分離精製

HPLCは，前処理後の試料からの目的成分の分離および濃縮を行うために使用される。一般的に，LC/MS/MSではC18カラムを使用した逆相クロマトグラフィーが行われ，溶媒には水/アセトニトリルまたは水/メタノールの組合せが標準的である。溶媒のpH調整およびイオン化の際のプロトン供与体として，ギ酸やトリフルオロ酢酸などを0.1％程度の割合で加える。一方，リン酸緩衝液などの溶媒は，気化すると不揮発性の塩を形成してイオン源や質量分析部を汚染し，感度低下を招くため用いられない。

3. QqQを用いたSRMによる目的分子の検出

生体試料中には類似の構造や質量をもつ分子が多数存在する。したがって，目的分子を精確に定量するためにはQqQによるSRMが行われる。血清中の分子M_1（分子量618.85）について，フルスキャン（m/z 600〜650を走査），SIM（m/z 619.5を測定），SRM（m/z 619.5 > 341.2のトランジションで測定）で分析した結果を図2.6.7に示す。生体試料中にはm/z 600〜650のものが多数含まれるため，目的イオンのピーク（矢印）は夾雑ピークの中に埋もれてしまう。SIMを行うことでシグナルノイズ比が良好になるが，夾雑ピークはまだ残存している。SRMを行うとシグナルノイズ比がさらに良好になり，目的イオンを特異的に測定することができる。

4. 定量方法

LC/MS/MSは分析工程が複数にわたるため，それぞれのばらつきを是正する目的で一般的には，安定同位体希釈法が行われ，安定同位体（^{2}Hや^{13}C）で標識したものが内部標準物質として用いられる。安定同位体標識化合物は目的分子と化学的性質が同じであり，試料前処理やHPLCでは目的分子と同じ挙動を示すが，質量が異なるためMS/MSでは容易に測り分けることが可能である。実際に定量を行う場合は，まず，キャリブレーターや試料に同じ濃度で内部標準物質を加える。次に，それぞれをLC/MS/MSで測定し，目的分子と内部標準物質のクロマトグラムから面積比を計算する。面積比とキャリブレーターの濃度から検量線を作製し，各試料の定量を行う（図2.6.8）。

［石毛崇之］

参考文献

1) 丹羽利光，野村文夫（編）：医用質量分析ガイドブック，診断と治療社，2013.
2) 志田保夫，他：これならわかるマススペクトロメトリー，化学同人，2001.

2.7 その他の分析

ここがポイント!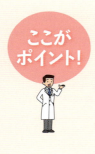

- ヘモグロビンA1cの測定法には，HPLC法，免疫比濁法，酵素法がある。
- HPLC法は，逆相分配陽イオン交換クロマトグラフィー法にて行う。
- ドライケミストリーはその特徴を活かし，臨床検査室やそのほかの領域で使用されている。
- 試薬が乾燥状態で用意されていて，試料中の水分を溶媒として反応が進行する。
- 構造・原理の違いによって多層フィルム方式と多層式試験紙方式の2つに大別される。
- 24時間測定可能，微量化，準備作業が不要，給排水が不要などの特徴がある。
- 試薬単価が高い，マトリックス効果の影響，外部精度管理調査での評価などの課題がある。
- 特徴と課題を理解して正しく用いないとその性能は発揮されない。

2.7.1 ヘモグロビンA1c（HbA1c）

● 1. はじめに

ヘモグロビン（Hb）は，グロビンの構造の違いによりHbA（$\alpha_2\beta_2$），HbA2（$\alpha_2\delta_2$），HbF（$\alpha_2\gamma_2$）に分類され，そのほかにHbAにグルコースが付加されたHbA1が存在する。HbA1はさらに，HbA1a，HbA1b，HbA1cに分類される。総Hbの約5％を占めるHbA1cは，HbAのβ鎖N末端のバリンが糖化したものであり，糖尿病では特異的に増加する[1]。

HbA1cの生成は，赤血球の寿命である約120日の間に，血糖濃度に依存してゆっくりと連続的に起こる非酵素反応である。また，古い赤血球ほど比重が高く，遠心分離により下層に沈殿するため，血球下層ほどHbA1c濃度が高くなる。よって，機器や試薬のメーカーが推奨する遠心分離条件などに従って検査を行う必要がある[2]。さらに，溶血した試料では低値傾向となる場合があり，注意を要する。

HbA1cの日常検査測定法には，高速液体クロマトグラフィー（HPLC）法，免疫比濁法（ラテックス凝集法，免疫阻害比濁法），酵素法がある。HPLC法は市販の専用分析装置が必要であるが，免疫比濁法や酵素法は汎用自動生化学分析装置で実施できる。

● 2. HPLC法

HPLC法は，固体または液体の固定相（充填剤）を詰めたカラムを用い，液体または気化の移動相（溶離液）に試料を加えて，加圧してカラム中を一定速度で流れさせる間に固定相に対する親和性の差異により各成分を分離し，精製・同定・定量を行う方法である。

HbA1cでは，疎水性相互作用による逆相分配クロマトグラフィーと陽イオン交換クロマトグラフィーを併用した分離機能（逆相分配陽イオン交換クロマトグラフィー法）を用い，カラムには球形多孔体の硬質ゲルが充填されている。HbA1c測定の基本構成は，①送液部，②試料導入部，③分離部，④検出部，⑤記録計・データ処理である[3]（図2.7.1）。現在市販されている分析装置は短い処理時間（1～2分）で測定可能であり，試料の前処理が不要である。

①送液部

移動相となる溶離液をカラムに送り込む。カラムには一定の流量で送液する必要があるため，ポンプは数十～数百kg/cm^{2}の吐出力を有し，装置の心臓部ともいえる部分である。また，気泡の混入による送液不良を避けるため，減圧脱気装置が取り付けられている。

②試料導入部（インジェクタ）

試料を溶離液と一緒にカラムに導入する。全血をキャップピアッシングにて分取し，オートサンプラー（オートインジェクタ）方式にて行う。バルブの切り換えにより，圧力がかかった溶離液と試料をカラムに導入することができる。

③分離部

試料をカラムに導入する前に，プレフィルターにて不純物などを取り除く。カラム内では，充填剤との静電相互作

用語 ヘモグロビンA1c（hemoglobon；HbA1c），高速液体クロマトグラフィー（high-performance liquid chromatography；HPLC）法

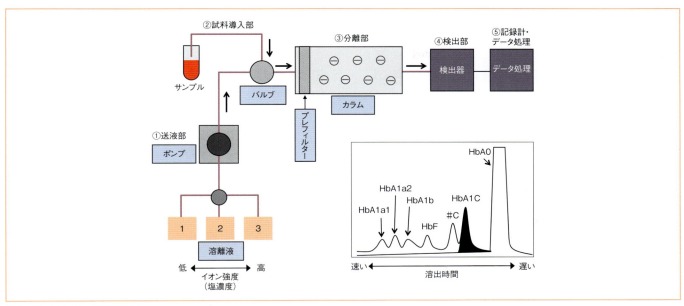

図 2.7.1　HPLC 法の基本構成
（アークレイ株式会社資料より改変して転載）

用によりHbが分画される。この作用は，イオン強度（塩濃度）の低い溶離液内では相対的に正電荷を帯びた分子が吸着するが，溶離液のイオン強度が上がると正電荷を帯びた分子は離脱するというものである。これによりHbは，HbA1a，HbA1b，HbF，#C，HbA1c，HbA0の順に溶出する（それぞれの組成を表2.7.1に示す）。すなわち，負電荷を帯びたHbA1a，HbA1bは早期に溶出する。

④検出部

溶出した各成分を，2波長（415nm/500nm）にて測定する。

⑤記録計・データ処理

検出器にて測定された各成分の情報をデータ処理し，クロマトグラムを作成する（図2.7.2）。HbA1c値（%）は，HbA1c area/総Hb areaにて求められる。クロマトグラムは，異常値が出た際の検討に役立つ情報となる。

● 3. 免疫比濁法

(1) ラテックス凝集法

試料を溶血させ，未感作ラテックスと試料中のHbをラテックス粒子表面に吸着させ固相化させる。これは，検体中に存在する総Hb中に占めるHbA1cの比率に依存して未感作ラテックスに固相化させることになる。次に，HbA1cに特異的なモノクローナル抗体と反応させ，ラテックス-HbA1c-抗HbA1cマウスモノクローナル抗体の複合体を形成させる。そして，この複合体を抗マウスIgGヤギ抗体によって凝集させ，その濁度の吸光度変化量よりHbA1c値（%）を算出する。

表 2.7.1　HPLC 法における Hb の分画名および組成

分画名	組成
HbA1a1	HbAのβ鎖にグルコース以外のリン酸化物が結合したもの
HbA1a2	HbAのβ鎖にグルコース-6-リン酸が結合したもの
HbA1b	HbAのβ鎖にグルコース以外が結合したもの
HbF	胎児性Hb。2本のα鎖とγ鎖より構成される（$\alpha_2\gamma_2$）
#C	不安定型HbA1c（HbAのβ鎖N末端にグルコースが結合したもので，反応が可逆的なもの）
HbA1c	安定型HbA1c（HbAのβ鎖N末端にグルコースが結合したもので，反応が不可逆的なもの）
HbA$_0$	その他のHb。成人では約90%を占める

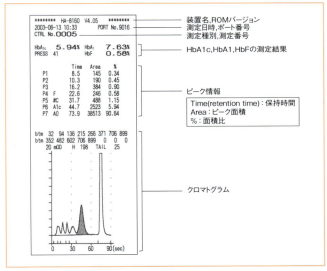

図 2.7.2　HA-8160 による結果報告書の例
（アークレイ株式会社資料より一部改変して転載）

(2) 免疫阻害比濁法

試料を溶血させ，試薬中の抗HbA1c抗体と結合させる。さらに，未反応の抗HbA1c抗体は，試薬中のポリハプテンと免疫複合体を形成する。この複合体の濁度を測定し，検量線よりHbA1c濃度を求める。よって，濁度はHbA1c濃度に反比例する。そして，比色法により求めた総Hb濃度とHbA1c濃度から，HbA1c値（％）を算出する。

4. 酵素法

溶血させた試料中のHbにプロテアーゼを反応させ，HbA1cのβ鎖N末端の糖化ペプチドを切り出すと同時にHb濃度を比色法より求める。次に，切り出した糖化ペプチドにフルクトシルペプチドオキシダーゼを作用させると，生じた過酸化水素がペルオキシダーゼ（POD）存在下で発色剤を反応させる。この発色吸光度からHbA1c濃度を求め，Hb濃度からHbA1c値（％）を算出する。

検査室ノート　異常Hbの検索

　異常Hbとは，Hbを構成するα鎖，β鎖のアミノ酸配列が通常と異なるHbの総称である。わが国における発生頻度は1／2,000〜3,000人程度であるが，そのほとんどは臨床的に無症状である。HPLC法では，異常Hbが存在しているとHbA1cが正しい結果を得られないことがあるため，HPLC法と免疫比濁法の測定値が乖離する場合には，異常Hbの存在を疑う必要がある[4]。

　異常Hbの検索は，セルロースアセテート膜電気泳動法や等電点電気泳動法にて行われてきた。近年では，HPLC法を用いた分析装置（HA-8180V）では異常HbであるHbCとHbSがvariantモードにて測定できるため，正確なHbA1c値（％）を得ることが可能となった。

検査室ノート　HbFの異常高値

　サラセミア症候群や遺伝性高HbF血症などの先天性疾患，再生不良性貧血，悪性貧血，白血病および骨髄異形成症候群などでは，HbFが異常高値を示すことがある。

　日常検査法で用いられるHbA1c測定法（HPLC法，免疫比濁法および酵素法など）では，全Hb量に対するHbA1cの割合（％）にて表すため，HbF異常高値側ではその影響によりHbA1cが偽低値となる。宮本ら[5]はHbF 2.0％以上の場合は補正式によるHbF補正を奨励している。そのため，各施設の測定法においてHbF異常高値側におけるHbA1cへの影響を確認し補正することにより，真の値に近いHbA1cの割合（％）を求めることが可能である。

［森　大輔］

2.7.2　ドライケミストリー

1. はじめに

　ドライケミストリーは，開発・発表から約40年近い歳月を重ね，今日，臨床検査室では，その特徴を活かして存在感を示している。平成26年度日本臨床衛生検査技師会精度管理調査ではASTについて，ドライケミストリーによる参加施設が全体の9.2％を占め，それらの施設では日常検査の中心的な測定装置として稼動していると考えられる。また，それ以外の施設においても，バックアップ用，あるいは夜間時間外での緊急検査用，救急外来部門などで利用されている。そのほか，震災時の災害医療や離島などの臨床検査技師がいない診察室などでも利用されている。

用語　ペルオキシダーゼ（peroxidase；POD），ドライケミストリー（dry chemistry）

近年では臨床検査領域を離れ，ドライケミストリーの特徴を活かし，製薬企業の創薬・開発部門における動物実験での利用や，家畜・動物病院での動物の健康管理における臨床検査にも利用されている。

2. ドライケミストリーとは

ドライケミストリーは「特定の化学反応を起こす試薬が乾燥状態で用意されていて，液状の試料を添加すると試料中の水分を溶媒として，試薬が含まれているマトリックス中で反応が進行するもの」と説明されている[6,7]。

試薬は測定項目別に1回分が1枚ずつ用意されていて，試薬一式が試験紙やほかの担体に乾燥した状態で形成されている。

測定では液体試料を試薬の中央部分に点着させると担体自体が反応容器に，また測定セルあるいは電極になり，一定時間経過後に測光または電位測定して測定結果が求められる。反応容器は測定後に自動廃棄され，簡便に測定が可能なシステムである。しかし，ドライケミストリーの測定値には溶液法と比較してマトリックス効果*による影響が大きく，新鮮な血清での一致率は高いが，特殊な試料については乖離が見られる場合がある。

> **参考情報**
>
> * マトリックス効果[8]：試料中に存在する測定対象物質以外の物質で測定法に干渉し，何らかの影響をもたらす現象をいう。試料の内因性要素では，pH，粘性，蛋白質濃度，アイソザイムの変化，免疫グロブリン結合による分子量増加があげられ，外因性要素では，安定化剤，防腐剤などの添加物，凍結乾燥による蛋白変性，添加酵素の由来などがあげられる。

3. ドライケミストリーの歴史

ドライケミストリーの起源は化学実験で用いられてきたリトマス試験紙にさかのぼり，このような試験紙の利用は臨床検査領域では尿試験紙が定性検査として古くから存在していた。

臨床化学検査での定量検査については1978年にメキシコシティで開催された第10回世界臨床化学会において米国のEastman Kodak社から，多層フィルム方式による測定方法が発表されたのが最初であった。国内では1980年に奈良市で開催された第27回日本臨床病理学会にて，富士フイルム株式会社と東京大学医学部附属病院検査部が共同開発した，全血を用いた血糖検査用の多層フィルム方式を発表した。

これまでに，複数のメーカーから多層フィルム方式，あるいは多層フィルム・ファイバー積層方式を用いた測定装置が開発されてきた。現在では，多層フィルム方式については，Eastman Kodak社から技術を継承したオーソ・クリニカル・ダイアグノスティックス株式会社と富士フイルム株式会社，多層式試験紙方式についてはアークレイ株式会社にて開発・販売されている。

4. 測定原理

ドライケミストリーは構造・原理の違いによって多層フィルム方式と多層式試験紙方式の2つに大別される。

3つのメーカーの代表的な機種について解説する。

(1) オーソ・クリニカル・ダイアグノスティックス株式会社の測定方法[9,10]

ビトロス350 PLUSは据置型の装置で，給排水は不要である。TDMを含め45項目について最大300テスト/時間の処理能力を有し，24時間スタンバイして迅速報告が可能である（図2.7.3）。

項目により，血漿，血清，尿，髄液を試料として，1テストあたり4～11μLの試料量で，たとえば，電解質，CO_2，比色法／レート法項目14項目を同時に測定した場合，7分31秒で測定できる。測定プロセスを監視するインテリチェック機能を有する。

測定用のマイクロスライドは，①比色法／レート法，②イムノレート法，③電極法の3種類が用意されていて，4種類の測定系に採用されている。①比色法／レート法スライドは上から拡散層，機能層，試薬層，発色層，指示層からなり，それらを上下からスライドマウントで挟む構造が採られている（図2.7.4）。比色法／レート法スライドでは反応に必要なすべての試薬がこれらの多層膜に塗布してあり，試料が点着されると浸透拡散しながら反応が進行し，比色法では5分間のインキュベーション後に反応生成物を反射光で測定する。あらかじめ作成されていた検量線より試料中の生化学成分が定量される。レート法では5分30秒間に多点のデータが読み取られ，各点の変化度の直線部分を検知して，1分間あたりの変化率を求め，あらかじめ作成されていた検量線より試料中の酵素活性を測定する。イムノレート法スライドでは免疫反応と酵素反応を組み込んだEIA法により測定が行われる（図2.7.5）。試料を点着後，免疫反応が5分間行われ，続いてイムノウォッシュ液（基質，洗浄の提供）が分注され，洗浄と同時に2.5分間の酵素反応が進行する。競合反応あるいは非競合（サンドイッチ）反応法のいずれかの測定法にもとづいている。反射度

用語 治療薬物モニタリング（therapeutic drug monitoring；TDM）

2章　機器の原理と方法

の測定は670nmで行われ，あらかじめ作成された検量線より試料中の分析対象物の濃度が算出される。電極法用スライドは2つの分注穴のあるペーパーブリッジ，2つのイオン選択電極で構成されている（図2.7.6）。試料と既知濃度のリファレンス液（ERF）が同時に1枚のスライドに自動分注されると，各溶液がペーパーブリッジに沿って浸透し，試料とERFのイオン濃度差により電位差を生じる。この電位差をエレクトロメータにより測定する。エレクトロメータに電極針が2対あり，それぞれがスライドの各電極に接触することにより測定した電位差が電解質濃度に換算される。

(2) 富士フイルム株式会社の測定方法[11,12]

　富士ドライケムNX500は卓上型の装置で，給排水は不要である。比色27項目，電解質3項目（Na, K, Cl）について，128テスト/時（比色・電解質混合）の処理能力を有し，24時間迅速に測定ができる（図2.7.7）。全血，血漿，血清，尿（希釈が必要）を試料として，比色6および10 μL/項目，電解質50 μL/3項目の試料量で，測定時間は比

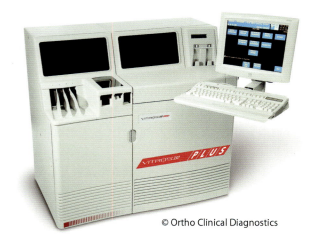

図2.7.3　ビトロス 350 PLUS
（オーソ・クリニカル・ダイアグノスティックス株式会社提供）

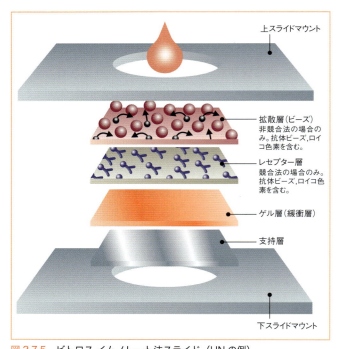

図2.7.5　ビトロス イムノレート法スライド（UN の例）
（オーソ・クリニカル・ダイアグノスティックス株式会社提供）

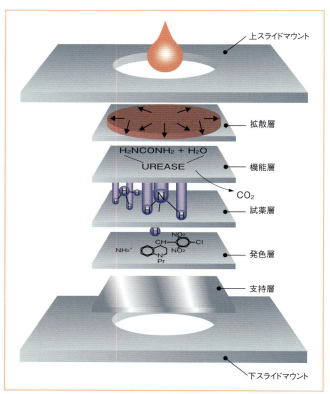

図2.7.4　ビトロス 比色法／レート法スライド（UN の例）
（オーソ・クリニカル・ダイアグノスティックス株式会社提供）

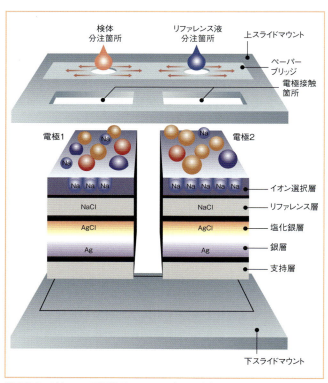

図2.7.6　ビトロス 電極法用スライド（Na の例）
（オーソ・クリニカル・ダイアグノスティックス株式会社提供）

色2〜6分/テスト，電解質1分/テストである。QCカードシステムによってロット補正が可能である。

比色用スライドは酵素類，一般化学成分，免疫成分を比色法で定量する。試料を点着すると，対象成分が試薬と反応して色素を形成，対象成分の量に対応する発色濃度を測定する。1回の測定に必要なドライ状態の試薬をはじめ，機能性部材を積層した多層フィルムスライドである。多層フィルムの構成は，上段から展開層，光反射層，試薬層，透明支持体，さらに測定項目に応じて多くの作用層を設けていて，それぞれの層がそれぞれの役割を担い，機能して定量測定が行われている。液体試料6および10μLを展開層の中央部分に点着すると反応が進み，生成した色素を透明支持体側から反射光で測定している（図2.7.8）。

比色用スライドには，エンドポイント法（物質測定）とレート法（酵素項目とCRP）などがある。

電極法スライドは試料中の電解質を定量する。スライドに試料と一定濃度の電解質参照液を点着し，試料中の電解質濃度に対応して変化する2つの電極間の電位差によって対象成分の濃度を測定する。1枚のスライドにNa，K，CLの3種類のフィルム電極が内蔵され，1回で3項目同時に1分間にて測定できる（図2.7.9）。

(3) アークレイ株式会社の測定方法[13, 14]

スポットケム Dコンセプト（D-02：SD-4810）は卓上型の装置である。ユニットの組み合わせによるシステムの構築が可能であり，給排水設備が不要で設置場所を選ばない（図2.7.10）。

臨床化学21項目と電解質3項目について，シングル試薬6本とマルチ試薬1本について約18分の処理能力を有する。

臨床化学は血漿，血清として，電解質は全血，血清，血漿，尿を試料とし，30μLに加え1測定あたりの検体量（生化学：1項目あたり約6μL，電解質：約22μL）の試料量である。

磁気カードキャリブレーションにより，試薬のロット間差と経時変化を自動的に補正する。光源にはLEDを採用しランプ交換の手間を省いている。

測定はドライ方式の固相試薬が採用されており，上段から試薬保持層，試薬層，支持体の構造からなる。反応は次の工程にて進行する（図2.7.11）。

1）試料を表層の試料保持層に自動点着する。
2）試料は試薬保持層全体に均一に展延され，試薬保持層に含まれる試薬を溶解し，さらに試薬層も溶解しながら反応は進行する。
3）試料により試薬が完全に溶解することによって試料保持

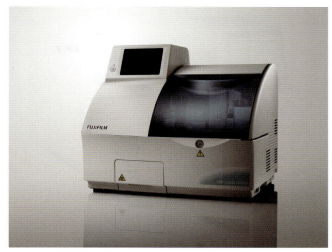

図2.7.7　DRI-CHEM NX500
（富士フイルム株式会社提供）

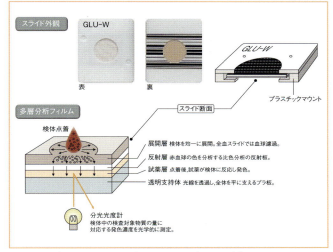

図2.7.8　富士ドライケム 比色用スライド（GLUの例）
（富士フイルム株式会社提供）

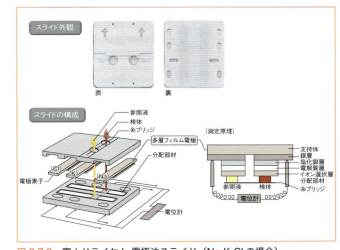

図2.7.9　富士ドライケム 電極法スライド（Na-K-Clの場合）
（富士フイルム株式会社提供）

用語　発光ダイオード（light emitting diode；LED）

2章　機器の原理と方法

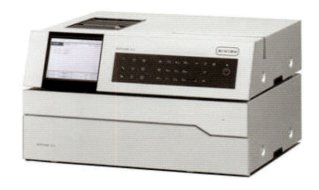

図2.7.10　スポットケム Dコンセプト（D-02:SD-4810）
（アークレイ株式会社提供）

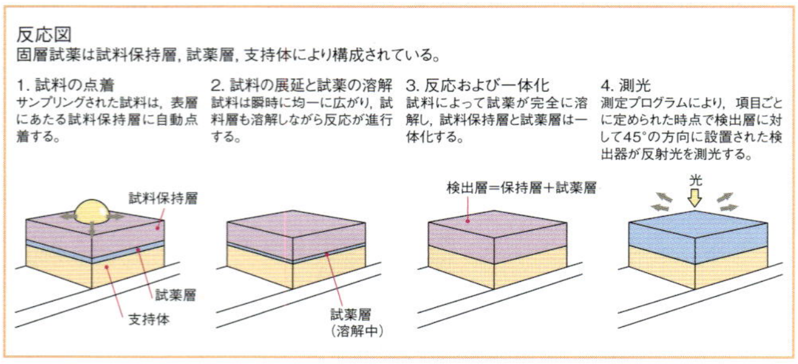

図2.7.11　多層フィルム・ファイバー積層方式の反応の工程
（アークレイ株式会社提供）

層と試薬層は一体化する。
4) 測定プログラムにより項目ごとに定められた時点で検出層に対して45°の方向に設置された検出器がその反射光を測定する。

● 5. ドライケミストリーの特徴 [15]

(1) 24時間リアルタイムな測定が可能

常時スタンバイの状態にあり，必要な検査項目がただちに測定可能である。また，全血でも測定可能な検査項目は遠心分離も必要としない。

(2) 試料量の微量化

試料量は数～10数μLで測定が可能である。富士ドライケムでは，毛細管で提出された検体から遠心後の試料を直接ノック式ピペットで10μL採集し，装置の測定用スライドに点着して測定が可能で，サンプルカップを用いる場合などのデッドボリュームが不要である。

(3) 試薬の準備作業は不要

試薬は測定項目別に試薬一式が試験紙やほかの担体に乾燥した状態で形成されている。それら1回分が1枚ずつ包装，あるいは1枚ずつが専用カートリッジに封入され用意されていて，溶液試薬のような測定前準備は不要である。

(4) キャリブレーションの簡易化

ビトロス 350 PLUSは，新しいLotスライドについて，使用の最初にキャリブレーションを行えば以後は不要である。富士ドライケムNX500では新しいLotスライドについてはスライド専用のキャリブレーションカード（QCカードシステム）を読み込ませることでロット補正が可能である。スポットケム Dコンセプトでは，各試験片に付属の磁気カードを読み込ませるだけで，試薬のロット間差を自動的に補正する。

(5) 測定装置の小型化

富士ドライケムとスポットケム Dコンセプトは小型卓上型で，装置の設置や移動に特別な配慮は不要である。

(6) 大型電源は不要

いずれの装置も100Vの電源で稼動でき，大容量の電源設備は不要である。

(7) 給排水は不要

いずれの装置も純水製造装置などによる精製水の供給も排水設備も不要である。

(8) 測光方式

それぞれの測光方式は反射測定系で，これまでの液状方式での透過光を用いた目的物質の濃度と吸光度が直線関係を示すLambert-Beerの法則が成立する測定系ではなく，検量は複雑な方式が採用されている。

● 6. ドライケミストリーの課題

(1) 測定単価

溶液法に比べて，試薬単価が高い。それは測定装置と多層フィルム，あるいは多層式試験紙が専用で，測定装置と一体化してメーカーから販売されていることに起因している。しかし，溶液法に比べて日常での運用方法，キャリブレーションの簡易化，精度管理や保守点検の実施頻度など，ドライケミストリーの特徴を考慮すると相応な価格とも判断できる。

(2) 試料のマトリックス効果の影響

新鮮な血液検体では，溶液法とほぼ一致した測定値が得られるようになってきている。しかし，特殊な試料ではマトリックス効果の影響を受けて溶液法とは乖離する測定値が得られる場合がある。

(3) 妨害物質の影響

試料は溶液法のように希釈して測定することはなく，無

希釈で測定する項目が多い。そのため試料の性状，たとえば高蛋白血漿，高脂質血漿，高ビリルビン血漿などの特殊な試料では，溶液法のように回避反応を設けることができず，妨害物質の影響を受けやすい。

(4) トレーサビリティの確認と精度管理試料

溶液法と異なり，マトリックス効果の影響を受けることから，上位の校正物質を直接測定することが難しく，トレーサビリティの確認はメーカーの仕様に委ねることになる。また，同様な理由から溶液法のマルチ用の精度管理試料を用いることができず，メーカーの専用の管理試料を用いることになる。

(5) 外部精度管理調査での評価

外部精度管理調査に参加しても試料のマトリックス効果の影響を受けて溶液法と同じに評価されず，別評価となっている。

● 7. ドライケミストリーの取り組み

(1) 液状調査試料の利用[16)]

日本臨床検査標準協議会（JCCLS）と日本臨床衛生検査技師会が共同にて多項目実用参照物質〔MaCRM：詳細はJCCLSのHP（http://www.jccls.org/）を参照〕を開発した。

MaCRMは新鮮な原料を使用し，急速・超低冷凍することでマトリックス効果の影響を極小化している。オーソ・クリニカル・ダイアグノスティックス株式会社ではビトロスの内部精度管理にMaCRMの利用について検証し，正確さの確認の利用を計画している（図2.7.12）。

(2) 市販管理血清の利用[17)]

富士フイルム株式会社では市販管理血清を富士ドライケムの管理試料として利用することへの可能性について検証している。

複数の市販管理血清で，その複数のLotについて検討し，測定項目によっては，富士ドライケムで表示値・管理幅を設けることで管理試料として用いることが可能であるとしている（図2.7.13）。今後，利用を計画している。

● 8. ドライケミストリーのまとめ

今日，ドライケミストリーは臨床検査やその他の領域で十分に存在感を示している。しかし，正しく用いないとその性能は発揮できず，利便性が活かされない。したがって，ドライケミストリーの特徴を十分に理解しての利用が求められる。

［大久保滋夫］

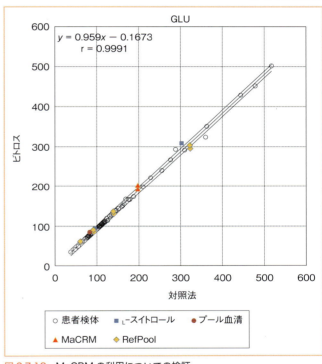

図2.7.12　MaCRMの利用についての検証
（オーソ・クリニカル・ダイアグノスティックス株式会社提供）

GLU (mg/dL) 試料/Lot		溶液法	ドライケム	差分(%)
A社 市販管理血清-L	1	90	86.8	-3.2%
	2	91	86.8	-4.3%
	3	91	87.4	-4.0%
A社 市販管理血清-H	1	234	228.0	-2.7%
	2	234	224.4	-4.1%
	3	232	224.0	-3.4%
B社 市販管理血清-L	1	97	95.6	-1.1%
	2	97	95.2	-2.2%
	3	95	94.8	-0.2%
B社 市販管理血清-H	1	300	292.8	-2.4%
	2	299	288.6	-3.4%
	3	300	287.4	-4.1%

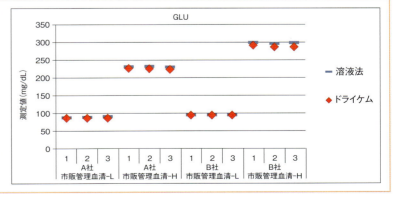

図2.7.13　市販管理血清の利用の検証

（富士フイルム株式会社より提供）

用語　多項目実用参照物質（multianalyte conventional reference material；MaCRM）

■2章　機器の原理と方法

📖 参考文献

1) 志保裕行，他：これから始める臨床化学，第1版，48-50，医歯薬出版株式会社，2015.
2) 山門　實，他：「メタボリックシンドローム健診検査技術マニュアル」，検査と技術 2007；35 増刊号：1128-1132.
3) 三村邦裕，他（編）：「検査機器総論」，最新臨床検査学講座，第1版，41-46，医歯薬出版，2015.
4) 野村　努，他（編）：検査診断学への展望－臨床検査指針：測定とデータ判読のポイント－，第1版，88-91，南江堂，2013.
5) 宮本博康，他：「HPLC法によるHbA$_{1c}$測定におけるHbF補正の注意点や補正域と有用性に関する検討」，医学検査，2013；62：3-9.
6) 亀井幸子：「ドライケミストリー」，Medical Way，1987；4：115.
7) 近藤朝士：「ドライケミストリー」，ぶんせき，1986；6：387-392.
8) 菅野剛史，他：「マトリックス効果」，臨床化学補冊第22回日本臨床化学冬期セミナー資料集，1986；18.
9) オーソ・クリニカル・ダイアグノスティックス株式会社：「ビトロス 350 PLUS」資料.
10) オーソ・クリニカル・ダイアグノスティックス株式会社：「ビトロスマイクロスライドテクノロジー」資料.
11) 富士フイルム株式会社：「富士ドライケム NX500」資料.
12) 富士フイルム株式会社：「FUJI DRI-CHEM BOOK」.
13) アークレイ株式会社：「SPOTCHEM D-Concept™」資料.
14) アークレイ株式会社：「SPOTCHEM D-Concept™」製品解説書.
15) 牧内　肇：「緊急検査としてのドライケミストリーの信頼性」，臨床病理レビュー 2007；138：51-56.
16) 「MaCRMで「標準化さらに発展」」，The Medical & Test Journal，2015年11月21日号（別刷），6-7.
17) 東京大学医学部附属病院検査部：「ドライケミストリーシステムを用いた臨床化学検査の研究，受託研究報告書，2014.

2.8 免疫学的分析法

　臨床化学検査において，抗原抗体反応を基本原理として，その後生成される沈降物あるいは凝集物を光学的に検出する方法を免疫学的分析法として分類する。また，抗原抗体反応と標識抗体を組み合わせた方法も多用されているが，これらについては『臨床免疫検査技術教本』3.2.3（p.133）を参照されたい。

　その他の免疫学的分析法については，『臨床免疫検査技術教本』の以下の節が参考となる。

　3.1 抗原抗体反応の基礎知識（p.112）：抗原抗体反応の理論，最適比，地帯現象（プロゾーン現象），影響する因子，感度，非特異反応について述べられている。基本的な理論として重要な内容であるので，十分理解しておく必要がある。

　3.2 抗原抗体反応の原理と臨床応用（p.123）：沈降反応や凝集反応および溶解反応などの各種抗原抗体反応の原理と方法，免疫比濁法および免疫比ろう法の原理，ラテックス凝集免疫比濁法の原理について述べられている。種々の蛋白質定量法として汎用自動分析装置に多く取り入れられている方法である。また，標識抗原または抗体を用いた方法は，腫瘍マーカーやホルモン，微量蛋白質，感染症関連抗原・抗体などを測定するイムノアッセイ分析装置として，近年普及しており，このことについて詳細な解説が記載されている。さらに電気泳動法を原理とした血清蛋白分画と免疫電気泳動，POCTとして利用されているイムノクロマトグラフィー，蛋白質などの同定法としてのイムノブロット法についても解説されている。

　6.1 検査の手技・手法（p.176）：臨床化学検査に関連する内容として，免疫電気泳動法，ELISA法，（免疫学的）自動分析法などについて，具体的な方法が記載されている。

　これらの方法は，抗原抗体反応を基本原理としながらも，光学的検出や電気泳動法，クロマトグラフィー法などの臨床化学的手法を用いる。最近は，臨床化学的分析と免疫学的分析，さらに凝固学的分析（凝固因子に関する分析）を取りまとめて生物化学的分析として一括して取り扱うようになってきたので，分析系検査に関する総合的な知識と技術を関連づけて習得することが大切である。

〔池田勝義〕

3章 臨床化学検査の実務

章目次

3.1：検体採取から検体提出までの流れ …………… 110

3.2：検体受付から測定までの流れと測定後の処理 …………… 114

3.3：正確さの確認方法とトレーサビリティ …………… 118

3.4：測定の実際 …………… 123

3.5：日常的な内部精度管理と機器の保守 …………… 128

3.6：外部精度管理への対応 …………… 135

3.7：結果の確認方法と報告および臨床サイドへの対応 …………… 138

SUMMARY

本章では臨床化学検査分野における検体採取から測定，結果報告までの一連の過程について解説する。測定前プロセスとして検体採取，検体取扱い，検体前処理，検体保管に関する知識と実務を学ぶ。また，精確な臨床化学検査データを提供するための精度保証，分析装置の取扱い，技能試験（外部精度評価）についても理論と実践について解説する。さらに，測定後プロセスとして結果の確認方法と診療との連携についても説明する。

適切な検体管理，検査実務の管理，結果に対する管理は診療現場へより高品質の検査データを提供するうえで，どれも欠かせない重要な要素である。本章は検査の実務に即した内容が詳細に記載されている。

3.1 検体採取から検体提出までの流れ

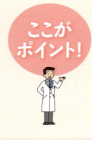

ここがポイント！
- 採血管の種類と用途を理解する。
- 採血量不足や採血管分注順序による測定値への影響を理解する。
- 輸液や薬物投与患者における検体採取時の注意点を知る。
- 検体採取から検体提出までの検体保管方法を確認する。
- 検体搬送時の注意点を知る。

3.1.1 採血管の種類

測定しようとする物質の安定性を保持するための検体採取容器にはさまざまな添加剤が用いられる。抗凝固目的にはエチレンジアミン四酢酸（EDTA），ヘパリン，クエン酸ナトリウム（クエン酸Na），シュウ酸ナトリウム（シュウ酸Na），解糖阻止目的にはフッ化ナトリウム（NaF），蛋白分解阻止にはEDTA，アプロチニンが用いられる[1]。

採血管は採血時の取り違えを防ぐために，キャップを色分けする方式が広く用いられている。EDTAを含む採血管のキャップは紫色，ヘパリンは緑色，フッ化物などの解糖阻止剤を含む場合は灰色で，何も含まない場合は赤（茶）である。このような色分けは国際標準化機構（ISO）の標準化の申し合わせに従っている。

● 1. 抗凝固剤 EDTA[1]

（1）EDTA

EDTAは金属イオンをキレート結合する作用があり，血液凝固の際に必要となるカルシウム（Ca）とキレート結合し，凝固を阻止する。カリウム塩（EDTA-2K，EDTA-3K），ナトリウム塩（EDTA-2Na）がある。

（2）ヘパリン

ヘパリンは抗トロンビン作用により抗凝固効果を発揮する。アンチトロンビンⅢ（AT-Ⅲ）との結合により活性型第X因子阻害活性を増強し，抗凝固作用を発現する。ヘパリン化合物にはリチウム塩（ヘパリンLi），ナトリウム塩（ヘパリンNa）などがある。

● 2. 解糖阻止剤[1]

（1）NaF

NaFはCaとキレート結合し，凝固を阻止するとともに，解糖系酵素のエノラーゼ活性を阻害してグルコース（GLU）の代謝を阻止する。

● 3. 蛋白分解阻止剤[1]

（1）EDTA

メタロプロテアーゼインヒビターに属する蛋白分解阻止剤であり，各種血中の不安定物質（とくに蛋白質，ペプチド）の分析時に利用される。

（2）アプロチニン

セリンプロテアーゼインヒビターに属する蛋白分解阻止剤であり，より不安定な物質の蛋白分解酵素阻止剤としてEDTAとともに用いられる。

用語 エチレンジアミン四酢酸（ethylenediaminetetraacetic acid；EDTA），国際標準化機構（International Organization for Standardization；ISO），アンチトロンビンⅢ（antithrombin-Ⅲ；AT-Ⅲ），グルコース（glucose；GLU）

3.1.2　検体採取時に必要な誤差要因の知識

● 1. 血清と血漿

　臨床化学検査は一般的に血清を用いて測定されるが，緊急検査用として採血後すぐに遠心が可能であるヘパリンLi加血を用いることもある。ヘパリン血漿は血清に比較し，総蛋白（TP）は高く，カリウム（K）と無機リン（IP）は低い[1,2]。蛋白が高値となるのは，フィブリノゲンの混入と考えられ，KとIPが低くなるのは，血液凝固が阻止され血小板や白血球からの放出が起こらないためと考えられる。

　また，緊急時以外でも血小板（PLT）高値の症例においては，血清Kが偽高値となるため，血漿を用いた測定の方が真値に近い値が得られる。

● 2. 採血量不足

　臨床化学検査で使用されている真空採血管において，採血量が規定量よりも極端に少ない場合，過剰な陰圧により赤血球内成分の逸脱が起こり，乳酸脱水素酵素（LD）が上昇する。

　また，静脈血重炭酸イオン（HCO_3^-）測定においては，陰圧により血液中のHCO_3^-が拡散するため，採血量が規定量より少ない場合，値の低下を認める[3]。

　添加剤を含む採血管では，採血量が規定量より少ない場合，添加剤の濃度が高くなり，検査値に影響を及ぼすことがある。たとえば，ヘパリンは陽イオンと結合する性質をもつため，高濃度になるほどイオン化Ca（Ca^{2+}）は低値化する[4]。また，EDTA採血管を使用するタクロリムス測定では，EDTAが規定以上の添加量となった場合，低値化する場合がある。このように血液と添加剤の割合が変化すると，測定値に影響を及ぼすことがあるので注意が必要である。

● 3. 採血管の分注順序

　日本臨床検査標準協議会（JCCLS）の標準採血法ガイドライン[5]によると，真空管採血を行う場合，各採血管の間での内容物のコンタミネーションによる検査データへの影響を防ぐため，以下の2つの順序が推奨されている。

①凝固検査用採血管　　①血清用採血管
②赤沈用採血管　　　　②凝固検査用採血管
③血清用採血管　　　　③赤沈用採血管
④ヘパリン入り採血管　④ヘパリン入り採血管
⑤EDTA入り採血管　　⑤EDTA入り採血管
⑥解糖阻止剤入り採血管　⑥解糖阻止剤入り採血管
⑦その他　　　　　　　⑦その他

　凝固検査用採血管を1本目とするのは，血清用採血管に含まれる凝固促進剤がゴムスリーブに付着して血液中に混入し，凝固検査値に影響を与えることを防ぐ目的がある。また，凝固検査用採血管を2本目とするのは，穿刺直後は血管の損傷により組織液が混入するため凝固しやすく，採血後半では血液流入の勢いが弱まるため，血小板が凝集しやすくなることを考慮したものである。

　シリンジ採血の場合には，最初と最後の血液の区別がないので，凝固の影響を受けやすいものから，分注を行うことが推奨されている。

①凝固検査用採血管
②赤沈用採血管
③ヘパリン入り採血管
④EDTA入り採血管
⑤解糖阻止剤入り採血管
⑥血清用採血管
⑦その他

　分注する際，採血管とシリンジを寝かせた状態で押し子を押すと，採血管の中の血液がシリンジ内に逆流したり，採血管中の添加物が次に分注するものに混入したりするおそれがあるので注意が必要である。EDTAが血清用採血管に混入した場合はキレート結合によるCaとアルカリホスファターゼ（ALP）の低下，さらにEDTA-2Kの場合，Kの異常高値が認められる。

　これらの分注順序はあくまで推奨であり，検査項目の優先度などにより，順序を変更することは許容されている。たとえば，小児では採血困難で凝固しやすいため，凝固検査がない場合は血算を優先して最初に分注するなどの臨機応変さも重要となる。いずれにしろ，各施設で分注順序を決めておくことが，異常値に遭遇した場合に解決の糸口となる。

● 4. 輸液の混入

　JCCLSの標準採血法ガイドライン[5]では，輸液中の患者から採血する場合，輸液実施部位の中枢側の血管を避け

用語　総蛋白（total protein；TP），無機リン（inorganic phosphorus；IP），乳酸脱水素酵素（lactate dehydrogenase；LD），日本臨床検査標準協議会（Japanese Committee for Clinical Laboratory Standards；JCCLS），アルカリホスファターゼ（alkaline phosphatase；ALP）

るように記載されている。この理由として，輸液が行われている部位の中枢側は，輸液混入による検査値への影響が大きいためである。測定値が前回値と乖離していたり，臨床症状と合わない測定値となったときは，輸液の混入も考慮し，採血状況を確認する必要がある。

● 5. 薬　物

血中薬物濃度測定は，採血時間のタイミングが重要となる。投与直前のトラフ値と，薬物の単回/連続投与後の最高血中濃度であるピーク値では測定値の解釈が異なる。したがって，採血時間は医師の指示に従い，さらに服薬時間と採血時間を検査値に付記すべきである。点滴静注を行っている場合は同側の腕からの採血などにより，薬物が混入し異常高値を示すことがある。採血困難で点滴ルートから血液を採取する場合はルート内に薬物の残留がないことの確認が必要である。血中薬物濃度測定において異常高値に遭遇した場合は採血状況を確認するべきである。

また，薬物の種類によっては血清用採血管の血清分離剤に吸着し，偽低値を示すことがある。自施設の分離剤がどのような薬物に影響を及ぼすかを確認することが重要である。薬物の吸着が確認された場合は分離剤の入っていない採血管を使用する必要がある。

● 6. 前腕運動

採血時には静脈を怒張させるために駆血帯を巻き，しばしば拳を握らせる。採血困難時にさらに固く握らせる（前腕運動）場合や，患者によっては採血の痛みをまぎらわすために意識的に拳を握りしめることもよくある。駆血圧をかけたままの状態で，前腕運動を開始するとKは著明な上昇（約0.9mmol/L）を認め，運動停止後には速やかに元値となる[1]。これは筋細胞の脱分極の間に細胞内の電気的陰性度が弱まり，能動輸送によるKの取り込みより放出の方が優位になるためである。このことはKには個体差が少なく，個体内変動は基準範囲のなかで生じ，それを外れると異常と判断されることを考慮すると，この採血時の変化は検査診断上重要である。

また，乳酸については前腕運動開始により増加を認め，運動停止後も元値に復さず高値を持続する。このような現象があることから，静脈を怒張させるために行う前腕運動はできるだけ短時間とし，刺入後は拳を緩めさせるよう，採血担当者や医師に十分周知する必要がある。

● 7. 生理的変動

採血時の体位や採血前の活動度により，検査値は変動する。また，日内変動がある検査項目については採血時間で検査値は大きく異なる。詳細は別項（p.10 1.3.1）を参照されたい。

3.1.3　検体保管方法

採血後の保管条件によって，さまざまな項目で測定値に影響がある。一般的な臨床化学検査は室温保存であるが，アンモニア（NH_3）や一部のホルモン検査では氷中保存が必要である。全血での室温放置の許容時間は，項目や疾患により異なるものの，一般的な臨床化学検査項目における検討では2時間程度であるとの報告がある[6]。しかし，基本的には採血後速やかに検体処理を行い，測定することが望ましい。室温放置した場合，最も影響を受ける臨床化学検査項目はGLUであり，解糖作用により時間とともに減少する。その減少率は温度が高いほど高くなる[1]。また，全血冷蔵保存ではKが高値を示すことがよく知られている。Kは低温下では赤血球膜上のNa^+, K^+-ATPase活性が失活し，膜の透過性が変化して赤血球内Kが血清中に漏出するためである。

血清分離後においても血清補体価（CH50）は室温放置することにより低値を示す場合がある。これはコールドアクチベーションとよばれ，肝疾患，とくにC型肝炎では，C型肝炎ウイルス感染の誘導により生成されるクリオグロブリンと接触し，カスケード反応が進むことに起因する。このような場合は同時に採血したEDTA血漿で測定するとよい。EDTA血漿ではCaがキレート結合し，カスケード反応が進まないためコールドアクチベーションの影響を受けない。

NH_3については全血室温放置で大きな正誤差となり，氷中ではその上昇は若干緩和されるものの，止めることはできない。NH_3は血液凝固に伴う脱アミノ反応の進行や二酸化炭素喪失に伴う含窒素化合物の分解，さらに赤血球中からの遊離などにより生成され，正誤差となるためである[1]。血液ガスは室温放置では細胞の代謝により酸素分圧が減り，二酸化炭素分圧が増加するため測定誤差を生じる。シ

用語　前腕運動（fist clenching），血清補体価（homolytic complement activity；CH50），コールドアクチベーション（cold activation）

ステムトラブル時や病棟・外来からの搬送時の保存温度・時間など，検体取扱いについては周知徹底する配慮が必要である。

GLU測定に用いられる解糖阻止剤のNaFは，効果が表れるのが遅く，完全に解糖を止めることはできない。GLUはNaF採血管で採血後徐々に測定値が低下し，3時間で10%の低下を認め，その後安定する。日内変動などの検査において，業務時間外での採血の場合ある程度の効果を発揮するが，時間が経過した場合は本来の測定値よりも低値となっている。臨床現場即時検査（POCT）により夜間に即時測定したGLUと，翌日検査室で測定した測定値で異なる場合があるが，測定原理の違いや測定試料の違い（全血と血漿）といった因子以外に，保存の影響があることも理解しておくべきである。

また，GLU測定後の検体でヘモグロビンA1c（HbA1c）を測定することがあるが，NaF採血管は放置により溶血が起こりやすい。溶血は古い赤血球ほど起こりやすく，遠心した血球層を用いる機器ではHbA1cが偽低値となる恐れがあるので注意を要する。

3.1.4 輸送中の注意

採取された検体は速やかに検査室へ搬送する必要がある。採血場所から検査室までの搬送時間にもよるが，検査項目の安定性などを考慮し，適切な搬送方法が求められる。たとえば，NH_3，乳酸や一部のホルモンなど氷中搬送が必要なもの，CH50など時間の経過により測定値が変化するもの，緊急性を要するものなどは搬送手順を決めておくことが重要である。この場合，誰が見てもわかるように，検体ラベルに「氷中」，「ただちに提出」，「緊急」などの文字を表記するなどの工夫も必要である。

搬送中は個人情報の流出を防ぐため，名前などが記載されている検体ラベルは他者に見えないようにする工夫が必要である。とくに多くの患者が行き交う待合室，廊下，エレベーター内などは細心の注意を払うべきである。

また検体の不適切な取扱いや落下などにより測定値に影響を与えること，検体の破損などにより直接血液に触れると感染リスクがあることなど，検体取扱いのマニュアルを作成し，搬送担当者に周知徹底することも必要である。

病院によってはボックストレベーターやエアシューターなどの搬送システムを使用し，外来採血室や各病棟から検体の搬送を行っている。この場合注意すべきは，搬送中の振動や衝撃による検査値への影響である。搬送システムは各施設で構造が異なるため一概にはいえないが，振動や衝撃により微小溶血が起こりLDが上昇するとの文献もある。各施設で搬送システムによる検査値への影響を確認しておくべきである。さらに搬送システムのトラブルや検体紛失時などに備え，搬送の状況を確認できるようにしておくとよい。

［河口勝憲］

用語 臨床現場即時検査（point of care testing；POCT），ヘモグロビンA1c（hemoglobin A1c；HbA1c）

参考文献

1) 市原清志，河口勝憲：「エビデンスに基づく検査診断実践マニュアル」，日本教育研究センター，2011．
2) 神山清志：「抗凝固剤の影響，血清と血漿の検査データ比較」，日本臨床検査自動化学会会誌，2014；39（suppl-1）：70-80．
3) 古川聡子，他：「新たに開発された重炭酸塩測定キットの基礎的性能評価と変動要因の解析」，医学検査 2015；64：445-452．
4) 持田志穂，他：「イオン化カルシウム測定における抗凝固剤の影響—低濃度ヘパリンとカルシウム調整済みヘパリンの比較—」，医学検査 2016；65：526-532．
5) 日本臨床検査標準協議会標準採血法検討委員会：「標準採血法ガイドライン（GP4-A2）」，日本臨床検査標準協議会，2011．
6) 清宮正徳：「生化学・免疫学的検査用検体」，臨床病理 2015；63：1377-1386．

3.2 検体受付から測定までの流れと測定後の処理

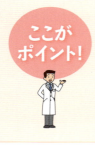

- 検体受付業務の注意点を知る。
- 検査項目に適した遠心条件を決める。
- 遠心後の検体は溶血・混濁やフィブリン析出を確認する。
- 検体を無栓状態で放置すると検査値は変動する。
- 感染性廃棄物の処理法を理解する。

3.2.1 検体確認方法と再提出の基準

図3.2.1に検体検査業務の手順を示す。採血時・搬送時の注意点については前項（p.110 3.1）で述べたとおりである。検体受付では，採血管に誤りはないか，採血量に不足はないか，搬送時の温度・時間は適切であるかなどを確認する。検体に不備があった場合，再採血を依頼することもあるが，採血は患者の負担が大きいため，できるだけ避けたいところである。提出済み検体の状態とそれを用いた際の測定値への影響を伝えたうえで，医師の判断を仰ぐ必要がある。さらにバーコードラベル貼付検体の場合は，バーコードに汚れや印字不良がないか確認する。

検体に不備がない場合，検体の受付を行う。最近では多くの施設で臨床検査情報システム（LIS）による検体受付作業（到着確認）が行われる。このLISによる到着確認により，検体受付から結果報告までの進捗状況がリアルタイムに確認でき，結果報告遅延や検査漏れを防ぐことが可能となる。

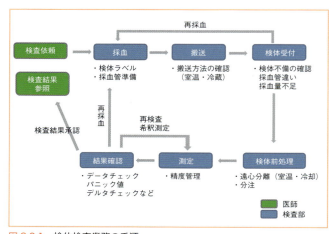

図3.2.1 検体検査業務の手順

3.2.2 遠心分離などの前処理と検体確認

検体受付後，血清・血漿を用いる検査項目では遠心分離を行う。血清の場合，遠心前に血液が凝固していることを確認する。遠心は温度・回転数・時間など，検査項目を考慮した適切な条件で行う。回転数不足や時間短縮は血球浮遊の原因となり，検査値に影響を及ぼす可能性がある。また，室温下で不安定な項目では冷却遠心が必要である。

遠心後の検体は溶血・乳びやフィブリン析出の有無を確認する。溶血・乳びに関しては，自動分析装置で測定している施設も多いが，目視で行う場合は担当者の目合わせが必要である[1]。また，溶血・乳びの判定基準は各施設が独自に行っており，施設間で大きく異なっているのが現状である。しかしながら，医師が測定値を解釈するうえで重要な情報となるため，測定値とともに報告することが重要である。また，検体中にフィブリンが析出した状態で測定を

用語 臨床検査情報システム（laboratory information system；LIS）

開始すると，分析装置のトラブル（サンプルノズルの詰まりなど）や誤報告の原因となる。フィブリン除去は竹ひごや爪楊枝を用いるとK，IP，GLUが偽高値となる可能性が示唆されている[2]。できるだけ医療用器具を使用することが望ましいが，竹ひごや爪楊枝を使用する場合は血清に浸すのは短時間とし，一晩水に浸して乾燥させたものを使用するなどの工夫が必要である。

検体をサンプルカップやほかの容器に分注する際には，検体の取り違えのないよう，日付，カルテ番号や氏名の確認を徹底して行い，感染防御への配慮も必要である。また，作業マニュアルを作成し，誰でも同じ操作ができるようにしておくことが必要である。

3.2.3　測定までの検体保管

検体を開栓後，無栓状態で放置すると，濃縮により測定値は変化する。その程度は検体量が少なく，浅く内径の広い検体容器ほど顕著に現れる[3]。また重炭酸イオン（HCO_3^-）測定においては，開栓後は空気中に拡散が進むため，時間とともに値は低下する[4]（p.111　3.1.2参照）。

したがって，無栓状態での放置による測定値の誤差を防ぐため，検査開始前やシステムトラブル時の検体放置は，開栓時間の厳密な管理が必要である。

検査室ノート　検体容器の形状と無栓放置

試料を無栓状態で放置すると，濃縮により測定値がどのように変化し，その程度が容器の形状でどのように違うか系統的に検討した結果を示す。また蒸発量を考慮した補正により，どの程度検査値が補正し得るか検討した[3]。

検体容器は内径と高さから5種類（サンプルカップとしてA：7.0×24mm，B：12.5×24mm，C：9.5×36mm，およびプラスチック試験管としてD：11.5×78mm，E：13.0×100mm）のものを用意し，プール血清を各々に0.2，0.5mL分注し，無栓状態で0.5，1，2，4，6時間放置した。各容器の重量を所定時間に精密天びんで秤量するとともに，臨床化学項目も同時に測定した。さらに水分蒸発による重量変化を求め，濃度補正に利用した。

図3.2.2は横軸に放置時間，縦軸左側に重量，縦軸右側に重量変化率を示した。0.2mL血清分注で4.6～21.7％，0.5mLでは2.0～12.1％の重量変化を示すことから，検体量が少ないほど重量の変化率が大きくなる傾向を認めた。そしてその程度は内径が大きく高さが低い容器Bで最も強い現象を示した。

また，図3.2.3の左は，無栓状態で6時間放置したときの測定値の経時的変動を示した。検体容器Bでは，分注時4.2mmol/LであったKは0.2mL分注の場合，6時間後5.5mmol/L，0.5mL分注では4.9mmol/Lと大きく変化することを認めた。さらに図中右は先の重量変化率を用いて各時間の値に重量補正を行うと，測定値の変化は打ち消された。すなわち無栓放置による測定値の経時的上昇は，水分蒸発の割合と同率であることが明確に示された。

3章 臨床化学検査の実務

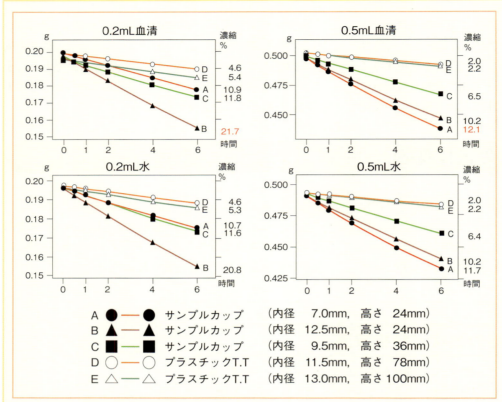

図 3.2.2　検体容器の形状と無栓放置による血清と水の重量変化
（市原清志，河口勝憲：「エビデンスに基づく検査診断実践マニュアル」，日本教育研究センター，2011 より引用）

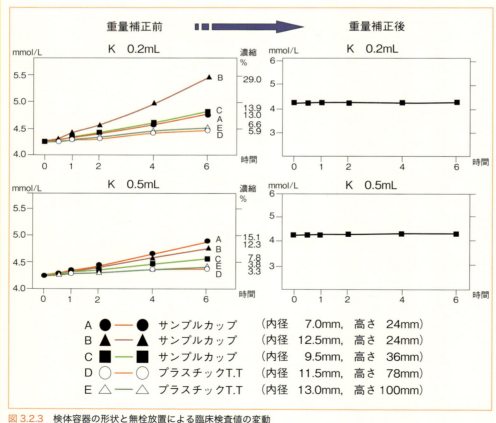

図 3.2.3　検体容器の形状と無栓放置による臨床検査値の変動
（市原清志，河口勝憲：「エビデンスに基づく検査診断実践マニュアル」，日本教育研究センター，2011 より引用）

3.2.4　測定後の検体取扱い（廃棄方法）

　検査終了後の検体は再測定や追加検査依頼に備えて，一定期間保存する。再測定や追加検査を行う場合，その項目の保存における影響の確認も必要である。

　保存期間が過ぎた検体は感染性廃棄物として適切な処理が必要である。感染性廃棄物とは，「医療関係機関等から生じ，人が感染し，もしくは感染するおそれのある病原体が含まれ，もしくは付着している廃棄物又はこれらのおそれのある廃棄物」をいう[5]。感染性廃棄物は誰が見てもわかるような表示が必要であり，世界保健機関（WHO）やISOでも採用されている世界共通のバイオハザードマークを貼付することが推奨されている。バイオハザードマークは廃棄物の種類が識別できるように，色で区別されている（図3.2.4）。また，採血管など患者情報が含まれる廃棄物は個人情報の流出を防ぐため，ダスト室には鍵をかける。さらに感染性廃棄物の排出日時，内容，部署名，個数などを産業廃棄物管理票（マニフェスト）に記入し，廃棄物の処理が適正に実施されたかどうか確認する必要がある。

バイオハザードマークの色	内容物および梱包方法
黄色	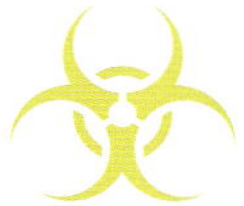 ・鋭利なもの 　注射針，縫合針，メス刃類， 　採血管など ・非貫通性容器を使用
橙色	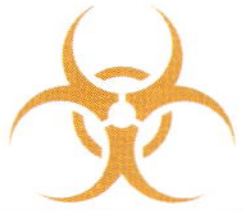 ・固形状なもの 　血液や体液が付着した可燃物 　例）ガーゼ，おむつ，手袋，注射器 ・丈夫なプラスチック袋を二重にして使用
赤色	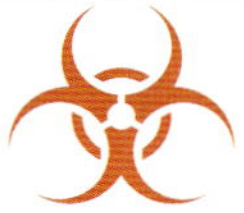 ・液状、泥状のもの 　血液，体液，血液製剤など ・廃液などが漏洩しない密閉容器

図3.2.4　バイオハザードマーク

［河口勝憲］

用語　世界保健機関（World Health Organization；WHO）

参考文献

1) 古川聡子，他：「溶血と混濁の生化学検査への影響―岡山県の近隣施設における血清情報の実態調査―」，医学検査，2014；63：648-654．
2) 芦田睦子，河口勝憲：「血清分離時のフィブリン除去に用いる竹ひごが生化学検査値に及ぼす影響」，岡山衛生検査，2003；39-40：36-39．
3) 市原清志，河口勝憲：「エビデンスに基づく検査診断実践マニュアル」，日本教育研究センター，2011．
4) 古川聡子，他：「新たに開発された重炭酸塩測定キットの基礎的性能評価と変動要因の解析」，医学検査，2015；64：445-452．
5) 環境省大臣官房 廃棄物・リサイクル対策部：「廃棄物処理法に基づく感染性廃棄物処理マニュアル」，環境省，2017，http://www.env.go.jp/recycle/misc/kansen-manual.pdf．

3.3 | 正確さの確認方法とトレーサビリティ

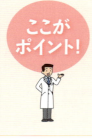

ここがポイント！

- トレーサビリティ連鎖（測定体系）の明確化が必要である。
- 認証標準物質の種類と使い方を理解する。
- 認証標準物質が存在しない場合の正確さの確認方法を知る。
- 学会の勧告法や常用基準法の実施について理解する。

3.3.1 正確さの意味と確認方法

　日常の測定値は図3.3.1のトレーサビリティ連鎖（測定体系）に示すように校正物質が橋渡し役となって最上位の基準測定法を経由して国際単位系（SI）まで連なる。臨床検査領域の酵素活性やホルモンなどのSIに直接結びつかない項目については，ISO17511で説明されているように[1]，国際学会や国際機関などで合意された標準測定法や認証標準物質を頂点とした測定体系となる。その例として日本臨床化学会（JSCC）常用基準法を頂点とした酵素活性値の測定体系を図3.3.2に示す。トレーサビリティ体系において，上位の不確かさは標準物質や校正物質を介して下位に引き継がれるため日常測定法が最も大きくなる。

　この測定体系における常用参照物質などの認証値を"真の値"として日常測定法の誤差を把握しておく必要がある。測定値の誤差は精密さと正確さに分けられ，その関係は図3.3.3のようになる。両者を総合的にあわせて測定法の精確さと表現されている。日常法の評価には精密さと正確さが重要であり，図3.3.3のAのように両者が最も高い測定法が優れていることになる[2,3]。

　正確さの確認法としては，常用参照物質が1濃度の場合は，それを$n=10$で測定して，その平均値と表示値の差の"かたより"を算出して評価する。常用参照物質が3濃度以上の場合は，かたよりとともに3濃度の測定値の直線回帰式から直線性の評価も可能となる[4]。これらの測定値の評価については，JSCCクオリティマネジメント専門委員

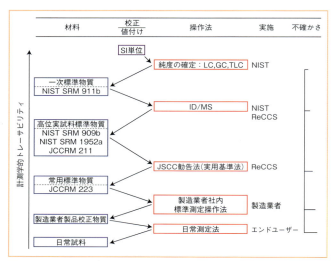

図 3.3.1　トレーサビリティ連鎖

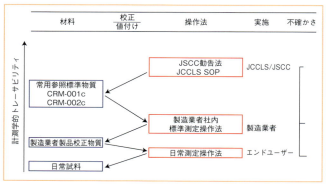

図 3.3.2　酵素活性の測定体系

用語　国際単位系（Système international d'unités；SI），液体クロマトグラフィー（liquid chromatography；LC），ガスクロマトグラフィー（gas chromatography；GC），薄層クロマトグラフィー（thin-layer chromatography；TLC），米国国立標準技術研究所（National Institute of Standards and technology；NIST），標準物質（standard reference materials；SRM），同位体希釈質量分析法（isotope-dilution mass spectrometry；ID/MS），検査医学標準物質機構（Reference Material Institute for Clinical Chemistry Standards；ReCCS），JCCRM（Japanese clinical laboratory use certified reference material），日本臨床化学会（Japan Society of Clinical Chemistry；JSCC），標準業務手順書（standard operating procedure；SOP），認証標準物質（certified reference material；CRM），不確かさ（uncertainty），誤差（error），精密さ（precision），正確さ（trueness），精確さ（accuracy）

会で提供している「定量測定法のバリデーション算出用プログラム」が利用できる。そのワークシートはJCSSのURLから入手できる[5]。

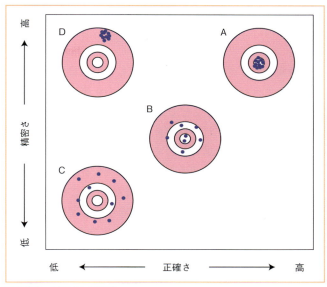

図 3.3.3　精密さと正確さ

3.3.2　認証標準物質

前項の図3.3.1，3.3.2の高位実試料標準物質と常用参照物質がここでの認証標準物質に該当する。国際的には，米国国立標準技術研究所（NIST）や欧州連合標準物質計測研究所（IRMM）から供給されている[6]。国内では日本臨床検査標準協議会（JCCLS）と検査医学標準物質機構（ReCCS）が，標準物質を製造・供給する施設が満たされなければならない要件を定めたISO guide 34を取得してその供給を行っている[7,8]。

これらの機関は，2002年に欧州に設置された臨床検査医学におけるトレーサビリティ合同委員会（JCTLM）のメンバーとなっている。このJCTLMでは，世界の標準物質や標準測定法を登録管理するとともに，それらの新たな開発を担っている。

現在供給されている認証標準物質については付録（p.306）にまとめられているので，ここでは省略する。体外診断薬の製造企業では，これらの認証標準物質を用いて測定体系にもとづいたトランスファラビリティ（上位から下位の測定法への正確さの伝達）を行って日常測定法試薬と製造業者製品校正物質（一般的にキャリブレータとよばれる）の正確さを担保している。その日常法を実施している検査室では，使用している自動分析機を含めた総合的な正確さの確認が必要であり，その目的に実試料をベースとした認証標準物質や常用標準物質を測定して正確さが確認される。

検査室ノート　常用参照物質：JSCC常用酵素の略称について

JCCLSから供給されている「酵素参照物質：JSCC常用酵素」は当初，ERMと称していたが，2004年に欧州においてIRMMなどから供給される認証標準物質にERM®（European Reference Materialsの登録商標）を冠することとなった。このため，JSCC常用酵素はCRMに変更され，CRM-001やCRM-002となっている。実際には，末尾にロット番号を示すアルファベットの小文字が付けられている（例：CRM-001c，CRM-002d）。当初の名残りで"ERM"とよばれることもあるが，これは登録商標であり，European Reference Materialsに限定して使用が許可されていることを承知しておかなければならない。

用語　欧州連合標準物質計測研究所（Institute for Reference Materials and Measurements；IRMM），臨床検査医学におけるトレーサビリティ合同委員会（Joint Committee on Traceability in Laboratory Medicine；JCTLM），CRM（certified reference material）

3.3.3　認証標準物質がない場合の対応

　臨床検査では認証標準物質が存在しない項目も少なくない。そのような検査項目の日常測定法の正確さを確認する際は，学会やJCTLMなどで定めた標準測定法（勧告法や常用基準法など）を行う環境を整えて，その方法と日常法の両者で患者検体を試料として測定し，その両者の相関分析によって正確さを確認する。この相関分析は前項に記したJSCCのワークシートに備えられており[5]，これが利用できる。勧告法や常用基準法などの標準法は，特殊な設備を必要とすることから一般の検査室では実施が難しいため，測定試薬のみ勧告法や常用基準法に従って作成されたものを用い，それを自動分析機にセットして測定することもある。これは正しくは勧告法や常用基準法の測定値とはならないが，目安としての有用性はある。

　上位の標準法が液体クロマトグラフィー質量分析法（LC/MS）や同位体希釈質量分析法（ID/MS）の場合は，測定設備を備えている臨床検査室は皆無といってよい。そのため，この上位の標準法を対外診断薬製造企業で行って値を付けて未認証の標準物質を供給している場合もある。

Q　JSCC常用基準法自動化法とは？

A　酵素活性測定の常用基準法は特別な機器が必要で，測定にも熟練を要することから，自製した勧告法の試薬を自動分析機にセットして仮の比較対象法とすることもある。この方法は便宜上「JSCC常用基準法自動化法」と称されている。この用語は公式に定義されているわけではなく，測定値も標準法の値として正式に認められてはいないが，反応温度やK値を正しく求めて実施することによって，得られる測定値はある程度の信頼は確保される。常用参照物質の新ロットの値付け作業では，JSCC常用基準法（用手法）の試薬を自動分析機にセットし，前ロットの常用参照物質で校正して相対分析が行われており，用手法の測定値に対する参考値の役割を果たしている。自動分析機に自製試薬をセットする場合は，セル内壁での気泡の発生や測定パラメータ設定に十分な注意が必要となる。とくに近年の自動分析機は微量化や超音波撹拌など，自製試薬での測定を想定していないことから，事前に十分な確認を行う必要である。

3.3.4　用手法（常用基準法の実施）

　ここでの用手法とは，一定の設備を備えた検査室で実施できる勧告法・常用基準法を指す。わが国の臨床化学分野における勧告法・常用基準法は表3.3.1に示すようにJSCCによって定められている[9]。酵素活性測定法の場合，勧告法の測定温度のみを30℃から37℃に変更して常用基準法とする指針が1994年に出されている[10]。

● 1. 常用基準法の実施に必要な機器・器具

　γGT活性測定の常用基準法[11]を例に説明する。
1）試薬調製用機器・器具
2）電子天びん（分解能：1mg以下），pHメーター（分解能：0.01，ALPなどは0.001），メスシリンダー，メスフラスコ，三角フラスコ，ビーカーなど。
3）測定装置：各勧告法にはその勧告法のための測定装置の性能規格が示されている。酵素活性測定には分光器を2つ備えたダブルモノクロメーター方式の分光光度計が必要である。酵素活性測定の常用基準法は測定体系上，最も上位に位置付けられる測定法で，成分系項目のように一次標準物質を用いた相対分析ではなく，モル吸光係数を用いて吸光度変化（$\varDelta Abs$）から基質の変化量を算出し活性値を求める方法である。反応指示物質のモル吸光

用語　液体クロマトグラフィー質量分析法（liquid chromatography / mass spectrometry；LC/MS）

表3.3.1 JSCC 勧告法・常用基準法が定められている項目

酵素項目	AST, ALT, CK, ALP, LD, γGT, ChE, AMY
成分系項目	GLU, Na・K・Cl, イオン化Ca, UA, CRE, TG, TC, HDL-C・LDL-C

係数を用いて吸光度を濃度に変換しているため，用いる分光光度計の性能に厳しい規定がある。その既定のおもな内容を表3.3.2に示す。セル内の反応液の温度を確認するサーミスター温度計（分解能0.01℃）も必要である。

4）測定に用いる器具：試薬分注用としてホールピペット，マイクロピペット（容量可変式），試料分注用として微量用マイクロピペット，タイマー。ピペット類は重量法で容量検定して使用する[12]。

● 2. 試　薬

γGT活性測定の常用基準法の試薬を表3.3.3に示す。

● 3. 操　作

(1) 分光光度計のパラメータ設定
- Rate assayモード選択（その機能が備わっていない場合はレコーダーで吸光度変化を記録）。
- Factorに2222を入力する（検査室ノート参照）。
- Delay timeを1分に設定。

(2) セル内反応液の温度調整
- セルに実際の測定時と同様に脱イオン水を分注してサーミスタセンサーを挿入し，反応液の温度をモニターしながら微調整して37.0℃に調節する。

(3) 測定
表3.3.4に従って操作する。
- 予備加温した試薬Ⅰと検体を恒温セルホルダーにセットした反応セルに分注する。
- 5分間（タイマーで確認）緩やかに撹拌する。
- 予備加温した試薬Ⅱを分注する。
- スタートボタンを押す。撹拌は継続し，サーミスタセンサーは測光中の光軸にあたらないようセル内反応液の外に出す。
- 30秒後撹拌を停止（弱い撹拌によりノイズが発生しないことが確認されれば，測光終了まで弱い撹拌を継続することによって反応液の温度むらが回避できる）。
- 測光終了後，ただちにセル内反応液にサーミスタセンサーを挿入して温度を測定する（37.0±0.1℃から外れていたときは，測定値を棄却する）。
- 反応セルは洗って繰り返し使用する。

(4) 活性値の計算
検体の活性値から試薬ブランクの活性値を引き最終的な検体の活性値とする。

表3.3.2 常用基準法に使用する分光光度計のおもな性能規格

項目	規格
波長正確さ	± 0.5nm 以内
波長繰り返し精度	± 0.2nm 以内
スペクトルバンド幅（半値幅）	2nm 以下
迷光	340, 405, 660nm で 0.02％以下
吸光度の比例性	吸光度2.0で±3%以下
測光正確さ	± 0.005 以内（吸光度域：0.000-1.000）
吸光度繰り返し精度	± 0.003 以内（吸光度域：0.000-1.000）
ベースライン安定性	0.001Abs/時間以下
Nノイズレベル	吸光度2.0付近で 0.003 以下
吸収セル（反応セル）	石英製の角型，光路長：10.00 ± 0.01mm 以内
セル内反応液の測定点の温度正確さ	37.0 ± 0.1℃ 以内

表3.3.3 試薬組成

試薬Ⅰ	グリシルグリシン緩衝液 (pH 7.90 ± 0.10, 30℃)*	159mmol/L
試薬Ⅱ	グリシルグリシン緩衝液 (pH 7.90 ± 0.10, 30℃)*	159mmol/L
	GluCANA	31.8mmol/L

*37℃にするとpHは7.70。

表3.3.4 測定操作法

①	試薬Ⅰ　2.00mL 検体　　0.15mL （試薬ブランク測定時は生理食塩水）
②	混和処理で37℃で5分間予備加温
③	試薬Ⅱ　0.50mL
④	試薬Ⅱを添加後，ただちに撹拌して37.0 ± 0.1℃に保ち1分間待って吸光度変化の測定を開始する。3分間の吸光度変化を測定して1分間の吸光度変化を算出する（⊿Abs/分）。

用語　アスパラギン酸アミノトランスフェラーゼ（aspartate aminotransferase；AST），アラニンアミノトランスフェラーゼ（alanine aminotransferase；ALT），クレアチンキナーゼ（creatine kinase；CK），高速液体クロマトグラフィー（high performance liquid chromatography；HPLC），γ-グルタミルトランスペプチダーゼ（γ-glutamyltranspeptidase；γGT），高比重リポ蛋白（high density lipoprotein；HDL），低比重リポ蛋白（low density lipoprotein；LDL），アミラーゼ（amylase；AMY），L-γ-グルタミル-3-カルボキシ-4-ニトロアニリド（L-γ-glutamyl-3-carboxy-4-nitroanilide：Glu CANA）

3章 臨床化学検査の実務

検査室ノート　酵素活性値算出のファクターについて

γGT を例にすると酵素活性値の算出は下式による。

$$\gamma GT 活性値（U/L） = \frac{\Delta Abs}{分} \times \frac{1}{\varepsilon \times 10} \times \frac{総反応液量（mL）}{検体量（mL）} \times 10^6$$

ここでγGT の反応生成物である 5-アミノニトロ安息香酸（5-ANB）のモル吸光係数は 7.95×10^2 L/mol/mm（30℃）で，総反応液量は 2.65mL，検体量は 0.15mL であるから

$$\gamma GT 活性値（U/L） = \Delta Abs／分 \times 2222$$

となる。この 2222 がγGT 測定での Factor となる。ただし，総反応液量と検体量は試薬や検体の分注に使用したピペットの実測容量を使う。例えば，試薬Ⅰの分注ピペットが 1.980mL，検体分注ピペットが 0.148mL，試薬Ⅱの分注ピペットが 0.495mL であったとすると総反応液量／検体量は（1.980 + 0.148 + 0.495）/0.148 = 17.7 となり，これを 5-ANB のモル吸光係数で割って 10^6 をかけて得られた 2226 が Factor ということになる。なお，自動分析装置によっては Factor を F 値や K 値と表現している。

［山舘周恒］

📖 参考文献

1) ISO17511：2003.「体外診断用医薬品・医療機器－生物試料の定量測定－校正物質と管理物質の表示値の計測学的トレーサビリティ」，日本規格協会，2003．
2) 高木　康，三村邦裕：「臨床検査学講座　検査総合管理学」，105-115，医歯薬出版，2016．
3) 日本工業規格：JIS K0211-2013：分析化学用語（基礎部門），日本規格協会，2013．
4) 細萱茂美：「標準物質を用いた正確さの評価」，検査と技術，2000；28：289-292．
5) 日本臨床化学会：Validation-Support-V318- 改良ソフト 3　http://www.jscc-jp.gr.jp/?page_id=1145．
6) European Reference Materials："List of European Reference Materials" http://www.erm-crm.org/Documents/ERM%20catalogue%2013.10.2016.pdf．
7) 検査医学標準物質機構：「標準物質の注文」　http://www.reccs.or.jp/materiallist.html．
8) 日本臨床検査標準協議会：「JCCLS の事業活動」　http://jccls.org/active/crm001c/order.html．
9) 日本臨床化学会（編）：「臨床化学　勧告法総集編 2012 年版」，日本臨床化学会，2012．
10) 日本臨床化学会酵素専門委員会：「血清中の酵素活性測定標準化の推進に関する指針，指針Ⅰ　日本臨床化学会常用基準法（JSCC 常用基準法）」，臨床化学，1994；23：335-340．
11) 日本臨床化学会酵素専門委員会：「ヒト血清中酵素活性測定の勧告法：γ-グルタミルトランスフェラーゼ」，臨床化学，1995；24：108-121．
12) 日本工業規格 JIS K0970-2013.「ピストン式ピペット」，日本規格協会，2013．

3.4 測定の実際

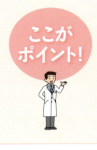

ここがポイント！
- 実際の日常業務では施設ごとに合った運用を詳細に手順書化する必要がある。
- 日々の測定による装置の劣化，異常を速やかに発見しなければならない。
- 異常を発見した後，適切な対応をすることにより臨床での混乱を防ぐ。

3.4.1 汎用自動分析装置による測定の実務

汎用自動分析装置を用いた日常業務における実際の運用方法は施設ごとに異なるが，始業から終業までの一般的な流れは下記のようになる。

始業点検 → 機器の立ち上げ → 動作の確認 → キャリブレーション → コントロール測定 → 検体測定開始 → コントロール測定 → 終了操作 → 試薬補充 → 保守・メンテナンス → 機器のシャットダウン

通常，機器の立ち上げから動作の確認操作までに1時間程度要するため，タイマーなどを用いて自動的に行う。患者検体を測定する前にキャリブレーション，コントロールが良好であることを確認する。また，頻度は施設によるが，検体の測定を開始した後も，経時的に管理試料を測定し，内部精度管理を行う。検体をすべて測定し終えた後，最終のコントロール測定を行い，その日の検体測定に系統誤差がないことを保証する。業務終了後，試薬補充・保守・メンテナンスなどを行う。装置のシャットダウン操作は立ち上げと同様に，一般的に装置の設定により自動的に行う。以降の項で機器の点検，キャリブレーション，検体測定の実際について解説する（内部精度管理，保守については p.128 3.5参照）。

3.4.2 機器の点検

● 1. 始業・終業点検

分析装置の立ち上げ前あるいはシャットダウン前に，異常がないかを確認する。それぞれ自施設に合った点検事項のチェックリストを用意しておくとよい。電解質測定部は，電極接続部の液漏れ，希釈槽内の汚れなどを装置稼働前に目視で確認する。また比色部は，試薬プローブ，洗浄ノズル，撹拌棒などに汚れがないか，各種洗剤が十分にあるかなどを点検する。また，両部ともにサンプルプローブの汚れ，試薬の残量を確認する。前述したような装置の立ち上げ操作を自動的に行う場合は，機器の汚れや補充の確認は前日の終業点検時にしっかりと行っておく必要がある。ただし，液漏れなどは装置の立ち上げ動作によって発生する場合もあるため，キャリブレーション前に装置の状態を確認しておくことが肝要である。また，多くの分析装置には純水装置が接続されており，水質の点検も必要である。純水装置に搭載されているイオン交換樹脂や逆浸透膜の劣化などにより水質の不良を招くおそれがある。一般的に水質は，電気伝導率が $1\,\mu S/cm$ 以下であることが求められる。また，機器の立ち上げ時の純水装置の電源の入れ忘れは，日常業務の途中で装置内に貯水しているタンク内の純水が空になり緊急停止を招くおそれがあるため注意が必要である。

● 2. 動作の確認

(1) 流路の確認

通常，装置内の流路を確認するアプリケーションがある。作動させると試薬分注および洗浄機構内の流路に通液し，流路内の気泡の有無，吐出の状態の確認などを行う。

(2) 反応槽温度の確認

装置の立ち上げ後，反応槽の水の交換あるいはオイルの補充を行う。その後，反応槽の温度を37±0.1℃（分析装置による）に安定させる。設定範囲外であると警告音が鳴り，分析不可となる。この場合，温度センサーの異常やフィルターの詰まりなどの可能性が考えられる。

(3) 光度計の確認

光源ランプの光量を確認する。光源ランプが劣化すると各波長における光量の出力値が低下する。ただし，反応容器，測光部，反応槽の汚れ，気泡などの存在により，光源ランプの状態に関わらず出力値が大きく変動する場合があるので注意が必要である。

(4) 反応容器の確認

すべての反応容器に水を吐出し，吸光度を測定する。反応容器に汚れ，傷，気泡などがあると吸光度が変化する。分析装置によっては，この確認の後，自動的に異常のあった反応容器を記録し，測定に使用しない（スキップする）ように設定できるものもある。複数の反応容器で同時にスキップ対象になった場合は，反応槽の汚れ，光源ランプ異常など反応容器以外の不良も考慮に入れなければならない。

(5) 起電力の確認（電解質測定部）

内部標準液を各電極で複数回測定し，起電力を出力する。起電力の絶対値が通常と同じかどうか，複数測定結果にばらつきがないかなどを確認する。絶対値の異常は，電極不良，試薬不良などが，再現性不良は，液漏れ，気泡の混入など流路の異常が考えられる。

3.4.3 キャリブレーション

● 1. キャリブレーションの実施

点検結果が良好であることを確認後，測定前に検量線を作成（キャリブレーション）する。それぞれの項目に対応したブランク溶液（精製水，生理食塩水または試薬メーカー指定のもの），標準液（2点または多点）を装置に投入し測定する。装置により，キャリブレーション時の測定が2重測定〜多重測定などさまざまな方法がある。測定項目あるいは施設の運用により，毎日の業務開始前のキャリブレーションは，ブランクのみを行う場合や全点検量を実施する場合がある。新規項目，分析装置の導入の際の妥当性確認時に，試薬の安定性などを踏まえ，毎日全点キャリブレーションする必要があるか，ブランクのみでよいかを事前に確認しておくべきである。また，日々のキャリブレーションをブランクのみで行う場合には，全点キャリブレーションの実施時期を決定しておく必要がある。実施時期は，装置のメンテナンス（光源ランプ交換，反応容器交換，その他のメンテナンスなど）後，試薬のロット変更時，定期的（毎週，毎月など），などがあげられるが，いずれにしても，測定の精密性・正確性も考慮したうえで，どの実施時期で全点キャリブレーションを行えば性能が維持できるかを確認する必要がある。また，標準液は，製造業者により表示値がロットごとに変わるもの，変わらないものがある。ロットで変わる場合，値の入力ミスは以降のすべての測定に誤差を生じるため，ダブルチェックおよび変更の記録をとるなど徹底した対策が必要である。標準液の調製方法に関して，使用時に精製水で溶解する凍結乾燥タイプの標準液や融解方法が指定されている液状凍結タイプの標準品があり，調整の間違いや溶解後の使用期限に注意する必要がある。

● 2. キャリブレーション後の確認

キャリブレーション後は，その検量線が適切かどうかを確認する。前述のように，1種類の標準液を多重測定する装置では，それぞれの測定時の吸光度のばらつきを確認し，キャリブレーション時の測定異常を知らせる機能が搭載されているものがある。複数の項目でばらつきが認められる場合は，プローブや試薬の分注量のばらつき，ランプ，反応容器，撹拌機構，洗浄機構などの装置の異常が，単項目でのばらつきの場合は，試薬の異常やコンタミネーションが考えられる。次に，キャリブレーションの結果が前回の結果と乖離していないかを確認する。多くの分析装置では，過去に行ったキャリブレーションの結果をグラフで表示する機能を有しており，ブランク溶液の吸光度（試薬ブランク），標準液の吸光度の変動の有無を一目で確認することが可能である。試薬により，継時的にブランク測定時の吸光度が変化する項目がある。どの程度までブランク測定時の吸光度が変化するとコントロール測定値が許容範囲外となるかを確認しておくとよい。また，試薬の劣化により，設定している本来の測定可能上限値を精度よく測定できなくなることがある[1,2]。この場合，コントロール測定値は許容範囲内となることがあり，注意が必要である。言い換えると，コントロール測定だけでは，本来の試

薬の性能が維持できているかを確認できない場合があることを理解しているべきであり，ブランクや標準液の吸光度を併せて確認し，許容限界を超える（コントロール測定値が許容範囲を外れる，あるいは臨床へ保証している検査性能を発揮できなくなる）前に試薬の劣化を把握することが肝要である。

● 3. 免疫学的測定法における機器の キャリブレーション

免疫学的測定法では，多点でキャリブレーションを行う項目は，検量線が曲線となる（p.66　2.2.6参照）。したがって，キャリブレーション後のコントロール測定において，コントロールの濃度によっては検量線異常に気がつかない場合がある。たとえば，ブランクから5点目までの検量が正常で6点目のみ吸引不足などの異常があると，低濃度域（1, 2点目付近）および高濃度域（3, 4点目付近）のコントロールは許容範囲内に測定され，6点目の濃度に近似した濃度の異常高値検体を測定したときのみ，偽高値となる場合がある。したがって，キャリブレーション後は，必ず曲線の形を確認するべきである。検量線の形を覚えていない新人技師のためにも，項目ごとの検量線のリストを備えておくとよい。また，ラテックスを含有した試薬では，長時間の静置により，ラテックスが沈殿することがある。長期に冷蔵室で保存した試薬を新たに分析装置にセットし，翌日早朝にキャリブレーションを実施する場合は，分析装置に補充する前に試薬を泡立たないように混和をした方がよい。混和せずに使用すると，キャリブレーション，コントロール測定は試薬の上清のラテックスが希薄な部分で行われるが，連続して測定したコントロールの値は良好となり，その後の検定の際に，徐々に試薬が混和されて異常値を呈する場合がある[3]。

3.4.4　検体測定と検査値への対処法

● 1. 検体測定から報告までの実際

検体の測定結果は，通常，分析装置付属のコンピュータ上，あるいは検査管理システムが搭載されたほかのコンピュータに送信後に確認する。表示された測定値を読み，分析に問題がなく，正しい値であるかを判断する。また，正しい値であったと仮定した後，検査前手順に問題はないか，報告形式（通常または緊急，こちらから問い合わせる必要があるか，アドバイスサービスを加えるべきか）などの検査後手順をどのように行うかを決定し，臨床に報告する。なお，検査前手順〔検体採取から検体提出（p.110 3.1），検体受付から測定までの流れ（p.114　3.2）〕，病態との関連における患者データの見方（p.137　3.7）についての詳細は他節を参考いただき，本項ではおもに，分析エラーに関連した検査データの見方と異常値への対処法について解説する。

● 2. 確認手順

1時間に2,000項目測定できる分析装置1台で検査した場合，単純計算するとピーク時には1分間に約30項目の検査値が表示される。迅速な結果報告が求められる昨今，臨床検査技師は表示される数値を連続的に速やかに確認し，臨床医に報告しなければならない。しかしながら，表示される数値の背後には，多くの検査値を真値から遠ざける要因が潜んでおり，見逃さないように留意しなければならない。

測定値を連続的に判読する際，考えるべきことはおもに，(1) 値は正しいか，(2) 値はヒストグラムのどこに位置するか，(3) 測定値は迅速に得られているか，の3つである。

(1) 値は正しいか

値が正しいかという言葉には2つ意味がある。1つは，試料中の濃度や活性を正しく測定できているか，つまり，分析学的過誤がないかどうかである。もう1つは，その試料中の濃度や活性が患者の生体内（*in vivo*）を反映した値とみなせるかである。前者に関しては，分析装置によるエラーメッセージがないかを確認する。多くの分析装置は測定時に過誤が発生し得る情報（吸光度，プローブの圧力など）が得られた場合，測定値とともにメッセージを表示する機能を有している。メッセージの種類は分析装置によるがおもなものとして，測定可能範囲外，吸光度異常，反応過程異常，サンプリング異常，ノイズの発生（電解質測定部），試薬不足，計算不能，地帯現象（プロゾーン）の可能性，などがあげられる。いずれにしても，上記のエラーメッセージがある場合は，その数値は妥当性を保証できる数値ではない可能性があり，それぞれ的確な処理を行った後に臨床に報告する。後者の*in vivo*を反映しているかというのは，正しく検査前手順が行われているかどうかを意味する。検査前手順によって過誤を生む原因として，患者取り違え，高グロブリン血症などの特殊な病態や薬剤などによる試薬との異常反応，採血手順（溶血，クレンチング，輸液混入），採血管，遠心条件，温度などがあげられ，こ

れら要因が in vivo のデータとの乖離を発生させる。再採血，測定不能とするなど，必要であれば臨床医とコミュニケーションをとった後に報告するべきである。また，コールドアクチベーション，強乳び，多発性骨髄腫の患者検体などは，正しい測定値を得るために事前に特殊な処理を必要とする場合がある。

(2) 値はヒストグラムのどこに位置するか

ある項目の測定値を読む際に，その値が日々の患者データによってつくられるヒストグラムのおおよそどこに位置するかをすぐに判断できなければならない。そのために，データを判読する技師は，それぞれの項目においての"ものさし"を有しているべきである。具体的には，測定値が基準値の範囲内か，パニック値（緊急報告異常値）に該当するかを判断する。また，その値が各種の病態において頻繁に見られるデータか，非常に稀なデータか（極端値）[4]，あるいはいずれの病態においても出現し得ないデータかを判断しなければならない。後者の場合，たとえ分析装置からのエラーメッセージがなくても検査過誤の可能性がある，あるいは今までに知られていないような検査前手順の異常があるかもしれず，臨床医に電話などによる相談・問い合わせなしに安易に報告すべきではない。

(3) 測定値は迅速に得られているか

最近は緊急検査だけでなく，臨床化学検査においても検査の迅速性〔検査所要時間（TAT）の短縮〕が求められている。迅速な検査の実現のために，検査の自動化，検査法の簡便化，検査システムの効率化が必要である。迅速にデータが得られることにより，外来患者の容態急変の早期発見，それに伴う迅速な処置，入院患者の治療方針の早期決定，また医学上の目的だけでなく，入院期間の短縮，外来診察時間の短縮，さらには2006年より始まった外来迅速検体検査加算の算定などの経済面における病院診療支援にも貢献できる。したがって，臨床検査技師は，常に測定が迅速に得られていることを確認しながら，業務を行うべきである。

● 3. 検査値に対する対処法

各検査値に対する対処法は施設によって異なるが，いずれにしても臨床の混乱を招くような報告は避けるべきである。また，誰が検査値を読んでも問題が起こらないように，それぞれの対処法について手順書を作成しておくべきである。

(1) 測定可能範囲外

測定値が測定上限を上回っていた場合，測定可能範囲内で測定できるように検体を生理食塩水などで希釈して測定する。この際，とくに用手法で希釈する場合は希釈の誤差・ミスを発見するために，2系列以上の希釈検体を作製し，希釈直線性が確保されていることを確認した方がよい。また，使用するピペットは定期的に検定を行い，精密性，正確性を確認しておく必要がある。さらに免疫学的測定法において，異好抗体による非特異反応によって異常高値であった場合は，希釈直線性を示さない場合が多く，異常反応の発見につながる。ただし，FT_3やFT_4など希釈できない項目もあるため，あらかじめ確認しておく必要がある。この場合，ポリエチレングリコールや動物血清による吸収試験を行うと原因の解明ができる[5]。また，比色法，免疫学的測定法のいずれにおいても，希釈の誤差，マトリックスの変化も考慮し，何倍まで希釈してよいか，それ以上の値に対する取り決め（…以上で報告するなど）を検査室であらかじめ決めるべきである。

測定下限を下回っていた場合，エラーメッセージがなくてもサンプリング不良による偽低値に注意する必要がある。再検査あるいは必要であれば検体を確認し，血清中に気泡またはフィブリンや血餅などの固形物の有無を確認する。測定誤差が否定できた場合，臨床への報告の方法は施設により異なるため，ここでは，臨床化学会誌で紹介されている米国臨床検査標準協会（CLSI）によって示された報告方法（EP-17）を紹介する[6]。ある項目において，ブランク上限が6mg/dL，検出限界が8mg/dL，定量限界が10mg/dLであったとすると，それぞれの測定値に対する報告方法は表3.4.1のようになる。

(2) 分析装置のエラーメッセージ

プローブ詰まり検知，サンプリング不足が表示された場合，測定値に関わらず検体を確認する。異常が認められた場合，エラーが表示された項目だけでなく，全項目を再検査するべきである。

表3.4.1　CLSIの報告方法（EP-17）

測定値 (mg/dL)	報告方法
5	"8mg/dL 以下" or "検出せず"
7	"10mg/dL 以下" or "判定保留域（<10mg/dL）"
9	"10mg/dL 以下" or "存在するが定量不可（<10mg/dL）" or "9mg/dL：不確かさが大きく判定注意"
11	11mg/dL

（市原清志，他：「定量分析法における検出限界および定量限界の評価法」，臨床化学，2006；35：280-294．より転載）

用語　検査所要時間（turnaround time；TAT），遊離トリヨードサイロニン（free triiodothyronine；FT_3），遊離サイロキシン（free thyroxine；FT_4），米国臨床検査標準協会（Clinical and Laboratory Standards Institute；CLSI），ブランク上限（limit of blank），検出限界（limit of detection），定量限界（limit of quantitation）

(3) 吸光度異常, 反応過程異常

　分析異常が考えられるため，反応過程を確認する。反応過程をみることで，分析装置の異常（光源ランプの異常，反応容器や反応槽の気泡，サンプル，試薬の分注不良，ノイズなど）や検体に起因する異常反応（通常と異なる吸光度の異常な上昇・下降，終点分析法において反応が終了しない，初速度分析法における基質不足など）が確認できる。反応過程を観察することで，分析装置の異常を早期に発見することができ，誤報告を事前に防ぐことが可能である。それぞれの異常がどのような反応過程になるかは，誌面の都合上，ほかの詳細な解説書を参照いただきたい[5,7]。いずれにおいても，反応過程を観察した際に，それが通常の反応か異常な反応かを判断するための知識が必要であり，それぞれの項目の測定原理，分析装置の異常による反応過程への影響などを覚えておかなければならない。正常な反応過程とすぐに比較できるように，健常人血清などを用いた正常な反応過程リストをあらかじめ用意しておくとよい。

(4) 血清情報

　ほとんどの自動分析装置では，検査と同時に血清情報（溶血，黄疸，乳び）を測定する（p.42　2.2.1参照）。それぞれの項目において，血清情報と検査値への影響を確認し，それに対する対処法（再採血依頼，希釈後再検査，コメント付きあるいは測定不能として報告など）を取り決めておくことが必要である。

［大川龍之介］

参考文献

1) 小川善資：「X-R管理法は分析機器や試薬の異常を見つけられない！」，生物試料分析，2011；34：359-363.
2) 小川善資：「新しい精度管理法の提案（その1）」，生物試料分析，2012；35：347-357.
3) 大川龍之介，他：「発生原因別 異常データの解析・対処・防止策 1) 検者由来の異常データ・異常事例」，Medical technology，2014；42：779-785.
4) 日本臨床検査自動化学会会誌編集部：「I. 極端値とパニック値」，日本臨床検査自動化学会会誌，2005；30(suppl-1)：9-13.
5) 桑　克彦，他：特集「自動分析異常の解析技術マニュアル及び自動分析運用指針」，日本臨床検査自動化学会会誌，2010；35(suppl.1).
6) 市原清志，他：「定量分析法における検出限界および定量限界の評価法」，臨床化学，2006；35：280-294.
7) 日本臨床検査自動化学会会誌編集部：「生化学自動分析装置の異常データ事例集(Ver.1.4)」，日本臨床検査自動化学会会誌，2006：31(suppl.1)：12-14.

3.5 日常的な内部精度管理と機器の保守

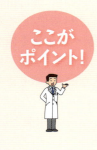

ここがポイント!

- 精度管理の目的は精度が保たれた測定値を診療に提供するために管理することにある。
- 測定値には生体中の値と分析誤差(変動)が含まれる。
- 測定値の変動は装置,標準液,試薬,人および環境によって影響を受ける。
- 測定値の精度管理図だけによる精度管理では不十分である。
- 管理物質の測定値の変動だけをみていると誤った判断をすることになる。
- 装置の不具合は測定値に直接影響を及ぼし,試薬盲検の吸光度変化は基質分解・試薬劣化などの状態,標準物質の変化は感度に影響を及ぼす。
- 管理物質の測定値にはこのようなさまざまな変動要因の影響が反映されている。
- 測定開始前の校正時の標準物質,試薬盲検吸光度,検量係数および測定感度の総合的な把握が大切である。

3.5.1 日々の精度管理の実務

1. 精度管理の3つの区分

はじめに日々の精度管理(QC)の実務をするとき,日内管理,日間管理および期間管理に分けてそれぞれの役割を整理しておく(図3.5.1)。

1) 日内管理の意味は,管理物質の測定値をリアルタイムに判断することにあり,最も実践的な管理である。
2) 日間管理は1日に複数回測定した管理物質の平均値($\overline{X}$),そのばらつき(R)および($\overline{X}$)の日間差(Rs)を日々統計処理して判定することにある。日間管理のこ

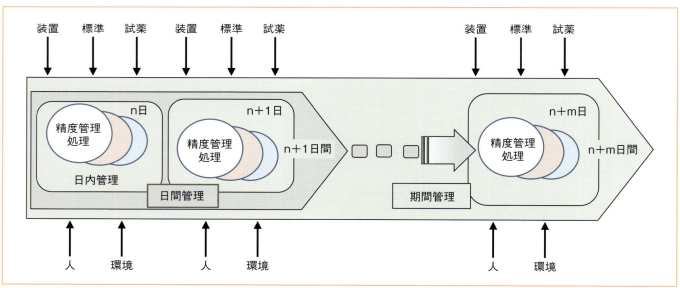

図3.5.1 日々の測定に加わる誤差要因と精度管理との関係模式図
角丸型の枠は1日単位を示し,丸型の枠とホームベース型の枠が精度管理実施を表す。装置,試薬などの状態は日々変化する。それが測定値に誤差変動として加わる。日々それぞれに↑の変動要因が影響し,n+1日目にはn日とn+1日の要因が合わさった状態で蓄積され測定値に現れる。n+m日目にはn+m日間の変動要因の合成のうえで測定されたと考えられる。そのため,日々の変動・日間変動の状態(変動タイプ)を見極める必要がある。そのためには,標準物質の吸光度(感度・ファクター),試薬盲検の吸光度,日内・日間変動および総変動を把握する手法が必要となる。

用語 精度管理(quality control;QC)

れらの3種の統計量を用い，毎日の状態をそれぞれ管理図にプロットする。その管理図からある特徴・傾向が見られたら，装置，試薬，標準物質に何らかの異常な状態が生じたことを疑い点検しなくてはならない。

3）さらに月ごとの期間管理は，1カ月間の$\overline{X}$の推移（正確さの変動），日々の$\overline{X}$の日間差（Rs）および日内変動Rの統計量を算出することにある。これらの統計量によって1カ月間の長期的かたよりの変動，短期的日間差変動および日内変動の相対的な大きさ（割合）を把握することができる。

● 2. 管理限界の設定と管理法（マルチルール法とツインプロット法）

精度管理の管理限界の設定に際しては，それを外れたときの対処方法を定めておく（図3.5.2参照）。これが明確でないとその時々の判断によって異なる対応をとる可能性があり，信頼性を得ることが難しくなる。

精度管理は，管理物質の測定値の変動パターンの把握と分析誤差変動を的確に検出することにある。$\overline{X}$-R管理法が基本的な精度管理法であり，管理限界の設定には2SD限界，あるいは3SD限界のどちらかが採用されている（参考情報参照）。しかし2SD，3SDの単一のルールでは感度・特異度の面から見ると誤差変動の検出は十分ではない。合理的な管理限界の設定はマルチルール法といえる[*1, *2]。また，ツインプロット法は変動タイプ（系統誤差，偶発誤差）の推定に有用であり，この2つの併用が推奨される（図3.5.3）。リアルタイムに精度管理するには1日に複数回の管理物質の測定が求められる。このときにはマルチルール法を用いるのがよい。ツインプロット法は濃度の異なる2種類の管理物質の測定値をSD目盛されたX，Y軸図にプロットし，その配置関係より変動のタイプを推定する。マルチルール法のルールを表3.5.1に示す。

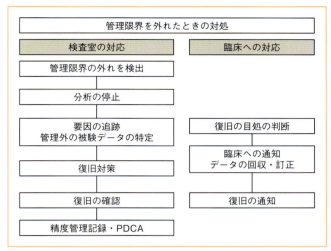

図3.5.2　管理物質の管理限界を外れたときの対処

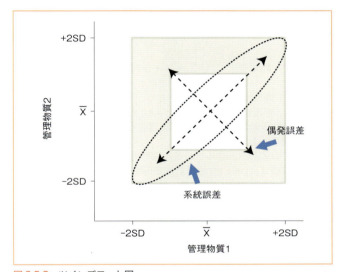

図3.5.3　ツインプロット図
系統誤差，ランダム誤差がない状態では，$\overline{X}$を中心にプロットされる。

表3.5.1　マルチルール法のルール

ルール	判定	誤差の分類
1_{2S}	1回（はじめて）2SDを超えた，次の値を注視する	警告
1_{3S}	1回，3SDを超えた。測定・報告の停止	偶発誤差
2_{2S}	2回続けて，2SDを超えた。測定・報告の停止	比例系統誤差
R_{4S}	隣合う値の差が4SDを超えた。測定・報告の停止	偶発誤差
4_{1S}*	片側に4回連続して1SDを超えた。測定・報告の停止	シフト現象
$10\overline{X}$**	片側に10回連続して測定値が偏った。測定・報告の停止	シフト現象

4_{1S}*，$10\overline{X}$** ルールはリアルタイムの場合には，測定を停止する判断は難しい。その他のルールに $2of3_{2S}$（3回連続のうち2回2Sを超える），3_{1S}（片側に3回続けて1Sを超えた），などがあり，これらは確率を基準にするルールで測定停止に該当する。

用語　PDCA（plan-do-check-act），標準偏差（standard deviation；SD），上方管理限界（upper control limit；UCL），下方管理限界（lower control limit；LCL）

> **参考情報**
>
> **2SD, 3SD限界〔2, 3シグマ（σ）法〕と管理限界の算出について**
>
> *1 一般的には$\overline{X}$-R, $\overline{X}$-Rs-R管理図法の管理限界の算出は，管理物質のSD（σ）から求めていない。以下に3シグマ法の算出を示す。ただし，マルチルールでは一定期間の標準偏差σを用いる。
>
> 1. $\overline{X}$-R管理図の管理限界
>   上方管理限界はUCL，下方管理限界はLCLとする。
> $\overline{X}$管理図 ： UCL = $\overline{X} + A_2\overline{R}$
>   　　　　　　　LCL = $\overline{X} - A_2\overline{R}$
>
> $A_2 = 3\dfrac{1}{(\sqrt{n})d_2}$
>
> $A_2\overline{R}$は3σに相当し，管理物質の1日の測定回数によって管理図用係数表からn, d_2を用いる。ちなみに5回/日であればA_2は0.58である。
>   R管理図 ： UCL = $D_4\overline{R}$
>   　n = 5の場合には，D_4 = 2.11
>
> 2. $\overline{X}$-Rs-R管理図の管理限界
> $\overline{X}$管理図 ： UCL = $\overline{X} + 3/d_2\overline{Rs}$
>   　　　　　　　LCL = $\overline{X} - 3/d_2\overline{Rs}$
> $3/d_2\overline{Rs} = 2.66\overline{Rs}$
>   Rs管理図 ： UCL = $(1 + 3d_3/d_2)\overline{Rs}$
> $(1 + 3d_3/d_2) = 3.27$
>   R管理図はUCL = $D_4\overline{R}$となり，上と同じである
> $\overline{X}$管理図では日間のかたより（正確さ）を，Rs管理図では日間のばらつきを，R管理図では日内のばらつきを管理することができる。
>
> *2 この2SD，3SDルールを単独で管理限界とすると第一種過誤（Type I errorまたは偽陽性）あるいは第二種過誤（Type II error, 偽陰性）が起こる，つまり見逃しや誤検出が生じる問題がある。
>   マルチルール法のQC手順は，明らかに単一のルール手順よりも複雑であるため，これは欠点である。ただし，一般的に使用されている2SDおよび3SDの単ルールよりも優れたパフォーマンスを示す。2SDルールでは，誤警報の問題がある。2〜4種類の管理物質使用の場合，10〜20％の良好な測定が誤って拒否されることが予想される。検査室で多くの時間と労力を費やすことになる。3SDルールでは，誤検知率が非常に低いがエラー検出（真のアラーム）も低くなるため，医学的に重要なエラーが検出されない可能性がある。

● 3. 測定開始時の校正の吸光度管理と日内管理および日間の管理

まず，1日の測定開始には校正を実施し併せて管理物質の測定によってその日の分析状態を把握する。管理物質の測定値が適切な状態（管理内）かの判定と変動パターンを把握する。2種類の管理物質を測定すれば系統誤差か偶発誤差かおおよそ把握することができる。

この測定開始時の管理物質の測定値の把握には試薬盲検の吸光度および標準物質の吸光度の変動を参考にすると，装置と試薬の状態の把握に役立つ（表3.5.2）。管理物質の

表 3.5.2　校正時のパラメータの見方

校正時のパラメータ	説明	変動要因
反応初期吸光度	試薬成分による吸光度，所定の測光時の吸光度	試薬成分の自然分解（劣化）
吸光度変化量（試薬盲検・標準物質）	エンド法：測光2点間の吸光度変化量	不純物の混入（汚染）による反応の進行
	レート法：1分間あたりの吸光度変化量	試薬劣化および汚染による感度低下
検量係数（ファクター）	$F = \dfrac{(Cst - Cb)}{(Abs.st - Abs.b)}$	感度の変化，試薬性能の変化

測定値と校正時の吸光度に問題がなければ装置・試薬・標準物質は管理内であると判定できる。後で述べる試薬ロット管理における試薬の性能チェックにこの考え方は欠かせない。

このように把握した管理状態をベースにして一定間隔で管理物質を測定し，マルチルール法，ツインプロット法によって管理する。

さらに測定開始時の状態把握として日間差変動と$\overline{X}$の時系列的変動を把握しておくと分析の状態を時間的経過としてとらえることができる。たとえば，前日の管理物質が+2SD付近の値で今回値が-2SD付近の値なら，昨日と今日の間で測定条件に何らかの変化が生じている可能性があると考えなくてはならない。ここでも，繰り返しになるが試薬盲検，標準物質の吸光度およびファクターが重要な情報となるので，一緒に判断するようにする。

そして1日の分析終了後，その日の統計処理を行い，精度管理記録書にその日の状況を記載する。トレンドあるいはシフト現象などの傾向を疑う場合，翌日の担当者に引き継ぐためにその旨記載しなくてはならない。

● 4. 期間（月単位）管理

月ごとの期間管理に$\overline{X}$-Rs-R管理法を用いることを提案したい。日々の平均値，日内変動および日間差変動が観察できる精度管理図であり，測定法の性能の把握に適した管理方法である。月間の総平均値，日間差変動，日内変動の統計量を算出し，それぞれを評価する（図3.5.4）。

まず管理図の観察では
1) 平均値の変動としてシフトやトレンド現象などの有無
2) 日内変動では大きさと安定性（ばらつき状態）
3) 日間差変動ではその変動の推移をそれぞれ観察する
4) 統計量の評価として日内変動，短期日間変動および長期日間変動の大きさと相対的割合を観察する。

　総日内変動　　= Rの平均値/d_2
　短期日間変動 = $\{(Rsの平均値/d_2)^2$
　　　　　　　　　$-(Rの平均値/d_2)^2/n\}^{1/2}$

用語　偽陽性（false positive），偽陰性（false negative）

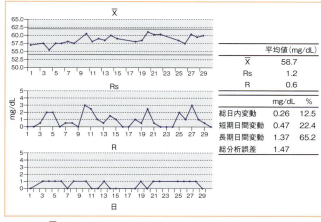

図 3.5.4　$\bar{X}$–Rs–R 管理図と統計量
$\bar{X}$ 図よりわずかなシフト現象傾向が認められ，Rs 図より時々大きな日間変動が見られる．3 種類の変動から長期日間変動の割合（65％）が大きく，日内の変動要因は小さく，徐々に測定値が上昇する変動要因を中心に調査する必要があることが見てとれる．

表 3.5.3　各種測定法の変動要因別の大きさ

測定項目	総日内変動（％）	短期日間変動（％）	長期日間変動（％）
ALT	40	28	32
TC	46	35	19
UA	48	33	19
CRE	13	71	16
Ca	67	15	18

ALT：レート法，TC, UA：POD 法，CRE：ヤッフェ法，Ca：o-CPC 法．
（山本慶和：「統計学的精度管理」，臨床検査技術学，163，1998 より改変）

表 3.5.4　各変動要因と校正間隔

総日内変動 R*	短期日間変動 Rs*	長期日間変動 $\bar{X}$*	校正間隔
小	小	小	長期間隔
大	小	小	長期間隔
小	大	小	毎回校正
大	大	小	毎回校正
小	小	大	適宜校正
小	大	大	毎回校正

*：各変動はそれぞれの R, Rs および $\bar{X}$ の統計量から算出した．
（細萱茂実：「精度管理に必要な統計処理法」，検査と技術，2001；29，1024 より改変）

$$\text{長期日間変動} = \{\bar{X}\text{の分散}-(\text{Rsの平均値}/d_2)^2\}^{1/2}$$
$$d_2 = 1.128\ (n=2)$$

これらの統計量を相対的割合で見ることの有用性について，5 項目の測定法の変動要因の特徴を表 3.5.3 に示した．ALT, TC および UA は 3 つの変動％のバランスが取れた割合で測定法としては安定し精確さが維持された状態にある．CRE（ヤッフェ法）は短期日間変動に大きくかたよりアルカリ性の試薬のため日に日に測定試薬の状態が変化することを示し，毎日の校正が必要あることが理解できる．Ca（o-CPC 法）もアルカリ性試薬が使われているが，日内変動の要因が大きい測定法であることがわかる．このように，それぞれの変動要因大きさを相対％で評価することによって，それぞれの測定法の変動要因の特徴を把握することができる．また，校正間隔の参考資料として有効である（表 3.5.4）．また総誤差変動の改善には大きな変動要因から取り組むことが効果的であることがわかる．さらに，これらの変動要因のバランスが変わることがあれば，変化の大きい変動に焦点を絞って要因を推定することができる．

3.5.2　保守点検

保守点検は装置の性能，安全性維持を目的とし，定期的な保守点検（清掃，校正）や部品・消耗部品の交換などを行い，使用時の不具合を予防する．西田らは，検査室で管理すべき事項のうち装置に関わる事項として保守点検を「装置状態の管理」としている[7]（図 3.5.5）．保守点検は装置の状態の確認にあり，不具合のリスクを軽減するための業務である．

メーカーは保守点検および部品交換周期をたとえば "1 日 5 時間，1 カ月 25 日装置の使用" を基準として定めている．そのため各検査室の稼働状況に応じて実施周期計画を立てるべきで，1 日の稼働が 10 時間を超えるようであれば洗浄や部品交換はメーカー設定より短い周期にする必要がある．点検・洗浄時期は通常，毎日，1 週間，1 カ月，3 カ月，6 カ月などがあり，1 カ月以上の時期では表 3.5.5 のよ

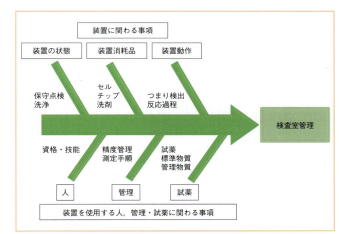

図 3.5.5　検査室の装置・人・試薬の管理
（西田正治，他：「臨床検査プロセスの可視化による検査室の信頼性向上」，ヘルスケアイノベーション，2015；97：508-509，より改変）

用語　アラニンアミノトランスフェラーゼ（alanine aminotransferase；ALT），コレステロール（cholesterol；TC），尿酸（uric acid；UA），クレアチニン（creatinine；CRE），o-クレゾールフタレインコンプレクソン（o-cresolphthalein complexone；o-CPC）

表3.5.5 保守点検・洗浄結果記録表の見本

保守点検・洗浄結果記録					
部品	実施日	点検結果	改善処置内容	実施者	確認者
恒温槽		浮遊物あり	洗浄，フィルター付着物除去		
シリンジ		気泡の発生	パッキン交換		

うに点検結果および改善処置内容の記録欄を設けることが望ましい．交換部品の在庫管理は不具合時の迅速な対応と無駄のない在庫数の確保はコスト面からも定めておく．

また，定期メンテナンス契約の締結は検査室の方針によるが，定期的なメンテナンスの実施は装置の安定稼働の維持と測定値の精度維持に有効である．メンテナンスはコスト的に大きな負担であるが，装置トラブルによる臨床への検査データの停止は診療へのダメージが大きく，これは検査室の信頼性の問題となる．このように考えると契約の有無に関わらず定期的なメンテナンスの実施は大きなリスクの回避に欠かせない．

3.5.3 試薬補充と試薬管理

試薬管理には試薬発注，在庫管理，有効期限，ロット管理などがある．その他に標準物質や精度管理物質が試薬管理の対象となる．これらの管理は検査データの品質の維持および検査業務の効率的な運用に重要な業務である（表3.5.6）．最近は試薬管理システムの導入や院内物流管理（SPD）システムの採用によって試薬の購買・供給・在庫・消費などを一元管理し，質の向上をはかることができる．

また，試薬性能の安定維持には依頼件数にあった試薬ボトル容量の選択が必要である．試薬開封後の使用期間は試薬ボトル容量と依頼件数によって決まる．依頼件数が少ないわりに大きなボトルは長期間使用することとなり，図3.5.6のように試薬量が少なくなったときの試薬安定性は急激に低下し，測定値の変動要因となる．

試薬・標準物質および管理物質の性能維持は温度管理によって左右される．温度管理は精度管理を側面からサポートするといえる．そのためには冷蔵庫，冷凍庫の温度モニターを1日1回記録して，許容範囲内かの判断を含めた温度維持管理が推奨される．温度表示のない冷蔵庫，冷凍庫にはデジタル温度計（-80〜50℃，10秒間ほどで測定できる）を用いるのが便利である．

表3.5.6 試薬管理項目と考慮事項

試薬管理	考慮事項
保存条件	メーカー指定の温度，湿度，光の遮断
在庫管理	有効期限と試薬個数／期間（月・週）を考慮
ロット管理	有効期限と依頼件数，包装容量から割り出す
有効期限	依頼件数と試薬包装容量を考慮
開封後の使用期間	依頼件数と試薬包装容量を考慮（週・日単位）

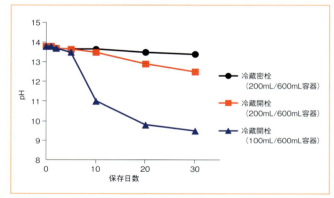

図3.5.6 TP試薬保存における各種温度，試薬容量の違いとpHの変動
200mLの試薬を使い始め，やがて試薬量が100mLと少なくなると急激に試薬性が劣化したことを示している．
（長尾健治：「異常値いろいろ」，日立自動分析研究会・高橋塾，2015より許可を得て転載）

3.5.4 ロット管理

試薬および管理物質のロット管理は，測定値の安定維持に欠かせないものである．最近は試薬管理システムによってロット管理も充実してきているが，ロット変更時は校正が必要であり，その情報は確実に分析担当者が共有できる体制にしておく．

ロット変更時には何度も繰り返すが，試薬盲検の吸光度，標準物質の吸光度（感度）および管理物質の測定値の変化をしっかり把握することおよび記録することが試薬のロット管理上重要である．また，同一ロットの長期間の使用は試薬，管理物質の成分劣化により測定値に影響が及ぶことがある．このような条件では保存環境のチェックと測定値のみならず試薬盲検吸光度，標準物質の感度を管理することによって，試薬，管理物質の性能変化の検出に注意を払う必要がある．

用語 院内物流管理（supply processing and distribution；SPD），総蛋白（total protein；TP）

3.5.5 不確かさの意味

不確かさは測定の信頼性を表す言葉として使われる。不確かさは「測定値±不確かさ」で表示され、測定値の信頼幅がある確率（通常95％）で存在する範囲を示す。不確かさの性質は標準偏差、ばらつきである。不確かさの意味はいくつかあるが、ここでは2つを取り上げる。

1つは、検査室の技術的信頼性の提示にある。仮に分析誤差変動が病態変動より大きければ、その測定値は臨床上役に立たない。信頼性を維持する指標として日常検査の精度管理データを用いて不確かさを推定する。不確かさは1日2回以上、14日以上測定した管理物質の測定値より求めることができる（図3.5.7）。その際には標準物質の不確かさが必要であり、メーカーから情報を得るとよい。不確かさの計算ソフトは日本臨床化学会ホームページからダウンロードできる[8]。

もう1つは、この不確かさの情報が連続する患者データのモニタリングにおいて有意な変動かの判断の指標（精密さCV_T％）となることである。この精密さの許容限界は以下の基準で定められている。

$$精密さ（CV_T％）\leq \frac{1}{2} \times 個体内生理的変動（CV_I）$$

すなわち、検査室の測定値の精密さ（CV_T％）はCV_Iの1/2以下にすることが求められる。精密さは分析誤差変動のことであり、不確かさと同じ意味である。

これの基本的な考え方は次のとおりである。目的成分の測定は

  分析前変動（CV_B）
  分析時変動（CV_A）
  個体内生理的変動（CV_I）

の3つ要因により合成された変動（CV_T％）となる。CV_Bを無視できる程度とすると

$$CV_T％ = (CV_A^2 + CV_I^2)^{1/2}$$

となる。CV_Aが0のときは

$$CV_T％ = CV_I$$

となり、$CV_A = (1/2)CV_I$のときは

$$CV_T％ = 1.12 CV_I$$

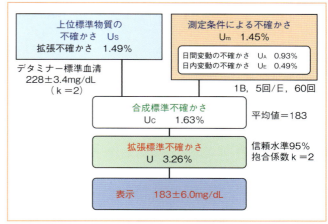

図3.5.7　内部精度管理試料による不確かさ算出事例（CHO）
不確かさの算出のイメージを示した。％はいずれも相対CV％とした。日常検査の精度管理（5回/日、60日）より日内変動 U_E 0.49％、日間変動 U_A 0.93％、総変動 U_m 1.45％および上位標準血清の不確かさ 0.75％より合成標準不確かさ U_C 1.63％が算出され、拡張係数k＝2の拡張不確かさを算出し、mg/dLに換算され183±6.0mg/dLが算出された。

となる。これが上記式の基準の根拠となっている。

不確かさをこのCV_Aとみなすと測定値の分析誤差変動（CV_T％）を推定できる。患者データのモニタリングする際に有意な変化かそうでないか判断のもととなるデータを提供することができる。これが2つ目の不確かさの意味である。

参考情報

2つ目の意味の不確かさの説明

桑らの報告事例に生理的変動を加えて説明する[9]。患者血清Naの測定値の当日測定値と前回測定値が152mmol/Lと147mmol/Lであった。当日の値は高Na血症レベルである。精密さの不確かさ（CV_A％）が2.0％（k＝2）で個体内生理的変動（CV_I％）が0.4％であるとする。$CV_T = (CV_A^2 + CV_I^2)^{1/2}$より測定値の不確かさを加味した値の範囲はそれぞれ152±3.2mmol/L、147±3.1mmol/Lとなる。当日と前回の差の5mmol/Lは、拡張不確かさを加味した場合、152mmol/Lの下限は148.8mmol/Lであり、147mmol/Lの上限は150.1mmol/Lとなることから、152mmol/Lと147mmol/Lの測定値の違いは不確かさを考慮すると有意とはならないことになる。ちなみに精密さの不確かさ（CV_A％）が1.0％（k＝2）であると152mmol/Lの下限は150.1mmol/Lであり、147mmol/Lの上限は148.8mmol/Lとなり有意な差があることとなる。

［山本慶和］

用語　変動係数（coefficient of variation；CV）

参考文献

1) 松本祐之:「内部精度管理」, 臨床検査精度保証教本, 85-95, 日本臨床衛生検査技師会, 2010.
2) 松本祐之:「生化学及び免疫自動分析装置による精度管理法」, JJCLA, 2013;38(Suppl.2):45-68.
3) Westgard QC: "Westgard rules" and Multirules　htpps://www.westgard.com/multirule.htm.
4) 山本慶和:「統計学的精度管理」, 臨床検査技術学 2 検査機器総論／検査管理総論 第2版, 154-182, 医学書院, 2008.
5) 百瀬育子, 他:「誤差の要因分析」, 日本臨床検査自動化学会会誌, 1982;7:167-171.
6) 細萱茂実, 他:「$\bar{X}$-Rs, $\bar{X}$-Rs-R 複合管理図法の適用」, 日本臨床検査自動化学会会誌, 1979;4:71-74.
7) 西田正治, 他:「臨床検査プロセスの可視化による検査室の信頼性向上」, ヘルスケアイノベーション, 2015;97:508-509.
8) 日本臨床化学会:「定量測定法のバリデーション算出用プログラムと操作方法説明書」　http://www.jscc-jp.gr.jp/?page_id=1145.
9) 桑　克彦:「検査室と臨床現場における不確かさの意味」, 日本臨床検査自動化学会会誌, 2008;33(Suppl-1):33-36.
10) 桑　克彦:「トレーサビリティ連鎖と不確かさ」, 日本臨床検査自動化学会会誌, 2008;33(Suppl-1):8-18.
11) Fraser CG(著), 中　甫(訳):「検査データの生理的変動―原理から実践へ」, 83-115, 医歯薬出版, 2004.

3.6 外部精度管理への対応

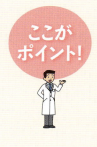

ここがポイント!

- 外部精度管理調査（技能試験）に参加することは，検査室の正確さの客観的な評価に役立てることにある。
- 結果を評価する際，目標値設定方法，かたよりの評価判定法および判定レベル表示を整理しておく。
- 目標とする値の設定方法にはトレーサビリティが確保された施設による値（いわゆる目標値），一定の技術水準による施設の値（合意値）および参加施設の平均値からなることを踏まえてかたよりを評価する。
- バイアス評価とSDI評価にもとづく評価は基本的コンセプトが異なっている。
- 精度管理調査の測定時の測定状況を振り返ることができる情報を記録報告書として作成する。
- 評価結果は検査室で共有し是正処置体制，PDCAサイクルを機能させ，是正効果が検証できるようにする。

3.6.1 外部精度管理の目的と実施方法

外部精度管理調査（技能試験）に参加することは，検査室の正確さの客観的な評価に役立てることにある。通常，患者検体は1回測定で報告されており，調査でも日常的な状況で1回測定にて報告することが望ましい。しかし，年に1回の実施で客観的な評価を行うことは大きなリスクが伴い，誤った判断をすることになりかねない。そこで，評価結果をどのように判断し，どのように活用するか分析担当者と組織としての取り組みが重要となる。その取り組みは是正対応（PDCAサイクル），内部精度管理へ反映させる体制ともいえる。このように客観的評価を活用するためには，外部精度管理調査実施に参加する際の準備が必要となる。準備は事前確認と実施記録とデータ資料の保管からなる。実施記録報告書（表3.6.1）を作成することにより，結果報告を受けたとき迅速かつ客観的に詳細な評価をすることによって外部精度管理調査を有効に活用することができる。

表3.6.1 実施記録報告書の記載内容

実施日（実施記録報告書）	外部精度管理調査名，実施日，担当者名
事前確認	前回の外部精度管理調査での是正課題の有無とその対応（PDCA）の確認 直近の認証標準物質あるいは正確さの確認のための測定日とその評価（実施記録参照でよい）
精度管理状況：当日および直近（1，2週間）の状況	当日の管理物質の目標値と測定値の関係 直近の状況：かたより，ドリフト現象(徴候)などの有無（精度管理図でよい）
校正実施の有無	実施の有無およびその吸光度，盲検試薬の吸光度，ファクター（装置の出力資料でよい）資料の保管
試料No，性状（凍結乾燥，凍結，液状）および対象項目	

3.6.2 結果報告の見方

報告結果を見るにあたっては目標値設定方法，かたよりの評価判定法および判定レベル表示の3点を整理しておく必要がある。

1つは目標値には参加施設の平均値，トレーサブルな状態（認証参照物質で評価した）の複数検査室による値（いわゆる目標値）および基幹施設など技術水準の確認された複数検査室による値（合意値）などがあるため，かたよりを評価する際にはいずれによる目標値か区別した判定が必要である。

次は外部精度管理調査の評価にはSDIおよびB_A%（かたより，p.136 3.6.4参照）がある。また，peerグループ別に評価されることがしばしばである。

用語 標準偏差指標（standard deviation index；SDI）

さらに国内の大規模外部精度管理調査ではA, B, C, Dの同一の表現で評価されているが, その判定基準は前述のSDI, B_A%および技術水準によるため, これらの調査結果を評価する際に注意を要する.

ここでは, 日本臨床衛生検査技師会(JAMT)と日本医師会の精度管理調査に焦点をあてて報告結果の見方を述べる. JAMTの評価Bは acceptable に相当し, 日本医師会の評価Bは2SDI未満と判定され, B評価まではおおむね良好と判断してよい. C, D評価があった場合, 何らかの問題があるとみなし変動要因を調査して, 是正の必要性の有無を判断することになる. その際のポイントは以下のとおりである.

1) 概要の把握
- 自施設の測定法が全国的にはどの位置あるか把握する.
- 測定法(装置, 試薬)の全国的な推移を把握する.
- そのうえで臨床のニーズに適合した測定法で実施しているか判断する.

2) 結果の評価
- 今回と過去の傾向との関係で評価する.
- 2試料ある場合には, 系統誤差か偶発誤差か区別する.
- そのうえで前に述べた実施記録報告を参考に要因を調査し, 是正の必要性の有無を判断する.

3) 評価する際の基本姿勢
- 評価結果の責任は実施担当者のみに任せず検査室で受け止める姿勢で対応する.
- メーカー任せにせず, あくまでも検査室の責任で要因を調査する.

> **参考情報**
> **SDI評価の常識**
> 検査室内, 検査室間とも統計的には測定値は正規分布するはずである. そうすると, 調査項目が100テストあると1SDI内は69テスト, 2SDI内は27テスト, 残る4テストは2〜3SDI内となる. これはあくまでも統計的に想定される結果であるが, 現実の精度管理調査でははるかに1SDIの割合が高い. このことは, 何らかの意思がはたらいているように見受けられる. 日常の品質レベル(実力)で報告することが大切である.

3.6.3 事後処理(是正処置)

結果を評価した後, "結果報告会"を開催することが望ましい. 報告会の開催によって, 客観的な判断を行うことができること, さらに問題を検査室内で共有することができる. 報告会では, 是正項目のみを対象とせず, 調査全体の概要, 測定法の推移を含めて議論し, 最終的に報告会の内容をまとめることができるとよい. あるいは, 各担当の報告資料を記録としてまとめておくこともよい.

そのうえで, 是正処置が必要となった場合には, 是正処置報告書にまとめる. 是正処置には応急処置的な対応でよい場合と操作手順書(SOP)の変更が必要となる場合がある. 後者の場合には是正処置後の是正効果の評価をする体制作り(PDCAサイクル)が大切である. こうした見直しと手順の適正化を行うことで, より高品質の測定値を維持することができる(図3.6.1). ちなみにJAMTの精度保証施設認証制度では外部精度管理の是正処置報告書の提出を求めている. その内容には, 評価内容, 原因の特定, 是正処置内容, 是正効果の評価および監督者の確認などがある.

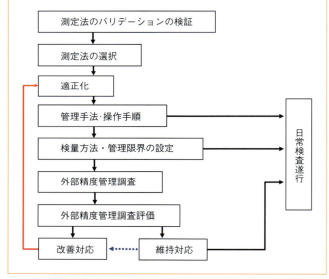

図3.6.1 外部精度管理調査におけるPDCAサイクル

用語 日本臨床衛生検査技師会 (Japanese Association of Medical Technologists; JAMT), 操作手順書 (standard operating procedure; SOP)

3.6.4 外部精度管理の目標値と許容誤差限界の基準

外部精度管理調査は参加施設の検査データの正確さを評価することが目的である。

許容誤差限界は，個体内・個体間生理的変動幅あるいは技術水準にもとづいたバイアス（Bias A，B_A）評価，および同一測定系における標準偏差（SD）を求め，各測定値の標準偏差指数（SDI）によって評価が行われる。

(1) バイアス（B_A）評価

B_A評価ではトレーサブルな標準物質を用いた測定値，あるいは高度な正確さを有する複数の検査室による測定値を目標値とする。そのため，試薬・装置によらず目標値との比較により分析値の"かたより（B_A＝測定値－目標値）"を知ることができる。

(2) SDI評価

試薬・機器間差が認められる項目ではpeerグループごとに集計され，そのグループ平均値が目標値として用いられる。SDI評価は一般的に記述ミスなどを除外するためpeerグループの3SD以上の測定値を除外した後，SDを基準としてSDIが設定される。

$$SDI = (Xi - peer平均値)/SD$$

Xiは検査室の測定値である。peerグループの平均値が目標値となるため，相対的な位置を知ることになる。

> **参考情報**
>
> **外部精度管理調査の評価事例**
>
> SDI評価例として日本医師会，B_A%バイアス評価例にJAMTの外部精度管理を引用した（平成24年度実施例 図3.6.2）。SDI評価（左図：フェリチン）では試薬間に値の差があり，peerグループごとの相対的位置を把握することになる。箱ヒゲ（m±2CV）でグループごとのばらつきの程度を確認することができる。なお日本医師会ではコンセンサスCVが用いられているが，基本的な評価はSDIと同等に評価できる。バイアス評価（右図：アミラーゼ）では目標値±5%の範囲を許容誤差限界としている。そのため，各施設は該当試薬かつ目標値からのかたよりの位置を確認することができる。
>
> **B_Aの許容誤差限界の基準**[3]
>
> CV_I：個体内生理的変動，CV_G：個体間生理的変動
> $B_A < ±1/4 × (CV_I^2 + CV_G^2)^{1/2}$ （%）
>
> （個体内＋個体間）生理的変動の1/4未満がかたより（B_A）の限界値とされている。1/4未満とする根拠は，基準範囲を例にすると
> - B_Aにかたよりがない（0）とき，基準範囲の両側2.5%（計5%）が外れる。
> - $B_A < 1/8 (CV_I^2 + CV_G^2)^{1/2}$のとき，5.1%（0.1/5.0＝2%）が外れることになる
> - $B_A < 1/4 (CV_I^2 + CV_G^2)^{1/2}$のとき，5.8%（0.8/5.0＝16%）
> - $B_A < 3/8 (CV_I^2 + CV_G^2)^{1/2}$のとき，6.7%（1.7/5.0＝34%）
>
> このことより，望ましいB_Aの基準は$B_A < 1/4 × (CV_I^2 + CV_G^2)^{1/2}$とされている。
>
> ただし，生理的変動が大きい項目では，技術水準を考慮した項目もある。

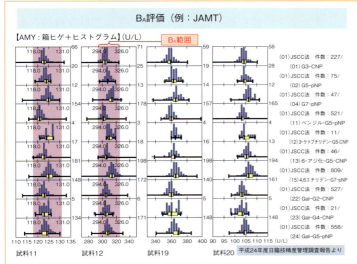

図3.6.2 外部精度管理調査のSDI，B_A評価例
B_A評価では目標値との比較により"分析値のかたより"を知る，SDI評価では報告値の分布における"相対的な位置"を知る。

［山本慶和］

参考文献

1) 山本慶和：「測定法の頑健性の評価」，臨床化学 2015；44(Suppl.1)：113-114.
2) 山本慶和：「測定法のバリデーション－妥当性確認－」，認定臨床化学・免疫化学精度保証管理技師認定指定講習会資料，2016.
3) Fraser，中 甫訳：「検査データの生理的変動－原理から実践へ」医歯薬出版，2004

3.7 結果の確認方法と報告および臨床サイドへの対応

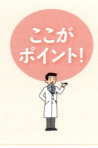

ここがポイント！

- 検査プロセスの偶発誤差や個々の検体由来の偶発誤差は，個別精度管理法でチェックする。
- 検体検査自動化システムにおいては，QCを用いる内部精度管理だけでなく，個別精度管理法が必要である。
- 検体由来の偶発誤差と患者病態変動の反映との判別には，カルテから得られる情報が有用である。
- 項目間相関，前回値・時系列，投薬情報，患者情報をチェックする。

3.7.1 患者データの確認

測定により得られたデータは測定結果であり，確認され，承認されたのち報告されなければならない。なぜならば，臨床サイドに報告すべきは，患者（検体）の病態変動を反映するものであるにもかかわらず，検査プロセスにおける測定上のさまざまな要因による誤差を含むためである。検査プロセス全体の系統誤差は内部精度管理で監視することが可能であるが，検査プロセスの偶発誤差や個々の検体由来の偶発誤差については別途の監視が必要である。検体検査自動化システムの処理能力の増大に伴い，多くの施設で情報システムを活用したリアルタイムな個別検体ごとの管理手法[1〜5]が用いられるようになった。

● 1. 個別精度管理法（個別データ管理法）

①**異常値チェック**（Low-Highチェック）

項目ごとに，患者の病態を反映する値としてあり得る結果であるかどうか，判定値を設定して偶発誤差を監視する。

②**前回値チェック**（累積または多変量デルタチェック）[2,5]

前回値と比較する方法として，個人内分散の平均値を用いる方法，患者群の測定値変動幅を用いる方法，個人内変動の小さい項目を用いる累積デルタチェック，多変量デルタチェックなどがある。個体内標準偏差を自施設において求めることの煩雑さやシステム上の制約などから，実際には項目ごとに前回値との差または比を，判定値に照らして判断をする場合が多い。

③**項目間相関**（ロジックチェック）

項目間相関チェック法は，病態によって相関性にあまり変化のない項目間相関，特定の病態で相関性が強くなる項目間相関，特定の病態で著しく相関性を失う項目間相関により得られた比や関係式を利用し，判定値を設定して判断する手法である。報告された例として，Na/Cl，UN/Cr，AST/ALT，ChE/ALB，LAP/ALP，Ca/IPなどがある。

④**出現実績ゾーン法**[3,4]

過去の大量の患者データの分布をもとに，出現頻度の高い領域を許容範囲として自由な形で設定することにより，検査結果の異常値チェック，前回値チェック，項目間チェックの許容範囲として反映させて，無駄な再検査を少なくすることにより経済的，時間的な効率化を図ろうとする手法である。

● 2. 確認の実際

(1) 再検

個別データ管理のチェックにかかった項目が偶発誤差であるかどうかを判定する簡単な方法として再検がある。大量の検体処理が必要な中で再検までの時間を最短にするために，自動再検を検体検査自動化システムに組み込むことが多い。一般的に自動再検は様々なチェック法を併用することにより，チェックにかかる率が高くなる傾向にあり，無効なチェックはそのまま無駄な再検となり，検査実施の停滞を引き起こす一因となり得る。また，再検は測定装置に由来する偶発誤差の検出には効果的で簡便な確認方法であるが，基本的に検体に由来する偶発誤差には有効ではない。たとえば，溶血検体のKやLDの高値や，M蛋白血症

用語 精度管理（quality control；QC）

検体でFeの低値などに再検効果はない。分析性能がよく偶発誤差がほとんど発生しない検体検査自動化システムにおいては，チェックと再検を分けて自動再検の必要性を熟慮する必要がある。

(2) カルテ確認

検体に由来する偶発誤差であるかどうかを知るには，最初に発生頻度の高い溶血，乳び，黄疸を確認する。検体検査自動化システムにはこれらを監視するための仕組みをもっているものが多い。検体由来の偶発誤差と患者（検体）の病態変動の反映との判別には，カルテから得られる情報が有用である。電子カルテの採用率は，400床以上の病院で79.8%，一般病院でも42.5%（2016年）であり，紙カルテの時に比して格段に診療情報が閲覧しやすい状況になっている。そのため，投薬履歴，手術歴，病歴などを検査時に閲覧して，検査値の動向と病態変動の一致を照合可能である。カルテ参照頻度が高い項目を表3.7.1に示す。

表3.7.1　筆者の施設におけるカルテ参照頻度が高い項目

検査項目	閲覧データ
NH_3	使用薬剤（ロイナーゼ）
UA	使用薬剤（ラスリテック）
CRE	使用薬剤（デカドロン）
TP，ALB，酵素など	手術歴
HBV-DNA，HCV-RNA	使用薬剤（インターフェロン，ハーボニーなど）
腫瘍マーカー	治療歴，手術歴
感染症項目	感染症の既往
蛋白分画，M蛋白同定	造影剤，病歴の確認（炎症性疾患，ネフローゼ，多発性骨髄腫，肝疾患など）
自己抗体	病歴の確認（自己免疫疾患）
AFP-L3分画	病歴の確認（肝がん，胚細胞腫瘍の有無）

3.7.2　カルテの確認方法

個別精度管理法に測定データだけでなく，性別・年齢などの患者情報や投薬，手術，治療，病名などの情報を取り込むことによって，より有効なチェックになると思われる。一例を下に示す。

(1) カルテの基本

カルテはSOAP形式で記載されている。
S：Subjective data（主観情報）
主訴，現病歴，既往歴，その他が含まれる。
O：Objective data（客観情報）
身体所見，検査結果などが含まれる。
A：Assessment（評価）
患者の状態の評価，考察の記載，プログラムリストが含まれる。
P：Plan（計画）
今後の検査，治療などの計画，方針が記載されている。

カルテのSOAPを辿ると，なぜ検査が依頼されたのか，現況のデータの理由，今後の変動予測が可能である。

(2) 投薬歴

「一般的名称」＋「剤形」＋「含量」で記載されるのが標準的である。一般的名称は添付文書における有効成分の一般的名称が基本だが，一部簡略化したものもある。
　例：アトルバスタチンカルシウム水和物
　　→アトルバスタチン

効能効果，副作用などは，医薬品集や電子カルテ上の医薬品情報を検索して得ることができる。具体例を挙げると，UAが前回に比して低値でチェックにかかった患者の投薬歴を閲覧すると，ラスリテック点滴静注ががん化学療法に伴う高尿酸血症に対して行われており，副作用が観察されていないので最大投与期間の7日間はこの状態が継続することが予想されることから，測定値は問題なく報告できることが判定できる。

(3) 手術歴・治療歴

治療により検査値が急変して個別データ管理のチェックにかかることは日常検査で遭遇することが多い事象である。Hbの低下，TPを始め臨床化学項目の値の低下，CRPやWBCなどの上昇など，これら一連の変化は手術歴を参照することで手術による出血や侵襲を裏付けられる。HCV-RNAの急激な低下や陰転はカルテの治療歴を調べると抗ウイルス薬レジパスビル/ソホスブビルの服薬が開始された時期と結果の妥当性との関連が判明する。

個別データ管理法に加えて投薬，手術，治療，病名などのカルテの情報を確認することにより，診断から治療に至る一連の流れ，病態における臨床検査の役割などの理解を深めることができる。このことは検査の品質を高めることにもつながると思われる。

用語　乳酸脱水素酵素（lactate dehydrogenase；LD），M蛋白血症（monoclonal gammopathy of undetermined significance；MGUS），アンモニア（NH_3），尿酸（uric acid；UA），クレアチニン（creatinine；CRE），総蛋白（total protein；TP），アルブミン（albumen；ALB），B型肝炎ウイルス-デオキシリボ核酸（HBV-DNA），C型肝炎ウイルス-リボ核酸（HCV-RNA），α-フェトプロテインレクチン分画比（AFP-L3），ヘモグロビン（hemoglobin；Hb），C反応性蛋白（C-reactive protein；CRP）

3.7.3 臨床サイドとの連携

臨床検査技師の臨床サイドとの連携としては，3つの方向性，医師負担軽減に付随した業務拡大，意思決定支援，地域包括ケアシステムとの連携がある。

(1) 医師負担軽減に付随した業務拡大

医師負担軽減に付随した業務拡大としては病棟における主治医採血の代行や検査前後における検査説明の役割を担うことが挙げられる。「採血，検査説明については保険師助産師および臨床検査技師等に関する法律（昭和33年法律第76号）に基づき，医師の指示のもとに看護職員及び臨床検査技師が行うことができる」[6]とされているが，現状は臨床検査技師が十分に関わっているとは言い難い。検査の専門知識に加えて患者に説明できるスキルを要する。

(2) 意思決定支援

パニック（緊急報告値）の報告に加え，個別精度管理の延長にある，科別・疾患別のきめ細かい警戒値（アラート）を迅速に報告することは技術的に可能である。加えて電子カルテの普及は測定結果の診療上の妥当性確認をリアルタイムで可能にしている。臨床検査値から患者の病態を推測するR-CPCを進め，カルテ情報と合わせて検査漏れ防止，追加検査の提示，さらには診療を後方支援するような付加価値のある報告を提供する。たとえば，外来における手術前検査のデータをチェックして，血糖，肝機能，腎機能などに異常があるにもかかわらずカルテに記載のない場合には主治医にアラート報告することは有益である。医師の依頼を受け臨床検査値を報告するだけではなく，検査の専門家としてチェックするという視点も必要である。

(3) 地域包括ケアシステム

医療機関の機能分化に加え，地域医療連携の強化，医療情報基盤の整備が進んでいる。地域内，医療機関間で臨床検査値のモニタリングができ，それが電子的に管理されることが望まれている。地域包括ケアシステムの中で主要な臨床検査項目（たとえば血糖，ALT，K，TC，HDL-C，CRE，TG，AST，UA，γGT，TP，ALB，UN，Hb，尿蛋白，尿糖，尿潜血）は，入院，通院，在宅を問わず臨床検査値の収集が求められている。ところが臨床検査では，同じ保険収載項目名称であっても，測定原理・試薬・機器が異なると結果が異なるのが現況である。その中で地域連携において共用できる臨床検査基盤を整備することや判断基準である基準範囲の共用化を進めることが必要である。

［堀田多恵子］

用語　R-CPC (reversed clinicopathological conference)

参考文献

1) 山本慶和：「患者個別データによる精度管理方法」，医学検査，2002；51：1540-1558．
2) 松岡 明，他：「検体取違防止のための累積デルタチェック法」，臨床病理，1986；34：221-226．
3) 千葉正志：「臨床検査情報の収集とデータマイニング　データマイニングの事例　出現実績ゾーン法」，臨床検査，2005；49：1459-1464．
4) 日本臨床衛生検査技師会(監)：臨床検査精度管理教本，96-100，2010．
5) 山田輝雄，他：「検査過誤の防止―デルタチェックと自動再検のアルゴリズム」，臨床検査 特集 臨床検査のための情報処理技術の進歩，1453-1457，2005．
6) 厚生労働省医政局長：医師及び医療関係者と事務職員等との間等での役割分担の推進について，厚生労働省医政局長通知，2007．

4章 おもな検査項目

章目次

- 4.1：無機質 …………………… 142
- 4.2：糖質 ……………………… 152
- 4.3：脂質 ……………………… 161
- 4.4：蛋白質 …………………… 172
- 4.5：非蛋白質性窒素 ………… 180
- 4.6：生体色素 ………………… 185
- 4.7：酵素 ……………………… 188
- 4.8：骨代謝 …………………… 196
- 4.9：ホルモン ………………… 198
- 4.10：ビタミン ………………… 210
- 4.11：疾患マーカー …………… 215
- 4.12：薬物・毒物 ……………… 221

SUMMARY

血液中の成分を分析，測定し，健康の状態，病気の診断，治療の判定などに利用する。検体の採取方法や保存方法，技術的変動要因などにより測定値に影響を及ぼす検査項目もあるほか，測定方法，性差，年齢差，などにより基準範囲が異なる項目や，日内変動がある項目もある。本章では実際に測定するうえで，各検査項目の測定方法や原理，採取方法，技術的変動要因や検体の保存方法，そして生理的意義や病態との関係などを項目ごとにわかりやすく解説する。

4.1 無機質

ここがポイント！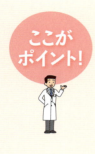

- 無機質元素の分布は細胞内外で異なっており，その分布のバランスは厳密にコントロールされている。
- 組織の細胞に病変が起これば無機質の組成が変わってくるので無機質の測定は病変の診断に有用である。
- Na，K，Cl の測定にはイオン選択電極法，Ca，Mg の測定にはキレート比色法，酵素法が，Pの測定には酵素法が主流である。
- 溶血の影響に注意が必要である。抗凝固剤（Ca キレート剤）は使用できない。
- Cl イオン選択電極ではハロゲンイオン（Br^-，I^- など）の影響を受ける。

4.1.1 ナトリウム（Na）

● 1. 測定方法と原理

近年はイオン選択電極法が主流となっている。測定原理は特定のイオンに感応する膜の両側に溶液が接触するときに生じる膜電位より目的イオン濃度を測定する方法である。イオン選択電極法には Na^+ に感応するガラス薄膜を用いるガラス電極法と，Na^+ に選択的に感応する化合物（イオノフォア）を用いる方法がある。イオノフォアは電気的に中性である環状化合物クラウンエーテル（12-クラウン-4）が用いられ，電極の構造は液体膜電極である。近年は選択性の優れたクラウンエーテル電極が多く用いられており[1]，イオン選択膜の構造を図2.2.10左（p.53）に示す。

● 2. 基準範囲

- 138〜145mmol/L[2]

乳幼児期に低値をとるが，3歳以降ほぼ一定。男性では加齢変化を認めないが，女性では閉経後明瞭に上昇する。

● 3. 生理的意義

Naはその大部分は細胞外に分布し，細胞外液中の陽イオンのほとんどを占めている。Naの役割は細胞外液の浸透圧，酸塩基平衡，神経・筋の興奮性である。血清Naの調節はおもに内分泌系によっており，抗利尿ホルモン（ADH，バソプレシン）は腎集合管に作用して水の再吸収を促進し，アルドステロンは腎の遠位尿細管における Na^+ の再吸収と K^+，H^+ の排泄を行う。また，心房性ナトリウム利尿ペプチド（ANP）は Na^+ の再吸収を抑制し，尿量を増加させるとともにレニン分泌抑制やアルドステロン分泌抑制も行う。Na調節の中心はレニン-アンギオテンシン-アルドステロン系にあるといえる。

● 4. 病態との関係

血清中のNa濃度は体内のNa量と水分量の相対的関係で決まってくる。

(1) 高Na血症
1) 水分摂取の減少：意識障害，口渇中枢障害
2) 体表からの水分喪失：発汗過多，発熱，熱傷
3) 腎からの水分喪失：尿崩症（ADH分泌低下），糖尿病（高浸透圧利尿）
4) 消化管からの水分喪失：下痢，嘔吐
5) 内分泌異常：原発性アルドステロン症，Cushing症候群（副腎皮質機能亢進症）

(2) 低Na血症
1) 血漿水分過剰：ADHの分泌過剰による抗利尿ホルモン不適合分泌症候群（SIADH）

用語 日本臨床検査標準協議会（Japanese Committee for Clinical Laboratory Standards；JCCLS），抗利尿ホルモン（antidiuretic hormone；ADH），心房性ナトリウム利尿ペプチド（atrial natriuretic peptide；ANP），クッシング症候群（Cushing symdrome）

2）水分の排泄低下，浮腫性疾患：慢性腎不全，ネフローゼ症候群，うっ血性心疾患
3）内分泌異常：Addison病（アルドステロン分泌低下）

● 5. 検体採取と保存法

血清Na濃度は，採血後室温24時間以内では大きな変動は見られないが，2時間以内に血清分離するのが望ましい。全血を冷蔵保存すると，Na^+が血球内に拡散して血清Na濃度は低下する。血清分離後は冷蔵，凍結保存ともに1カ月以内は大きな変動は見られない[3]。

4.1.2　カリウム（K）

● 1. 測定方法と原理

以前は炎光光度法が用いられていたが，近年はイオン選択電極法が用いられている。イオン選択電極法にはK^+に選択的に感応する化合物（イオノフォア）を用いる。イオノフォアは電気的に中性の環状化合物であるバリノマイシン（抗生物質）やクラウンエーテル（15-クラウン-5）が用いられ，電極の構造は液体膜電極である。近年は選択性の優れたクラウンエーテル電極が多く用いられており，イオン選択膜の構造を図2.2.10右（p.53）に示す。

● 2. 基準範囲

・3.6～4.8mmol/L[2]

新生児・乳幼児期に高く，漸減して3歳以降成人のレベルに達する。食後はインスリンによりNa^+,K^+-ATPase活性が促進し，Kが細胞内に移動することにより血清Kは低下する[4]。

● 3. 生理的意義

KはNaとは対照的にその大部分は細胞内に分布し，細胞内液中の陽イオンのほとんどを占めている。K^+は，細胞内酵素反応に必要なイオンの1つであり，細胞内液の浸透圧の維持，酸塩基平衡，神経・筋の膜電位の維持や興奮性維持に関与している。とくに心筋の活動に重要な作用を有し，高K血症ではK^+の上昇に従って心電図上にT波が出現し，血清Kが7.0mmol/Lを超えるとT波がR波より高くなり，さらに高値となると心停止の危険性が生じる。Kは食事により体内に摂取され，その大部分が腎から尿中に排泄される。血清K濃度は各種ホルモンの調節を受け，おもに腎でろ過，排泄機能により変動する。すなわち，糸球体でろ過されたK^+は近位尿細管で再吸収され，遠位尿細管でアルドステロンによりNa^+と交換する形でK^+が排泄され，血清K濃度が調節される。

● 4. 病態との関係

（1）高K血症（5.5mmol/L以上）
1）K摂取，負荷の過剰：K製剤の過剰，輸液・輸血
2）尿中への排泄低下：急性腎不全，慢性腎不全，透析患者，Addison病（アルドステロンの欠乏）
3）細胞内から細胞外へKが遊出：アシドーシス，インスリン欠乏，糖尿病，白血球増多症，血小板増多症
4）細胞の破壊：火傷，消化管出血，横紋筋融解，溶血性疾患，クラッシュ症候群

（2）低K血症（3.5mmol/L以下）
1）尿中への排泄促進：原発性アルドステロン症，Cushing症候群，Bartter症候群，利尿薬
2）細胞内へK移行：アルカローシス，インスリン投与
3）体外へK喪失：嘔吐，下痢
4）K摂取不足

● 5. 検体採取と保存法

採血時，クレンチング動作によりK濃度が上昇する可能性があるので，なるべく行わない。赤血球中のK濃度は血清中に比べ30～40倍高いので，溶血によって血清K濃度は高くなる。また全血のまま冷蔵保存すると，Na^+,K^+-ATPase活性の低下により血球膜の能動輸送が止まり，血球内からKが遊出し異常高値を示すので，全血を冷蔵保存してはならない。血清K値は血漿（ヘパリンLi加血）K値に比べ0.2～0.4mmol/Lほど高値となる。これは血液凝固による血小板からのKの遊出による。血清分離後は冷蔵，凍結保存とも1カ月以内は大きな変動は見られない。

用語　アジソン病（Addison's disease），抗利尿ホルモン不適合分泌症候群（syndrome of inappropriate secretion of antidiuretic hormone；SIADH），Na^+,K^+-ATPase（sodium potassium adenosine triphosphatase）

4.1.3 クロール（Cl）

1. 測定方法と原理

以前はCl⁻と電気分解によるAg⁺が反応して不溶性の沈殿AgClの形成することを原理とした電量滴定法を用いていたが，今日ではイオン選択電極法が汎用されており，Ag/AgCl電極と第四級アンモニウム塩電極が用いられる。前者はAgClとAg₂Sからなる個体膜にCl⁻が接すると電位が発生することを原理とした個体膜型電極である。後者は第四級アンモニウム塩をイオン交換体とした多孔性膜を使用する液体膜型電極である。近年は選択性の優れた第四級アンモニウム塩電極が多く用いられており，イオン選択膜の構造を図4.1.1に示す。

2. 基準範囲

・101～108mmol/L[2)]
性差，年齢差による変動は認められない。

3. 生理的意義

Clはその大部分は細胞外液に存在しており，浸透圧の維持，酸塩基平衡，水分調節に関与している。

胃液など消化液として分泌されたCl⁻はその大部分が再吸収され，また糸球体でろ過されたCl⁻もほとんどが尿細管で再吸収される。Cl⁻は血清中の陰イオンの70％を占め，Na⁺と平衡して変動する場合が多く，Na⁺/Cl⁻比は約1.4である。一方，酸塩基平衡を保つためCl⁻が減少するとHCO₃⁻が増加，Cl⁻が増加するとHCO₃⁻が減少し，陰イオンのバランスを維持している。

4. 病態との関係

Na⁺/Cl⁻比が1.4よりかけ離れた値を示す場合は酸塩基平衡の異常が考えられ，アニオンギャップ〔AG：Na⁺−（Cl⁻＋HCO₃⁻）〕を計算し，Cl値を判断する。AGは乳酸，ケトン体，硫酸などの陰イオンの増減を表す。AGの基準範囲は12±4mmol/Lである。

(1) 高Cl血症

AGは正常でCl⁻が増加：代謝性アシドーシス，呼吸性アルカローシス（血清HCO₃⁻低下によるClの代償的上昇），尿細管性アシドーシス，Cushing症候群

(2) 低Cl血症

1) Clの欠乏：嘔吐，原発性アルドステロン症，SIADH，Addison病
2) AGは正常でCl⁻が低下：代謝性アルカローシス，呼吸性アシドーシス（血清HCO₃⁻上昇によるClの代償的低下）

5. 検体採取と保存法

全血をそのまま放置すると，血中のCO₂が逃げるので赤血球中のCl⁻が血清中に移動（chloride shift）し，Cl値が高くなるという報告があるが，明らかな変動は見られない。血清分離後は冷蔵，凍結保存ともに1カ月以内は大きな変動は見られない[5)]。イオン選択電極法ではほかのハロゲンイオン（Br⁻，I⁻など）の影響を受け，血清Clが偽高値となるので，これらを含有する薬剤服用に注意が必要である。

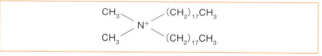

図4.1.1 Clイオン選択電極膜の構造
第四級アンモニウム塩：ジメチルジオクタデシルアンモニウム塩

4.1.4 カルシウム（Ca）

1. 測定方法と原理

今日使用されているCa測定法はキレート比色法，原子吸光法，酵素法とCa²⁺を測定する電極法である。原子吸光法はCa測定における実用基準法である。キレート比色法はCaがキレート発色剤と結合して発色することを利用している。キレート発色剤としては*o*-クレゾールフタレインコンプレクソン（*o*-CPC），メチルキシレノールブルー（MXB），アルセナゾⅢ，クロロホスホナゾⅢがある。アルセナゾⅢ法とクロロホスホナゾⅢ法は*o*-CPC法とMXB

用語 アニオンギャップ（anion gap；AG），塩素イオン移動（chloride shift），*o*-クレゾールフタレインコンプレクソン（*o*-cresolphthalein complexon），メチルキシレノールブルー（methylxylenol blue；MXB），

法が有しているMg^{2+}の影響等の問題点を解消し[6]，ガドリニウムを使用した造影剤による影響を受けない優れた方法で，今日普及してきている。しかし，アルセナゾIIIはヒ素を含む医薬用外毒物であるという問題点もある。酵素法は，Ca^{2+}がα-アミラーゼまたはホスホリパーゼDを活性化することを利用した方法であり，特異性の高い方法である。Ca^{2+}を測定する電極法では，電気的に中性な化合物ジデシルリン酸をイオン交換体とした液体膜電極を用いる。代表的な測定方法としてアルセナゾIIIを用いるキレート比色法を以下に示す。

$$\xrightarrow{pH8} アルセナゾIII・Ca^{2+}錯体$$
（赤紫色～青紫色：測定波長660nm）

本法はアルセナゾIIIとCa^{2+}がpH8で反応し錯体を形成し，赤紫色～青紫色を呈することを利用している。

● 2. 基準範囲

- Ca：8.8～10.1mg/dL（2.18～2.53mmol/L）[2]
- Ca^{2+}：1.15～1.30mmol/L（4.6～5.2mg/dL）[7]

新生児をピークとして乳幼児期に漸減し，ほぼ3歳以降成人の値に達する。成人で緩やかに漸減するが，これはアルブミンの低下による。立位での採血はアルブミン値が高くなる。アルブミンに結合しているCaも高値となるため，Caも高値となる。

● 3. 生理的意義

Caはそのほとんどがハイドロキシアパタイトとして骨や歯などの硬組織に存在している。残りの1％が細胞外に存在し，血液には細胞外のCaの1/3程度が存在している。血清Caの約50％はイオン化Ca，残りの45％はおもにアルブミンと結合している蛋白結合型Ca，5％がクエン酸などと結合している。生理的活性をもっているのはCa^{2+}であり，酵素の活性化，血液凝固，細胞の透過性，心臓・神経・筋肉の興奮性の調節などに重要な役割を果たしている。

Ca^{2+}の吸収は小腸上部で行われ，活性型ビタミンDにより促進される。血清Caが低下すると，副甲状腺ホルモン（PTH）の分泌が促進し，骨吸収（骨分解）により血清Caを増加させる。一方，血清Caが上昇すると甲状腺からカルシトニンが分泌され骨形成が促進し，血清Caが低下する。また腎糸球体でろ過されたCa^{2+}はその大部分が近位および遠位尿細管で再吸収されるが，その再吸収はPTHにより促進される（血清Ca上昇）。

● 4. 病態との関係

(1) 高Ca血症
1) PTHの過剰：原発性副甲状腺機能亢進症
2) 悪性腫瘍による高Ca血症
3) ビタミンD過剰症
4) 活性型ビタミンD過剰産生：サルコイドーシス
5) サイアザイド利尿薬使用

(2) 低Ca血症
1) PTHの不足：副甲状腺機能低下症
2) ビタミンD欠乏症
3) 腸管からのCa吸収低下：慢性腎不全，くる病，骨軟化症
4) 腎からのCa喪失：尿細管障害

低アルブミン血症のときは，次式による血清Caの補正を行い判断する。

補正Ca（mg/dL）＝実測Ca（mg/dL）＋［4－アルブミン濃度（g/dL）］

（アルブミン測定法はBCG法）

著しい低Ca血症ではテタニー（神経の異常興奮による筋の痙攣）を起こす。一方，高Ca血症では不整脈，筋麻痺，昏睡を引き起こし重篤である。

● 5. 検体採取と保存法

長い駆血は血漿蛋白の上昇に伴い，Ca値の上昇を招く。血漿を試料とするときはヘパリンLi加血を用いる。Caキレート剤は使用できない。血清Ca濃度は採血後，室温24時間以内では大きな変動は見られないが，2時間以内に血清分離するのが望ましい。血清分離後は冷蔵，凍結保存ともに1カ月以内は大きな変動は見られない。Ca^{2+}の測定にあたっては，採血後流動パラフィンの封入を行い血清分離し，CO_2喪失によるpH上昇を避ける。

用語 副甲状腺ホルモン（parathyroid hormone；PTH），ブロモクレゾールグリーン（bromocresol green；BCG）

4.1.5 マグネシウム（Mg）

1. 測定方法と原理

今日使用されているMg測定法はキレート比色法，原子吸光法，酵素法とMg^{2+}を測定する電極法がある。原子吸光法はMg測定における実用基準法である。キレート比色法はMgがキレート発色剤と結合して発色することを利用している。キレート発色剤としてはキシリジルブルー，メチルチモールブルーがある。いままでキシリジルブルーが多用されていたが，現在では特異性の高い酵素法の方が主流になった。酵素法は，Mg^{2+}がグルコキナーゼやグリセロールキナーゼ，イソクエン酸脱水素酵素を活性化することを利用した方法で，いずれもCa^{2+}などの共存物質の影響を受けにくい方法である。代表的な測定方法としてグルコキナーゼ法を以下に示す。

$$ATP + グルコース \xrightarrow[Mg^{2+}]{グルコキナーゼ} ADP + G\text{-}6\text{-}P$$

$$G\text{-}6\text{-}P + NADP^+ \xrightarrow{G6PD} 6\text{-ホスホグルコン酸} + NADPH + H^+$$

（340nmの吸光度増加を測定）

2. 基準範囲

・Mg：0.74〜0.99mmol/L（1.8〜2.4mg/dL）[8]

性差，年齢差は明らかでないが，ほかの生理的変動として月経時に高値を示す。

3. 生理的意義

生体元素でみるとMgはCa，Na，Kに次いで多い金属元素であり，その60〜70％が骨組織に，約30％が筋組織や諸臓器に分布している。血液中には0.5％程度存在する。血清中のMgはおよそ55％はイオン型，25％は蛋白結合型（おもにアルブミンと結合），20％がリン酸やクエン酸などとの結合型である。生理的活性をもっているのはMg^+であり，ATPが関与する酵素反応の活性化因子として糖，脂質，蛋白質のエネルギー代謝に不可欠である。また，蛋白質，核酸，脂質などの合成，細胞膜能動輸送，筋収縮，神経伝達，補体作用に重要な役割を担っている。

MgはCaと拮抗的関係にあり，血清中の濃度もMgが増加するとCaは減少する。摂取したMgは小腸から体内に吸収される。体外への排泄は2/3は糞便中に，1/3は腎からである。

4. 病態との関係

(1) 高Mg血症
1) 高度の脱水症
2) 腎での排泄障害：腎不全
3) 腎再吸収亢進：Addison病，甲状腺機能低下症
4) Mg含有薬剤投与

高Mg血症では，細胞膜の興奮性が減少して徐脈となり，呼吸不全，低血圧，意識障害，心電図では房室ブロックが出現する[9]。

(2) 低Mg血症
1) 消化液喪失：下痢，嘔吐
2) 腎再吸収低下：甲状腺機能亢進症
3) 尿中Mg排泄増加：原発性アルドステロン症，原発性副甲状腺機能亢進症，糖尿病性アシドーシス，利尿薬投与

低Mg血症では細胞膜の興奮性が高まり，頻脈，不整脈，痙攣，テタニーなどの症状が出現する。

5. 検体採取と保存法

EDTA塩およびクエン酸塩を用いた採血管はMgがキレート化されるため使用できない。血清Mg濃度は採血後，室温24時間以内では大きな変動は見られないが，2時間以内に血清分離するのが望ましい。血清分離後は冷蔵，凍結保存ともに1ヵ月以内は大きな変動は見られない。

用語 アデノシン三リン酸（adenosine triphosphate；ATP），エチレンジアミン四酢酸（ethylenediaminetetraacetic acid；EDTA）

4.1.6 リン (P)

1. 測定方法と原理

今日使用されている無機リン (IP) の測定法はモリブデン酸還元法と酵素法であり,特異性や試薬の安定性から酵素法が多く用いられている。モリブデン酸還元法はIPとモリブデン酸の反応で生成するリンモリブデン酸錯体を340 nmで直接測定する方法と,錯体を還元して青色化合物 (モリブデンブルー) とするFiske-Subbarow法がある。酵素法は加リン酸分解酵素を利用する方法である。酵素法の試薬として用いる基質はイノシンのほかキサントシン,マルトースがあり,これらが血清中のIP量に応じて加リン酸分解酵素反応が進行する。それぞれの反応で生成する化合物であるヒポキサンチン,キサンチン,グルコース-1-リン酸を検出系の酵素反応に導きIPを定量するというものである。ここでは代表的な酵素法であるプリンヌクレオチドホスホリラーゼ (PNP) 法の原理を以下に示す。

$$\text{イノシン} + \text{IP}(H_2PO_4^-, HPO_4^{2-}) \xrightarrow{PNP} \text{ヒポキサンチン} + \text{リボース-1-リン酸}$$

$$\text{ヒポキサンチン} + 2H_2O + 2O_2 \xrightarrow{XOD} \text{尿酸} + 2H_2O_2$$

$$2H_2O_2 + 4\text{-AA} + \text{ESPAS} + H^+ \xrightarrow{POD} \text{キノイド色素} + 4H_2O$$
$$(\lambda_{max}:600\,\text{nm})$$

2. 基準範囲

・0.9〜1.5 mmol/L (2.7〜4.6 mg/dL)[2)]

乳幼児期高値で2歳まで漸減,その後思春期まで一定であるが,思春期に再度漸減し成人の値となる。成人になると男性は漸減,女性は更年期以降明瞭な上昇反応を認める。日内変動があり,朝〜昼は低く,夕刻〜深夜は高い。また,食後低下するが,これはATPなどのリン酸化合物が解糖系に必要であるからといわれている。

3. 生理的意義

体内Pの分布は,その80〜90%がハイドロキシアパタイトとして骨組織に,約15%が細胞内液に存在し,細胞外液には0.1%程度と少ない。Pの化合物は有機リン酸化合物と無機リン酸化合物に分けられる。有機リン酸化合物には解糖系などのリン酸エステル,高エネルギー化合物であるATPやクレアチンリン酸,情報の伝達役割をするcAMP,酸化還元反応に関与するフラビンアデニンジヌクレオチド (FAD) やニコチンアミドアデニンジヌクレオチド (NAD),リン脂質,DNA,RNAなどがある。無機リン酸化合物は主としてHPO_4^{2-}と$H_2PO_4^-$である。血液中ではPの2/3は有機リンで,1/3がIPである。血清IPの1/4は蛋白質に吸着し,3/4がHPO_4^{2-}と$H_2PO_4^-$の形で存在しpHの調整や細胞のエネルギー代謝などに役割を果たしている。IPは十二指腸と小腸から体内に吸収され,主として腎より体外へ排泄される。腸管からのPの吸収は活性化ビタミンDにより促進される。血清IPはPTHの制御を受けて恒常性を保っており,PTHは尿中へのIP排泄を促進し,血中IP濃度を低下させる。

4. 病態との関係

(1) 高P血症

1) 腎からの排泄障害:腎不全
2) 尿細管での再吸収促進:副甲状腺機能低下症,成長ホルモン分泌亢進
3) 腸からの吸収促進:ビタミンD過剰

(2) 低P血症

1) 尿細管での再吸収抑制:副甲状腺機能亢進症
2) 尿細管での再吸収能障害:尿細管アシドーシス,Fanconi症候群
3) 腸からの吸収減少:ビタミンD欠乏
4) 解糖亢進によるPの細胞内への移動:インスリン投与,ブドウ糖投与,呼吸性アルカローシス

5. 検体採取と保存法

全血のまま放置すると,赤血球中より有機リンが放出されて加水分解され,無機リンとなり高値となる。溶血は同様な理由で正誤差となる。血清分離後は冷蔵,凍結とも1カ月以内は大きな変動は見られない。

[下村弘治]

用語 無機リン (inorganic phosphorus;IP),プリンヌクレオチドホスホリラーゼ (purine nucleoside phosphorylase;PNP),キサンチンオキシダーゼ (xanthine oxidase;XOD),ペルオキシダーゼ (peroxidase;POD),4-アミノアンチピリン (4-aminoantipyrine;4-AA),N-エチル-N-(3-スルホプロピル)-m-アニシジン (N-ethyl-N-(3-sulfopropyl)-m-anisidine;ESPAS),環状アデノシン-リン酸 (cyclic adenosine monophosphate;cAMP),フラビンアデニンジヌクレオチド (fravine adenine dinucleotide;FAD),ニコチンアミドアデニンジヌクレオチド (nicotinamide adenine dinucleotide;NAD),デオキシリボ核酸 (deoxyribonucleic acid;DNA),リボ核酸 (ribonucleic acid;RNA)

4.1.7 鉄（Fe）

● 1. 測定方法と原理

自動分析装置に用いる方法は，おもに化学的測定法（比色法）である．塩酸または酢酸などで酸性状態のもと，トランスフェリンから3価鉄（Fe^{3+}）を遊離させ，続けて還元剤（アスコルビン酸やチオグリコール酸など）によって2価鉄（Fe^{2+}）とする．その後，バソフェナントロリン（BPT），トリピリジル・トリアジン（TPTZ），ニトロソ-PSAPなどと結合させてキレート化合物を生成し，その発色を測定する．

このほかに，Ag/AgCl電極と比較電極を用いた電位クーロメトリーを原理とした方法，原子吸光分析法などがある．

● 2. 基準範囲

・40～188 μg/dL[2]

● 3. 生理的意義

健常成人の総鉄量は約4gであり，その存在割合は，ヘモグロビン鉄65％，フェリチンなどの貯蔵鉄30％，ミオグロビン鉄4％，血清鉄（トランスフェリン鉄）0.1％である．出生後わずかに高値であるが，乳幼児期には成人値となり，高齢期にはやや低下する．日内変動が大きく，朝方高く夕方から夜間に低いという特徴がある．女性では月経前に低く，月経が終わると基準範囲に戻る．妊娠時は鉄需要過多のため低値である．

● 4. 病態との関係

1) 上昇するとき：悪性貧血，再生不良性貧血，急性肝炎（溶血性疾患，肝硬変）
2) 低下するとき：鉄欠乏性貧血，出血性貧血（真性多血症，慢性感染症，悪性腫瘍）

総合的に体内鉄量を判断する際には，不飽和鉄結合能（UIBC）やフェリチン値も併せて評価を行う．総鉄結合能（TIBC）＝ UIBC＋血清鉄の関係がある．鉄剤投与によって値は変動するので，その有無を把握しておく．

● 5. 検体採取と保存法

早朝空腹時採血を基本とするが，日内変動が大きいため，結果の解釈には採血時刻を考慮して判断する．通常採血で問題ないが，血清保存容器や分取器具などの鉄汚染には注意する．血清に分離すれば，密栓して冷蔵保存でよい．

4.1.8 銅（Cu）

● 1. 測定方法と原理

おもに化学的測定法（比色法）である．2価の銅（Cu^{2+}）とジエチルジチオカルバミン酸ナトリウムを結合させてキレート化合物を生成し，その発色（460nm）を測定する．また，Cu^{2+}を1価の銅（Cu^+）に還元し，バソクプロイン（BCP）と結合させてキレート化合物を生成し，その発色（485nm）を測定する方法もある．

このほかに，原子吸光分析法などがある．

用語 バソフェナントロリン（bathophenanthroline；BPT），トリピリジル・トリアジン（tripyridyl-triazine；TPTZ），2-ニトロソ-5-(N-プロピル-N-スルホプロピルアミノ)-フェノール（2-nitroso-5-(N-propyl-N-sulfopropylamino)-phenol；ニトロソ-PSAP）不飽和鉄結合能（unsaturated iron binding capacity；UIBC），総鉄結合能（total iron binding capacity；TIBC），バソクプロイン（bathocuproine；BCP）

4.1 | 無　機　質

管から吸収された銅は血清アルブミンと結合して運搬され，筋肉に最も多く，そのほか肝，腎，脳などに蓄えられる。血中における存在割合は，アルブミン結合銅5%，セルロプラスミン銅95%である。銅はおもに胆管から胆汁中に排泄される。

新生児では低値であるが，乳幼児期には成人値となる。日内変動が大きく，朝方高く夕方から夜間に低い。女性はやや高く，妊娠では高値となる。

バソクプロイン(BCP)

● **4. 病態との関係**

1)上昇するとき：再生不良性貧血，胆道疾患，感染症（悪性腫瘍，関節リウマチ）
2)低下するとき：Wilson病，Menkes症候群，慢性腎疾患
　総合的に体内銅量を判断する際には，セルロプラスミン値も併せて評価を行う。

● **2. 基準範囲** [10]

・成人男性：82～134 μg/dL（12.9～21.1 μmol/L）
・成人女性：103～159 μg/dL（16.2～25.0 μmol/L）

● **5. 検体採取と保存法**

早朝空腹時採血を基本とするが，日内変動が大きいため，結果の解釈には採血時刻を考慮して判断する。通常採血で問題ないが，血清保存容器や分取器具などの銅汚染には注意する。ティッシュペーパーには銅を多く含むものがあるので注意する。血清に分離すれば，密栓して冷蔵保存でよい。

● **3. 生理的意義**

健常成人の体内には約75～150mgのCuが存在する。腸

4.1.9　亜鉛（Zn）

● **1. 測定方法と原理**

比色法として，変性剤を用いてアルブミンおよび$\alpha 2$マクログロブリンから2価の亜鉛（Zn^{2+}）を解離させ，5-Br-PAPSを結合させてキレート化合物を生成し，その発色（主波長546nm，副波長700nm）を測定する。

このほかに，原子吸光分析法などがある。

5-Br-PAPS

5-Br-PAPS-Zn (550nm)

✎ **用語**　2-(5-ブロモ-2-ピリジルアゾ)-5-[N-n-プロピル-N-(3-スルホプロピル)アミノ]フェノール〔2-(5-bromo-2-pyridylazo)-5-[N-n-propyl-N-(3-sulfopropyl) amino] phenol；5-Br-PAPS〕

2. 基準範囲[10]

- 59〜135 μg/dL（9.0〜20.6 μmol/L）

3. 生理的変動

Znは必須金属の代表であり，腸管から吸収されたZnは大部分が血清アルブミン，一部α2マクログロブリンと結合して運搬され，あらゆる組織に存在している。多くの酵素の活性中心元素として重要な役割を果たしており，とくに皮膚の新陳代謝，味覚と嗅覚の維持，骨格の発達，生殖機能，免疫機能などに関与している。

日内変動が大きく，朝方高く夕方から夜間に低い。また，空腹時に高値であり，食後2〜3時間後に低値となる。妊娠時にも低値傾向である。

4. 病態との関係

1) 上昇するとき：内分泌疾患，溶血性貧血，赤血球増多症
2) 低下するとき：低栄養などの摂取不良，腸疾患などの吸収障害，褥瘡などの皮膚疾患，味覚・嗅覚障害

5. 検体採取と保存法

早朝空腹時採血を基本とするが，日内変動が大きいため，結果の解釈には採血時刻を考慮して判断する。通常採血で問題ない。血清に分離すれば密栓して冷蔵保存でよい。

4.1.10　浸透圧

1. 測定方法と原理

浸透圧は溶媒に溶けている溶質の物質量（mol）に依存する。溶液中に溶けている物質（溶質）の量の変化によって変化する氷点降下，沸点上昇などを計測することによって，間接的に浸透圧を求める。臨床検査では，氷点降下法による浸透圧測定が一般的である。また，血漿浸透圧値は $2 \times Na\,(mmol/L) + GLU\,(mg/dL)/18 + UN\,(mg/dL)/2.8$ という式で推定することが可能である。

2. 基準範囲[10]

- 275〜290 mOsm/kg H_2O

3. 生理的変動

血漿浸透圧に関与するおもな物質は，Na，K，尿素，ブドウ糖であり，このなかで最も浸透圧構成に影響を与える物質はNaとブドウ糖である。性差，年齢による差異はない。妊娠時には低値傾向である。

4. 病態との関係

1) 上昇するとき：高Na血症，高張性脱水，糖尿病，高窒素血症，高乳酸血症
2) 低下するとき：低Na血症，低張性脱水，副腎不全，うっ血性心不全，肝硬変

実測値と推定値との差が大きい場合には（浸透圧ギャップ），中毒症などの疾患を疑う。

5. 検体採取と保存法

採血時刻にこだわる必要はなく，通常採血でよい。抗凝固剤EDTA-2Na採血管を用いた場合，採血量が少ないと相対的に抗凝固剤濃度が高くなり，浸透圧値が高めに測定されるので注意する。血漿に分離すれば，密栓して冷蔵保存でよい。

4.1.11　重炭酸イオン（HCO_3^-）

1. 測定方法と原理

現在の臨床検査現場においては，全自動血液ガス分析装置で直接測定されるpHおよびP_{CO_2}から，Henderson-Hasselbalch式を用いてHCO_3^-濃度を計算によって求める。pH値は銀・塩化銀電極およびpHを7に調整した塩化カリウム溶液を用いたガラス電極によって計測される。P_{CO_2}値は二酸化炭素透過性のテフロン膜を組み合わせたpH電

用語　尿素窒素（urea nitrogen；UN），二酸化炭素分圧（partial pressure of carbon dioxide；P_{CO_2}）

極（P_{CO_2}電極）によって計測される。

2. 基準範囲[10]

- 成人男性：22.5～26.9 mmol/L
- 成人女性：21.8～26.2 mmol/L

3. 生理的変動

体液中のCO_2は水と反応してH_2CO_3となり，さらに電離してHCO_3^-となる。HCO_3^-はCl^-と併せて体液中の総陰イオンの約85％を占め，浸透圧および酸塩基平衡の維持に大きな役割を担っている。その大部分は塩基と結合して重炭酸塩として存在するため，炭酸－重炭酸緩衝系を形成し血液のpH維持に重要な役割を担っている。

女性と比べて男性がごくわずかに高めであり，加齢とともに軽度の増加傾向を示す。

4. 病態との関係

1) 上昇するとき：代謝性アルカローシス，（呼吸性アシドーシス）
2) 低下するとき：代謝性アシドーシス，（呼吸性アルカローシス）

5. 検体採取と保存法

動脈血を採取して血液ガス分析装置でただちに測定することが一般的である。患者の呼吸が通常の状態を維持しているよう，10～20分間の安静を保ってから採血する。シリンジ内の血液に気泡が混入した場合は，気泡を除去してから密栓または採血針をゴム片などでシールする。ただちに測定できない場合は，シリンジごと氷冷水浴し2～3時間以内に測定する。検体が直接氷に触れたまま放置すると溶血の危険性があるので，必ず水浴の氷冷にする。

［池田勝義］

参考文献

1) 松下　誠：「電気化学分析法」，臨床検査学講座　第3版　臨床化学検査学，95-99，医歯薬出版，2010．
2) 日本臨床検査標準化協議会 基準範囲共用化委員会（編）：日本における主要な臨床検査項目の共用基準範囲案―解説と利用の手引き―，2014．
3) 石井　暢：「検体保存データ」，検査値の経時的変動―採血から測定まで―，93-98，エスアールエル，1990．
4) 戸塚　実：「電解質・浸透圧測定」，臨床検査法提要　改訂第34版，661-669，奥村信生，他（編），金原出版，2015．
5) 芝　紀代子，下村弘治：「無機質」，新版　臨床化学　第3版，92-107，片山善章，他（編），講談社，2015．
6) 栢森裕三：「電解質と微量金属」，メディカルサイエンス　臨床化学検査学　病態生化学の視点から，313-324，太田敏子，他（編），近代出版，2014．
7) 山内一由：「生体内金属元素」，臨床検査法提要　改訂第34版，535-540，金井正光（監），金原出版，2015．
8) 山内一由：「生体内金属元素」，臨床検査法提要　改定第34版，541-544，金井正光（監），金原出版，2015．
9) 河合　忠：「血清電解質と血液ガス検査」，異常値が出るメカニズム，205-239，河合　忠，他（編），医学書院，2009．
10) 矢富　裕，他（編著）：臨床検査値判読ハンドブック　検査値を正しく深く診るために，南江堂，2010．

4.2 糖質

ここがポイント!

- 糖質の検査はすべて糖尿病診療に不可欠である。
- 血糖測定は60％以上の施設でヘキソキナーゼ法が採用されている。施設間変動は過去10年間、すべての方法で2％前後の推移である（平成28年度日臨技精度管理調査報告による）。
- HbA1c測定の標準化はほぼ達成された。しかし、病態や変異ヘモグロビンなど患者試料側の問題や、前処理法の誤りにより方法間差を生じることがある。
- HbA1cは2010年7月より日本糖尿病学会の臨床診断フローチャートの最上位に位置付けられ、糖尿病診断における重みづけがより大きくなった。施設間での診断の互換性が保たれるよう、精度管理を維持継続することが重要である。

4.2.1 グルコース（GLU）

● 1. 測定方法と原理

酵素法が主流で、主反応に用いられる酵素にはグルコースオキシダーゼ（GOD）、ヘキソキナーゼ（HK）、グルコキナーゼ（GK）、グルコースデヒドロキナーゼ（GD）、ピラノースオキシダーゼ（POD）などがあり、検出系として比色法（POD共役法）、電極法がある。

（1）HK-G6PDH法

AACC、JSCCの勧告法[1]）でグルコース-6-リン酸と共役させて最終生成物であるNADPHの吸光度の増加を測定する。

HK-G6P脱水素酵素に基づく血清GLU測定原理は以下のようになる[2]）。

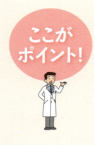

（2）GOD-POD法

GODがβ-D-グルコースに作用して生成される過酸化水素によりPOD存在下で4-アミノアンチピリンとフェノールが酸化縮合して赤色キノンを生成、これを波長500nmで比色する[3]）。

（3）GOD電極法

GOD反応と電極法を組み合わせた方法で、電極として酸素電極と過酸化水素電極がある。酸素電極法は基質である酸素の消費速度を酸素電極により測定する方法で、過酸化水素電極法は試料中のGLUがGOD固定化酵素膜を通過、反応したときに生成するH_2O_2量を測定する。

● 2. 基準範囲

健常成人の基準範囲は、空腹時で73〜109mg/dL[4]）、糖尿病診断基準[5]）は空腹時で126mg/dL以下、随時で200mg/dL以下とされている。空腹時血糖は加齢とともに男女とも上昇する。いずれの年齢においても男性＞女性である。

● 3. 生理的意義

血糖は生命維持に必要なエネルギー源として解糖系、クエン酸回路、電子伝達系で代謝されATPを産生する。糖

用語 グルコース酸化酵素（glucose oxidase；GOD）、ヘキソキナーゼ（hexokinase；HK）、グルコキナーゼ（glucokinase；GK）、グルコース脱水素酵素（glucose dehydrogenase；GD）、ピラノース酸化酵素（pyranose oxidase；POD）、グルコース-6-リン酸デヒドロゲナーゼ（glucose-6-phosphate dehydrogenase；G6PDH）、米国臨床化学学会（American Association for Clinical Chemistry；AACC）、日本臨床化学会（Japan Society of Clinical Chemistry；JSCC）、還元型ニコチンアミドアデニンジヌクレオチドリン酸（reduced nicotinamide adenine dinucleotide phosphate；NADPH）、イソクエン酸脱水素酵素（isocitrate dehydrogenase；ICDH）

質は血液中ではグルコースとして存在し，血中濃度は糖質の摂取，生成，消費，排泄のバランスで規定される。グルコース生成のおもな臓器は肝である。また，不要なグルコースはグリコーゲンとして肝や筋肉に蓄えられる。

● 4. 病態との関係

血糖が異常となる疾患・病態を表4.2.1に示す。

● 5. 検体採取と保存法

採血後，ただちに測定する場合を除き，解糖阻止剤添加採血管に採血することが原則である。採血後は解糖阻止剤・抗凝固剤の作用が血液全体にいきわたるよう，転倒混和を行う。解糖阻止剤としてはフッ化ナトリウム（NaF）が一般的であるが，より阻止効果の高いものとしてNaFに加えクエン酸＋クエン酸塩の添加された採血管もある。

表4.2.1 血糖値が異常となる疾患

高血糖（≧160mg/dL）	低血糖（≦60mg/dL）
糖尿病 甲状腺機能亢進症 下垂体機能亢進症 副腎機能亢進症 肝疾患（ICDH, G6PDの活性低下） 感染症，敗血症 火傷，脳膜炎，脳炎 多発性硬化症 関節炎 　　　　　　　　　　　など	高インスリン血症 インスリノーマ 膵外腫瘍 下垂体機能低下症 副腎機能低下症 先天性疾患（腸管糖吸収障害，糖原病，ガラクトース血症） 胃切除後ダンピング症候群 グリコーゲン貯蔵症 　　　　　　　　　　　など

4.2.2　尿糖

尿糖についてはJAMT教本シリーズ『一般検査技術教本』3.4節を参照

4.2.3　経口ブドウ糖負荷試験（OGTT）

● 1. 測定方法と原理

通常，10時間の絶食後75gブドウ糖を経口負荷する。負荷前，負荷後30分，60分，120分に採血を行い，血糖値，インスリン，尿糖を同時に測定する。

● 2. 基準範囲

表4.2.2のように正常型，境界型，糖尿病型のいずれかを判定する。図4.2.1は2,121例の75g OGTTの結果をまとめたものである[6]。

● 3. 生理的意義

ブドウ糖負荷によるインスリン分泌は，血糖上昇速度に応じて素早く分泌される初期分泌相と，血糖値の高さに反応して分泌される後期分泌相がある。早期分泌は負荷後，肝臓に十分なインスリンを供給して肝からの糖放出を抑制し，取り込みを促進することにある。わが国における軽症2型糖尿病患者のインスリン反応の特徴は初期分泌の低下で，空腹時インスリンやインスリン総分泌量は低下していないといわれている。

表4.2.2 空腹時血糖値および75g OGTT 2時間値の判定基準（静脈血漿値, mg/dL）

	正常域	糖尿病域
空腹時値	＜110	≧126
75g OGTT 2時間値	＜140	≧200
75g OGTTの判定	両者を満たすものを正常型	いずれかを満たすものを糖尿病型*
	正常型にも糖尿病型にも属さないものを境界型とする	

* 随時血糖値≧200mg/dLおよびHbA1c（NGSP）≧6.5％の場合も糖尿病型とみなす。

〔日本糖尿病学会（編）：「科学的根拠に基づく糖尿病診断ガイドライン2016-2017」, 南江堂, 2016より一部改変〕

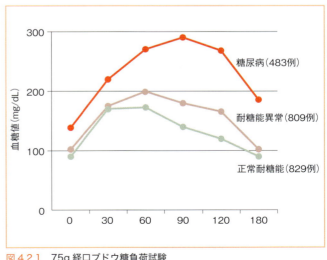

図4.2.1　75g経口ブドウ糖負荷試験
(Tanaka Y et al.: "Usefulness of revised fasting plasma glucose criterion and characteristics of the insulin response to an oral glucose load in newly diagnosed Japanese diabetic subjects", Diabetes Care 1998；21：1133より一部改変)

用語　経口ブドウ糖負荷試験（oral glucose tolerance test；OGTT），NGSP（National Glycohemoglobin Standardization Program）

4. 病態との関係

耐糖能異常や発症早期2型糖尿病では空腹時血糖が正常範囲にあることが稀ではない。75g OGTTは耐糖能とインスリン反応を総合的に評価するうえで有用である。正常型であっても2時間血糖値が高いものは糖尿病型に悪化する率が高い。また，正常型，境界型であってもインスリン分泌指数（0～30分のインスリン上昇量と血糖上昇量の比）が0.4以下のものでは糖尿病型に進展しやすい。現在，わが国では糖尿病の疑いが否定できない，①空腹時血糖が110～125mg/dL，②随時血糖が140～199mg/dL，③HbA1cが6.4～6.8%（NGSP），では75g OGTTを行うことが強く求められている。

5. 検体採取と保存法

血糖測定，尿糖測定，インスリン測定の方法のとおり。

4.2.4 ヘモグロビン A1c（HbA1c）

1. 測定方法と原理

HbA1c測定法は以下の方法がある。

(1) 高速液体クロマトグラフィー（HPLC）法

ヘモグロビン（Hb）β鎖N端バリンに糖が結合すると生じる荷電の変化を利用して，陽イオン交換樹脂充填カラムを用いHbA1cを検出する。赤血球溶血液がカラムを通過するとHbA1a，HbA1b，HbF，HbA1c（不安定型，安定型），HbA0の順に溶出される（図4.2.2）。分離された各Hb成分の吸光度をモニタリングして安定型HbA1cの全Hbに対する面積百分率を算出し，HbA1c値とする。

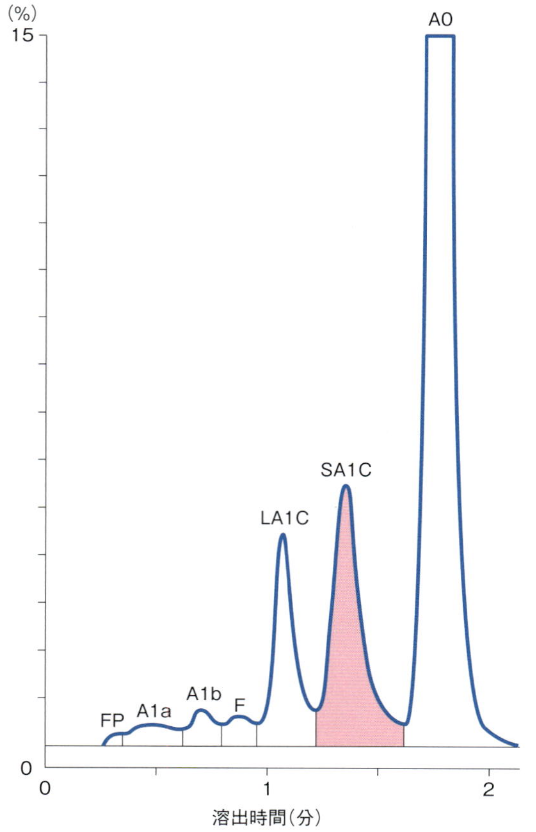

(2) 免疫法

Hbβ鎖N末端ペプチドを特異的に認識する抗体を用いて抗原抗体反応により測定する。試薬により用いる抗体の抗原認識部位が若干異なり，β鎖N端バリンから2～6残基を認識している。測定原理を図4.2.3に示す。

(3) 酵素法

Hbβ鎖N末端糖化ペプチドに特異的に作用するプロテアーゼにより糖化ペプチドを切断し，切り出されたペプチドをフルクトシルペプチドオキシダーゼにより酸化させる。一方，総Hb濃度をメトヘモグロビン法などにより求め，これに対するHbA1c濃度の割合を算出してHbA1c%とする[7]。測定原理を図4.2.4に示す。

(4) アフィニティ法

ホウ酸は糖の*cis*-diol基と可逆的共有結合する。糖化Hb

図 4.2.2 HPLC法による健常者HbA1cクロマトグラム

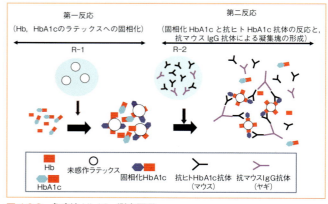

図 4.2.3 免疫法HbA1c測定原理

（協和メデックス株式会社より資料提供）

用語 ヘモグロビンA1c (hemoglobin A1c；HbA1c)，高速液体クロマトグラフィー (high performance liquid chromatography；HPLC)，ヘモグロビン (hemoglobin)，不安定型ヘモグロビンA1c (labile hemoglobin A1c；LA1c)，安定型ヘモグロビンA1c (stable hemoglobin A1c；SA1c)

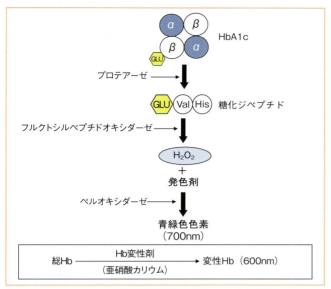

図4.2.4　酵素法HbA1c測定原理
求めたHbA1c濃度をHb濃度で除することによりHbA1c(%)を算出する。

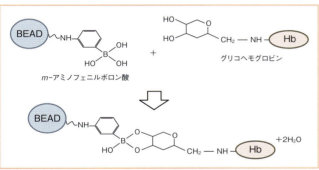

図4.2.5　アフィニティ法HbA1c測定原理
（ラジオメーター株式会社資料提供）

は1-デオキシフルクトシル化合物で，この糖部分の*cis-diol*基をホウ酸化合物カラムで分離，測定する。測定原理を図4.2.5に示す。

2. 基準範囲

JCCLS共用基準範囲では性差はなく，4.9～6.0%（NGSP）である。男女ともに加齢により上昇傾向が認められる。また，日本糖尿病学会が示す糖尿病診断における判定値は≧6.5%（NGSP）である[5]。

3. 生理的意義

HbA1cは赤血球中のHbのアミノ基にグルコースが非酵素的に結合した糖蛋白である。Hbは2本のα鎖（ダイマー）と2本のβ鎖（ダイマー）からなるテトラマーであるが，高血糖状態が続くとHbβ鎖N末端のバリンにグルコース

が結合し，ケトアミンを形成する。その他α鎖の7，16番目のリジン，β鎖の17，20，66番目のリジンなど複数の部位で糖化を受ける。β鎖N末端のバリンが最も糖化されやすい。変異Hbは構造変異によりHPLC法において溶出時間が健常者と異なったり，糖化が亢進または低下するため，HbA1c値に誤差を与える[8,9]。変異Hbは800種以上に及び，わが国では2,000～3,000人に1人とされている。

4. 病態との関係

HbA1cはHbの血中寿命より過去1～2カ月間の平均的な血糖値を反映する血糖コントロール指標のゴールデンスタンダードとして用いられている。しかし，赤血球寿命やHbの代謝変動などの病態によりHbA1c値は偽低値または偽高値を示す。

1) 赤血球寿命の変動で低値を示す病態：腎不全，肝硬変，貧血（溶血性，急性），大量出血後，貧血におけるエリスロポエチン治療および鉄剤投与時
2) 赤血球寿命の変動で高値を示す病態：鉄欠乏性貧血（妊娠末期），変異ヘモグロビン

また，血糖変動の大きい病態（急激な血糖コントロール状態の改善または悪化，1型糖尿病発症時，食後高血糖改善薬投与時）では低値を示す。

治療目標は良好な血糖コントロールを達成して合併症の発症を抑制し，患者のQOLを改善することにあり，HbA1cは重要な検査である。これはDCCT[10]，UKPDS[11]などの大規模臨床研究*においてHbA1cを目標とした良好な血糖コントロールを達成することで，合併症や死亡が予防できることが示されたからである。わが国では以前よりHbA1cが糖尿病診断の補助に用いられてきたが，2012年には血糖と並んで糖尿病の臨床診断のフローチャートの最上段に位置付けられた（図4.2.6）。

> **参考情報**
>
> **＊　糖尿病の大規模臨床研究**
> - DCCT：米国，カナダの13～39歳の1型糖尿病患者1,441名を対象に，血糖値を良好にコントロールし続けることが，合併症（主として細小血管障害）発症・進行を防止できるかを調査した研究。
> - UKPDS：英国における2型糖尿病患者5,102名について，厳格な血糖コントロールが合併症（主として大血管障害）抑制効果を示すかについて行われた研究。
> - DECODE：欧州で行われた12件のコホート研究データより高血糖と脳卒中死の関連を検討した研究。
> - 舟形研究：山形県舟形町住民における2型糖尿病および耐糖能異常の有病率を検討した研究。

用語　生活の質（quality of life；QOL），DCCT（Diabetes Control and Complications Trial），UKPDS（United Kingdom Prospective Diabetes Study），DECODE（Diabetes Epidemiology Collaborative analysis of Diagnostic criteria in Europe），

4章 おもな検査項目

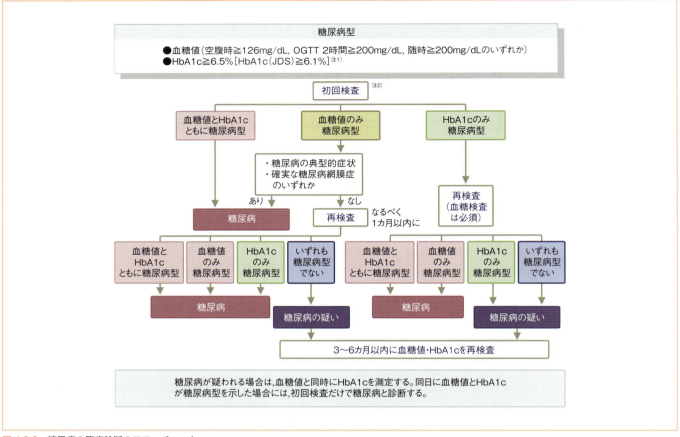

図 4.2.6 糖尿病の臨床診断のフローチャート

〔日本糖尿病学会（編著）：「糖尿病治療ガイド 2016-2017」，21，日本糖尿病学会（編），文光堂，2016 より転載〕

● 5. 検体採取と保存法

抗凝固剤添加採血管を用いる。冷蔵保存で3日間は安定である。しかし，強溶血検体では遠心後赤血球層からサンプリングをすると低値となる[12]。

HbA1c測定は溶血剤（前処理剤）の液性が測定値に影響を与える。また，免疫法，酵素法では遠心分離条件，サンプリング位置により測定値に影響を与えることも知られている。血液中の赤血球は赤血球寿命と比重との間に正の相関が認められ，古く重い赤血球は下層に存在し，上層にある若い赤血球に比較してHbA1cが高値を示す。すなわち赤血球係数の類似した正球性の試料では遠心条件の多少の変動においてもHbA1c値はほぼ±1SD以内に収束するが，網赤血球の増加や赤血球の大小不同を伴う場合には血球層のサンプリング位置によってHbA1c値が異なり，その相違は貧血患者でより顕著となる。

4.2.5 グリコアルブミン（GA）

● 1. 測定方法と原理

日常法としては酵素法のみである。

アルブミン（ALB）を特異的プロテアーゼで分解し，生じた糖化ペプチドにケトアミンオキシダーゼを反応させ，その際に生じる過酸化水素を定量することによりGA値を求める（図4.2.7）。同検体のALB量を改良BCP法により求める。改良BCP法は次の2段階の反応がある[13]。

還元型アルブミン＋酸化型アルブミン $\xrightarrow{酸化}$ 酸化型アルブミン

酸化型アルブミン $\xrightarrow{ブロムクレゾールパープル（BCP）}$ 青紫色

GAとALBの比率を測定値とする。

● 2. 基準範囲

富永らの報告[14]ではGAの基準範囲は耐糖能が正常であ

用語 標準偏差（standard deviation；SD），グリコアルブミン（glycoalbumin；GA），アルブミン（albumin；ALB），ブロモクレゾールパープル（bromocresol purple；BCP）

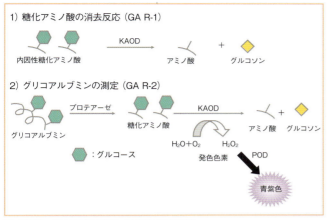

図 4.2.7　グリコアルブミン酵素法 測定原理
同一検体のアルブミンを測定し，グリコアルブミン量/全アルブミン量（%）で値を表示する。
（Kouzuma T., et al.: "Study of glycated amino acid elimination reaction for an improved enzymatic glycated albumin measurement method," Clin Chim Acta, 2004; 346: 135-143. を参考に作図）

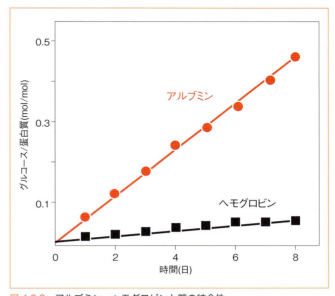

図 4.2.8　アルブミン，ヘモグロビンと糖の結合性
（Day JF et al.: "Nonenzymatic glycosylation of serum proteins and hemoglobin: response to changes in blood glucose levels in diabetic rats", Diabetes 1980; 29: 524-527 より引用）

ることを条件に加えた集団から，12.3～16.9%と設定された。一般的にGA ≒ HbA1c×3とされている。また，測定値に関連する因子として年齢は有意ではなかったが，男性＞女性で有意差を認めた（$p = 0.0009$）。

3. 生理的意義

GAは，血中の主要蛋白質であるALBが糖化を受けた糖結合蛋白である。ALBのおもな糖化部位はLys-281，199，439，525とされている。ALBの血中半減期が約13日であることから，過去2～4週間の血糖変動を反映する。

ALBはHbに比較して糖化部位が多く，ALBの糖結合率はHbの約10倍であるため，GAは血糖状態の変化に伴い大きく変動する（図4.2.8）[15]。GAのコントロール評価については経験的にHbA1cの約3倍が目安となっている。

4. 病態との関係

GAは2～4週間の短期的な血糖変動を反映する。Hb代謝異常，変異Hbの影響を受けない。しかし最近の研究によりGAは平均血糖に加え，食後血糖を反映することが示された[16]。

これらのGAの特徴から以下のような臨床適用がされている。

1) 短期的血糖コントロール指標：インスリン導入時や薬物療法後
2) 貧血をきたす病態への適応：透析糖尿病患者（エリスロポエチン製剤の投与），糖尿病合併妊婦
　一方，鉄欠乏性貧血ではヘモグロビンの合成が十分でなく，代償的に赤血球寿命は遅延するためHbA1cは高値となる。閉経前の女性や妊婦では鉄欠乏性の貧血が多く，血糖コントロールマーカーとしてはGAがHbA1cより優れている。妊娠中は合併症や胎児の奇形を防ぐために厳格な血糖コントロールが求められる。
3) 食後高血糖管理，血糖値振れ幅の大きい症例：食後高血糖と糖尿病大血管合併症の関係についてはDECODE，舟形研究（参考情報参照）などで報告されている。HbA1cが平均血糖値に加え，空腹時血糖を反映するのに対し，GAは平均血糖と食後血糖をよく反映する[16]。
　また，平均血糖値では見えない変動幅もコントロールすることが必要である。1型糖尿病や肝疾患合併糖尿病患者，胃切除患者ではHbA1cでは食後高血糖を反映しないため，コントロール状態を過小評価している可能性があり，GA測定が望ましい。
4) 変異ヘモグロビン，新生児糖尿病
5) 赤血球寿命の変動する病態：通常，赤血球寿命は約120日間とされており，これが短縮または延長する病態ではHbA1c値は偽低値または偽高値となる。これらの病態ではGA値による血糖コントロール管理を行う。

5. 検体採取と保存法

GAの保存安定性については−70℃で23年間の保存血清について測定可能であるとの報告[17]があり，試料の安定性は高い。

4.2.6　1,5-アンヒドログリシトール（1,5-AG）

1. 測定方法と原理

酵素法が主流である。1,5-AGの酸化酵素としてPRODを用い，1,5-AGの2位の水酸基を酸化して発生する過酸化水素をペルオキシダーゼ（POD）を用いた比色法で検出する（図4.2.9）。

2. 基準範囲[18]

血清中1,5-AGの基準範囲は14μg/mL以上とされている。健常人における濃度分布は，男性が26.6±7.2μg/mL，女性が21.5±6.0μg/mLとの報告がある。

3. 生理的意義

1,5-AGはグルコースと類似構造のポリオールである。体内には豊富に存在し，腎尿細管の1,5-AG/フルクトース/マンノース共輸送体により再吸収され，尿中に排泄される量は摂取量とほぼ同量と考えられている。ほとんどの食物に含まれているので体内の1,5-AGは食物中から摂取されている。摂取量の100倍程度の量を体内に保持しており，食事などの影響はほとんど受けない。一方，高血糖状態になると，通常尿細管で再吸収されている1,5-AGがグルコースにより阻害され，尿糖が増加するとともに1,5-AGも尿中へ排泄されてしまうために体内濃度が急速に低下する。

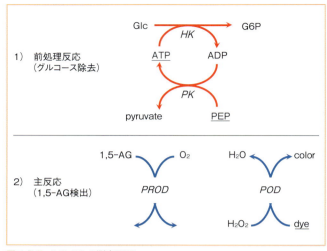

図4.2.9　1,5-AGの測定原理

4. 病態との関係

1,5-AGは血糖コントロール指標のなかで血糖変動に対し最も迅速に変化し，過去1週間以内の短期的な血糖コントロール状態を反映する。このため食事・運動療法の効果判定にも優れている。1,5-AGの変動は尿糖排泄量を反映する指標といえる。尿糖排泄量が多く血糖コントロールが悪い場合には1,5-AG値は低値を示し，コントロールが改善し，尿糖量が減少するとともに1,5-AG値も徐々に上昇する。

5. 検体採取と保存法

一般的な採尿法に準じる。

4.2.7　ピルビン酸・乳酸

1. 測定方法と原理

いずれもLDを用いた酵素法による。反応は以下のとおりである。

$$乳酸 + NAD \xrightleftharpoons{LD} ピルビン酸 + NADH + H^+$$

乳酸はLDによるNADHの340nmにおける吸光度の増加より，ピルビン酸はNADHの吸光度の減少を濃度換算する。

2. 基準範囲[3]

- ピルビン酸：0.3〜0.9mg/dL
- 乳酸：4.0〜16.0mg/dL

全血に比較して血漿ではピルビン酸で約20％，乳酸で約7％高値となる。生後数日間は上昇するが，性差，年齢差はほとんどない。

📝 **用語**　1,5-アンヒドログリシトール（1,5-anhydroglucitol；1,5-AG），ペルオキシダーゼ（peroxidase；POD），グルコース（glucose；GLU），グルコース-6-リン酸（glucose-6-phosphate；G6P），アデノシンニリン酸（adenosine diphosphate；ADP），ホスホエノールピルビン酸（phosphoenol pyruvic acid；PEP），乳酸脱水素酵素（lactate dehydrogenase；LD），還元型ニコチンアミドアデニンジヌクレオチド（reduced nicotinamide adenine dinucleotide；NADH）

3. 生理的意義

ピルビン酸はグルコースが解糖系で代謝された最終産物である。組織の酸素が不十分な状態など嫌気的条件下ではLDの作用により乳酸が産生される。好気的条件下ではミトコンドリアに取り込まれ，クエン酸回路でアセチルCoAを介してTCA回路に入り，水とCO_2に分解される。また，ピルビン酸はオキサロ酢酸を経由して糖新生に利用されるほか，アセチルCoAを介して脂肪酸の代謝やコレステロール合成に関与する。

4. 病態との関係

ピルビン酸，乳酸値は種々の疾患で上昇するが，臨床的には乳酸が著しく蓄積した結果生じる乳酸アシドーシスが重要である。酸塩基平衡の異常，アニオンギャップの増加を伴うアシドーシス，急性循環不全などが疑われた場合は血中乳酸を測定する。臨床的には乳酸アシドーシス，ミトコンドリア異常症，糖原病で異常値を示す。

5. 検体採取と保存法

食事，筋肉運動で一過性の上昇を認める。したがって採血は安静，空腹時で非駆血帯下採血がよい。また，全血では不安定なため，ただちに除蛋白操作を行い，上清を凍結保存する。

4.2.8 ケトン体

1. 測定方法と原理

(1) ニトロプルシド反応

尿中ケトン体の測定は試験紙法が用いられる。アセト酢酸（AcAc）とアセトンのケトン基は，アルカリ性の条件下でニトロプルシドナトリウムと結合し，以下の反応を起こして赤紫色を示す化合物を形成する[19]。

$$\underset{\text{ニトロプルシドナトリウム}}{Na_2[Fe(CN)_5NO]} + \underset{\text{ケトン体}}{CH_3COR} + NaOH$$

$$\longrightarrow \underset{\underset{\text{赤紫色化合物}}{}}{Na_3[Fe(CN)_5N=CHCOR]} + H_2O$$
$$\qquad\qquad\qquad\quad |$$
$$\qquad\qquad\qquad OH$$

AcAcの場合Rには$-CH_2COOH$が，アセトンの場合は$-CH_3$が入る。この反応ではL-ドパ，セフェム系薬剤，SH基を有する薬剤で偽陽性を示す。この反応はAcAcに最も鋭敏である。一方，3-ヒドロキシ酪酸（3-HB）はケト基（C=O）を有しないためメチル基（$-CH_3$）が活性メチレン基とならず，本法ではまったく反応しない。

(2) 酵素法

血中の3-HBとAcAcを測定する。測定対象にβ-NADあるいはβ-NADHの存在下で3-ヒドロキシ酪酸脱水素酵素（3-HBDH）を作用させると，AcAcあるいは3-HBが生成する。このときβ-NADあるいはβ-NADHの生成に伴う吸光度変化量を測定することにより濃度を求める。

2. 基準範囲

- 総ケトン体：28～120 μmol/L[3]
- 3-ヒドロキシ酪酸：0～74 μmol/L[20]
- アセト酢酸：13～69 μmol/L[21]

3. 生理的意義

ケトン体は肝臓でアセチルCoAから変換して生成され，グルコースが得られない場合の脳の代替エネルギーとして利用される。通常，アセチルCoAは糖代謝過程と脂肪酸代謝過程（β酸化）ならびにアミノ酸代謝により生成され，TCAサイクルにおいてATPを産生する。ケトン体にはAcAc，3-HB，アセトンの3種があり，ケトン体はその総称である。このうちアセトンは揮発性成分で，呼吸による息とともに体外に排出される。血液検査としてはAcAc，3-HBの和を総ケトン体として測定している。ケトン体は血中に大量に存在すると，ケトアシドーシスを引き起こす。アシドーシス状態では脱水，中枢神経系障害，昏睡などを引き起こし，死に至ることもある。

4. 病態との関係

血中ケトン体上昇をきたす疾患や病態は，①絶食・飢餓，②糖代謝異常（糖尿病，糖原病など），ストレスホルモン上昇（甲状腺機能亢進，褐色細胞腫，グルカゴノーマ

用語 補酵素A（coenzyme A；CoA），トリカルボン酸（tricarboxylic acid；TCA），アセト酢酸（acetoacetic acid；AcAc），3-ヒドロキシ酪酸（3-hydroxybutylic acid；3-HB），3-ヒドロキシ酪酸脱水素酵素（3-hydroxybutylate dehydrogenase；3-HBDH），カルニチンパルミトイルトランスフェラーゼ（carnitine palmitoyltransferase；CPT）

など），④その他（周期性嘔吐症，アルコール性ケトアシドーシスなど）である。糖尿病ではインスリンの作用不足により脂肪分解が亢進し，遊離脂肪酸の上昇，肝のカルニチンパルミトイルトランスフェラーゼ（CPT）の活性化により血中ケトン体が上昇し，ケトン体が3〜5mmol/L以上（pH7.3以下）になると糖尿病性ケトアシドーシスとなる。また，④のアルコール多飲者などは栄養不良，脱水が契機となりアルコール性ケトアシドーシスを引き起こす。

5. 検体採取と保存法

早朝空腹時採血が原則である。3-HBは安定であるが，アセト酢酸は不安定なため，採血後速やかに冷却遠心し，4℃または冷凍保存する。

［石橋みどり］

参考文献

1) 日本臨床化学会（編）：「勧告法総集編2012年版」，242-250，日本臨床化学会，2012．
2) 日本臨床化学会試薬専門委員会：「血清グルコース測定勧告法」，臨床化学，1991；20：247-254．
3) 金井正光（監）：臨床検査法提要 改訂第34版，金原出版，2015．
4) 日本臨床検査標準化協議会 基準範囲共用化委員会（編）：日本における主要な臨床検査項目の共用基準範囲案―解説と利用の手引き―，2014．
5) 日本糖尿病学会：「糖尿病治療ガイド2016-2017」，日本糖尿病学会（編），文光堂，2016．
6) Tanaka Y et al.: "Usefulness of revised fasting plasma glucose criterion and characteristics of the insulin response to an oral glucose load in newly diagnosed Japanese diabetic subjects", Diabetes Care 1998；21：1133-1137.
7) Kouzuma T et al.: "An enzymatic method for the measurement of glycated albumin in biological samples", Clin Chim Acta 2002；324：61-71.
8) Ogawa K et al.: "Hemoglobin variant HbG-coushatta（β-22 Glu → Ala）found by dissociation of blood glucose from values of HbA1c Measurement by HPLC", Intern Med, 2003；42：781-787.
9) 井島廣子，他：「HbA1c値低値乖離例に見いだされたHb Toranomonヘテロ接合体を有する2型糖尿病の2例」，糖尿病，2007；50：499-503．
10) Shamoon H et al.: The effect of intensive treatment of diabetes on the development and progression of long-term complications in insulin-dependent diabetes mellitus", N Eng J Med, 1993；329：977-986.
11) UK Prospective Deabetes Study（UKPDS）Group: "Intensive blood-glucose control with sulphonylureas or insulin compared with conventional treatment and risk of complications in patients with type 2 diabetes（UKPDS 33）", Lancet, 1998；352：837-853.
12) 宮下徹夫，他：「HbA1c測定における遠心後の赤血球層を試料とする場合の溶血の影響」，日本臨床検査自動化学会会誌，2013；38：450．
13) 村本良三，他：「正確度を改善したブロムクレゾールパープル法による血清アルブミン定量法の開発」，臨床化学，1997；26：38-43．
14) 富永真琴，他：「ヘモグロビンA1c（IFCC値）およびグリコアルブミンの基準範囲の設定」，糖尿病，2006；49：825-833．
15) Day J F et al.: "Nonenzymatic glucosylation of serum proteins and hemoglobin: response to changes in blood glucose levels in diabetic rats", Diabetes, 1980；29：524-527.
16) Sakuma N et al.: "Converse contributions of fasting and postprandial glucose to HbA1c and glycated albumin", Diabetol Int, 2011；2：162-171.
17) Nathan DM et al.: "Determining stability of stored samples retrospectively: the validation of glycated albumin", Clin Chem, 2011；57：286-290.
18) 山内俊一，他：糖尿病における血中1,5-anhydroglucitol測定の臨床的意義，糖尿病，1990；33：41-48．
19) 伊藤機一，他：「概論：試験紙法による尿定性・半定量検査」，日本臨床，2004；62：46-83．
20) 日本臨牀，増刊第4版，p.603，1995．
21) Harano Y et al.: "Sensitive and simplified method for the differential determination of serum levels of ketone bodies", Clin Chim Acta 1983；134：327-336.

4.3 脂 質

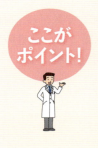

ここがポイント!

- 脂質は水に不溶性のため，アポリポ蛋白と結合したリポ蛋白の形で血液中を循環している。
- アポリポ蛋白はリポ蛋白を構成するほかに，脂質代謝酵素の調節を行う機能性蛋白でもある。
- 国内の中性脂肪（TG）測定法は，内因性グリセロールを消去する方法が95％以上を占める。
- 総コレステロールの異常高値は，動脈硬化のリスク因子の1つである。
- 高比重リポ蛋白（HDL）は末梢組織から余分なコレステロールを取り込み，肝に輸送する機能がある。
- 低比重リポ蛋白（LDL）は肝から末梢組織へコレステロールを輸送する機能がある。
- 遊離脂肪酸は，おもにアルブミンと結合して血液中を循環している。

4.3.1 リポ蛋白

● 1. 測定方法と原理

日常検査法としては，リポ蛋白の荷電の差を利用したアガロースゲル電気泳動と，粒子のサイズの差を利用したポリアクリルアミドゲルディスク（PAG disc）電気泳動が利用されている。前者の染色方法としては，脂質染色としてFat Red 7Bや酵素を利用したcholesterol染色，triglyceride（TG）染色が利用され，後者はSudan black B染色が利用されている。最近では，イオン交換樹脂による高速液体クロマトグラフィー（HPLC）法を利用した自動分析装置も市販され，簡便な測定が可能となっている。基本となる測定法は，粒子の比重を利用した超遠心法である。検査室で利用されるアガロースゲル電気泳動法によるリポ蛋白測定原理の詳細は，文献1）を参照のこと。

● 2. 基準範囲

アガロース電気泳動法における基準範囲を示す[2]。
- α画分：18.6〜45.8％
- pre-β画分：5.0〜32.6％
- β画分：31.3〜53.9％
- カイロミクロン（CM）画分：0〜3.8％

● 3. 生理的意義

血清中のおもな脂質は，TG，コレステロール（エステル型・遊離型），リン脂質，および遊離脂肪酸（FFA）である。脂質は水に溶けないため，血液中を循環するFFA以外の脂質は蛋白質（アポリポ蛋白）と結合した球状のリポ蛋白の形で存在している。主要なリポ蛋白としては，CM，超低比重リポ蛋白（VLDL），低比重リポ蛋白（LDL），および高比重リポ蛋白（HDL）がある。

リポ蛋白の生理的役割は，末梢組織・細胞や肝への脂質の輸送である。CMは食事由来のTGを，VLDLは肝で合成されたTGを運搬している。また，LDLは肝で合成されたコレステロールを末梢組織へ運搬し，HDLは末梢組織から肝に運搬するはたらきをもっている。

● 4. 病態との関係

主要なリポ蛋白であるCM，VLDL，LDL，およびHDLは血中を循環する間に代謝される。CMはリポ蛋白リパーゼ（LPL）の作用により分解され，より粒径の小さいCMレムナントとなり，肝に取り込まれる。VLDLはLDLを経てHDLに代謝される。このほかにもLPLや肝性TGリパーゼ（HTGL）の作用，コレステロールエステル転送蛋

用語 ポリアクリルアミドゲルディスク（polyacrylamide gel disc；PAG disc），カイロミクロン（chylomicron；CM），遊離脂肪酸（free fatty acid；FFA），超低比重リポ蛋白（very low density lipoprotein；VLDL），低比重リポ蛋白（low density lipoprotein；LDL），高比重リポ蛋白（high density lipoprotein；HDL），リポ蛋白リパーゼ（lipoprotein lipase；LPL），肝性TGリパーゼ（hepatic triglyceride lipase；HTGL），コレステロールエステル転送蛋白（cholesterol ester transfer protein；CETP）

白（CETP）やレシチンコレステロールアシルトランスフェラーゼ（LCAT）の作用を受けて変化していく。

これらの酵素のはたらきを制御するのが，各々のリポ蛋白を構成するアポリポ蛋白である。そのため，リポ蛋白代謝に関与する酵素やアポリポ蛋白のはたらきが十分ではなかったり欠損していたりすると，各々の代謝中間物質〔中間比重リポ蛋白（IDL），レムナントリポ蛋白など〕が血中に滞留することになる。したがって，リポ蛋白を分析することによって原発性脂質異常を見つけることが可能となる。また，脂質代謝に影響を及ぼすような臓器障害や薬剤性の二次性脂質異常症などの診断にも役に立つ。

5. 検体採取と保存法

検体としては早朝空腹時に採取した血液を用いる。できるだけ速やかに血清分離を行って測定することが望ましい。各画分の安定性は異なっており，pre-β画分（VLDL）が比較的不安定であるため，保存する場合には冷蔵庫に保存する。脂質測定の基本は凍結を避けることであり，どうしても凍結する必要がある場合には−80℃で保存し，凍結融解は1回とする。アガロース電気泳動では，試料の凍結・融解を繰り返すと変性のため画分が不明瞭になる。

4.3.2 アポリポ蛋白

1. 測定方法と原理

日常検査としてのアポリポ蛋白（アポ蛋白）の測定には，生化学自動分析装置を利用した免疫比濁法が用いられている。代表的なアポ蛋白には，アポA-Ⅰ，アポA-Ⅱ，アポB，アポC-Ⅱ，アポC-Ⅲ，およびアポEがある。

抗ヒトアポ蛋白ヤギポリクローナル抗体と血清中のアポ蛋白が抗原抗体反応を起こし，濁りが生ずることを利用している。

血清中のアポ蛋白
＋抗ヒトアポ蛋白ヤギポリクローナル抗体
　　→抗原抗体反応による濁りを測定

2. 基準範囲[3]

表4.3.1に示す。

表4.3.1　各種アポ蛋白の基準範囲（単位：mg/dL）

アポ蛋白	男性	女性
A-Ⅰ	119 ～ 155	126 ～ 165
A-Ⅱ	25.9 ～ 35.7	24.6 ～ 33.3
B	73 ～ 109	66 ～ 101
C-Ⅱ	1.8 ～ 4.6	1.5 ～ 3.8
C-Ⅲ	5.8 ～ 10.0	5.4 ～ 9.0
E	2.7 ～ 4.3	2.8 ～ 4.6

3. 生理的意義

アポ蛋白はリポ蛋白の構造蛋白としての機能以外に，脂質代謝酵素活性の調節蛋白としても重要な役割を演じている。アポ蛋白の生理的機能を表4.3.2に示す。

表4.3.2　各種アポ蛋白の機能

アポ蛋白	血清リポ蛋白	合成組織	機能
A-Ⅰ	HDL，CM	小腸，肝	LCAT 活性化
A-Ⅱ	HDL	肝	LCAT 活性抑制
B-100	VLDL, IDL, LDL	肝	VLDL, IDL, LDL の構造蛋白　LDL 受容体と結合
B-48	CM	小腸	CM の構造蛋白　CM 受容体と結合
C-Ⅰ	CM, VLDL, IDL, HDL	肝	LCAT 活性化
C-Ⅱ		小腸，肝	LPL 活性化
C-Ⅲ		小腸，肝	LPL 活性抑制
E		小腸，肝	LDL 受容体と結合　レムナント受容体と結合

4. 病態との関係（表 4.3.3）

脂質代謝酵素活性の調節蛋白として重要な役割を演じているため，アポ蛋白が欠損した原発性（遺伝性，一次性）疾患，あるいはそれによって起こる続発性（二次性）疾患の検査項目となる。

5. 検体採取と保存法

リポ蛋白と同様に，早朝空腹時に採取した血液を速やかに血清分離して測定する。アポ蛋白の種類によっては凍結させると蛋白成分の変性が起こり，抗原性が失われることがある。

用語　レシチンコレステロールアシルトランスフェラーゼ（lecithin cholesterol acyltransferase；LCAT），中間比重リポ蛋白（intermediate density lipoprotein；IDL），免疫比濁法（immunoturbidimetry），一元放射状免疫拡散法（single radial immunodiffusion；SRID），免疫比ろう法（laser nephelometry）

表 4.3.3　各種アポ蛋白の臨床的意義

アポ蛋白	高値を示す疾患		低値を示す疾患	
	原発性(遺伝性)脂質異常症	続発性(二次性)脂質異常症	原発性(遺伝性)脂質異常症	続発性(二次性)脂質異常症
A-I	CETP欠損症，HTGL活性低下症	糖尿病，原発性胆汁性肝硬変，閉塞性肺疾患	アポA-I欠損症，タンジール病，魚眼病，LCAT欠損症	冠動脈硬化症，脳梗塞，慢性腎不全，肝硬変
A-II	高HDL血症，CETP欠損症		低HDL血症	閉塞性黄疸，急性肝炎，肝硬変，肝がん，慢性肝炎
B	家族性高コレステロール血症（IIa），家族性複合型高脂血症（IIb），家族性III型高脂血症	糖尿病，甲状腺機能低下症，ネフローゼ症候群，閉塞性黄疸	無βリポ蛋白血症，アポB-100単独欠損症	甲状腺機能亢進症，急性肝炎，肝硬変
C-II	I・III～V型高脂血症	糖尿病（2型），ネフローゼ症候群，閉塞性黄疸	アポC-II欠損症	肝硬変
C-III	I・IIb～V型高脂血症	ネフローゼ症候群，閉塞性黄疸		肝硬変
E	家族性III型高脂血症，無βリポ蛋白血症	胆汁うっ滞，糖尿病，甲状腺機能低下症，ネフローゼ症候群，原発性胆汁性肝硬変	アポE欠損症	

4.3.3　中性脂肪（TG）

1. 測定方法と原理

基準測定法として，日本臨床化学会（JSCC）法がある。

測定方法は，中性脂肪（トリグリセライド，TG）をアルコール性水酸化カリウム溶液で加水分解し，生成するグリセロールをグリセロールキナーゼ（GK）-ピルビン酸キナーゼ（PK）-乳酸脱水素酵素（LD）反応により生成するNADHの変化を340nmで測定（本反応）する方法で，内因性グリセロールは90％アルコール溶液を加えて加水分解しない系の同一酵素反応でのNADHの変化を340nmで測定（ブランク反応）し，本反応からブランク反応の変化量を差し引くことでTG由来の変化量とする。

$$TG + 3H_2O \xrightarrow{\text{アルコール性水酸化カリウム}(90\%\text{アルコール})} \text{グリセロール} + \text{遊離脂肪酸}$$

$$\text{グリセロール} + ATP \xrightarrow{GK} \text{グリセロール-3-リン酸} + ADP$$

$$ADP + \text{ホスホエノールピルビン酸} \xrightarrow{PK} ATP + \text{ピルビン酸}$$

$$\text{ピルビン酸} + NADH + H^+ \xrightarrow{LD} \text{乳酸} + NAD^+$$

内因性グリセロールは90％アルコール溶液を加える系で，二つ目の反応式以降の酵素反応は同じである。

日常検査法としては，以下の2つの方法が利用されている。

①過酸化水素を測定する系

内因性グリセロール消去後のグリセロールをGK-グリセロール-3-リン酸オキシダーゼ（GPO）-ペルオキシダーゼ（POD）法で測定する方法である。過酸化水素（H_2O_2）-POD系は，還元性物質，とくにアスコルビン酸の影響を回避するために第1試薬中にアスコルビン酸オキシダーゼを加え，第2試薬の発色反応前に消去している。

②紫外部域（340nm）で測定する系

この方法は，内因性グリセロールをGK-PK反応により消去し，第2試薬中にPK阻害剤を添加して第2反応開始と同時にLPL反応により生成するTG由来のグリセロールを，GK-アデノシン二リン酸（ADP）ヘキソキナーゼ-グルコース-6-リン酸脱水素酵素（G6PDH）反応により生成するニコチンアミドアデニンジヌクレオチドリン酸（還元型）（NADPH）を340nmの吸光度の上昇として測定する方法である。

2. 基準範囲

・共用基準範囲[4]
　男性：40～234mg/dL（0.45～2.64mmol/L）
　女性：30～117mg/dL（0.40～1.32mmol/L）
・予防医学的閾値：30～150mg/dL（0.40～1.70mmol/L）
　上限値は，日本動脈硬化学会の「動脈硬化性疾患予防ガイドライン」2012年度版による[5]。このガイドラインではスクリーニングのための診断基準が示され，10～12時間以上絶食した空腹時採血での測定値150mg/dL以上を高TG血症としている。

3. 生理的意義

血清中には食事由来（外因性）のTGと，生体内で産生

用語　グリセロールキナーゼ（glycerol kinase；GK），グリセロール-3-リン酸オキシダーゼ（glycerol 3-phosphate oxidase；GPO），ピルビン酸キナーゼ（pyruvate kinase；PK），アデノシン二リン酸（adenosine diphosphate；ADP），グルコース-6-リン酸脱水素酵素（glucose 6-phosphate dehydrogenase；G6PDH），ニコチンアミドアデニンジヌクレオチドリン酸（還元型）（nicotinamide adenine dinucleotide phosphate（還元型）；NADPH）

される（内因性）TGがある。食事由来のTGはCM，内因性のTGはVLDLのリポ蛋白として血中を循環している。

食事由来のTGは，小腸において胆汁酸の存在下で膵リパーゼにより分解されたTGは，グリセロール（一部はモノグリセライド）とFFAの形で小腸粘膜細胞中に吸収される。ここで脂質代謝酵素により再びTGが合成されると同時に，合成されたTGがリン脂質やエステル型コレステロールとともにアポB-48に結合し未成熟CMとなる。この未成熟CMは小腸粘膜のリンパ管へ入り，胸管を経て左鎖骨下静脈から全身へ運ばれる。

一方，内因性TGは，肝でのグルコースやアミノ酸の代謝過程で生成されるアセチルCoAや，脂肪組織でのTG分解によって生成されるFFAを原料として肝で合成される。そして，アセチルCoAやFFAを原料として肝で未成熟VLDLが合成され，循環血中に運ばれる。未成熟なCMやVLDLはともに血中を循環する間にHDLからアポEとアポC-IIなどのアポ蛋白を受け取り，成熟型となる。

以上のように血清TGは，①食事中の脂肪からの外因性TG摂取，②腸管からのTG吸収，③LPLの加水分解によるグリセロールやFFA生成，④肝，脂肪組織，および末梢組織がグリセロールやFFAを取り込んでのTG合成，⑤脂肪組織からのFFA放出，⑥放出されたFFAの組織での利用，⑦肝におけるFFAからのTG再合成とその放出，⑧内因性TGの脂肪組織や種々の器官での取込み，によって変動することになる。

4. 病態との関係

生理的変動については，食事の影響が大きな要因としてあげられる。その程度には個人差があるが，食後は6時間程度までCMとして値が上昇する。食事内容や個人のLPL活性にもよるが，脂肪食では上昇が大きく持続時間も長くなり，食事前の値に戻るのに14時間程度を要するとされている。喫煙やアルコール摂取でも上昇する。

薬物による影響もあり，蛋白同化ホルモン，デキストラン硫酸，インスリン，リノール酸製剤，ニコチン酸，クロフィブレートなどの投与で低値が認められている。ヘパリン投与ではLPLが活性化され，その結果TGが加水分解されるため，遊離グリセロール（FG）消去法では低値を示す。また，頭蓋内圧・眼圧降下剤である濃グリセロール含有薬剤投与を行っている静注ラインからの採血では，FG消去法か非消去法かで測定値が大きく変わるので注意する。

TGが検査項目となる疾患を表4.3.4に示す。

5. 検体採取と保存法

食事により大きく変動するので早朝，安静，空腹時に採血する。採血から分離までが24時間以内であれば，室温放置による影響はない。分離後の血清は，室温に放置するとTGがLPLによる加水分解を受けてFGが生成されるため，FG消去法ではTGが低値となる。冷蔵，凍結保存では少なくとも1カ月は安定であるが，凍結融解は避ける。また，市販管理血清にはFGが多く含まれているので注意が必要である。

表4.3.4 TGの臨床的意義

高値を示す疾患		低値を示す疾患	
原発性（遺伝性）脂質異常症	続発性（二次性）脂質異常症	原発性（遺伝性）脂質異常症	続発性（二次性）脂質異常症
LPL欠損症，LCAT欠損症，アポC-II欠損症，家族性高脂血症（III型，IV型，V型），特発性高CM血症，タンジール病	飲酒，肥満，糖尿病，Cushing症候群，甲状腺機能低下症，腎不全，SLE，閉塞性黄疸，薬剤（利尿薬，β遮断薬，コルチコステロイド，エストステロン，レチノイド，経口避妊薬）	無βリポ蛋白血症，低βリポ蛋白血症	甲状腺機能亢進症，吸収不良症候群，劇症肝炎や肝硬変などの重症肝障害

4.3.4 総コレステロール（TC）

1. 測定方法と原理

基準測定法として，米国疾病対策予防センター（CDC）のAbell-Kendall法（AK）法（無水酢酸-硫酸発色系であるLiebermann-Burchard反応）があり，JSCC法としては，アルコール性KOHの加水分解後にコレステロール脱水素酵素（CD）を利用する酵素法が報告されている。

$$\text{エステル型コレステロール} + H_2O \xrightarrow{\text{アルコール性KOH}} \text{遊離型コレステロール} + \text{遊離脂肪酸}$$

$$\text{遊離型コレステロール} + NAD^+ \xrightarrow{CD} \text{コレステ-4-エン-3-オン} + NADH + H^+$$

用語 アセチルCoA（acetylcoenzyme A），遊離グリセロール（free glycerol；FG），全身性エリテマトーデス（systemic lupus erythematosus；SLE），米国疾病対策予防センター（Centers for Disease Control and Prevention；CDC），アベル-ケンダール（Abell-Kendall；AK）法

またヒドラジニュウムによるケト基のブロック反応は以下のようになる。

コレステ-4-エン-3-オン + NH_2-NH_2
$\longrightarrow$ ケト基ブロック化コレステ-4-エン-3-オン
$+ H_2O$

日常検査法試薬には，リポ蛋白からのコレステロールの解離と加水分解にコレステロールエステラーゼ（CHE）が利用され，解離したエステル型コレステロール（CE）を分解し遊離型コレステロール（FC）とする。生成したFCを検出系に導く過程には異なった酵素を利用する2つの酵素系があり，コレステロールオキシダーゼ（CHO-POD系とコレステロール脱水素酵素（CD）-紫外部（UV）系が市販されている。

①CHOを利用する検出系

CHO反応によって，FCと酸素からコレステ-4-エン-3-オンとH_2O_2が生成される。H_2O_2はPODを利用して4-アミノアンチピリンとフェノール系あるいはアニリン系化合物を水素供与体として発色系に導く方法である。このCHE-CHO-PODの測定方法は現在もっとも多く利用されており，その中でアニリン系化合物を水素供与体とする発色系が大半を占めている。

②CDを利用する検出系

CD反応は，FCと補酵素であるニコチンアミドアデニンジヌクレオチド（酸化型）（NAD^+）から生成されるコレステ-4-エン-3-オンとニコチンアミドアデニンジヌクレオチド（還元型）（NADH）のうち，NADHの340nmの吸光度の上昇を測定する方法である。ただし，CD反応は最適pHが11とアルカリ側にあり，さらに右から左への反応が優位の酵素である。よって，定量的に反応させるため反応液に塩化ヒドラジニウム（$H_2N-NH_2・2HCl$）を加え，コレステ-4-エン-3-オンのケト基をブロックすることで不可逆的にし，CDが右から左へ向かう反応を止める工夫がされている。この工夫により中性（pH7.5）付近でも定量性のある測定法となっている。

2. 基準範囲

- 共用基準範囲[4]：142～248mg/dL（3.67～6.41mmol/L）
- 予防医学的閾値：120～219mg/dL（3.11～5.66mmol/L）
  上限値は，日本動脈硬化学会の「動脈硬化性疾患予防ガイドライン」2007年度版による[6]。性差は認められないが，閉経後の女性では高値となる。

3. 生理的意義

コレステロールには，遊離型と，3β位に脂肪酸が結合したエステル型がある。また，食物由来のものと，生体内で産生されるものがある。

生体内では，肝細胞においてクエン酸回路〔トリカルボン酸（TCA）回路〕の入り口にあたる炭素数2個のアセチルCoAを経て，3-ヒドロキシ-3-メチルグルタリルCoA（HMG-CoA）がHMG-CoA還元酵素の存在下でメバロン酸へと代謝される。それから，さらに炭素数が増してスクアレンとなり，最後にコレステロールとなる。

生体内で産生されたコレステロールは，VLDLとして血中に出現する。また，食物由来のコレステロールは，小腸から吸収されてCMとして血中に運ばれる。未成熟時にHDLからアポEとアポC-Ⅱを受け取って血中に出現したCMとVLDLは，各々アポB-48とアポB-100をもつ。そして，分子上に存在するアポC-ⅡによりLPLが活性化され，粒子内にあるTGがFFAとグリセロールへと分解される。さらに，FFAは脂肪細胞内においてグリセロールと再結合しTGとなって貯蔵され，グリセロールは肝へ運ばれる。このようにして粒子サイズが小さくなったCMはHDLを生じるとともに，CMレムナント上のアポEと肝細胞上のレムナント受容体が結合することで肝に取り込まれる。VLDLも同様にLPLによってTGがFFAとグリセロールへ分解され，さらにアポC-ⅡとアポEはHDLへ戻り，粒子サイズが小さくなった中間体であるIDLを経てLDLとなる。この粒子にはCEが多く，各組織へコレステロールを運搬する役割をもっている。そしてLDL上のアポB-100は末梢組織や肝のLDL受容体と結合して細胞内へ取り込まれ，FFAとコレステロールに分解される。最終的に残ったLDLは受容体を介して肝に取り込まれる。

一方，アポA-Ⅰ，アポC-Ⅱを多く含むHDLは，小腸や肝から分泌された未成熟HDLが血中へ分泌されると，末梢組織においてFCを引き抜く。このはたらきをするのが，トランスポーターのアデノシン三リン酸（ATP）結合カセット輸送蛋白A1（ABCA1）である。そして，血中に存在するLCATはHDL粒子上のアポA-Ⅰによって活性化され，コレステロールをCEとする。未成熟HDLが疎水性であるCEを粒子内のコアの部分に蓄積させ粒子サイズが大きくなると，HDL_3を経てさらに粒子サイズが増し円板状から球状のHDL_2となる。また，CETPには，HDLがVLDLからTGを取り込み，逆にVLDLがHDLからCEを取り込む交換反応を触媒する経路もある。この交換反応

用語 コレステロールエステラーゼ（cholesterol esterase；CHE），エステル型コレステロール（cholesteryl ester；CE），遊離型コレステロール（free cholesterol；FC），コレステロールオキシダーゼ（cholesterol oxidase；CHO），コレステロール脱水素酵素（cholesterol dehydrogenase；CD），紫外部（ultraviolet region；UV），ニコチンアミドアデニンジヌクレオチド（酸化型）〔nicotinamide adenine dinucleotide（酸化型）；NAD^+〕，3-ヒドロキシ-3-メチルグルタリルCoA（3-hydroxy-3-methylglutaryl-CoA；HMG-CoA），アデノシン三リン酸（adenosine triphosphate；ATP），アデノシン三リン酸結合カセット輸送蛋白A1（ATP binding cassette type1；ABCA1）

によってTGが豊富になったHDL$_2$は，HTGLの作用を受けやすくなり粒子サイズが小さくなる。その後，HDL$_2$は肝へ運ばれて取り込まれる。

に含まれる高コレステロールも要因の1つとなっている。TC，LDL-コレステロール（LDL-C），HDL-コレステロール（HDL-C）と病態との関係を表4.3.5に示す。

● 4. 病態との関係

血清TC高値は動脈硬化のリスク因子の1つである。わが国においては食生活が欧米化するとともに虚血性心疾患や脳梗塞が増えており，その原因として高コレステロールが重要視されている。また，メタボリックシンドロームは内臓脂肪型肥満に加えて高血糖，高血圧，脂質異常のうちいずれか2つ以上を合わせもつ状態と定義され，脂質異常

● 5. 検体採取と保存法

早朝空腹時と朝食後のTCに有意差は認められない。また，血清と血漿でも有意差は認められない。採血後に室温放置するとLCATによってFCがエステル化され，CEとなって増加しエステル比が変化するので，冷蔵保存する。TCは冷蔵保存では1週間は安定で，凍結すると長期間安定である。ただし，頻回の凍結融解は避ける。

表 4.3.5 コレステロールの臨床的意義

	高値を示す疾患		低値を示す疾患	
	原発性（遺伝性）脂質異常症	続発性（二次性）脂質異常症	原発性（遺伝性）脂質異常症	続発性（二次性）脂質異常症
TCおよびLDL-C	家族性高コレステロール血症，家族性複合型高脂血症，原発性V型高脂血症	甲状腺機能低下症，ネフローゼ症候群，原発性胆汁性肝硬変，閉塞性黄疸，糖尿病，Cushing症候群，薬剤（利尿薬，β遮断薬，コルチコステロイド，経口避妊薬，シクロスポリン）	無βリポ蛋白血症，低βリポ蛋白血症	肝硬変，甲状腺機能亢進症，栄養失調
HDL-C	CETP欠損症，HTGL活性低下，Apo A-I合成亢進	アルコール，原発性胆汁酸性肝硬変，薬剤（ステロイド，インスリン，エストロゲン，フィブラート，スタチン，ニコチン酸，フェニトイン）	タンジール病，家族性LCAT欠損症，魚眼病，アポA-I・C-III欠損症，アポA-I欠損症	肥満，糖尿病，甲状腺機能亢進症，肝硬変，骨髄腫，慢性腎不全，薬剤〔プロブコール，降圧剤（利尿薬，β遮断薬），ホルモン剤（アンドロゲン，プロゲステロン）〕

4.3.5　HDL-コレステロール（HDL-C）

● 1. 測定方法と原理

基準測定法としては，血清にデキストラン硫酸-マグネシウム（Mg^{2+}）の沈殿剤を加え，遠心分離した上清のHDL画分をAK法でコレステロールを測定する米国CDCが主宰する脂質基準分析室ネットワーク（CRMLN）の比較対照法（DCM）がある。わが国ではJSCCの比較対照法として，CDC法と同様に沈殿剤を添加し，自動分析装置を利用して上清中のコレステロールは測定するCHE-CD法が報告されている。JSCCの比較対照法の操作法を図4.3.1に示す。

上清中のコレステロールを測定（p.163　4.3.3参照）

エステル型コレステロール ＋ H$_2$O
$\xrightarrow{\text{CHE}}$ 遊離型コレステロール ＋ 遊離脂肪酸

遊離型コレステロール ＋ NAD$^+$
$\xrightarrow{\text{CD}}$ コレステ-4-エン-3-オン ＋ NADH ＋ H$^+$

ヒドラジニュウムによるケト基のブロック反応

コレステ-4-エン-3-オン ＋ NH$_2$-NH$_2$
$\longrightarrow$ ケト基ブロック化コレステ-4-エン-3-オン ＋ H$_2$O

日常検査法としては，自動分析装置で測定できるホモジニアス法（直接法）が主流を占めている。代表的な2つの

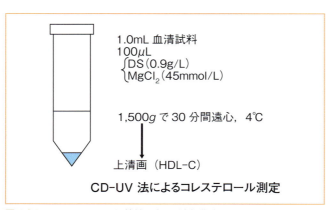

図 4.3.1　JSCC HDL-C比較対照法の測定操作法

用語　メタボリックシンドローム（metabolic syndrome），LDL-コレステロール（LDL-cholesterol；LDL-C），HDL-コレステロール（HDL-cholesterol；HDL-C），脂質基準分析室ネットワーク（cholesterol reference method laboratory network；CRMLN），比較対照法（designate comparison method；DCM）

方法について示す。

①酵素修飾法

HDL以外のリポ蛋白を第1試薬に添加してあるデキストリンとマグネシウム塩で凝集させる。次に第2試薬として化学修飾したCHEを加え、HDL中のエステル型コレステロールを分解し、遊離型コレステロール以下の酵素反応を開始する。第1段階は次のような反応が起こる。

CM, VLDL, LDL + α-シクロデキストリン + $MgCl_2$
 $\longrightarrow$ CM, VLDL, LDLの可溶性複合体

第2段階では次の反応が起こる。

HDL + PEG修飾CHE, CHO
 $\longrightarrow$ コレステ-4-エン-3-オン + 脂肪酸 + H_2O_2
H_2O_2 + 4-アミノアンチピリン／POD + HDAOS
 $\longrightarrow$ キノン色素

②選択的消去法

HDL以外のリポ蛋白中のコレステロールを第1試薬で分解し、生成した過酸化水素をカタラーゼで消去する。第2試薬でアジ化ナトリウムによりカタラーゼを阻害する。そして、残存するHDL由来のコレステロールを酵素反応により測定する。第1段階では次のような反応が起こる。

CM-, VLDL-, IDL-, LDL-コレステロール + CHE & CHO
 $\longrightarrow$ コレステ-4-エン-3-オン + 脂肪酸 + H_2O_2
$2H_2O_2$ + カタラーゼ $\longrightarrow$ $2H_2O$ + O_2

第2段階では次の反応が起こる。また、カタラーゼは第2試薬中のアジ化ナトリウムで阻害される。

HDL-C + 界面活性剤 + CHE & CHO
 $\longrightarrow$ コレステ-4-エン-3-オン + 脂肪酸 + H_2O_2
H_2O_2 + 4-アミノアンチピリン／POD + HDAOS
 $\longrightarrow$ キノン色素

2. 基準範囲

・共用基準範囲[4]：
 男性：38～90mg/dL（0.96～1.74mmol/L）
 女性：48～103mg/dL（1.04～1.84mmol/L）
・予防医学的閾値[5]：
 脂質異常症のスクリーニングのための診断基準：
 40mg/dL未満 （1.03mmol/L未満）
 リスク区分別管理目標値：
 40mg/dL以上 （1.03mmol/L未満）

3. 生理的意義

HDLの主要な亜分画として、HDL_2とHDL_3が知られている。HDLの役割は末梢細胞から余分なFCを取り込み、肝に輸送することである。生体におけるリポ蛋白ならびにコレステロールの代謝に関しては、各々p.161とp.165の「3. 生理的意義」を参照のこと。

4. 病態との関係（表4.3.5）

HDLの代謝から考えて、産生に関与する代謝酵素（LCAT）やその酵素を活性化するアポ蛋白（A-I, C-Ⅲ）が遺伝的に欠損しているとHDLが正常に産生されず、その結果HDL-Cが低値となる。逆にHDL代謝分解を促進する酵素類（CETP, HTGL）の遺伝的欠損や低下があると、HDLが滞留しHDL-Cが高値となる。また、HDLは末梢組織からFCを取り込んで肝に輸送するはたらきをもつことから、HDL-Cが高値であれば末梢組織からのコレステロール輸送が増え、動脈硬化を抑制する方向にはたらく。

5. 検体採取と保存法

HDL-C値には食事の影響は認められない。また、血清と血漿での差も認められない。採血後はすぐに血清を分離して測定することが望ましい。保存する場合には、血清中の代謝酵素の影響で構造が変化するので冷蔵保存する。冷蔵保存では数日間、-80℃で凍結すると長期間安定であるが、頻回の凍結融解は避ける。

4.3.6 LDL-コレステロール（LDL-C）

1. 測定方法と原理

基準測定法としては、米国CDC-CRMLNのβ-Q（β-Quantification）法があり、日本ではJSCCの比較対照法が報告されている。JSCCの比較対照法の操作法を図4.3.2に示す。下層画分と上清中のコレステロールは、HDL-CのJSCC比較対照法と同じCHE-CD-UV法で測定する。

一方、日常検査法としては、簡便で迅速性のある直接法が主流を占めている。代表的な2つの方法について示す。

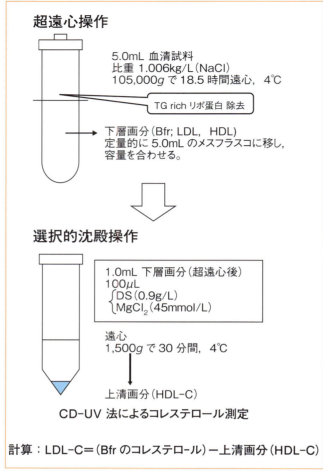

図 4.3.2　JSCC LDL-C 比較対照法の測定操作法

①選択的可溶化法

LDL以外のリポ蛋白中のコレステロールが分解されないように第1試薬に添加してある界面活性剤等で酵素反応を阻害する。第2試薬として，LDLに選択性の高い界面活性剤などで可溶化し酵素反応を開始する。

第1段階では，CM，VLDL，HDLは界面活性剤と多糖体でブロックする。

第2段階では次の反応が起こる。

LDLは酵素（CHE，CHO）と界面活性剤で可溶化
　　→ コレステ-4-エン-3-オン + 脂肪酸 + H_2O_2
H_2O_2 + 4-アミノアンチピリン／POD + HDAOS
　　→ キノン色素

②酵素的測定法（選択酵素法）

LDL以外のリポ蛋白中のコレステロールを第1試薬で分解し消去する。第2試薬で残存するLDL由来のコレステロールを酵素反応により測定する。第1段階では以下の反応が起こる。

界面活性剤1 + CM-，VLDL-，HDL-Cとだけ反応する酵素（CHE，CO）
　　→ コレステ-4-エン-3-オン + 脂肪酸 + H_2O_2
H_2O_2 + カタラーゼ → $2H_2O + O_2$

第2段階では次の反応が起こる。

LDL-C + 界面活性剤2 + 酵素（CHE，CHO，POD）+ DSBmT
　　→ キノン色素

直接法は高TG血症などの病的リポ蛋白の増加する疾患やリポ蛋白の形状が生理的でない試料（変性した血清や凍結乾燥管理血清など）では，精確性について問題点が指摘されている。日本動脈硬化学会では，計算によって求めるフリードワルド式（F式）を利用する勧告がなされている。

● 2. 基準範囲

・共用基準範囲：65～163mg/dL（1.68～4.21mmol/L）[4]
・予防医学的閾値[5]：139mg/dL以下（3.60mmol/L以下）

● 3. 生理的意義

生体におけるリポ蛋白ならびにコレステロールの代謝に関しては，各々p.161とp.165の「3. 生理的意義」を参照のこと。

● 4. 病態との関係（表 4.3.5）

LDL-Cは動脈硬化のリスク因子の1つとして，TCに代わって重要視されている。また，F式を適用していないTGが400mg/dLの場合や食後の検査の場合には，TCからHDL-Cを差引いたnon-HDL-C値を求めることが日本動脈硬化学会から推奨されている。non-HDL-Cには，動脈硬化を誘発させるリポ蛋白〔CM，VLDL，LDL，リポ蛋白（a）〕由来のコレステロールが含まれている。

● 5. 検体採取と保存法

早朝空腹時と朝食後のLDL-Cに有意差は認められず，血清と血漿でも差は認められない。採血後はすぐに血清を分離して測定することが望ましい。室温放置すると代謝酵素の影響で構造が変化するので，冷蔵保存する。LDL-Cは冷蔵保存では1週間は安定である。凍結融解は避ける。

用語　N,N-ビス-(4-スルホブチル)-m-トルイジン（N,N-bis-(4-sulfobutyl)-m-toluidine；DSBmT），β-Q（β-Quantification），フリードワルド（Friedewald；F）式

4.3.7 遊離脂肪酸（FFA）

1. 測定方法と原理

古くは滴定法や金属錯体による化学的方法が利用されていたが，現在の日常検査では酵素を利用した方法が利用されている。酵素法は次のような3段階の反応により，生成するキノン色素を測定する方法である。

①試料中のFFAはコエンザイムA（CoA）とアデノシン三リン酸（ATP）の存在下，アシルCoAシンセターゼ（ACS）の作用により，アシルCoA，AMPおよびピロリン酸を生成する。

$$R-COOH + ATP + CoA \longrightarrow アシルCoA + AMP + ピロリン酸$$

②生成したアシルCoAは，アシルCoAオキシダーゼ（ACO）の作用により酸化され，同時に2,3-トランスエノイルCoAおよびH_2O_2を生成する。

$$アシルCoA + O_2 \longrightarrow 2,3-トランスエノイルCoA + H_2O_2$$

③生成した過酸化水素は，PODの作用によりアニリン系色原体と4-アミノアンチピリンを定量的に酸化縮合させ色素を生成させる。この色素の吸光度を測定することにより試料中のFFA濃度を求める。

$$H_2O_2 + 4-アミノアンチピリン + 色原体 \longrightarrow キノン色素$$

2. 基準範囲

・100〜800 μmol/L（オレイン酸換算5.65〜22.60mg/dL）[7]

ただし，報告者により異なる。血清中の脂肪酸の分子を種類別に見ると，オレイン酸（C18：1，約29％），パルミチン酸（C16：0，25％），リノール酸（C18：2，約17％），ステアリン酸（C18：0，約13％）の順に多いため，オレイン酸を標準物質とすることが多い。

3. 生理的意義

主要脂質類がリポ蛋白と結合して血中を循環しているのとは異なり，FFAはアルブミンと結合して循環しており，末梢組織のエネルギー源として重要である。グルコース1molが解糖系とTCA回路から産生するATPが38molなのに対して，パルミチン酸1molがミトコンドリアのβ-酸化から産生するATPは129molと，圧倒的に多くのエネルギーを生み出している。

このようなFFAの血中濃度を制御しているのは，脂肪組織に存在するホルモン感受性リパーゼ（HSL）である。HSLはサイクリックAMP（cAMP）により不活性型から活性型へ変換され，TGを分解し，FFAとFGを産生する。したがって，cAMPの産生を促進するアデニル酸サイクラーゼ，抑制するcAMPホスホジエステラーゼを各々活性化する因子が，FFAの血中濃度を左右している。アデニル酸サイクラーゼを活性化する因子としてはアドレナリン，ノルアドレナリン，グルカゴンなどがあり，cAMPホスホジエステラーゼを活性化する因子としてはインスリン，グルコース，ニコチン酸などが知られている。

4. 病態との関係（表4.3.6）

FFAは内分泌ホルモン作用の影響を受けるため，ホルモン分泌障害などにより増減する。

5. 検体採取と保存法

血中濃度は内分泌ホルモン作用の種々の影響を受けるため，早朝安静空腹時に採血することが望ましい。また，採血後でもリパーゼなどの脂質代謝酵素の活性は残存するので，血清分離後は速やかに測定する。個人によって酵素活性が異なるので，冷蔵保存してもFFAの増加量には個人差が生じる。やむを得ない場合は，凍結状態で保存する。

表4.3.6 FFAの臨床的意義

高値を示す疾患	低値を示す疾患
糖尿病，甲状腺機能亢進症，褐色細胞腫，末端肥大症，肥満，重症肝疾患，心筋梗塞，Cushing症候群，ネフローゼ症候群	甲状腺機能低下症，下垂体機能不全，Addison病，インスリノーマ

用語 コエンザイムA（coenzyme A；CoA），アシルCoAシンセターゼ（acyl-CoA synthetase；ACS）アデノシン一リン酸（adenosine monophosphate；AMP），アシルCoAオキシダーゼ（acyl-CoA oxidase；ACO），ホルモン感受性リパーゼ（hormone sensitive lipase；HSL），サイクリックAMP（cyclic AMP；cAMP）

4.3.8 リポ蛋白(a)〔Lp(a)〕

1. 測定方法と原理

日常検査法としては免疫比濁法や，抗体をラテックスに結合させて反応の結果生成する濁りを汎用自動分析装置で測定するラテックス免疫凝集比濁法が主流を占めている。

この方法の原理は，抗ヒトLp(a)抗体を吸着させたラテックス粒子と試料を反応させると，試料中のLp(a)とラテックス粒子に吸着した抗Lp(a)抗体が抗原抗体反応を起こし，ラテックス粒子が凝集する。この凝集反応は，試料中のLp(a)濃度に応じた吸光度変化量を与えるので，既知濃度の標準物質を用いて作成した検量線から試料中のLp(a)濃度を求める。

血清中のLp(a) + 抗ヒトリポ蛋白(a)マウスモノクローナル抗体
　　──→抗原抗体反応による濁りを測定

その他にアガロースゲル電気泳動では，β画分（LDL）とpre-β（VLDL）画分の中間に泳動される。

2. 基準範囲

・30mg/dL 以下[8]

個人差が大きいが，年齢や性別による差は小さい。また，Lp(a)濃度は90%以上が遺伝的に規定され，環境による変動は小さい。

3. 生理的意義

超遠心では比重が1.05～1.12の画分にあり，LDL（比重＝1.006～1.063）とHDL（比重＝1.063～1.21）の間に存在している。また，脂質組成はコレステロールが多くLDLに類似しているが，特徴的な点としてLDLにはないアポ(a)をもち，このアポ蛋白がアポB-100とS-S結合して存在している。また，シアル酸などの糖鎖の含有量が多いのも特徴である。アポ(a)の分子構造は，血栓溶解因子であるプラスミノゲンのクリングルの繰り返し構造に類似しており，しかもこの繰り返し数が個人によって異なるためアポ(a)の分子量に多様性が生じ，種々の表現型（フェノタイプ）が存在する原因となっている。プラスミノゲンとの構造の類似により，フィブリンと細胞表面に存在するプラスミノゲンとの結合をLp(a)が拮抗的に阻害してプラスミン生成を抑制するため，線溶能が低下する。さらに，プラスミンによる細胞分化を促進するトランスフォーミング成長因子（TGF-β）の活性化を阻害し，中膜平滑筋細胞の遊走・増殖を抑制する結果として動脈硬化を促進すると考えられている。

4. 病態との関係

動脈硬化の予防・治療という観点から測定される。また，冠動脈疾患において血清TC，LDL-C，HDL-CとLp(a)との間に相関関係はなく，独立したリスク因子とされている。その他の臨床的意義としては，虚血性心疾患，脳血管障害，末梢動脈硬化症，糖尿病，腎疾患，膠原病で高値となるが，低値となる場合の臨床的意義は小さい。

5. 検体採取と保存法

リポ蛋白と同様に，早朝空腹時に採血し，速やかに血清分離して測定する。Lp(a)は凍結融解を繰り返すと蛋白成分の変性が起こり，抗原性が失われることがある。

4.3.9 レシチンコレステロールアシルトランスフェラーゼ（LCAT）

1. 測定方法と原理

酵素活性を測定する方法と酵素蛋白を測定する2つの方法がある。前者はLCATがFCからECに変換する働きを触媒する酵素のため，一定時間後のFCからECへの変化量を残存するFCを測定することによって求める方法である。血清中のリポ蛋白を利用する自己基質法と，コレステロールとレシチンからなる合成リポソームを基質とする共通基質法がある。また，酵素蛋白を測定する方法は，特異抗体を利用するELISA法がある。

合成リポソームを基質とする共通基質法の測定原理を以下に示す。

用語　リポ蛋白(a)〔lipoprotein(a)；Lp(a)〕，ラテックス免疫凝集比濁法（latex agglutination turbidimetry immunoassay），トランスフォーミング成長因子（transforming growth factor-β；TGF-β），酸素免疫測定法（enzyme-linked Immunosorbent assay；ELISA法）

$$\boxed{\text{レシチン}+\text{FC}}\xrightarrow{\text{合成リポソーム}} \text{リゾレシチン}+\text{EC}$$

残存するFCの測定は以下の反応による。

$$FC + O_2 \xrightarrow{CHO} \text{コレステ-4-エン-3-オン} + H_2O_2$$
$$H_2O_2 + 4\text{-アミノアンチピリン} + \text{色原体}$$
$$\xrightarrow{POD} \text{キノン色素}$$

2. 基準範囲

- 酵素蛋白量[9]：$5.0 \sim 10.3 \mu g/mL$　（ELISA法）
- 酵素活性測定法[9]
  $72 \sim 131 nmol/mL/$時（自己基質法）
  $382 \sim 512 nmol/mL/$時（共通基質法）

酵素活性測定法は，使用する基質によって基準範囲が異なる。

3. 生理的意義

おもに肝で合成される脂質代謝酵素で，分子量63,000の糖蛋白である。血中では，HDL中のFCの3β位のOH基にリン脂質であるレシチン（ホスファチジルコリン）のβ位の脂肪酸を転移させてCEとリゾレシチンの合成を触媒する酵素である。HDLやCMに存在するアポA-Iによって活性化されるが，同じくHDLに存在するアポA-IIには弱い活性抑制作用がある。HDLが末梢組織からコレステロールを引き抜き，肝へ転送する逆転送系において重要な役割を果たしている。LCATは肝実質細胞で合成され，血中半減期が$1 \sim 4.5$日と短いため肝障害を鋭敏に反映する。脂質代謝異常に伴う変動も認められるが，ChEと同様に肝での蛋白合成能評価をおもな目的として測定される。

4. 病態との関係

1) おもに肝で合成されるため，肝疾患では低値となる：急性肝炎，劇症肝炎，肝硬変，胆汁うっ滞
2) 脂質異常症に関連して，遺伝子異常では低値となる：LCAT欠損症，アポA-I欠損症，低HDL血症，無(低)βリポ蛋白血症，魚眼病
3) 原発性高脂血症，肥満，糖尿病，ネフローゼ症候群，脂肪肝，妊娠の場合には上昇が見られる。

5. 検体採取と保存法

血清やエチレンジアミン四酢酸（EDTA）血漿，ヘパリン血漿も検体として利用できる。4℃の冷蔵保存で数日間は安定であるが，長期保存する場合には-80℃で凍結保存する。凍結融解を繰り返すと酵素蛋白が変性して活性が低下する。

[栢森裕三]

参考文献

1) 芝紀代子：「リポ蛋白　3．電気泳動法によるリポ蛋白分画法　2) アガロース」，臨床検査，1335-1340，赤沼保夫，他(編)，医学書院，1985．
2) 片山善章，他(編)：「9.2　リポ蛋白」，新版臨床化学 第3版，209，講談社，2014．
3) 桜林郁之介，他(編)：今日の臨床検査 2003〜2004，南江堂，2003．
4) 日本臨床検査標準協議会基準範囲共用化委員会(編)：「日本における主要な臨床検査項目の共用基準範囲案—解説と利用の手引き—」，2014．
5) 日本動脈硬化学会：動脈硬化性疾患予防ガイドライン 2012年度版，日本動脈硬化学会，2012．
6) 日本動脈硬化学会：動脈硬化性疾患予防ガイドライン 2007年度版，日本動脈硬化学会，2007．
7) 木下　誠：「遊離脂肪酸とその分画」，臨床検査ガイド 2009〜2010，265-266，Medical Practice 編集委員会(編)，2009．
8) 安部　彰：「リポ蛋白(a)」，臨床検査ガイド 2009〜2010，246-248，Medical Practice 編集委員会(編)，文光堂，2009．
9) 稲葉利敬，石橋　俊：「LCAT」，臨床検査ガイド 2009〜2010，122-124，Medical Practice 編集委員会(編)，文光堂，2009．

4.4 蛋白質

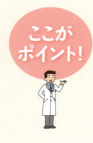

ここがポイント!

- 血漿蛋白は，形質細胞で産生されるγ-グロブリン，内分泌器官で産生されるペプチドホルモン，種々の細胞で産生される酵素を除いて，ほとんどは肝で合成される。
- 急性炎症時に上昇する蛋白質と低下する蛋白質がある。C反応性蛋白（CRP），ハプトグロビン，セルロプラスミン，フィブリノゲンなどの急性期蛋白は炎症時に上昇する。逆にアルブミン，トランスフェリン，トランスサイレチンなどの栄養指標蛋白は炎症時に低下する。
- 血中半減期は蛋白質によって異なる。CRP約6時間，レチノール結合蛋白約0.5日，トランスサイレチン約2日などはデータ判読上把握しておく必要がある。
- 蛋白濃度は採血体位によって変動し，仰臥位採血は座位（立位）採血に比べて5〜20%程度低値となる。基準範囲は座位採血によって設定されており，入院患者など仰臥位採血された試料の測定値の判断には注意が必要である。
- 使用試薬の把握が重要である。とくに，総蛋白測定におけるビウレット試薬は1試薬系か2試薬系か，また血清アルブミン（ALB）試薬は測定原理とその反応性の把握が必要である。

4.4.1 総蛋白（TP）

1. 測定方法と原理

ビウレット法が代表的であり，ほぼ全施設で使われている。蛋白質を強アルカリ下で変性させるとペプチド結合が露出する。このペプチド結合4個とCu^{2+}によって生成された紫紅色のキレート錯化合物を545 nmで測定する。0.1〜0.2 g/dL程度の影響ではあるが，ペプチド結合を有さない一部のアミノ酸や糖質なども呈色する[1]。また，キレート剤には酒石酸カリウムナトリウムが使われていたが，デキストランによる混濁形成が見られる[2]ことから，近年ではエチレンジアミン四酢酸（EDTA）が使われている。ビウレット法の測定原理を反応式で示す。

$$蛋白質（ペプチド）＋Cu^{2+} \xrightarrow{強アルカリ} キレート錯化合物（紫紅色）$$

2. 基準範囲

・6.6〜8.1 g/dL[3]

新生児は成人より低値を示し，加齢とともに増加して思春期には成人値となる。高齢化すると低下傾向を示す[4]。採血体位の影響が大きく，座位（立位）に比べて仰臥位では5〜20%程度低値となる。

3. 生理的意義

血清中には100種類以上の蛋白質が存在するが，その約6割はALB，約2割は免疫グロブリンが占め，TPの増減はおもに両者の変動に左右される。ALBは肝で合成され，種々の役割を担っている。一方，免疫グロブリンはγ-グロブリンともよばれ，抗体の本体としてB細胞由来の形質細胞で産生される。

4. 病態との関係

TPの定量は全身状態をとらえる指標として有用であるものの，疾患特異性は乏しい。したがって，異常値を示した原因を精査する必要がある。TPが低下する疾患は，おもにアルブミンの低下に依存しており種々の病態がある。ほかに，低あるいは無γ-グロブリン血症で低値となる。一方，増加するのはおもに免疫グロブリンの増加に関連しており，単クローン性に増加する疾患（多発性骨髄腫やマクログロブリン血症など）および多クローン性に増加する疾患（膠原病や慢性炎症など）が代表的である。しかし，TP定量のみでは確定できないため，アルブミンや蛋白分画，免疫電気泳動などのデータを参照する必要がある。

用語 C反応性蛋白（C-reactive protein；CRP），総蛋白（total protein；TP），ビウレット（biuret）

● 5. 検体採取と保存法

　試料にヘパリン血漿およびEDTA血漿を用いるとTP測定値はフィブリノゲン濃度に相当する分，血清に比べて高値となる。溶血や乳びなどの共存物質の影響は，試薬が1試薬系か2試薬系かなどによって異なる。ビリルビンの影響は1試薬系試薬における単波長法と2波長法によって異なり，後者で負誤差となる。試料は室温保存でも数日間は安定である。

4.4.2　血清蛋白分画

　血清蛋白分画については『臨床免疫検査技術教本』3.2.4項（p.143～147）を参照。

4.4.3　ラピッドターンオーバープロテイン（RTP）

　レチノール結合蛋白（RBP）やトランスサイレチン（TTR）は半減期が短く，代謝回転が速いのでRTPとよばれる。また，TTRは蛋白電気泳動では，アルブミンより陽極側に泳動されるためプレアルブミンともよばれる。

● 1. 測定方法と原理

　免疫比濁法（TIA），ラテックス凝集比濁法（LIA），ネフェロメトリー法などが使われている。LIAによるRBP測定法の，TIAによるTTR測定法の測定原理を反応式で示す。

$$\text{RBP} + 抗\text{RBP}抗体感作ラテックス粒子 \longrightarrow ラテックス粒子凝集（濁度測定）$$

$$\text{TTR} + 抗\text{TTR}抗体 \longrightarrow 抗原抗体複合物（濁度測定）$$

● 2. 基準範囲

・RBP[5]：男性　2.7～6.0mg/dL
　　　　　女性　1.9～4.6mg/dL
　　　　　測定法により若干異なる。
・TTR[6]：男性　23～42mg/dL
　　　　　女性　22～34mg/dL
　いずれも乳児や小児では成人に比べて10～20％程度低い。また男性は女性に比べて高値である[7]。

● 3. 生理的意義

　RBPは分子量約2.1万のビタミンA輸送蛋白であり，腎糸球体のろ過および尿細管の再吸収を経て異化される。一方，TTRは分子量が約5.5万の甲状腺ホルモン（サイロキシン）輸送蛋白であり，またRBPと複合体を形成することによってRBPが腎糸球体からろ過されるのを防ぐ作用がある。いずれも肝で合成され，血中半減期がRBP約0.5日間，TTR約2日間と短いため，短期間の栄養状態の変動をとらえる有用な指標となる。

● 4. 病態との関係

　直近の栄養状態を鋭敏に反映する。両者は肝細胞で合成されるため，肝細胞障害（肝硬変，肝細胞がんなど）で低値を示す。また，炎症，組織の変性・壊死時に低下する。腎障害では低分子蛋白のために排泄障害が生じ，とくにRBPで著明に上昇する。

● 5. 検体採取と保存法

　血清のほかにヘパリン血漿およびEDTA血漿も使用可能である。試料は冷蔵保存で数日間安定であり，長期保存する場合は凍結する。

用語　ラピッドターンオーバープロテイン（rapid turnover protein；RTP），レチノール結合蛋白（retinol-binding protein；RBP），トランスサイレチン（transthyretin；TTR）

4.4.4 免疫グロブリン

免疫グロブリンについては『臨床免疫検査技術教本』1.3.4 抗体（p.14～16），2.2 異常免疫グロブリン症（p.30～36）参照。

4.4.5 アルブミン（ALB）

● 1. 測定方法と原理

蛋白質に色素が結合すると，pH変化がなくても吸収スペクトルの変化が起こる。この現象はメタクロマジー（蛋白誤差）とよばれ，色素の電子構造が変化するために誘起される。ALBの日常検査法は，このメタクロマジーを利用した色素結合法が使われており，現在その色素にはブロモクレゾールグリーン（BCG）およびブロモクレゾールパープル（BCP）が用いられている。現在，BCG法，BCP法，改良BCP法の3法が使われているが，反応性は互いに異なる。使用試薬の反応性を把握する必要がある。色素結合法の測定原理を反応式で示す。

$$\text{ALB} + \text{BCP または BCG} \xrightarrow{\text{酸性}} \text{色調変化（蛋白誤差）}$$

検査室ノート　ALB測定法の反応性の違い

BCG法はALBのみならずグロブリン分画，とくに急性期蛋白とも反応するため，炎症性疾患などの患者血清では偽高値を示す。BCP法はグロブリン分画とはほとんど反応しないものの，還元型ALBに比べて酸化型ALBとの反応性が高い点や，δ-ビリルビンや透析患者血清中に多く含まれる内因性薬物結合阻害因子による負誤差[8]がある。改良BCP法は，BCG法とBCP法の両者の欠点をほぼ解消した測定法であるが，ペニシリンGの影響があり，細菌性心内膜炎時の血管内大量投与時などでは負誤差となる。このように3法の反応性には違いが見られ，とくに臨床上問題となる低濃度域において測定値の解離が見られる。

● 2. 基準範囲

・4.1～5.1g/dL[3]

新生児は成人よりも低値を示し，加齢とともに増加して思春期には成人値となる。高齢の男性では，徐々にALB濃度は低下する[9]。採血体位の影響が大きく，座位（立位）に比べて仰臥位では5～20％程度低値となる。

● 3. 生理的意義

ALBは585個のアミノ酸残基と17個のジスルフィド（-SS-）結合よりなるポリペプチドであり，分子量約6.65万の蛋白質である。ALBは栄養源，血漿膠質浸透圧の維持および水分保持，酸塩基平衡の維持，各種物質の結合および運搬などの機能があり，肝で合成される。酸化型と還元型，糖化型などのALBが存在する。血中半減期は約21日であり，栄養状態の静的指標として利用されている。

用語　血清アルブミン（serum albumin；ALB），ブロモクレゾールグリーン（bromocresol green；BCG），ブロモクレゾールパープル（bromocresol purple；BCP）

> **検査室ノート　還元型ALBと酸化型ALB**
>
> 分子構造上のN末端より34番目に非常に反応性に富むシステイン残基のSH基が存在し，そのSH基がフリーの状態のときを還元型ALBまたはメルカプトアルブミン，そのSH基がほかのシステインや還元型グルタチオンとジスルフィド結合した状態のものを酸化型ALBまたはノンメルカプトアルブミンとよぶ。ALB中に占める酸化型比率が生体内の酸化・還元能を反映していることから，生理機能としての新たな役割が注目されている。

4. 病態との関係

脱水以外に増加することは稀であり，ほとんどの病態に伴って減少し，低アルブミン血症になる。低下する疾患としては，①肝での合成障害（肝硬変，劇症肝炎など），②腎や消化管などからの体外漏出（ネフローゼ症候群，蛋白漏出性胃腸症，熱傷など），③蛋白異化亢進（炎症，悪性腫瘍など），④摂取不足（栄養障害，吸収不良症候群など），⑤血液希釈（人工心肺など），などがある。ALBは膠質浸透圧の維持機能があり，おおよそ2.5g/dL以下では浮腫が生じる。

5. 検体採取と保存法

試料にヘパリン血漿を用いると，BCG法試薬ではヘパリンによる負誤差とフィブリノゲンとの交差反応による正誤差がみられる。加えてヘパリン血漿測定時に混濁形成し，偽高値となる製品がある。BCP法試薬でも混濁形成がみられ，偽高値となる製品がある。改良BCP法試薬では，ヘパリン血漿測定上の誤差はほとんどない[10]。溶血や乳びなどの共存物質の影響は，試薬が1試薬系か2試薬系かによって異なる。BCG法における溶血の影響はヘモグロビンとの交差反応によって偽高値となる。試料は，BCP法では検体の保存中に生じる酸化型比率の上昇によって経日的に測定値が上昇するため$-40°C$以下の凍結保存が必要である[11]。そのほかの測定法では室温保存でも数日間は安定である。

4.4.6　C反応性蛋白（CRP）

1. 測定方法と原理

LIA，TIA，ネフェロメトリー法などが使われている。LIAによる測定原理を反応式で示す。

　　　CRP＋抗CRP抗体感作ラテックス粒子
　　　　　　⟶ラテックス凝集（濁度測定）

2. 基準範囲

・0.00〜0.14mg/dL[3]

加齢とともに上昇する傾向がある。

3. 生理的意義

CRPは肺炎球菌のC多糖体と沈降反応を起こすことから命名された蛋白質である。CRPは分子量約10.5万のγもしくはβ-グロブリンに属する蛋白質であり，血中半減期は約6時間である。急性炎症や組織崩壊性病変で増加する代表的な炎症マーカーとして知られている。

4. 病態との関係

感染症や膠原病などの炎症性疾患の活動性や重症度，また急性心筋梗塞などの組織崩壊性病変の経過観察および予後判定の指標となる。また，高感度CRPは動脈硬化症における慢性炎症を反映しており，冠動脈疾患の独立した危険因子として認識されている。

5. 検体採取と保存法

血清のほかにヘパリン血漿およびEDTA血漿も使用可能である。試料は冷蔵保存で数日間安定であり，長期保存する場合は凍結する。

4章 おもな検査項目

> **検査室ノート　CRPのデータ観察**
>
> CRPは血中半減期を踏まえたデータ観察が必要である．CRPの半減期は約6時間であり，高CRP例では炎症の回復期であっても，翌日に陰性化することはない．陰性化した場合は何らかの過誤，具体的には患者または検体の取り違え，フィブリン析出によるサンプリング時の詰まりなどを考慮する必要がある．CRP陰性値は日常的に見られるデータであり，過誤が見落とされる可能性がある．採血日を加味した前回値チェックが必要である．

4.4.7　セルロプラスミン

1. 測定方法と原理

ネフェロメトリー法，TIAなどが使われている．ネフェロメトリー法による測定原理を反応式で示す．

$$\text{セルロプラスミン} + \text{抗セルロプラスミン抗体} \longrightarrow \text{抗原抗体複合物（散乱光強度測定）}$$

2. 基準範囲

・21〜37mg/dL[6]

新生児では低値を示すが，生後1カ月で成人値となる[7]．日内変動があり，一般に夜間から早朝にかけて最も低値となる．また，エストロゲンがセルロプラスミンの合成を高めるため，妊婦では次第に上昇する．

3. 生理的意義

分子量約13.2万のα_2-グロブリンに属する蛋白質であり，血中半減期は約5日である．1分子に6〜7個のCuが結合できる青色の蛋白質であり，Cuの約95％がセルロプラスミンと結合している．このため，血清セルロプラスミンとCuの濃度は平衡する．また，セルロプラスミンはフェロオキシダーゼ活性（Feの酸化活性）や貯蔵Feを動員する作用をもつことから，Fe代謝に強く関与する．

4. 病態との関係

急性期蛋白であり，急性炎症や組織崩壊性病変で増加する．低値となるのは肝細胞障害や低栄養，吸収不良症候群である．また，先天性Cu代謝異常であるWilson病およびMenkes病で低値となる．

5. 検体採取と保存法

血清のほかにヘパリン血漿およびEDTA血漿も使用可能である．試料は冷蔵保存で数日間安定であり，長期保存する場合は凍結する．

> **検査室ノート　Wilson病とMenkes病**
>
> ・Wilson病
> ATP7B蛋白の異常による常染色体劣性遺伝疾患であり，肝から胆汁への排泄障害が起こり，Cuが種々の臓器に蓄積するために低下する．
>
> ・Menkes病
> ATP7A蛋白の異常によるX連鎖劣性遺伝性疾患であり，Cu吸収およびCu輸送の障害により組織にCuを供給できずにセルロプラスミンの活性低下を招くために低下する．

用語　セルロプラスミン（ceruloplasmin）

4.4.8 ハプトグロビン

1. 測定方法と原理

ネフェロメトリー法，TIAなどが使われている。ネフェロメトリー法による測定原理を反応式で示す。

ハプトグロビン＋抗ハプトグロビン抗体
　　⟶抗原抗体複合物（散乱光強度測定）

2. 基準範囲

・型判定なし[6]
　19～170mg/dL
・型判定あり[5]
　1-1型：43～180mg/dL
　2-1型：38～179mg/dL
　2-2型：15～116mg/dL

型判定ありの基準範囲は測定法により若干異なる。新生児では低値であり，生後3～12カ月程度で成人値となる[7]。

3. 生理的意義

α_2-グロブリンに属する糖蛋白であり，血中半減期は約3.5日である。一般にフェノタイプ（遺伝子型）として1-1型，2-1型，2-2型の3種が存在し，平均分子量も順に約10万，20万，40万と異なる。また，日本人での出現頻度は順に約7％，35％，58％である。ハプトグロビンは溶血によって放出されるヘモグロビンと特異的に結合する蛋白質で，これを網内系へ運搬し，肝で処理されることにより減少する。

4. 病態との関係

急性期蛋白であり，急性炎症や組織崩壊性病変で増加する。溶血性疾患（溶血性貧血，発作性夜間血色素尿症など）では遊離ヘモグロビンとの結合により低下する。また，肝細胞障害では産生障害のため低下する。

5. 検体採取と保存法

血清のほかにヘパリン血漿およびEDTA血漿も使用可能である。試料は冷蔵保存で数日間安定であり，長期保存する場合は凍結する。

4.4.9 トランスフェリン

1. 測定方法と原理

TIA，ネフェロメトリー法などが使われている。TIAによる測定原理を反応式で示す。

トランスフェリン＋抗トランスフェリン抗体
　　⟶抗原抗体複合物（濁度測定）

2. 基準範囲

・男性：190～300mg/dL[6]
・女性：200～340mg/dL[6]

男女差があり，10歳頃をピークに加齢とともに低下し，女性が男性より高値である。また，妊娠中期～後期で上昇する[7]。

3. 生理的意義

分子量約7.7万のβ-グロブリンに属する糖蛋白であり，血中半減期は約9日である。Feと結合して種々の組織へ運搬する作用があり，血中トランスフェリン濃度はFe代謝や造血機能を反映する。トランスフェリン1分子に2個のFe^{3+}が結合しており，1mgに約1.3μgのFeが結合するとされている。トランスフェリンの約1/3がFeと結合し，2/3は未結合の遊離トランスフェリンとして存在する。前者はFeとして，後者は不飽和鉄結合能（UIBC）として測定される。

用語　ハプトグロビン（haptoglobin），トランスフェリン（transferrin）

4. 病態との関係

血清トランスフェリンはFe欠乏状態（鉄欠乏性貧血，妊娠など）では鉄獲得のために増加する。肝細胞障害では産生障害のため低下する。また，炎症や組織の変性・壊死によって低下する。

5. 検体採取と保存法

血清のほかにヘパリン血漿およびEDTA血漿も使用可能である。試料は冷蔵保存で数日間安定であり，長期保存する場合は凍結する。

4.4.10 フェリチン

1. 測定方法と原理

化学発光免疫測定法（CLIA），LIAなどが使われている。CLIAによる測定原理を反応式で示す。

フェリチン
＋アクリジニウム・エステル標識抗フェリチン抗体
＋抗フェリチン抗体固相化磁性微粒子
$\xrightarrow[\text{B/F分離}]{\text{酸化剤・酸化補助剤}}$ アクリジニウム・エステル発光
（発光量測定）

2. 基準範囲[5]

- 男性：19〜261 ng/mL
- 女性：4〜64 ng/mL

測定法により基準範囲は異なる。女性は生理的出血により男性に比べて低値を示し，閉経後は男性値に近づく。日内変動があり，朝方に比べて夕方低い傾向がある。

3. 生理的意義

分子量約45万の蛋白質で24のサブユニットからなる。Feの貯蔵およびFe濃度の維持を行う蛋白質であり，肝や網内系細胞に多く存在する。外殻にはアポフェリチンが，内殻にはFe^{3+}が存在し，1分子あたり約4,500個までFe^{3+}を含むことができる。フェリチンは血清に一定の割合で溶け出すことから，血清中の濃度はFe貯蔵状態を反映する。

4. 病態との関係

各種血液疾患の病態把握に有用であり，低値を示すのはほぼ鉄欠乏性疾患（鉄欠乏性貧血，消化器潰瘍など）に限られる。逆にヘモクロマトーシスなどの貯蔵Feが増加する疾患で高値となる。また，悪性腫瘍，肝障害，心筋梗塞，感染症，炎症などでは，貯蔵Fe量とは無関係に上昇するため，Fe欠乏状態でもこれらの疾患がある場合は血清フェリチン値の低下を認めないことがある。輸血や鉄剤投与では，フェリチン値は上昇する。

5. 検体採取と保存法

血清のほかにヘパリン血漿およびEDTA血漿も使用可能である。試料は冷蔵保存で数日間安定であり，長期保存する場合は凍結する。

［村本良三］

用語 フェリチン（ferritin）

📖 参考文献

1) 青柳絵里香, 他：「ビウレット法は真の血清総蛋白値を反映していない―蛋白質に特異性の高いニッケル-ビウレット法を基準とした場合」, 日本臨床検査自動化学会会誌, 2015；40：590-595.
2) Barnes DB et al.："Effect of dextran on five biuret-based procedures for total protein in serum", Clin Chem, 1985；31：2018-2019.
3) 日本臨床検査標準化協議会 基準範囲共用化委員会（編）：日本における主要な臨床検査項目の共用基準範囲案―解説と利用の手引き―, 2014.
4) 金井正光（監）：臨床検査法提要 改訂第34版, 金原出版, 2015：452-453.
5) 木村 聡（監）：LSIメディエンス 検査項目解説 改訂第4版, 東京印書館, 2008.
6) 血清蛋白基準範囲設定プロジェクトチーム：血清蛋白13項目の日本成人基準範囲：臨床病理 特集第101号, 1996：207-209.
7) 矢冨 裕, 横田浩充（監）：標準臨床検査学 臨床化学, 医学書院, 2012.
8) Mabuchi H, Nakahashi H："Underestimation of serum albumin by the bromcresol purple method and a major endogenous ligand in uremia", Clin Chim Acta, 1987；167：89-96.
9) 河口勝憲, 市原清志：「検査前段階の管理技術と精度保証」, 日本臨床検査自動化学会会誌, 2014；39suppl-1:90-108.
10) 村本良三：「ヘパリン採血におけるアルブミン測定でフィブリノゲン値分だけ高値に出る理由は」, 検査と技術, 2006；34：156-158.
11) 村本良三, 他：「血清保存中のブロムクレゾールパープル法による血清アルブミン濃度の測定値の上昇に関する検討」, 臨床化学, 1991；20：13-17.

4.5 非蛋白性窒素

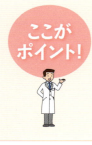

ここがポイント！
- 尿素窒素は腎不全による排泄障害で上昇し、低蛋白食や肝不全では低下する。
- クレアチニンは腎不全による排泄障害で上昇し、筋肉の萎縮症例では低下する。
- クレアチニンは分析装置の不調の影響を最も大きく受ける検査項目の1つである。
- 尿酸の上昇には、食事などのほかに遺伝的素因も関係する。
- アンモニア検査用検体は、採血後ただちに氷冷する必要がある。

4.5.1 尿素窒素（UN）

● 1. 測定方法と原理

わが国ではほとんどの施設でウレアーゼを用いた酵素法が使用されている。ウレアーゼにより尿素をアンモニアに分解し、アンモニアをニトロプルシドナトリウムまたはグルタミン酸脱水素酵素と反応させ、比色・定量する方法である。患者血清（漿）中のアンモニア濃度が0.3mg/dLを超えることは稀であるが、長期保存したプール血清や市販の管理血清ではアンモニアが高濃度であることが多く、尿素窒素（UN）〔血中尿素窒素（BUN）〕の測定結果に正の誤差を与える。こういったアンモニアの影響を避けるために、第一反応で試料中のアンモニアを分解（消去法）または差し引く方法（回避法）が開発され、多くの施設で採用されている。回避法の中には、第一反応によりアンモニアの濃度を定量し、第二反応で尿素を定量する1試薬2項目測定が可能な試薬（ダブルカイネティック法）がある。このような試薬は尿中尿素の分析においてアンモニア濃度が極端に高い（検査に不適な）検体を検出できることから、尿の分析に有用と考えられる。このように、自施設の尿素測定法がどの方法に該当するかを把握しておくことは重要である。

UNはトレーサビリティによる不確かさの分析が可能であり、実試料標準物質としてJCCRM521〔UN、クレアチニン（CRE）、尿酸（UA）、グルコース（GLU）〕、臨床検査多項目認証標準物質としてJCCRM 2100-LQ（Na、K、Cl、Ca、Mg、IP、Fe、尿素、CRE、GLU、UN）などが供されている。

● 2. 基準範囲

- 共用基準範囲：8〜20mg/dL[1)]

● 3. 生理的意義

蛋白質が分解されて生じたアンモニア（有毒）は、肝の尿素サイクルにより毒性の低い尿素に合成されてから、腎より排泄される。尿素は肝不全では合成低下により血中濃度が低下し、腎不全では排泄能の低下により血中濃度が上昇する。一般にUNは腎機能の指標として測定されるが、肝不全併発例では腎機能の指標とはならないことに注意が必要である。

尿素などの窒素系化合物は窒素量として報告されることがある。これは、もともと血漿中の総窒素量をKjeldahl法などで測定していた歴史があり、その後各検査項目の特異的な定量が可能になったことに由来する。UN量（mg/dL）から尿素量（mg/dL）を求めるには2.14を乗じればよい。

● 4. 病態との関係

腎機能異常で上昇し、肝不全では低下する。

 用語 尿素窒素（urea nitrogen；UN）、血中尿素窒素（blood urea nitrogen；BUN）、尿酸（uric acid；UA）、無機リン（inorganic phosphorus；IP）

5. 検体採取と保存方法

血清中の尿素は比較的安定であるが，尿中の尿素は細菌の繁殖により分解される。畜尿時には6規定塩酸などの防腐剤を添加して収集することが推奨される。

検査室ノート　検体中のアンモニアによる誤差について

精度管理試料は長期間保存して収集することから，アンモニア濃度が高い場合がある。UN 10mg/dLにおけるアンモニア0.5mg/dLの存在は5%の正誤差に相当するが，消去法や回避法は影響を受けないので精度管理上有利である（UNの許容誤差限界はCV5%以内[2]）。また，自動分析装置の反応セルが汚染されてアンモニアが発生した場合にも影響を受けにくい。しかし，新鮮血清（漿）には本来アンモニアはほとんど存在しないので（通常0.1mg/dL以下），アンモニアの影響を受ける試薬であっても，検査値への影響はほかの変動要因よりも軽微である。

一方，尿の場合は事情が異なり，尿中のアンモニア濃度は数十〜数百mg/dLに達する。したがって，アンモニアの影響を受ける試薬では偽高値が生じる。膀胱炎や畜尿法の不備により尿中に細菌が繁殖し，その菌が尿素分解菌であれば尿中の尿素を分解してしまう。この場合，消去法や回避法では極端な偽低値となる。逆にアンモニアの影響を受ける方法では，消去法や回避法よりも影響は軽微である。

4.5.2　クレアチニン（CRE）およびクレアチン

1. 測定方法と原理

CREは，アルカリ性下でピクリン酸と反応して橙黄色を示す性質を利用して測定することが可能であるが，この方法（Jaffe法）はCRE以外のアセトンやピルビン酸などとも反応することから，0.2〜0.3mg/dLの正誤差が必発する。一方，1990年代初頭発売された酵素法は，その当時は特異性の問題から施設間差が大きかったが，近年ではその問題はほとんど解消され，わが国ではほとんどの施設で酵素法が使用されている。しかし，欧米ではいまだにJaffe法を採用している施設が半数程度を占めており，国際的な精度管理調査における大きな問題の1つとなっている。CREはトレーサビリティによる不確かさの分析が可能であり，標準物質としてUNと同様のJCCRM521およびJCCRM 2100-LQが供されている。

酵素法の使用における注意点としては，反応が複雑で発色物質に高感度試薬を使用する必要があるため，試薬の保存安定性がやや悪いこと，および分析装置の不具合の影響を受けやすいことがあげられる。酸化発色系の第2試薬が劣化すると反応性が悪くなり，とくにCREの低濃度領域において，測定値が低下する傾向があるので注意を要する。また試薬のクロスコンタミネーションにより酸性に傾くと，着色してブランクが上昇する可能性がある。週末や年末年始の日当直などで装置を長時間連続使用する場合には，ブランクの上昇についても管理する（生理食塩水などを測定する）必要がある。CREの低濃度試料の精度が良好に管理できていれば，ほかの分析項目の精度管理も良好であることが多い。

その他の注意点として，使用頻度が高いステロイド製剤であるデカドロン注射液に緩衝剤として添加されているCREが，同薬剤の注射直後の採血検体に混入して，血清CRE値を上昇させた症例が報告されている[3]。本薬剤のCRE含有濃度は800mg/dLであり，点滴による静脈内注射のほか，筋肉や関節に最大2mL程度注射される。したがって，投与部位と同側の腕からの採血は禁忌である。

クレアチンは，CREと同様の手法で測定可能である。神経筋疾患などで変動するが，近年ではほかの疾患特異的な検査の発展により測定される機会が減っている。

2. クレアチニンの基準範囲[1]

・男性：0.65〜1.07mg/dL
・女性：0.46〜0.79mg/dL

● 3. 生理的意義

クレアチンは，ATPからリン酸を受け取り高エネルギー化合物であるクレアチンリン酸として筋肉中に蓄えられ，筋肉収縮の際のエネルギー源となる。クレアチンリン酸が利用され代謝されるとCREとなって血中に放出され，腎から排泄される。したがって，CREは筋肉量の多い症例や激しい運動後では比較的高値傾向となり，腎不全では極端に高くなる。逆に入院中の患者などで仰臥している時間が長いと廃用的に筋肉が萎縮することから低値となり，腎機能異常を正しく反映しなくなる。このような場合には，血中濃度と尿中排泄量（24時間蓄尿）のクリアランスから糸球体ろ過量（GFR）を求めることで腎機能を把握できる。筋肉量の影響を受けにくいシスタチンCの測定も有用である。また，腎機能障害により腎糸球体全体の半分以上が失われて初めて血中CREが上昇することから，CREが上昇した際には腎に相当のダメージが存在することが示唆される。

● 4. 病態との関係

CREは腎機能異常で上昇する。上述のように筋肉の萎縮により低下するので，長期の寝たきりの状態などによる廃用性筋萎縮などがあると腎機能異常の判断材料として不適となる。

● 5. 検体採取と保存方法

血清（血漿）および尿中のCREは安定であり，一般的な注意事項を守ればよい。

検査室ノート　CREを用いた推算GFR（eGFR）について

近年，血清（漿）中のCREと年齢・性別のみからGFRを予想する推算GFR（eGFR）の日本人向け換算式が日本腎臓学会より提唱された[4]。また，「腎障害患者におけるヨード造影剤使用に関するガイドライン2012」[5]などでもeGFRの値をもとに造影CTや造影MRI実施の注意事項がまとめられていることから，eGFRの算定サービスが多くの検査室で採用された。しかし，eGFRの本来の目的は，明らかな腎機能低下症例を腎疾患専門医に紹介するための指標とすることにあり，eGFR高値により腎機能不全を否定できるものではないことに注意が必要である。たとえば，長期入院に伴う廃用性筋肉萎縮によりCREが0.25mg/dLとなった40歳女性の例では，eGFR値は227 mL/分/1.73m^{2}と現実にはあり得ない値となる（GFRの基準範囲は80～120程度）。

eGFRの正確度はGFR実測値の±30%の間に75%の症例が含まれる程度とされ[4]，患者の体型や栄養状態などに大きく影響を受ける。したがって，極端な肥満や痩せ，筋肉量の多い症例に使用するのは危険である[4]。

日本腎臓学会によるeGFRの日本人向け換算式を示す。

- 男性：$194 \times$ 血清CRE価$^{-1.094} \times$ 年齢$^{-0.287}$
- 女性：男性のeGFR $\times 0.739$

4.5.3　尿酸（UA）

● 1. 測定方法と原理

UAの測定法は，ほとんどの施設でウリカーゼ・ペルオキシダーゼ法が採用されている。この方法は高感度で再現性も良好であるが，ペルオキシダーゼ発色系に共通する試薬の安定性の低さに注意が必要である。前出のCREと同様，ほかの試薬（酸性試薬）のクロスコンタミネーションによる正誤差も生じやすい。UAは水に対する溶解度が極端に低いため，尿が冷えると無晶性の尿酸塩が析出することがある（とくに尿pHが酸性の場合）。上清でUAを測定

用語　推算糸球体ろ過量（estimated glomerular filtration rate；eGFR），コンピュータ断層撮影（computed tomography；CT），磁気共鳴画像法（magnetic resonance imaging；MRI）

すると偽低値を生じるので注意が必要である。UAはアミラーゼと結合することから，同様に上清のアミラーゼが偽低値を示す。また尿沈渣の鏡検も困難となる。このような場合は尿を温めると溶解する。

結核治療用のピラジナミド投与の副作用で血清中UAが10mg/dL以上になることがあるため，UAの測定値のみが急上昇した場合には薬剤の投与歴の確認が推奨される。

UAは不確かさの分析が可能であり，標準物質としてUNと同様のJCCRM521およびJCCRM 2100-LQが供されている。

2. 基準範囲

- 男性：3.7〜7.8mg/dL[1]
- 女性：2.6〜5.5mg/dL[1]

ただし，7.0mg/dL以上を高UA血症とする[6]。

3. 生理的意義

UAは核酸の主成分であるプリン体の最終代謝産物である。UAは水への溶解度が極めて低いことから，血漿中濃度が7mg/dLを超えると関節部分に析出して痛風となる。基準範囲を算出すると男性での上限は7.8mg/dLとなるが，痛風の発症抑制の基準である7mg/dL[6]を基準値上限とする施設が多い。UAの上昇の原因については，古くから肥満や飲酒との関係が指摘されており，痛風は栄養の摂取過剰に起因すると理解されてきた。しかし，UAは糸球体でろ過された後，多くが近位尿細管で再吸収されるなど複雑に制御され，詳細については不明な点が多かった。近年，UAの排泄を担う蛋白質としてABCG2が発見され，この蛋白質の変異によるUAの排泄能の低下が高UA血症の原因の1つであることが報告された[7]。今後，高UA血症の予防や治療への寄与が期待される。

一方，細胞の崩壊により核酸が逸脱するとUAが過剰に生成されることがある。たとえば小児がんや白血病で腫瘍に対する化学療法が奏効すると，腫瘍が一気に崩壊してUAが急上昇（腫瘍崩壊症候群）する。そこで，UAの急上昇による腎不全を予防するためにUA分解酵素製剤（ラスブリガーゼ）が投与されることがあり，その場合には血漿中UA値が劇的に低下する（ほとんど0になる）。なお，ラスブリガーゼ投与中の血液では血液採取後もUAの分解が進むため，正確にUA濃度を測定するには氷冷血漿（氷冷すると血清は得られにくくなる）で測定するか，除蛋白を行うなどの工夫が必要である。

また，心不全の際に高UA血症を合併する例があるが，詳細な原因は不明とされている。

4. 病態との関係

上述のとおり，UAの生合成や排泄の異常により血漿中UA値が7mgを超えると，痛風の原因になる。腫瘍崩壊症候群では一過性に異常高値を生じる。

5. 検体採取と保存方法

血漿中のUAは比較的安定であり，一般的な注意事項を守ればよい。尿ではUA濃度が数十mg/dLを超える場合があり，採尿後の温度の低下などにより尿酸塩として析出することがある。この場合，加温や希釈により再溶解させてから測定する必要がある。

4.5.4　アンモニア窒素

1. 測定方法と原理

血漿中アンモニア濃度をグルタミン酸脱水素酵素法を用いて測定する酵素法は特異性が高いが，アンモニアは非常に微量であるため，汎用自動分析装置のセルの汚染などの影響を受けやすいという欠点がある。

採血後に全血のまま放置すると比較的短時間で有意な上昇をきたす（図4.5.1）ことから，採血後は分析するまで氷冷しておく必要がある。ただし，遠心して血球と血漿を隔絶させればアンモニアの上昇は抑えられる。最近では全血のままドライケミストリーで測定する施設が増加しつつあり，2017年現在で全施設のおよそ半数に上っていると推測される。採血後に冷却状態での遠心分離を必要とせず，また短時間で測定でき緊急検査への対応にも向くなど，利点が多い。

採血管の抗凝固剤の選択では，ヘパリンよりもエチレンジアミン四酢酸（EDTA）の方がアンモニアの上昇を阻止する効果が期待できる（図4.5.1）。また，赤血球中には血漿中の3倍量のアンモニアが含まれるため，強度の溶血があると正の影響を受ける。全血を用いたドライケミストリーでは溶血は察知できないので，注意が必要である。アンモニア測定用検体が室温で放置された場合は検体として

用語　ピラジナミド（pyrazinamide），ABCG2（ATP-binding cassette transporter subfamily G member 2）

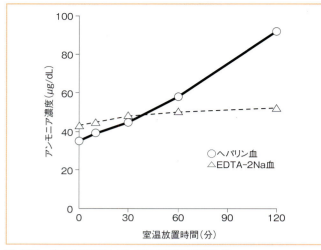

図4.5.1 室温放置時間とアンモニア濃度の関係の例

不適であるが，たとえば血算の残りなどのEDTA加全血を測定してみて基準範囲内であれば，参考値として報告することは有用である。

通常のコントロール血清はアンモニア濃度が極端に異常高値のものが多く，精度管理用試料には向かない。全血を用いるドライケミストリーでは，全血と同じ状態の検体で精度管理を行うことは非常に難しく，メーカー指定の液状コントロールによる管理に頼らざるを得ない。最低でもメーカーの実施する精度管理に参加する必要がある。また，アンモニアの正確なデータを報告するために最も重要な部分は，採血から分析までのプロセスの管理にある。

2. 基準範囲

・12〜66 μg/dL[8]

3. 生理的意義

体内での蛋白質の異化により生成されるアンモニアは有毒であり，肝の尿素回路によって尿素に変換されて尿中へ排泄される。また，腸管内で発生したアンモニアも，門脈を経て肝に到達し代謝される。肝機能不全ではアンモニアが上昇し，神経症状（肝性脳症）の原因となる。

4. 病態との関係

上述のとおり，肝不全で高値となり肝性脳症の原因となる。ただし，アンモニアの濃度と肝性脳症の重症度は必ずしも相関しない。

5. 検体採取と保存方法

採血後の血球などの生命活動により継時的に上昇するため，採血後はただちに氷冷して測定（ドライケミストリーによる全血測定）するか，遠心分離して血漿と血球を隔絶させる必要がある。したがって，血清は測定に向かない。

［清宮正徳］

参考文献

1) 日本臨床検査標準化協議会基準範囲共用化委員会（編）：日本における主要な臨床検査項目の共用基準範囲案—解説と利用の手引き—，日本臨床検査標準化協議会，2014.
2) 日本臨床化学会クオリティマネジメント専門委員会：「生理的変動に基づいた臨床化学36項目における測定の許容誤差限界」，臨床化学，2006；35：144-153.
3) 牧石徹也，他：「デカドロン注射液の手関節内注射直後の同側肘静脈採血検査で血清クレアチニン値の上昇を認めた1例」，日本腎臓学会誌，2011；53：200-206.
4) 日本腎臓学会：CKD診療ガイド2009，2009.
5) 日本腎臓学会・日本医学放射線学会・日本循環器学会（編）：腎障害患者におけるヨード造影剤使用に関するガイドライン2012，東京医学社，2012.
6) 日本痛風核酸代謝学会 ガイドライン改定委員会（編）：高尿酸血症・痛風の治療ガイドライン第2版，メジカルレビュー社，2012.
7) Matsuo H, et al : "Common defects of ABCG2, a high-capacity urate exporter, cause gout : a function-based genetic analysis in a Japanese population", Sci Transl Med, 2009 ; 4 : 5-11
8) 金井正光（監）：臨床検査法提要 改訂第32版，2005：509.

4.6 生体色素

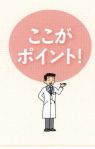

ここがポイント！
- ビリルビンは光で分解されるため、偽低値を示すことがある。
- ビリルビンの直接型と抱合型は同一ではない。
- 血中の胆汁酸濃度は食事の影響を受ける。

4.6.1 ビリルビン

1. 測定方法と原理

従来より、ビリルビンはEhrlichのジアゾ試薬と反応することを利用して測定されてきた。近年ではジアゾ反応試薬の採用率は低く、バナジン酸またはビリルビンオキシダーゼによりビリルビンを酸化させ、ビリルビン由来の色調の減衰を検出する特異性の高い方法が広く採用されている。

ビリルビンを高速液体クロマトグラフィー（HPLC）法で分画すると、4本のピークに分画される。これらはLauffら[1]により、溶出順の遅い方からα（非抱合型）、β（グルクロン酸1分子抱合型）、γ（グルクロン酸2分子抱合型）、δ（アルブミン共有結合型）と名付けられた。このうち抱合型ビリルビンを直接型（Direct型、D-bil）、非抱合型ビリルビンを間接型（Indirect型、I-bil）とよぶが、これはビリルビン分析の歴史において、抱合型ビリルビンはジアゾ試薬とそのまま（直接）反応するが、非抱合型ビリルビンはメタノール（Malloy-Evelyn法）などの反応促進剤の存在下（間接）でしか反応しないことに由来する。また、直接型ビリルビンでは試薬により反応性が異なることに注意が必要である。すなわち、現状ではδビリルビンも直接型として測定する試薬と、抱合型のみを選択的に測定する試薬が混在している。しかも、抱合型のみを選択的に測定する試薬もD-Bilの名称で市販されている。抱合型のみを選択的に測定する方が治療に鋭敏に反応することから、病態を正確に把握するうえで有用性が高いと考えられる。自施設の試薬がどちらのタイプであるかを把握しておくことは重要である。

検体の取扱い上の注意点として、光による分解があげられる。採血後に窓際などの明所に放置した残余検体でビリルビンの追加測定を行うと、偽低値となる。茶色い遮光ビンに入っている市販管理血清であっても、明所に放置するとビリルビン値が有意に低下することがあるので、遮光条件で保存することが重要である。なお、2015年12月現在、不確かさを算出するためのトレーサビリティは確立されていない。

2. 基準範囲

- 総ビリルビン：0.4〜1.5mg/dL[2]
- 抱合型ビリルビン：0.2mg/dL以下[3]

3. 生理的意義

血液中の赤血球が寿命を迎えると、脾のマクロファージによって分解され、ヘモグロビンになる。このヘモグロビンのヘムが代謝されるとビリベルジンとなり、酵素的還元を受けてビリルビンとなる。水に難溶のビリルビンはアルブミンと結合して（非抱合型ビリルビン）肝に輸送され、親水性のグルクロン酸抱合型ビリルビン（抱合型ビリルビン）となる。なお、抱合型ビリルビンがアルブミンと共有結合したδビリルビンは、血漿中での寿命が長く、過去のビリルビンの上昇歴との関連が示唆されている。

用語 高速液体クロマトグラフィー（high-performance liquid chromatography；HPLC）法

4. 病態との関係

肝前性黄疸，肝性黄疸，肝後性黄疸でそれぞれ抱合型と非抱合型のバランスが異なる。溶血の亢進や肝機能異常による黄疸では非抱合型の値が上昇し，閉塞性黄疸などの肝後性黄疸では抱合型の値が上昇する。遺伝子変異による家族性黄疸では，ビリルビンの代謝障害の形式により表現型が異なる。軽症例では治療が不要なもの（Girbert症候群など）が多い。

5. 検体採取と保存方法

光により分解するため，採血後は速やかに測定する必要がある。暗所保存も効果的である。

検査室ノート　総ビリルビン測定試薬について

総ビリルビン測定試薬は異常蛋白（とくにモノクローナル蛋白）の影響を受けやすく，混濁の発生により測定値に影響が認められることがある。医師から病態と合わない旨の連絡を受けた際には，反応波形を確認することが重要である。試験管に試薬を入れ，当該検体を滴下して白濁の有無を観察するのもよい確認方法である。また，そのような症例では，検体を生理食塩水で希釈して再測定すると影響を小さくすることができる。近年ではこのような混濁の発生を検出できる分析装置も市販されている[4]ので，有効に活用したい。

4.6.2　胆汁酸

1. 測定方法と原理

総胆汁酸は，胆汁酸をニコチンアミドアデニンジヌクレオチド（NAD）存在下で3α-ヒドロキシステロイド脱水素酵素を作用させ，NAD（還元型）NADHの吸収を検出する。HPLC法では胆汁酸の分画（コール，ケノデオキシコール，遊離型，グリシン結合型，タウリン結合型など15種）のすべてを同時に測定可能である。閉塞性黄疸と肝障害性黄疸の鑑別にはコール酸/ケノデオキシコール酸比が有用とされている。

2. 基準範囲

・10 μmol/L 以下[5]

3. 生理的意義

胆汁酸はコレステロールの最終代謝産物であり，肝で合成されて胆嚢に貯留され，食事の際に腸管に流出する。そこで食事性の脂溶性物質の吸収を補助した後に腸管で再吸収される。食事のたびにこのような腸管循環が行われることから，血漿中の胆汁酸濃度は食事により上昇する。

4. 病態との関係

血漿中の胆汁酸を肝に格納できない肝細胞障害や，胆汁うっ滞による肝細胞からの輸送不全で上昇する。

5. 検体採取と保存方法

空腹時の採血が必須である。採血後の安定性は高い。

［清宮正徳］

用語　ニコチンアミドアデニンジヌクレオチド（nicotinamide adenine dinucleotide；NAD），ニコチンアミドアデニンジヌクレオチド（還元型）（nicotinamide adenine dinucleotide（還元型）；NADH）

参考文献

1) Lauff JJ, et al : "Separation of bilirubin species in human and bile by high-performance reversed-phase liquid chromatography", J Chromatogr 1981 ; 226 ; 2 : 391～402
2) 日本臨床検査標準化協議会基準範囲共用化委員会（編）:「日本における主要な臨床検査項目の共用基準範囲案―解説と利用の手引き―」, 2014.
3) 株式会社 LSI メディエンス社内データ
4) 清宮正徳, 他 :「生化学自動分析装置における異常反応検出機能の有用性の検討」, 日本臨床検査自動化学会誌, 2015 ; 40 : 617-623.
5) 金井正光（監）: 臨床検査法提要　改訂第 34 版, 2015

4.7 酵素

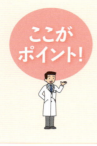

ここがポイント！
- 酵素の代表的な検査項目として，AST，ALT，LD，CK，ALP，γGT，ChE，AMY，リパーゼなどがある。
- 酵素活性測定法の標準化には JSCC 標準化対応法がある。
- 酵素活性値の結果解釈や判断の基準となる指標として JCCLS 共用基準範囲がある。
- 酵素活性の生理的変動要因には性差・年齢がある。
- 酵素活性値の臨床的評価を行う際，量的または質的変動要因を考慮することが重要である。
- 酵素は適切な取扱いが必要であり，検体を採取したら速やかに測定すべきである。

　酵素は細胞内で生成され，細胞の内外に分泌されて各種の化学反応を触媒し生命機能を維持する傍ら，物質代謝とその調節に重要な役割を果たしている。しかし，この触媒機能は酵素自体の構造に依存しており，蛋白質の高次構造が壊れると機能は失われる。

　酵素を反応別に分類すると，①酸化還元酵素：酸化還元反応，②転移酵素：官能基の転移，③加水分解酵素：加水分解反応，④脱離酵素：基を離し二重結合を残す，⑤異性化酵素：異性化反応，⑥合成酵素：アデノシン三リン酸（ATP）の加水分解を伴う結合生成，に分類できる。

　酵素の臨床的評価を行う際には，当該酵素の量的または質的な変動の有無が重要である。酵素活性値の上昇が観察された際の量的変動については，①臓器・組織の破壊による逸脱，②臓器での過剰産生，③排泄障害，④酵素活性の生物学的半減期の延長，⑤異所産生といった増加機序や，①組織の機能低下，②遺伝的な酵素産生異常といった低下機序を考慮すべきである。質的変動については，アイソザイムや酵素結合性免疫グロブリン，インヒビターなどその他の結合蛋白と結合した酵素の出現を考慮する。

4.7.1 アスパラギン酸アミノトランスフェラーゼ（AST）

● 1. 測定方法と原理

　測定方法は，リンゴ酸脱水素酵素-紫外部（MDH-UV）法を利用した日本臨床化学会（JSCC）標準化対応法である[11]。その測定原理を反応式で示す。

$$\text{L-アスパラギン酸} + \text{2-オキソグルタル酸} \xrightarrow{\text{AST}} \text{オキサロ酢酸} + \text{L-グルタミン酸}$$

$$\text{オキサロ酢酸} + \text{NADH} + \text{H}^+ \xrightarrow{\text{MD}} \text{L-リンゴ酸} + \text{NAD}^+$$

● 2. 基準範囲

- 13〜30 U/L [12]

● 3. 生理的意義

　AST は，アスパラギン酸・2-オキソグルタル酸とグルタミン酸・オキサロ酢酸との間のアミノ基転移酵素であり，細胞質とミトコンドリアに局在する2つのアイソザイムが存在し，解糖や糖新生の調節に重要な役割を果たしている。細胞質の還元型ニコチンアミドアデニンジヌクレオチド（NADH）のミトコンドリア内への輸送にも関与しているとされ，クエン酸回路における代謝産物とアミノ酸との間でのアミノ基転移の調節に加え，尿素回路とクエン酸回路を結ぶ役割も果たしているといわれている。

用語 酸化還元酵素（oxidoreductase），転移酵素（transferase），加水分解酵素（hydrolase），脱離酵素（lyase），異性化酵素（isomerase），合成酵素（ligase），アスパラギン酸アミノトランスフェラーゼ（aspartate aminotransferase；AST），リンゴ酸脱水素酵素-紫外部（malic acid dehydrogenase - ultraviolet；MDH-UV），日本臨床化学会（Japan Society of Clinical Chemistry；JSCC），リンゴ酸脱水素酵素（malate dehydrogenase；MD），日本臨床検査標準協議会（Japanese Committee for Clinical Laboratory Standards；JCCLS）

4. 病態との関係

ASTは心筋，肝，骨格筋，腎，膵，脾などの損傷の程度を推定する指標となる。ASTが上昇する心筋梗塞，肝・胆道系疾患，筋疾患などでは，診断や経過観察に有用な指標となる。上昇する疾患には，急性肝炎，慢性肝炎，肝硬変，アルコール性肝炎，自己免疫性肝炎，溶血性疾患，閉塞性黄疸，脂肪肝，胆汁うっ滞，心筋梗塞，筋疾患など，低下する疾患には，慢性透析患者におけるビタミンB_6の誘導体〔ピリドキサルリン酸（PALP）〕の欠乏がある。

5. 検体採取と保存法 [13, 14]

食事の影響は受けない。激しい運動で軽度上昇する。

凍結保存（−80℃）すれば1カ月，4℃では14日，室温では1〜3日まで安定である。

赤血球に高濃度存在する（血清の約40倍）ため，溶血により上昇する。

4.7.2 アラニンアミノトランスフェラーゼ（ALT）

1. 測定方法と原理

測定方法は，乳酸脱水素酵素-紫外部（LD-UV）法を利用したJSCC標準化対応法である[11]。その測定原理を反応式で示す。

L-アラニン + 2-オキソグルタル酸 $\xrightarrow{ALT}$ ピルビン酸 + L-グルタミン酸

ピルビン酸 + NADH + H$^+$ $\xrightarrow{LD}$ L-乳酸 + NAD$^+$

2. 基準範囲

基準範囲は男女で異なる[12]。
- 男性：10〜42U/L
- 女性：7〜23U/L

3. 生理的意義

ALTは，アラニン-α-ケトグルタル酸とグルタミン酸・ピルビン酸との間のアミノ基転移酵素であり，細胞質に局在する。また，クエン酸回路における代謝産物とアミノ酸との間でのアミノ基転移も調節する。

4. 病態との関係

ALTはASTと同じくほとんどの臓器組織細胞中に分布しているが，とくに肝障害に対する特異性が優れている。また，ASTとの関係から障害の程度を知ることができる。上昇する疾患には，脂肪肝，ウイルス性肝炎，慢性肝炎，胆汁うっ滞，アルコール性肝炎，肝硬変，急性肝炎，薬剤性肝障害などの肝・胆道系疾患がある。低下する疾患には，慢性透析患者におけるビタミンB_6の誘導体（PALP）の欠乏がある。

5. 検体採取と保存法 [13, 14]

赤血球に存在する（血清の約7倍）が，軽度の溶血は影響しない。

ALTはASTに比べて不安定であり，凍結保存（−80℃）で1カ月安定，4℃では7日以降徐々に低下，室温では1〜3日まで安定である。

透析患者では，血清中PALPが低下するため低値を示す（ASTに比べALTの低下が目立つ）[15]。

用語 酸化型β-ニコチンアミドアデニンジヌクレオチド（β-nicotinamide adenine dinucleotide, oxidized from；NAD$^+$），還元型ニコチンアミドアデニンジヌクレオチド（β-nicotinamide adenine dinucleotide, reduced form；NADH），ピリドキサルリン酸（pyridoxal phosphate；PALP），アラニンアミノトランスフェラーゼ（alanine aminotransferase；ALT），乳酸脱水素酵素-紫外部（lactic dehydrogenase-ultraviolet；LD-UV）

4.7.3 乳酸脱水素酵素（LD）*

1. 測定方法と原理

測定方法は，乳酸からピルビン酸への反応にもとづくL→P法を利用したJSCC標準化対応法である[11]。その測定原理を反応式で示す。

$$\text{L-乳酸} + \text{NAD}^+ \xrightarrow{\text{LD}} \text{ピルビン酸} + \text{NADH} + \text{H}^+$$

2. 基準範囲

・124〜222U/L[12]

3. 生理的意義

ATPの産生と消費など，クエン酸回路の調節に作用している。

4. 病態との関係

LDは腎，心筋，骨格筋，脾，肝などの組織に分布し，障害や壊死などが起こると血液中に（LDが）逸脱して血清中のLD活性が上昇する。このことから，LDの測定は心筋梗塞，肝硬変，腎疾患，急性肝炎ならびに悪性腫瘍などの鑑別診断や治療経過の観察に必須となっている。また，アイソザイムパターンから障害臓器を推定することも可能である。

上昇する疾患には，白血球や赤血球などの血球が過剰に産生される病気（急性白血病，慢性骨髄性白血病，赤血病，巨赤芽球症），ウイルス性肝炎，溶血性貧血，肺梗塞，進行性筋ジストロフィー，心筋梗塞，再生不良性貧血，肝硬変，悪性リンパ腫，うっ血性心不全，悪性腫瘍，急性肝炎，悪性貧血などがある。低下する疾患には，遺伝性Hサブユニット欠損症がある。また，LDと結合する免疫グロブリンがある。

5. 検体採取と保存法[13, 14]

低温失活性を示すアイソザイム（LD4，LD5）が存在し，その安定性は凍結＞室温＞冷蔵の順であり，凍結保存は－40℃以下（できれば－70℃）が適している。

赤血球に高濃度存在する（血清の約200倍）ため，溶血により上昇する。激しい運動後にも数日間上昇する。

分離剤で血餅と遮蔽した冷蔵保存の検体では再遠心は行わない。

*2020年4月より，JSCC常用基準法からIFCC基準測定法に変更された[19]。

4.7.4 クレアチンキナーゼ（CK）

1. 測定方法と原理

測定方法はJSCC標準化対応法である[11]。その測定原理を反応式で示す。

$$\text{クレアチンリン酸} + \text{ADP} \xrightarrow{\text{CK}} \text{クレアチン} + \text{ATP}$$

$$\text{ATP} + \text{D-グルコース} \xrightarrow{\text{HK or GK}} \text{ADP} + \text{D-グルコース6-リン酸}$$

$$\text{D-グルコース6-リン酸} + \text{NADP}^+ \xrightarrow{\text{G6PD}} \text{6-ホスホ-D-グルコン酸} + \text{NADPH} + \text{H}^+$$

2. 基準範囲

基準範囲は男女で異なる[12]。

・男性：59〜248U/L
・女性：41〜153U/L

3. 生理的意義

クエン酸回路や嫌気的解糖系で産生された高エネルギーリン酸化合物をクレアチンリン酸として貯蔵し，必要に応じてATPの再産生に関与し，組織におけるエネルギー代謝に重要な役割を果たしている。

用語 クレアチンキナーゼ（creatine kinase；CK），ヘキソキナーゼ（hexokinase；HK），グルコキナーゼ（glucokinase；GK），アデノシンニリン酸（adenosine diphosphate；ADP），酸化型β-ニコチンアミドアデニンジヌクレオチドリン酸（β-nicotinamide adenine dinucleotide phosphate, oxidized form；NADP⁺），グルコース-6-リン酸デヒドロゲナーゼ（glucose-6-phosphate dehydrogenase；G6PD），還元型β-ニコチンアミドアデニンジヌクレオチドリン酸（β-nicotinamide adenine dinucleotide phosphate, reduced form；NADPH）

● 4. 病態との関係

CKは可溶性分画に存在し，骨格筋，脳，心筋，平滑筋といった組織に分布しており，細胞の損傷によって血液中に遊出することから，心疾患，神経筋疾患，内分泌疾患などの状態・診断・治療効果を判定するために測定されている。上昇する疾患には，進行性筋ジストロフィー，多発性筋疾患，心筋梗塞，甲状腺機能低下症などがある。減少する疾患には，甲状腺機能亢進症などがある。

● 5. 検体採取と保存法 [13, 14]

凍結保存（−80℃）すれば1カ月，4℃では10日，室温では当日まで安定である。

性差があるが食事の影響は受けない。過激な運動（1〜2日間）や筋肉注射などで上昇する。

失活しやすく，SH保護剤〔N-アセチル-L-システイン（NAC）など〕によって活性化される。

4.7.5　アルカリホスファターゼ（ALP）*

● 1. 測定方法と原理

測定方法は，緩衝液に2-（エチルアミノ）エタノール（EAE）を使用するJSCC標準化対応法である[11]。その測定原理を反応式で示す。

$$O_2N-\!\!\!\!\bigcirc\!\!\!\!-OPO_3H_2 + H_2O$$
4-ニトロフェニルリン酸

$$\xrightarrow[Mg^{2+}]{ALP} O_2N-\!\!\!\!\bigcirc\!\!\!\!-OH + H_3PO_4$$
4-ニトロフェノール

現行法はJSCC法ではあるが，国際的に最も採用されている測定法はIFCC勧告法であり，緩衝液には2-アミノ-2-メチル-1-プロパノール（AMP）が使用されている。

● 2. 基準範囲

・106〜322U/L [12]

● 3. 生理的意義

細胞内で膜と結合して存在することから，糖や脂質の吸収，リン酸やCa^{2+}の吸収と輸送，核酸合成の調節，骨の破壊と化骨に作用しているといわれている。

● 4. 病態との関係

ALPは体内諸器官に広く分布し，とくに腎，小腸，骨芽細胞，胎盤，肝などで活性が高いことが知られている。このことから，ALPの測定は肝・胆道疾患（胆汁流出障害の有無），骨新生などの診断ならびに治療経過の観察に有用である。上昇する疾患には，肝細胞がん，総胆管胆結石，胆汁うっ滞，骨軟化症，胆道系疾患，副甲状腺機能亢進症，閉塞性疾患，慢性腎不全，原発性胆汁性肝硬変，肝硬変，急性肝炎，くる病，妊娠（後期），甲状腺機能亢進症，骨肉腫などがある。低下する疾患には，先天性低ホスファターゼ血症がある。

● 5. 検体採取と保存法 [13, 14]

血液型がB型とO型の患者では食事の影響を受けるので，原則として食前採血とする。活性中心のZn^{2+}や活性発現に必要なMg^{2+}がキレートされると活性が低下するので，エチレンジアミン四酢酸（EDTA）採血は不可である。

凍結保存（−20℃）すれば6カ月，4℃では1カ月，室温では当日まで安定である。

成人に比べ小児で高く，年齢による変動がある。

*2020年4月より，JSCC常用基準法からIFCC基準測定法に変更された[20]。

用語　N-アセチル-L-システイン（N-acetyl-L-cysteine；NAC），アルカリホスファターゼ（alkaline phosphatase；ALP），2-（エチルアミノ）エタノール（2-ethyl amino ethanol；EAE），国際臨床化学連合（International Federation of Clinical Chemistry and Laboratory Medicine；IFCC），2-アミノ-2-メチル-1-プロパノール（2-amino-2-methyl-1-propanol；AMP）

4.7.6 γ-グルタミルトランスフェラーゼ（γGT）

1. 測定方法と原理

測定方法はJSCC標準化対応法である[11]。その測定原理を反応式で示す。

L-γ-グルタミル-3-カルボキシ-4-ニトロアニリド
＋グリシルグリシン
$\xrightarrow{\gamma GT}$ L-γ-グルタミルグリシルグリシン
＋5-アミノ-2-ニトロ安息香酸

2. 基準範囲

基準範囲は男女で異なる[2]。
・男性：13～64U/L
・女性：9～32U/L

3. 生理的意義

γGTは、γ-グルタミルペプチドのγ-グルタミル基を加水分解し、ほかのペプチドやアミノ酸に転移させる膜結合酵素である。また、細胞のグルタチオン（γグルタミル-L-システイニル-グリシン）の加水分解と再合成に関与し、反応に共役するアミノ酸を転送する役割も有する。

4. 病態との関係

γGTは生体内では腎、膵、肝などに多く存在しているため、その測定は肝・胆道系疾患やアルコール性肝障害の診断ならびに治療経過の観察に必須となっている。上昇する疾患には、肝内胆汁うっ滞（合成誘導と排泄障害）、慢性肝炎、胆管細胞がん、肝細胞がん、急性肝炎、肝硬変、肝外胆管閉塞、脂肪肝、アルコール性肝障害、薬剤性（薬物誘導性）肝障害などがある。低下する疾患には、先天性低γGT血症などがある。

5. 検体採取と保存法[13, 14]

食事や運動の影響は受けないが、性差、個人差が大きく、飲酒・過食の習慣や服薬歴が影響する。
凍結保存（-20℃）すれば6カ月、4℃では1カ月、室温では3日まで安定である。

4.7.7 コリンエステラーゼ（ChE）

1. 測定方法と原理

測定方法は、p-ヒドロキシベンゾイルコリンを用いるJSCC標準化対応法である[11]。その測定原理を反応式で示す。

(1) p-ヒドロキシベンゾイルコリン＋H_2O
$\xrightarrow{ChE}$ p-ヒドロキシ安息香酸＋コリン

(2) p-ヒドロキシ安息香酸＋NADPH＋H^+＋O_2
$\xrightarrow{4-HBO}$ 3,4-ジヒドロキシ安息香酸
＋$NADP^+$＋H_2O

〔副反応：3,4-ジヒドロキシ安息香酸＋NADPH＋H^+＋O_2
$\xrightarrow{4-HBO}$ 3,4-ジヒドロキシ安息香酸
＋$NADP^+$＋H_2O_2〕

上記の副反応を防ぐため、プロトカテキン酸-3,4-ジオキシゲナーゼ（PCO）を添加して、3,4-ジヒドロキシ安息香酸を分解させる。

3,4-ジヒドロキシ安息香酸＋O_2
$\xrightarrow{PCO}$ β-カルボキシムコン酸

2. 基準範囲

基準範囲は男女で異なる[12]。
・男性：240～486U/L
・女性：201～421U/L

3. 生理的意義

コリンエステルに作用して、コリンと有機酸に加水分解する酵素である。

用語 エチレンジアミン四酢酸（ethylenediaminetetraacetic acid；EDTA）, γグルタミルトランスフェラーゼ（gamma glutamyl transferase；γGT）, コリンエステラーゼ（cholinesterase；ChE）, 4-ヒドロキシ安息香酸 3-モノオキシゲナーゼ（4-hydroxybenzoate 3-monooxygenase；4-HBO）, プロトカテキン酸-3,4-ジオキシゲナーゼ（protocatechuic acid 3,4-dioxygenase；PCO）

4. 病態との関係

ChEには，神経，筋肉，赤血球に存在するアセチルコリンを特異的に基質とする真性コリンエステラーゼ（AChE）と，肝や脾，血清などに多く存在し，ブチルコリンなど種々のエステルを基質とする偽性コリンエステラーゼ（PChE）の2種類が存在する。本検査は血清中の偽性ChEを測定するものであり，PChEは肝で合成され肝機能障害を反映する指標として使用される。とくに，肝硬変，肝がん，肝炎といった疾患の診断や治療経過の観察に重要な指標となっている。また，有機リン製剤はPChEの活性を非可逆的に阻害することから，有機リン系の農薬中毒の診断や治療効果の判定にも有用とされ，重症度の指標として測定されている。

上昇する疾患には，脂肪肝，甲状腺機能亢進症，ネフローゼ症候群，糖尿病などがある。低下する疾患には慢性肝炎，重症消耗性疾患（悪性腫瘍，貧血，結核，白血病など），遺伝性PChE欠損症，劇症肝炎，肝硬変，肝がん，薬剤の投与または中毒（カルバミン酸誘導体，有機リン製剤）などがある。

5. 検体採取と保存法 [13, 14]

凍結保存（−20℃）すれば3カ月，4℃では1カ月，室温では3日まで安定である。

採血時間，運動，食事の影響はほとんど受けないが，体位によっては高値となる。また，年齢による変動も存在する。

低ChE血症と呼ばれる家系（遺伝）があり，これらの場合にはコハク酸ジコリン（筋弛緩剤）やジブカイン，プロカイン，キシロカイン（局所麻酔薬）の使用において薬物の分解が遅くなり，呼吸麻痺などが出現することがあるため注意が必要である。

4.7.8 アミラーゼ（AMY）

1. 測定方法と原理

アミラーゼ（AMY）活性の測定法は，基質（修飾オリゴ糖）の種類や指示物質がさまざまであり，国際化の観点からJSCCは標準化対応法としてはIFCC勧告法を採用した[11]。その測定原理を反応式で示す。

$$\text{ENM} + \text{H}_2\text{O} \xrightarrow{\alpha\text{-AMY}} 4,6\text{-エチリデン-Gx} + 4\text{-ニトロフェニル-G}(7-x)$$

$$4\text{-ニトロフェニル-G}(7-x) + (7-x)\text{H}_2\text{O} \xrightarrow{\alpha\text{-グルコシダーゼ}} (7-x)\text{グルコース} + 4\text{-ニトロフェノール}$$

2. 基準範囲

・44～132U/L [12]

3. 生理的意義

デンプンやアミロースなどの多糖類のα-1,4-グリコシド結合に作用して加水分解する消化酵素である。臨床でのAMYはα-AMYであり，その大部分は膵や唾液腺より分泌される酵素である。

4. 病態との関係

AMYは膵，唾液腺，肝，腎，心，肺など体内に広く存在し，おもな産生臓器は膵と唾液腺である。膵の炎症や外分泌障害などにより血中に逸脱してくることから，膵疾患の早期診断や，経過観察における重要な指標となっている。しかし，AMYは唾液腺からも多く産生されているので，鑑別にはアイソザイムの分別定量が必要である。

AMYの半減期は短く，発症から受診までの時間が長いと正常化することがあるので，尿中AMYと対比するとよい。また，AMYと膵炎の重症度は比例しない [15]。上昇する疾患には，膵疾患，胆道十二指腸疾患，唾液腺疾患，マクロアミラーゼ血症，アミラーゼ産生腫瘍，腸閉塞，腹膜炎，消化管穿孔，腎不全，腹部外傷，手術後などがある。低下する疾患には，膵摘出，唾液腺摘出，慢性膵炎，膵実質の荒廃などがある。

5. 検体採取と保存法 [13, 14]

性差はなく，運動の影響を受けない。健常人では食事は影響しないが，有疾患例では影響する。反応にはCa^{2+}を必要とするため，EDTA採血やクエン酸Na採血では測定値が低下する。

用語 真性コリンエステラーゼ（acetyl cholinesterase；AChE），偽性コリンエステラーゼ（pseudo cholinesterase；PChE），アミラーゼ（amylase；AMY），4,6-ethylidene(G1)-4-nitrophenyl(G7)-α-(1→4)-D-maltoheptaoside（ENM），α-(1→4)-D-glucopyranosyl-G（G）

凍結保存（−20℃）すれば1年以上，4℃では1カ月，室温では3日まで安定である。

新生児ではほとんど認められない。唾液や汗はAMY活性が高いので，混入しないように注意する。

免疫グロブリンと結合したAMYをマクロAMYとよぶ[5]。疾患との関連性は低く，健常人でもしばしば認められる。確認には電気泳動分析が必須である。マクロAMYの場合は高分子AMYを形成しており，腎から排泄されにくく血中AMYが上昇を来し，尿中AMYは低値である場合が多い。

4.7.9　リパーゼ（LIP）

● 1. 測定方法と原理

リパーゼには膵リパーゼ，リポ蛋白リパーゼ，肝性リパーゼなど性状の異なる別種のリパーゼが存在する。ここでは，膵リパーゼについて述べる。

日常検査に用いられている測定方法には，①1,2-o-ジラウリル-rac-グリセロ-3-グルタル酸-（6′-メチルレゾルフィン）-エステル（DGGMR）を用いたレゾルフィン比色法，②1,2-ジグリセリド（DG）基質を用いた酵素共役反応法などがある。それぞれの測定原理を反応式で示す（図4.7.2，4.7.3）。

● 2. 基準範囲

・レゾルフィン比色法：11〜53U/L[18]
・DG基質法：5〜35U/L[18]

● 3. 生理的意義

TGなどのエステル結合を加水分解する消化酵素であり，酵母や動植物に存在する。ヒト血清中の膵リパーゼは，膵の腺房細胞で生成され膵液中に分泌される分子量約49,000の糖蛋白であり，食事によるTGの長鎖脂肪酸エステルをジグリセリンと脂肪酸に加水分解する。

● 4. 病態との関係

血清中ではほとんどが膵由来であり，尿中では通常検出されない。膵管の狭窄や閉塞による膵液のうっ滞または膵の組織破壊が起こると血中ヘリパーゼが逸脱し上昇することから，急・慢性膵炎の診断に用いられる。また，AMYと比べ臓器特異性に優れるため，急性膵炎における診断価値は高い。上昇する疾患には，急性膵炎，慢性膵炎，膵がん（初期），肝・胆道系疾患，腎不全，十二指腸潰瘍穿孔，

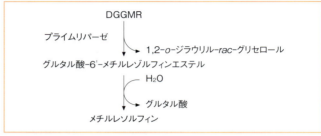

図4.7.2　膵リパーゼの測定原理（レゾルフィン比色法）

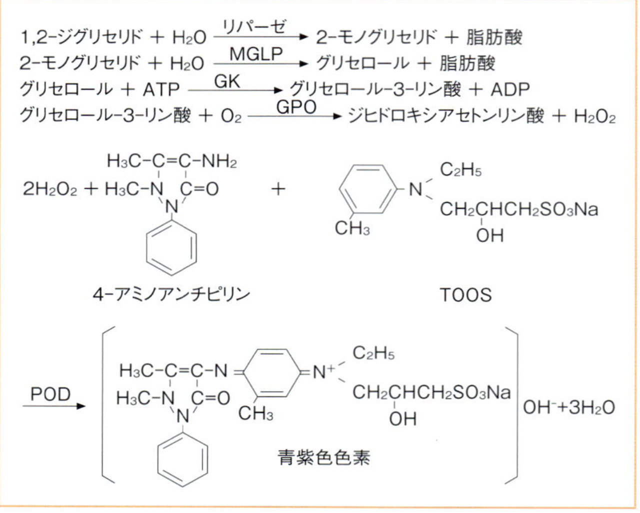

図4.7.3　膵リパーゼの測定原理（DG基質を用いた酵素共役反応法）

膵嚢胞がある。低下する疾患には，膵切除術後，膵がん末期，慢性膵炎，糖尿病などがある。

● 5. 検体採取と保存法[13, 14]

顕著な日内変動はないが，空腹時採血を原則としたほうがよい。

凍結保存（−20℃以下）すれば1年，4℃では3週間，室温では3日まで安定である。

抗凝固剤を用いた血漿の測定は不適当である。

［山﨑浩和］

📝 **用語**　1,2-o-ジラウリル-rac-グリセロ-3-グルタル酸-（6′-メチルレゾルフィン）-エステル〔1,2-o-dilauryl-rac-glycero-3-glutaricacid-（6′-methylresorufin）ester；DGGMR〕，1,2-ジグリセリド（1,2-diglyceride；DG），モノアシルグリセロールリパーゼ（monoacyl glycerol lipase；MGLP），グリセロールキナーゼ（glycerol kinase；GK），グリセロール-3-リン酸オキシダーゼ（glycerol-3-phosphate oxidase；GPO），TOOS〔N-エチル-N-（2-ヒドロキシ-3-スルホプロピル）-m-トルイジンナトリウム〕，ペルオキシダーゼ（peroxidase；POD）

参考文献

1) 菅野剛史：臨床化学検査の基礎, シスメックス株式会社, 2004.
2) 馬場茂明, 他(編)：臨床酵素ハンドブック, 講談社サイエンティフィク, 1982.
3) 菅野剛史, 他：臨床検査技術学—臨床化学—第2版, 医学書院, 1998.
4) 金井正光(監)：臨床検査法提要改訂第33版, 金原出版, 2010.
5) 高久史磨(編)：臨床検査データブック 2011-2012, 医学書院, 2011.
6) 中原一彦(監)：診断に直結する検査値の読み方事典, 総合医学社, 2014.
7) 庄司進一, 他：「B. 酵素関係(アイソザイムを含む)」, 日本臨牀増刊号　広範囲血液・尿化学検査免疫学的検査　第7版, 日本臨牀社, 2009, 367-435.
8) 本田孝行(編)：ワンランク上の検査法の読み方・考え方　第2版, 総合医学社, 2014.
9) 和田　攻(編)：臨床検査ガイド これだけは必要な検査のすすめかた・データのよみかた 縮刷版, 文光堂, 1991.
10) 櫻林郁之介(監)：検査と適応疾患, 社会保険研究所, 2013.
11) 日本臨床化学会編集委員会(編)：臨床化学 勧告法総集編 2012年度, 日本臨床化学会, 2012.
12) 日本臨床検査標準協議会 基準範囲共用化委員会(編)：日本における主要な臨床検査項目の共用基準値案, 2014.
13) 山﨑浩和：「臨床医からの質問に答える」, 検査と技術, 2012；40：755-759.
14) 山﨑浩和：「はじめよう, 検査説明」, 臨床検査, 2013；57 増刊号：1288-1289.
15) 只野壽太郎(監)：臨床化学検査ハンドブック, 東洋紡績株式会社, 2008.
16) 財団法人緒方医学化学研究所(監)：検査診断マトリックス, 医歯薬出版株式会社, 2012.
17) 臨床検査—増刊—アイソザイム検査(技術と解釈), 医学書院, 1988.
18) 河合　忠, 他(編)：異常値の出るメカニズム, 第6版, 医学書院, 2013.
19) 日本臨床化学会 酵素・試薬専門委員会：「LD：IFCC法への移行の現状」, 臨床病理, 2020；68(4)：313-317.
20) 日本臨床化学会 酵素・試薬専門委員会：「ALP：JSCC法からIFCC法への移行の現状」, 臨床病理, 2020；68(4)：305-312.

4.8 骨代謝

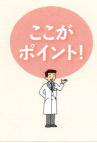

- 骨強度は骨密度と骨の質で考える。
- 骨代謝は骨吸収と骨形成で考える。
- 骨の質は骨代謝や骨の微細構造，石灰化で規定される測定方法により基準範囲は異なる。

4.8.1 骨形成マーカーと骨吸収マーカー

● 1. 測定方法と原理

(1) 骨形成マーカー

オステオカルシン（OC）は免疫放射定量法（IRMA）や電気化学発光免疫測定法（ECLIA），骨型アルカリホスファターゼ（BAP）は酵素免疫測定法（EIA），IRMA法，化学発光免疫測定法（CLIA），化学発光酵素免疫測定法（CLEIA），Ⅰ型プロコラーゲンN末端ペプチド（PINP）はラジオイムノアッセイ（RIA）やECLIA法，Ⅰ型プロコラーゲンC末端プロペプチド（PICP）はRIA法による測定が実施されている。

(2) 骨吸収マーカー

酒石酸抵抗性酸ホスファターゼ5b分画（TRACP-5b）はEIA法，Ⅰ型コラーゲン架橋N-テロペプチド（NTx）は酵素免疫吸着測定法（ELISA），Ⅰ型コラーゲン架橋C-テロペプチド（ICTP）はELISA法やECLIA法，デオキシピリジノリン（DPD）はEIA法やELISA法による測定が実施されている。

● 2. 基準範囲

- OC（IRMA法）[1]
  2.5～13ng/mL
- BAP（CLEIA法）[2]
  男性：3.7～20.9μg/L
  閉経前女性：2.9～14.5μg/L
  閉経後女性：3.8～22.6μg/L
- PINP（CLEIA法）[3]
  男性（30～83歳）：18.1～74.1ng/L
  閉経前女性（30～44歳）：16.8～70.1ng/L
  閉経後女性（45～79歳）：26.4～98.2ng/L
- TRACP-5b（EIA法）[4]
  男性：170～590mU/dL
  女性：120～420mU/dL
- NTx [5,6]
  男性：13.0～66.2nmol BCE/mmol CRE（ELISA法）
  閉経前女性：9.3～54.3nmol BCE/mmol CRE（ELISA法）
  閉経後女性：14.3～89.0nmol BCE/mmol CRE（ELISA法）
  骨吸収亢進の指標：54.3nmol BCE/mmol CRE以上（EIA法）

用語 オステオカルシン（osteocalcin；OC），免疫放射定量法（immunoradiometric assay；IRMA），電気化学発光免疫測定法（electro-chemiluminescence immunoassay；ECLIA），骨型アルカリホスファターゼ（bone alkaline phosphatase；BAP），酵素免疫測定法（enzyme Immunoassay；EIA），化学発光免疫測定法（chemiluminescent immunoassay；CLIA），化学発光酵素免疫測定法（chemiluminescent enzyme immunoassay；CLEIA），Ⅰ型プロコラーゲンN末端ペプチド（procollagen typeⅠ terminal N peptide；PINP），ラジオイムノアッセイ（radioimmunoassay；RIA），Ⅰ型プロコラーゲンC末端ペプチド（procollagen typeⅠ terminal C peptide；PICP），酒石酸抵抗性酸ホスファターゼ5b分画（tartrate-resistant phosphatase-5b；TRACP-5b），Ⅰ型コラーゲン架橋N-テロペプチド（crosslinked N-telopeptide of typeⅠcollagen；NTx），酵素免疫吸着測定法（enzyme-linked immunosorbent assay；ELISA），Ⅰ型コラーゲン架橋C-テロペプチド（crosslinked C-telopeptide of typeⅠcollagen；ICTP），デオキシピリジノリン（deoxypyridinoline；DPD），骨コラーゲン相当量（bone collagen equivalent；BCE）

- DPD（EIA法）[5]
  男性：2.1〜5.4nmol/mmol CRE
  女性：2.8〜7.6nmol/mmol CRE

3. 生理的意義

骨は不変のように見えるが，常に新陳代謝を繰り返し入れ替わっている組織である。骨代謝は，骨芽細胞が新しい骨をつくる骨形成と，破骨細胞が古い骨を壊す骨吸収の相互作用により調節されている。骨の形成と吸収のそれぞれに指標となるマーカーが存在し，上述のように骨形成マーカー，骨吸収マーカーと総称されている。

骨形成マーカーには，OC，BAP，PINP，PICPなどがあり，骨の形成過程で骨芽細胞から産生される酵素や蛋白質である。したがって，小児期など骨の代謝回転が活発な時期には高値を示す。

骨吸収マーカーには，TRACP-5b，NTx，ICTP，ピリジノリン（PYD），DPDなどがあり，骨の吸収過程で骨芽細胞から産生される酵素や，骨基質から放出されるコラーゲン架橋成分などである。

4. 病態との関係

骨粗鬆症では，骨形成の程度と骨吸収の程度が一致しない場合があり，骨吸収の程度が骨形成の程度より優位であることが多い。

BAPは，骨Paget病やくる病，骨軟化症，副甲状腺機能亢進症，甲状腺機能亢進症，がんの骨転移などで高値を示す。

5. 検体採取と保存法

骨代謝マーカーは日内変動を示す。したがって，検体の採取時間帯に留意する必要があり，一般的には早朝空腹時採血および早朝第1尿ないしは第2尿の採取が推奨されている。とくにICTPは食事の影響を受けるため，空腹時に採取する必要がある。

［藤田　孝］

用語　ピリジノリン（pyridinoline；PYD）

参考文献

1) Medical Practice 編集委員会（編）：臨床検査ガイド 2013〜2014, 211, 文光堂, 2013.
2) ベックマン・コールター株式会社　社内データ
3) ロシュ・ダイアグノスティックス株式会社　社内データ
4) 日東紡績株式会社　社内データ
5) 日本骨粗鬆症学会　骨粗鬆症診断における骨代謝マーカーの適正使用に関する指針検討委員会：「骨粗鬆症診療における骨代謝マーカーの適正使用ガイドライン（2004年度版）」，Osteoporosis Japan, 2004；12：191-207.
6) 福永仁夫：「骨代謝マーカーの年齢・性別の基準値」，Osteoporosis Japan, 2001；9：123-129.

4.9 ホルモン

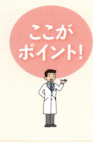

ここがポイント！
- フィードバック機構の理解が必須である。
- フィードバック機構にはネガティブフィードバックとポジティブフィードバックがある。
- 測定値・基準範囲は測定方法や測定試薬により異なる。

4.9.1 視床下部ホルモン

1. 測定方法と原理

視床下部ホルモンとしては，副腎皮質刺激ホルモン放出ホルモン（CRH），甲状腺刺激ホルモン放出ホルモン（TRH），性腺刺激ホルモン放出ホルモン（GnRH），成長ホルモン放出ホルモン（GHRH），成長ホルモン分泌抑制ホルモン（ソマトスタチン）などが知られている。有効な測定方法が確立されているのはソマトスタチンのみである。ソマトスタチンは，RIA法やELISAにより測定されるが，現在はほとんどが測定されていない。

2. 生理的意義

視床下部は間脳の一部で，第3脳室の側〜下壁を形成する神経核群であり，自律神経の中枢としてさまざまな生命活動の調節に中心的な役割を果たすほか，視床下部ホルモンなどを産生している。

3. 病態との関係

視床下部の障害により機能が低下すると，各種ホルモンの産生も低下する。

4. 検体採取と保存法

ソマトスタチンは血中の蛋白分解酵素の影響を受けやすいので，EDTA採血管を用いるのが望ましい。

4.9.2 下垂体前葉ホルモン

1. 測定方法と原理

いずれのホルモンにおいても，最も利用されているのは化学発光免疫測定法（CLIA），化学発光酵素免疫測定法（CLEIA），電気化学発光免疫測定法（ECLIA）である。

2. 基準範囲

- 副腎皮質刺激ホルモン（ACTH）[1]
  7.2〜63.3pg/mL（ECLIA法）
- 成長ホルモン（GH）[2]
  男性：2.47ng/mL以下（ECLIA法）
  女性：0.13〜9.88ng/mL（ECLIA法）

用語 副腎皮質刺激ホルモン放出ホルモン（corticotropin-releasing hormone；CRH），甲状腺刺激ホルモン放出ホルモン（thyrotropin-releasing hormone；TRH），性腺刺激ホルモン放出ホルモン（gonadotropin-releasing hormone；GnRH），成長ホルモン放出ホルモン（growth hormone-releasing hormone；GHRH），副腎皮質刺激ホルモン（adrenocorticotropic hormone；ACTH）

- プロラクチン（PRL）
  男性：4.29～13.69ng/mL（ECLIA法）[3]，3.58～12.78 mg/mL（CLIA法）[4]
  女性：6.12～30.54ng/mL（CLIA法）[4]
  女性閉経前：4.91～29.32ng/mL（ECLIA法）[3]
  女性閉経後：3.12～15.39ng/mL（ECLIA法）[3]
- 甲状腺刺激ホルモン（TSH）
  0.500～5.00μIU/mL（ECLIA法）[5]，0.35～4.94μIU/mL（CLIA法）[6]
- 黄体形成ホルモン（LH）（表4.9.1）
- 卵胞刺激ホルモン（FSH）（表4.9.1）

表4.9.1　LHとFSHの基準範囲（単位：mIU/mL）（CLIA法）

		LH	FSH
男性		0.79～5.72	2.00～8.30
女性	卵胞期	1.76～10.24	3.01～14.72
	排卵期	2.19～88.33	3.21～16.60
	黄体期	1.13～14.22	1.47～8.49
	閉経後	5.72～64.31	157.79以下

（LHは株式会社エスアールエル，株式会社LSIメディエンス社内データ，FSHは岩佐 武，他：「ARCHITECTアナライザーi2000（R）を用いた血中LH，FSHおよびPRLの全自動測定システムの臨床的検討」，産婦人科治療，2003；87：243-251より作成）

● 3. 生理的意義

下垂体前葉にはGH細胞，PRL細胞，TSH細胞，ACTH細胞，LH・FSH細胞の5種類のホルモン産生細胞が存在し，産生されたホルモンはそれぞれの標的内分泌腺を刺激してホルモン分泌を促進する。標的内分泌腺から分泌されたホルモンは，視床下部や下垂体前葉にネガティブフィードバックし，分泌が調節される。

1) ACTH：副腎皮質ホルモン合成促進作用，副腎皮質形態維持作用，副腎皮質重量維持作用，メラニン細胞刺激作用を有する。
2) GH：抗インスリン作用，脂肪分解作用，電解質再吸収作用，骨端軟骨形成促進作用，蛋白合成促進作用を有する。
3) PRL：乳腺発育促進作用，乳汁産生・分泌促進作用，性腺機能抑制作用を有する。
4) TSH：甲状腺ホルモン合成促進作用，甲状腺形態維持作用，甲状腺重量維持作用を有する。
5) LH・FSH：エストロゲン・プロゲステロン分泌促進作用，卵胞発育・排卵・黄体形成促進作用，テストステロン分泌促進作用，精巣発育作用，精子形成促進作用を有する。測定値は卵巣機能の状態により大きく変動するので，月経周期に留意しなければならない。年齢による変動も認められ，男女ともに小児期は低値であるが，その後は年齢とともに上昇し，とくに閉経後の女性では著明に上昇する。

● 4. 病態との関係

1) ACTHが上昇する疾患：Cushing病，副腎機能低下症（Addison病，Nelson症候群，先天性副腎皮質過形成など），異所性ACTH産生腫瘍
2) ACTHが低下する疾患：下垂体前葉機能低下症，ACTH単独欠損症
3) GHが上昇する疾患：先端巨大症，下垂体性巨人症
4) GHが低下する疾患：GH分泌不全性低身長症
5) PRLが上昇する疾患：プロラクチノーマ
6) PRLが低下する疾患：Sheehan症候群
7) TSHが上昇する疾患：甲状腺機能低下症（橋本病，クレチン症など），TSH産生下垂体腺腫
8) TSHが低下する疾患：甲状腺機能亢進症（Basedow病，亜急性甲状腺炎，無痛性甲状腺炎）
9) LH，FSHが上昇する疾患：Turner症候群，卵巣性無月経，Kleinfelter症候群，性早熟症
10) LH，FSHが低下する疾患：性腺機能低下症，下垂体前葉機能低下症，Sheehan症候群

● 5. 検体採取と保存法

1) ACTH：日内変動があり，早朝に高値，深夜に低値となるため，採血時間帯には注意を要する。また，ストレスでも変動するため，精神的平穏も必要となる。一般的には，早朝空腹時に20～30分安静にさせてから，採血を実施する。EDTA採血管を用いて採血し，速やかに冷却遠心，凍結保存を行う。
2) PRL：食事やストレスで高値となるため，一般的には，早朝空腹時に20～30分安静にさせてから，採血を実施する。
3) TSH：日内変動があり，夜間に高値となるため，採血時間帯には注意を要する。

用語　成長ホルモン（growth hormone；GH），プロラクチン（prolactin；PRL），甲状腺刺激ホルモン（thyroid-stimulating hormone；TSH），黄体形成ホルモン（luteinizing hormone；LH），卵胞刺激ホルモン（follicle-stimulating hormone；FSH）

4.9.3 下垂体後葉ホルモン

1. 測定方法と原理

バソプレシン（アルギニンバソプレシン，AVP）はRIA法，オキシトシンはRIA法やELISA法で測定されている。

2. 基準範囲

- AVP（RIA二抗体法）
  水制限：4.0pg/mL以下[7]
  自由飲水：2.8pg/mL以下[7]
  2.8pg/mL以下[8]
- オキシトシン（RIA二抗体法）[9]
  非妊婦：5μU/mL以下
  妊婦：3〜200μU/mL

3. 生理的意義

1) AVP：血管収縮を起こさせるホルモンとして発見されたが，最も大きな作用は生体における抗利尿作用であり，抗利尿ホルモン（ADH）ともよばれる。AVPは9個のアミノ酸からなるペプチドホルモンであり，視床下部の視交叉上核と室傍核で合成され，下垂体後葉から分泌される。AVP分泌は，血漿浸透圧と血圧（循環血漿量）により制御されており，血漿浸透圧が一定レベルを超えて上昇すると即時に分泌されて水再吸収が亢進し，血漿浸透圧を低下させる。また，血圧や循環血漿量の低下をきたした場合にも分泌されるが，この制御機構は浸透圧変動に比べると感度が低い。
2) オキシトシン：AVPと同様に9個のアミノ酸からなるペプチドホルモンであり，視床下部の視索上核と室傍核で合成され，下垂体後葉から分泌される。妊婦の子宮と乳房に作用し，出産時には子宮筋の律動的収縮を促進する。乳首などの皮膚への刺激によっても分泌が促進される。そのほか，脂質代謝におけるインスリン様作用や腎からのナトリウム利尿作用などが認められている。日内変動があり，男女ともに夜間睡眠時に高値を示す。

4. 病態との関係

1) AVP：視床下部や下垂体の障害により分泌不全が起きると，多尿や低浸透圧尿が生じる。障害の原因としては頭蓋内腫瘍や頭部外傷，自己免疫性下垂体炎などが多いが，原因不明のものも多く存在する。中枢性尿崩症の場合，一般的には渇中枢は障害されず，多尿による脱水と浸透圧上昇は多飲によって代償されるため，血清Na濃度は低下する場合が多い。
  抗利尿ホルモン分泌異常症（SIADH）によりAVPが過剰分泌されると，体液量の増加や血漿浸透圧の低下が生じてもAVP分泌は抑制されず，低浸透圧血症を呈する。SIADHの原因としては脳腫瘍や髄膜炎，脳梗塞などが多い。
2) オキシトシン：高値を示す疾患としてはSIADHや切迫流産，オキシトシン産生悪性腫瘍などがあり，逆に低値を示す疾患としては汎下垂体機能低下症がある。

5. 検体採取と保存法

1) AVP：弱い日内変動があり，昼間に低値，夜間に高値となるため，採血時間帯には注意を要する。また，飲水による血漿浸透圧低下はAVP低値を引き起こす。喫煙では高値となるため，採血前には禁煙が必須である。立位で採血すると臥位より高値となる。AVPの大部分は血小板と結合しているため，血小板破壊による上昇を防ぐにはEDTA採血管を用いるのが望ましい。採血後はただちに冷却遠心分離，凍結保存を行う。
2) オキシトシン：性差があり，女性は男性より高値を示す。さらに女性では性周期により変動し，卵胞期には黄体期より高くなり，妊娠中には週数の増加に伴って上昇し，出産後速やかに低下する。また，日内変動があり，夜間高値となることから，採血時間帯には注意を要する。一般的には早朝空腹時採血が推奨されている。採血後はただちに冷却遠心分離，凍結保存を行う。

用語 バソプレシン（vasopressin；AVP），抗利尿ホルモン分泌異常症（syndrome of inappropriate secretion of antidiuretic hormone；SIADH）

4.9.4 甲状腺ホルモン

● 1. 測定方法と原理

甲状腺ホルモンには，トリヨードサイロニン（T_3），遊離トリヨードサイロニン（free T_3），サイロキシン（T_4），遊離サイロキシン（free T_4）がありいずれにおいても最も利用されているのはCLEIA法，CLIA法，ECLIA法である。カルシトニンにはECLIA法，RIA法が利用されている。

● 2. 基準範囲

- T_3：0.80〜1.60ng/mL（ECLIA法）[5]，76〜177ng/mL（CLIA法）[10]
- free T_3：1.71〜3.71pg/mL（CLIA法）[11]，2.1〜4.1pg/mL（CLIA法）[12]
- T_4：6.10〜12.4μg/dL（ECLIA法）[5]，4.8〜11.2μg/dL（CLIA法）[13]
- free T_4：0.90〜1.70ng/dL（ECLIA法）[5]，0.70〜1.48ng/dL（CLIA法）[14]
- カルシトニン
  男性：9.52pg/mL以下（ECLIA法）[15]，5.15pg/mL以下（ECLIA法）[16]
  女性：6.40pg/mL以下（ECLIA法）[15]，3.91pg/mL以下（ECLIA法）[16]

● 3. 生理的意義

甲状腺ホルモンは全身の諸臓器に作用し，個体の成長・発育に重要な役割を果たすほか，エネルギー産生や各種代謝などの調節も行っている。甲状腺ホルモンには，サイロキシン結合グロブリン（TBG）やアルブミンなどの血漿蛋白と結合している蛋白結合型と，結合していない遊離型（free T_3，free T_4）とが存在し，細胞内で活性を示すことができるのは遊離型のみである。

カルシトニンはおもに甲状腺傍ろ胞細胞（C細胞）から分泌されるポリペプチドホルモンであり，カルシウムと無機リンの骨吸収と尿細管再吸収を抑制し，副甲状腺ホルモン（PTH）と拮抗する作用をもつ。

● 4. 病態との関係

甲状腺疾患は，甲状腺ホルモンが増加する甲状腺中毒症と，減少や作用不足による甲状腺機能低下症に分類される。甲状腺中毒症はさらに，甲状腺機能亢進症と破壊性甲状腺中毒症に分類される。甲状腺機能亢進症は主としてホルモン合成・分泌が亢進することによるもので，代表的な疾患としてはBasedow病や機能性腺腫があげられる。破壊性甲状腺中毒症は主として甲状腺ろ胞の破壊により一時的に甲状腺ホルモンが血中に漏出することによるもので，代表的な疾患としては亜急性甲状腺炎や無痛性甲状腺炎があげられる。甲状腺機能低下症は甲状腺や下垂体，視床下部の病変によりホルモン合成・分泌が低下することによるもので，代表的な疾患としては慢性甲状腺炎（橋本病）や先天性甲状腺機能低下症（クレチン病），甲状腺ホルモン不応症があげられる。

甲状腺機能亢進症で重要となるBasedow病と亜急性甲状腺炎，無痛性甲状腺炎の鑑別においては，抗甲状腺刺激ホルモン受容体抗体（TRab）や抗甲状腺刺激ホルモン刺激性受容体抗体（TSab）が測定される。TRabやTSabが陽性の場合はBasedow病，陰性の場合は亜急性甲状腺炎か無痛性甲状腺炎と診断される。甲状腺機能低下症では，抗サイログロブリン抗体（抗Tg抗体）や抗甲状腺ペルオキシダーゼ抗体（抗TPO抗体）が測定され，これらが陽性であれば慢性甲状腺炎（橋本病）と診断される。

甲状腺ホルモンには，体内において蛋白質合成やエネルギー代謝を亢進させるはたらきがあり，そういった作用が臨床化学検査データにも影響を及ぼすため，臨床化学検査データの異常が疾患発見の糸口になることも珍しくない。甲状腺機能低下症では，TCやCK，AST，ALTなどが高値を示し，亢進症ではALPが高値を示す。

カルシトニンは，高Ca血症や慢性腎不全，甲状腺髄様がん，ガストリノーマ，悪性腫瘍などで高値を示し，低Ca血症や骨粗鬆症などで低値を示す。

● 5. 検体採取と保存法

甲状腺ホルモンの測定には血清を用いる。検体自体は比較的安定である。

カルシトニンには性差があり，男性は女性より高値を示

用語 トリヨードサイロニン（triiodothyronine；T_3），遊離トリヨードサイロニン（free T_3），サイロキシン（thyroxine；T_4），遊離サイロキシン（free T_4）サイロキシン結合グロブリン（thyroxine-binding globulin；TBG），甲状腺刺激ホルモン受容体抗体（thyrotropin-stimulating hormone receptor antibody；TRab），甲状腺刺激ホルモン刺激性受容体抗体（thyrotropin-stimulating hormone-stimulating receptor antibody；TSab），サイログロブリン（thyroglobulin；），甲状腺ペルオキシダーゼ（thyroid peroxidase；TPO）

す。また，加齢に伴い減少すること，とくに女性では，女性ホルモンの分泌が低下すると減少が著しくなることに留意する。

4.9.5　副甲状腺ホルモン（PTH）

● 1. 測定方法と原理

高感度PTH（後述）はRIA法，intact PTH（後述）はCLIA法やCLEIA法，ECLIA法，whole PTH（後述）はCLEIA法やECLIA法で測定されている。

PTHは，第1世代としてC末端フラグメント（C-PTH）や中間部フラグメント（高感度PTH）が測定されていたが，これらは生理活性のないフラグメントをとらえており，正確な評価が困難であった。第2世代として，当初は完全体をとらえていると考えられてintact PTHが開発されたが，N末端側から7-84アミノ酸フラグメントもとらえていることが判明し，現在では1-84アミノ酸の完全体（whole PTH）が開発され，測定されている。

● 2. 基準範囲

- 高感度PTH：160～520pg/mL（RIA二抗体法）[17]
- intact PTH：10～65pg/mL（ECLIA法）[18]
- whole PTH：8.3～38.7pg/mL（CLEIA法）[19]

● 3. 生理的意義

PTHは84個のアミノ酸からなる分子量約9,500のペプチドホルモンであり，腎と骨を標的臓器とし，血中Ca濃度やIP濃度を調節している。腎では，遠位尿細管に作用してCaの再吸収を促進するとともに，近位尿細管にも作用し，そのシグナルは間接的に小腸からのカルシウム吸収を促進する。骨では，骨芽細胞に存在するPTH受容体を介して骨芽細胞を刺激し，骨形成に関与する。血中に放出されたPTHは細胞内でその役割を終える（Ca濃度が上昇する）と，生理活性のないフラグメントに分解され，再び血中に放出される。よって，血中には生理活性をもつPTHと生理活性をもたないPTHフラグメントが存在している。

● 4. 病態との関係

1) 副甲状腺機能亢進症：PTHの産生が増加した状態を指し，副甲状腺の腺腫，過形成，がんなどによる原発性と，腎疾患など副甲状腺以外の病変（二次性副甲状腺機能亢進症）による低Ca血症を代償するための続発性とに分類される。慢性腎不全では，腎から分泌されてCaの吸収を促進する活性型ビタミンDの分泌が低下する。その結果としてCa濃度が低下し，PTHの増加を招くことになる。二次性副甲状腺機能亢進症では，血中のCaやIPの濃度を管理することが重要となるが，低ALB血症が見られる場合にはCaの評価に注意を要し，ALB濃度による補正を行う必要がある。
2) 副甲状腺機能低下症：PTHの作用が不足した状態を指し，自己免疫異常や先天性形成不全などによる場合を特発性，甲状腺摘出などによる場合を続発性，PTHが標的細胞に作用できない場合を偽性副甲状腺機能低下症という。

● 5. 検体採取と保存法

食事によるCa摂取の影響を排除するため，早朝空腹時採血が推奨されている。また，血中のPTHは蛋白分解酵素で分解されやすいため，EDTA採血管を用いるのが望ましい。採血後はただちに遠心分離，凍結保存を行う。

4.9.6　副腎皮質ホルモン

● 1. 測定方法と原理

コルチゾールとデヒドロエピアンドロステロン（DHEA）の硫酸抱合体（DHEA-S）は，CLEIA法やCLIA法で測定される。アルドステロンはRIA法で測定されている。

● 2. 基準範囲

- コルチゾール：6.2～19.4μg/dL[20]
- アルドステロン：35.7～240pg/mL[21]
- DHEA-S：性別，年齢により異なる（表4.9.2）

用語　デヒドロエピアンドロステロン（dehydroepiandrosterone；DHEA），DHEA硫酸抱合体（dehydroepiandrosterone sulfate；DHEA-S）

表 4.9.2　DHEA-S の基準範囲（単位：μg/dL）（CLEIA 法）

年齢（歳）	男性	女性
18〜20	24〜537	51〜321
21〜30	85〜690	18〜391
31〜40	106〜464	23〜266
41〜50	70〜495	19〜231
51〜60	38〜313	8〜188
61〜70	24〜244	12〜133
71〜	5〜253	7〜177

（ベックマン・コールター株式会社社内データを基に作成）

3. 生理的意義

　副腎皮質は，コレステロールからステロイドホルモン（コルチゾールやアルドステロンなど）を合成し，分泌している。コルチゾールは，糖質代謝や蛋白代謝に対して強い作用をもつグルココルチコイドの一種である。一方，アルドステロンは，電解質の代謝に対して強い作用をもつミネラルコルチコイドの一種である。副腎アンドロゲンと総称されるDHEAおよびその硫酸抱合体DHEA-Sは，副腎皮質網状帯で生成・分泌され，末梢でテストステロンやエストロゲンに変換される。男性では生殖器の発達や機能維持，女性では恥毛や腋毛を発生させる作用などをもつ。

　副腎皮質ホルモンは肝で代謝され，アルドステロンはテトラヒドロ体として，コルチゾールは17-OHCSとして，副腎アンドロゲンは17-KSとして尿中に排泄される。

4. 病態との関係

1) コルチゾール：過剰状態の代表的疾患はCushing症候群であり，肝での糖新生亢進作用やグリコーゲン合成促進による二次性糖尿病，蛋白質分解促進による筋委縮など，骨形成抑制作用による骨粗鬆症や尿路結石，中枢神経の興奮性促進による抑うつや不眠などが生じる。分泌低下状態の代表的疾患としては先天性副腎皮質過形成やAddison病，下垂体前葉機能低下症などがあり，低血糖や易疲労感，食欲低下が生じる。

　コルチゾールの測定結果の解釈においては，血中ACTHの同時測定が不可欠である。両者とも高値の場合，ACTH依存性Cushing症候群（Cushing病または異所性ACTH症候群），ACTHが低値でコルチゾールが高値の場合はACTH非依存性Cushing症候群，ACTHが高値でコルチゾールが低値の場合は原発性副腎皮質機能低下症，両者とも低値の場合は続発性副腎皮質機能低下症が強く疑われる。

2) アルドステロン：腎の集合管に作用して，Na^+と水の再吸収を促進するとともにK^+やH^+の排泄も促進し，血圧上昇や循環血漿量増加をもたらす。したがって，分泌過剰状態（アルドステロン症や腎血管性高血圧，悪性高血圧など）では高血圧や低K血症，代謝性アルカローシスを認める。逆に分泌低下状態（先天性副腎皮質過形成やAddison病）では低血圧や低Na血症，代謝性アシドーシスを認める。

　アルドステロン値に異常を認めた場合は，レニン活性を同時に測定して病態を鑑別する。両者とも高値の場合は続発性アルドステロン症，アルドステロンが高値でレニン活性が低値の場合は原発性アルドステロン症，アルドステロンが低値でレニン活性が高値の場合はAddison病，両者がともに低値の場合は低レニン性低アルドステロン症が疑われる。

3) DHEA・DHEA-S：これらが有する男性ホルモン活性は，精巣から分泌されるテストステロンの5％程度とされる。したがって，正常量程度ではその作用は極めて弱いが，分泌過剰状態になると男性化徴候が現れる。

5. 検体採取と保存法

　コルチゾールには概日リズムがあり，早朝にピークとなることから早朝空腹時に採血する。また，ストレスでも変動するため精神的平穏も必要となる。

　アルドステロンの測定は，体位，食事，ストレス，薬剤などにより大きく変動する。とくに立位では臥位の約2倍となることから，20〜30分程度の安静臥位を保った後に採血することが望ましい。

　DHEA-SはACTHによる支配を受けているため，日内変動がある。また，男性は女性より高値を示す。年齢差もあり，20歳前後にピークを迎えた後漸減する。

用語　17-ヒドロキシコルチコイド（17-hydroxycorticosteroid；OHCS），17-ケトステロイド（17-ketosteroid；KS）

4.9.7 副腎髄質ホルモン

1. 測定方法と原理

副腎髄質ホルモンにはカテコールアミン（CA），バニリルマンデル酸（VMA），ホモバニリン酸（HVA），メタネフリンがあり，いずれもHPLC法で測定されている。

2. 基準範囲

- CA（HPLC法）
  血中アドレナリン：100pg/mL以下[22]，0.17ng/mL以下[23]
  血中ノルアドレナリン：100〜450pg/mL[22]，0.15〜0.57ng/mL[23]
  血中ドパミン：20pg/mL以下[22]，0.03ng/mL以下[23]
  尿中アドレナリン：3.4〜26.9μg/日[22]，1.1〜22.5μg/日[23]
  尿中ノルアドレナリン：48.6〜168.4μg/日[22]，29.2〜118μg/日[23]
  尿中ドパミン：365.0〜961.5μg/日[22]，100〜1000μg/日[23]
- VMA
  血中：3.3〜8.6ng/mL（HPLC法）[22]
  尿中：1.5〜4.3mg/日（HPLC法）[22]，1.4〜4.9mg/日[23]
- HVA
  血中：4.4〜15.1ng/mL（HPLC法）[22]
  尿中：2.1〜6.3mg/日（HPLC法）[22]，1.4〜4.9mg/日（LC-MS/MS法）[23]
- メタネフリン
  尿中メタネフリン：0.04〜0.19mg/日（HPLC法）[22]，0.05〜0.20mg/日（LC-MS/MS法）[23]
  尿中ノルメタネフリン：0.09〜0.33mg/日（HPLC法）[22]，0.1〜0.28mg/日（LC-MS/MS法）[23]
  尿中総メタネフリン：0.13〜0.52 mg/日（HPLC法）[22]

3. 生理的意義

副腎髄質は発生学的には交感神経の一部であり，チロシンからCAを合成し分泌している。CAにはドパミン，アドレナリン，ノルアドレナリンの3種が含まれる。副腎髄質から放出されたCAはホルモンとして血中に入り，標的細胞の細胞膜に存在するアドレナリン受容体に結合し，ホルモン作用を発揮する。ドパミンは肝でHVAに代謝され，尿中に排泄される。ノルアドレナリンとアドレナリンはドパミンと同様に肝でVMAに代謝され，尿中に排出される。

4. 病態との関係

1) 褐色細胞腫：副腎髄質または傍神経節組織から発生するCA産生腫瘍であり，高血圧や頭痛，代謝亢進，高血糖，多汗（褐色細胞腫の主要症候）を呈する。男女差はなく30〜50歳代に好発する。
   副腎髄質由来のものを狭義の褐色細胞腫，副腎外傍神経節由来のものをパラガングリオーマと明確に区別する場合もあり，副腎髄質由来の褐色細胞腫ではアドレナリン，パラガングリオーマではノルアドレナリンが優位に増加する場合が多い。
2) 神経芽細胞腫：小児において白血病に次いで多いがんであり，ほとんどが5歳以下で発症する。ノルアドレナリンを多く産生することから，血中のノルアドレナリンが高値を示すとともに，その代謝産物であるVMA，HVAが尿中に多量に排泄される。

5. 検体採取と保存法

血中CAの値は体位や運動によって変動するため，採血前に20〜30分間の安静を保つことが必要となる。さらに，採血時の痛み刺激に伴うストレスでも変動するため精神的平穏も必要であり，留置針を用いて採血することが望ましい。変動因子による影響が大きいことから，1回の採血での結果のみで異常値の判断をすべきではなく，尿中CAの測定も含め複数回の検査結果から判断すべきである。

尿中のCAやVMA，HVAは，中性〜アルカリ性下では極めて不安定となることから，24時間蓄尿を行う際には，あらかじめ蓄尿容器に6規定（6N）塩酸を加えた酸性蓄尿とする。CAは赤ワインやチーズなどで，VMAやHVAはバニラ含有食品の摂取により高値を示す場合があるので注意を要する。

用語 カテコールアミン（catecholamine；CA），バニリルマンデル酸（vanillylmandelic acid；VMA），ホモバニリン酸（homovanillic acid；HVA）．

4.9.8 性ホルモン

1. 測定方法と原理

テストステロンやエストラジオール（E_2），プロゲステロン，ヒト絨毛性ゴナドトロピン（hCG）はCLEIA法やCLIA法，ECLIA法で，エストロン（E_1）とエストリオール（E_3）はRIA法で測定される。ヒト胎盤性ラクトーゲン（HPL）はラテックス凝集免疫比濁法が用いられている。hCGにはイムノクロマト法による定性試験も広く利用されている。

2. 基準範囲

- テストステロン
  男性：1.31〜8.71ng/mL（ECLIA法）[24]，1.92〜8.84ng/mL（CLIA法）[25]
  女性：0.11〜0.47ng/mL（ECLIA法）[24]
  閉経前女性：0.15〜0.44ng/mL（CLIA法）[25]
  閉経後女性：0.12〜0.31ng/mL（CLIA法）[25]
- エストロゲン（E_1，E_2，E_3）
  尿中エストロゲン：性別，性周期，妊娠週数により異なる（表4.9.3）
  血中E_2：性別，性周期，妊娠週数により異なる（表4.9.4）
- プロゲステロン：性別，性周期，妊娠週数により異なる（表4.9.4）
- hCG：2.7mIU/mL以下[26]
- HPL：妊娠週数により異なる（表4.9.5）

3. 生理的意義

1）テストステロン，エストロゲン，プロゲステロン：いずれもステロイドホルモンであり，炭素数はそれぞれ19，18，21である。

　テストステロンは男性の場合99%が精巣のLeydig細胞で，女性は副腎および卵巣で産生・分泌される。胎生期の性分化，生殖器官の機能維持，二次性徴の発現作用のみならず，骨格筋などにおける蛋白質同化作用ももつ。

　エストロゲンは，男性の場合精巣および副腎皮質で，女性は卵巣や黄体，胎盤，副腎皮質で産生・分泌される。エストロゲンにはE_1，E_2，E_3の3種が存在し，最も生理活性が強いのはE_2である。生殖器の発育を促進し，二次性徴を発現させる。

　プロゲステロンは，男性の場合おもに副腎皮質で，女性は卵巣，黄体，胎盤で産生・分泌される。生殖器に作用し，妊娠を維持するとともに，乳腺に作用してその発育を促進する。

表4.9.3 エストロゲンの基準範囲（単位：μg/日）（RIA 硫安塩析法）

		E_1	E_2	E_3
男性		0.30〜10.0	0.10〜3.00	0.30〜10.0
女性	非妊娠卵胞期	1.00〜8.00	0.50〜5.00	1.00〜8.00
	非妊娠排卵期	2.00〜20.0	2.00〜10.0	2.00〜20.0
	非妊娠黄体期	5.00〜20.0	5.00〜20.0	5.00〜30.0
	妊娠21〜24週	410〜2,630	369〜1,270	6,700〜23,700
	妊娠25〜28週	465〜3,140	368〜1,500	8,250〜31,500
	妊娠29〜32週	379〜3,360	582〜1,500	9,450〜33,400
	妊娠33〜36週	445〜3,960	561〜2,530	11,500〜74,200
	妊娠37〜40週	465〜5,490	683〜3,130	17,400〜87,300

（株式会社エスアールエル 社内データより作成）

表4.9.4 血中E_2とプロゲステロンの基準範囲（CLIA法）

		血中E_2（pg/mL）	プロゲステロン（ng/mL）
男性		10〜40	0.1〜0.3
女性	非妊娠卵胞期	22〜147	0.1〜0.4
	非妊娠排卵期	57〜509	0.1〜3.4
	非妊娠黄体中期	56〜321	5.0〜30.8
	非妊娠月経期	7〜153	0.1〜0.7
	非妊娠閉経後	6〜37	0.0〜0.3
	妊娠初期	1,130〜29,200	19.7〜218
	妊娠中期	1,110〜39,700	26.4〜232
	妊娠後期	1,760〜41,600	29.1〜287

（株式会社エスアールエル 社内データより作成）

表4.9.5 HPLの基準範囲（ラテックス凝集免疫比濁法）

妊娠週数	HPL（μg/mL）
5〜8週	0.07以下
9〜12週	1.1以下
13〜16週	0.3〜2.1
17〜20週	0.7〜3.6
21〜24週	1.3〜5.6
25〜28週	2.2〜8.0
29〜40週	3.0〜9.9

（株式会社エスアールエル 社内データより作成）

用語 エストラジオール（estradiol；E_2），ヒト絨毛性ゴナドトロピン（human chorionic gonadotropin；hCG），エストロン（estrone；E_1），エストリオール（estriol；E_3），ヒト胎盤性ラクトーゲン（human placental lactogen；HPL）

2）hCG：妊娠初期に絨毛組織で産生・分泌されるホルモンであり，妊娠の維持にはたらいている。
3）HPL：胎盤で産生・分泌される。妊娠経過とともに増加する。

● 4. 病態との関係

1）テストステロン：精巣機能を反映するため，思春期早発や遅延，二次性徴不全，Klinefelter症候群，造精障害などで異常値を示す。
2）エストロゲン：E_2は排卵までの卵胞期に主として卵胞から分泌されるため，その値は卵胞発育状態の推測に用いられる。排卵期以外でE_2が高値を示す場合は，主としてE_2産生卵巣腫瘍が考えられる。妊婦尿中のエストロゲンの大部分はE_3であること，および胎児の副腎皮質から産生されるDHEA-Sに由来することから，胎児および胎盤系機能の評価に用いられ，胎児または胎盤に障害がある場合に低値を示す。E_3が異常低値を示す原因としては，①胎児側因子として胎児死亡や無脳児，先天性胎児副腎形成不全など，②胎盤側因子として妊娠中毒症などによる胎盤機能不全など，③母体側因子として重篤な腎機能不全など，が考えられる。
3）hCG：妊娠に特異性が高く，とくに子宮外妊娠の補助診断として広く測定されている。正常妊娠では一般に妊娠5週目以降急激に上昇するが，子宮外妊娠では比較的低い値で推移する場合が多い。そのほか，絨毛性疾患（胞状奇胎や絨毛がんなど），異所性hCG産生腫瘍などでも異常値を示し，胞状奇胎ではhCGは高値を示すがHPLは低値を示す。絨毛がんではβ-hCGが産生されることが多いため，同時測定が有効である。

● 5. 検体採取と保存法

テストステロンには日内変動があるため，早朝採取が望ましい。エストロゲンとプロゲステロンは，年齢差，性別に加え性周期と妊娠週数によっても測定値が大きく変動するため，注意を要する。

4.9.9　膵臓ホルモン

● 1. 測定方法と原理

インスリンはCLEIA法やCLIA法により測定が実施されていたが，近年では新たに開発されたラテックス免疫比濁法が用いられている。グルカゴンはRIA法，ソマトスタチンはRIA法やELISA法で測定されている。

● 2. 基準範囲

- インスリン：1.84～12.2 μIU/mL（CLEIA法）[27]，1.7～10.4 μU/mL（CLIA法）[28]
- グルカゴン：70～174 pg/mL（RIA二抗体法）[29]

いずれも空腹時の基準範囲である。

● 3. 生理的意義

1）インスリン：血糖低下作用をもつただ1つのホルモンであり，膵ランゲルハンス島β細胞から分泌される。筋肉や脂肪細胞においてグルコースの取込みを促進するとともに，肝や筋肉でのグリコーゲンの合成促進，肝での糖新生を抑制する。
2）グルカゴン：血糖上昇作用を有するホルモンであり，膵ランゲルハンス島α細胞から分泌される。
3）ソマトスタチン：インスリンやグルカゴンなどの分泌を抑えるホルモンであり，視床下部から分泌されるが，膵δ細胞からも分泌される。

● 4. 病態との関係

1）インスリン：インスリンの量的不足あるいは作用不足により細胞がグルコースを正常に取り込めなくなり，慢性の高血糖状態となることを糖尿病という。自己免疫や遺伝素因などにより膵からのインスリン分泌が障害されるものを1型糖尿病とよび，おもに小児～青年期に発症し，糖尿病全体の約5%を占める。一方，インスリンは分泌されているものの，遺伝素因や生活習慣によりインスリンが効きにくく（インスリン抵抗性），細胞がグルコースを取り込めなくなっているものを2型糖尿病とよぶ。おもに中高年で発症し，肥満体型が多く，糖尿病全体の約95%を占める。インスリン治療を行うようになると，血中に抗インスリン抗体が認められる場合が多く，また，多くの測定キットでは内因性インスリンと外因性インスリンを区別できず測り込んでしまうため，C-ペプチドを測定して評価することが多い。
2）グルカゴン：グルカゴンの血中濃度は主として血糖値によって規定される。グルカゴンはインスリンとともにグルコース恒常性維持の主たる役割を果たしていることから，グルカゴン濃度の異常はグルコース恒常性維持シス

テムの異常を反映していると考えられる。糖尿病や急性膵炎で高値を示し，膵全摘術後や重症慢性膵炎では低値を示す。また，著しい高値（500pg/mL以上）を示す場合にはグルカゴン産生腫瘍を考慮する。

5. 検体採取と保存法

1) インスリン：食事により追加分泌されるので，食後に高値となる。一般的には早朝空腹時に採血する。また，赤血球中に存在するインスリン分解酵素のはたらきにより，溶血では低値となる。EDTA採血管を用いるのが望ましい。
2) グルカゴン：血中に存在する蛋白分解酵素の影響を受けて低値となるため，EDTAとアプロチニン（蛋白分解酵素阻害剤）を添加して採取するのが望ましい。
3) ソマトスタチン：グルカゴンと同じく血中の蛋白分解酵素の影響を受けやすいので，EDTA採血管を用いるのが望ましい。

4.9.10 消化管ホルモン

1. 測定方法と原理

消化管ホルモンにはガストリン，セクレチン，血管作動性腸管ペプチド（VIP）があり，いずれもRIA法で測定されている。

2. 基準範囲

- ガストリン：200pg/mL以下（RIAPEG法）[30]，37〜172pg/mL（RIAPEG法）[31]
- VIP：100pg/mL以下（RIA二抗体法）[32]

3. 生理的意義

1) ガストリン：胃幽門前庭部から小腸上部の粘膜上に存在するガストリン分泌細胞（G細胞）で産生・分泌される。食事による蛋白質摂取や胃内pHがアルカリ性に傾くことが刺激となって分泌され，血行性に胃腺に作用し，胃酸分泌を促進する。
2) VIP：食道から直腸までの全域の神経組織に分布しており，消化管や血管平滑筋を弛緩させるほか，結腸からの水や電解質排出を促進するとともに，胃酸分泌を抑制している。

4. 病態との関係

1) ガストリン：ガストリノーマ（Zollinger-Ellison症候群），萎縮性胃炎，悪性貧血，副甲状腺機能亢進症，腎機能障害で高値を示す。ガストリノーマはガストリン産生腫瘍であるため高値を示すのに対し，萎縮性胃炎では胃粘膜の萎縮による胃酸分泌低下に対するフィードバック機構がはたらくため高値となる。悪性貧血ではビタミンB_{12}欠乏により巨赤芽球性貧血が起こり，無酸症に伴う胃粘膜萎縮が生じるため，やはりフィードバック機構がはたらいて高値となる。副甲状腺機能亢進症では，高Ca血症によるカルシウムがG細胞を刺激するために高値となる。また，ガストリンは腎で代謝・排泄されるため，腎機能障害でも高値となる。
2) VIP：VIP産生腫瘍で高値となる。成人では膵ランゲルハンス島腫瘍，小児では神経芽細胞腫として認められる。

5. 検体採取と保存法

ガストリンは食事による影響を受けるため，一般的には早朝空腹時に採取する。

VIPは，EDTAとアプロチニン（蛋白分解酵素阻害剤）を添加して採取する。

4.9.11 アディポサイトカイン

1. 測定方法と原理

レプチンはRIA法やELISA法，アディポネクチンはラテックス免疫比濁法で測定されている。腫瘍壊死因子（TNF-α）にはELISA法が用いられている。PAI-1はtPA・PAI-1複合体〔組織プラスミノーゲンアクチベーター

用語 血管作動性腸管ペプチド（vasoactive intestinal peptide；VIP），プラスミノーゲン活性化抑制因子（plasminogen activator inhibitor-1；PAI-1），組織プラスミノーゲンアクチベーター（tissue plasminogen activator；tPA），ラテックス近赤外免疫比濁法（latex photometric immunoassay；LPIA） (tPA）との複合体〕としてELISA法やラテックス近赤外免疫比濁法（LPIA）で測定されている。

2. 基準範囲

- レプチン（RIA二抗体法）[33]
  - 男性：0.9～13.0 ng/mL
  - 女性：2.5～21.8 ng/mL
- アディポネクチン：4.0 μg/mL 以上（LTIA法）[34]
- TNF-α：0.6～2.8 pg/mL（ELISA法）[35]，1.79 pg/mL 以下（CLEIA法）[36]

3. 生理的意義

レプチン，アディポネクチン，TNF-α，PAI-1，アンギオテンシノーゲンなどの総称である。アディポサイトカインは，おもに脂肪細胞から産生・分泌される生理活性物質であり，脂質代謝や糖代謝に関与し，代謝を円滑にするはたらきがある。

1) レプチン：摂食を司り，食欲抑制にはたらく。
2) アディポネクチン：血管壁修復にはたらくことから，動脈硬化の予防，インスリン作用の円滑化，血圧低下作用を有する。
3) TNF-α：感染や炎症時に主として活性化マクロファージから産生され，血管内皮細胞を活発化させる。その結果として組織因子が発現するとともに抗凝固因子の発現が低下し，線溶系因子の活性低下を引き起こす。また，脂肪細胞からも分泌され，インスリン抵抗性を引き起こす。
4) PAI-1：t-PAの活性を消失させ，線溶系を抑制することから，血栓融解の妨害作用をもつ。

4. 病態との関係

1) レプチン・アディポネクチン：レプチンは脂肪細胞から分泌され，おもに視床下部の受容体を介して強力な摂食抑制やエネルギー消費亢進をもたらす。したがって，遺伝的素因を始めとする何らかの原因によりレプチンの満腹中枢への作用が低下すると，肥満や動脈硬化が引き起こされると考えられている。一方，肥満者の血中レプチン濃度は体脂肪量に比例して上昇しており，肥満者ではレプチン抵抗性による作用不足が肥満状態を増悪させていると考えられる。さらに，内臓脂肪が増えるとアディポネクチンの分泌が減少することから，動脈硬化が促進される。
2) TNF-α：当初は腫瘍細胞に出血性壊死をもたらす因子として発見されたが，最近では炎症性サイトカインの1つとして理解されており，関節リウマチなどの発症・進展に関与している。TNF-αはマクロファージから産生され，好中球や血管内皮細胞にはたらきかけて，炎症を進展させる。炎症性サイトカインの中では最も速く産生され，続いてインターフェロンγやインターロイキン（IL）-1，IL-6が誘導されてくる。また，インスリン妨害作用をもち，内臓脂肪が増えると分泌が亢進することから，インスリン抵抗性が増大し，糖尿病を引き起こす。
3) PAI-1：血栓融解作用を示すプラスミンの妨害作用をもち，内臓脂肪が増えると分泌が亢進することから，脂質代謝異常症や動脈硬化症に加えてPAI-1の作用が亢進すると，冠動脈疾患の危険性が増大すると考えられる。
4) アンギオテンシノーゲン：血圧上昇作用をもつアンギオテンシンの分泌を亢進させるため，高血圧を惹起すると考えられている。

5. 検体採取と保存法

レプチンはEDTA採血管，t-PA・PAI-1複合体はクエン酸採血管を用い，速やかに冷却遠心分離，凍結保存する。

［藤田　孝］

参考文献

1) ロシュ・ダイアグノスティックス株式会社　社内データ.
2) ロシュ・ダイアグノスティックス株式会社　社内データ.
3) ロシュ・ダイアグノスティックス株式会社　社内データ.
4) 岩佐　武, 他:「ARCHITECT アナライザー i2000（R）を用いた血中 LH, FSH および PRL の全自動測定システムの臨床的検討」, 産婦人科治療, 2003 ; 87 : 243-251.
5) 楚南盛正, 他:「電気化学発光免疫測定装置「Modular Analytics〈EE〉」を用いた TSH および甲状腺ホルモン測定法の基礎的, 臨床的検討」, 医学と薬学, 2001 ; 46 : 759-771.
6) アボット ジャパン株式会社　社内データ.
7) ヤマサ醤油株式会社　社内データ.
8) 株式会社 LSI メディエンス　社内データ.
9) 須藤　忠満, 他:「オキシトシンのラジオイムノアッセイ」, ホルモンと臨床, 1978 ; 26 : 179-187.
10) アボット ジャパン株式会社　社内データ.
11) 株式会社 LSI メディエンス　社内データ.
12) アボット ジャパン株式会社　社内データ.
13) アボット ジャパン株式会社　社内データ.
14) アボット ジャパン株式会社　社内データ.
15) ロシュ・ダイアグノスティックス株式会社　社内データ.
16) 株式会社 LSI メディエンス　社内データ.
17) 株式会社エスアールエス　社内データ.
18) 株式会社エスアールエス　社内データ.
19) 富士レビオ株式会社　社内データ.
20) ロシュ・ダイアグリスティックス株式会社　社内データ.
21) 株式会社エスアールエス　社内データ.
22) 株式会社エスアールエス　社内データ.
23) 株式会社 LSI メディエンス　社内データ.
24) 木内理世, 他:「エクルーシス試薬 テストステロンⅡ, LH, FSH の基準値の検討」, 医学と薬学, 2010 ; 64 : 87-93.
25) 松崎利也, 他:「新たに開発されたアーキテクト・テストステロンⅡの性能評価と多嚢胞性卵巣症候群（PCOS）の診断における有用性の検討」, 医学と薬学, 2013 ; 70 : 331-339.
26) 株式会社エスアールエス　社内データ.
27) 株式会社エスアールエス　社内データ.
28) 株式会社 LSI メディエンス　社内データ.
29) 株式会社エスアールエス　社内データ.
30) 富士レビオ株式会社　社内データ.
31) 株式会社エスアールエス　社内データ.
32) 株式会社 LSI メディエンス　社内データ.
33) 松浦一陽, 他:「血清レプチン値の基準値範囲設定の試み」, 医学の歩み, 1998 ; 187 : 201-204.
34) 梁　美和, 船橋　徹:「アディポネクチン」, 日本臨床, 2005 ; 63-8 : 595〜599.
35) 株式会社エスアールエス　社内データ.
36) 株式会社 LSI メディエンス　社内データ.

4.10 ビタミン

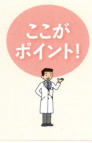

ここがポイント！
- ビタミンは脂溶性ビタミン4種類と水溶性ビタミン9種類である。
- ビタミンは代謝調節に関与する必須栄養素である。
- 体内ではほとんど合成されないため食品より摂取される。
- 測定法はHPLC法や質量分析法などがある。
- 不安定なものが多いので測定までの保存に注意する。

4.10.1 脂溶性ビタミン

脂溶性ビタミンには，表4.10.1に示すようにビタミンA，D，E，Kがある。

表4.10.1 脂溶性ビタミンの種類

脂溶性ビタミン	化学名
ビタミンA	レチノール，レチナール，レチノイン酸
ビタミンD	カルシフェロール
ビタミンE	トコフェロール，トコトリエノール
ビタミンK	フィロキノン，メナキノン類

◆ビタミンA

1. 測定方法と原理

高速液体クロマトグラフィー（HPLC）法などがある。

2. 基準範囲

- 97～316IU/dL[2]，431～1,041ng/mL[3]

統一された基準範囲はなく，測定施設が設定している。

3. 生理的意義

血中のビタミンAの90％以上を占めるレチノールは，肝細胞で合成されたレチノール結合蛋白（RBP）と結合して循環するため，肝における蛋白合成能や栄養状態の指標として測定される。RBP濃度が低下する症例ではビタミンA濃度も低下する。

4. 病態との関係

欠乏症では成長不良，暗順応低下，皮膚の乾燥や角化などが見られる。

5. 検体採取と保存方法

空腹時に分離剤入り採血管で採取する。遠心分離後に血清を遮光スピッツに分注し，凍結（−20℃以下）保存する。

◆ビタミンD，1,25-ジヒドロキシビタミンD_3 〔1,25$(OH)_2D_3$〕，25-ヒドロキシビタミンD

1. 測定方法と原理

放射性免疫測定法（RIA）や化学発光免疫測定法（CLIA）や液体クロマトグラフィータンデム質量分析法（LC-MS/MS）などがある。

2. 基準範囲

- RIA法での1,25-$(OH)_2$ビタミンD：20～60pg/mL[4]
- CLIA法での25-OHビタミンD：20ng/mL以下[5]
- LC-MS/MS法での25-OHビタミンD分画[6]
  D_2：12.1ng/mL以下
  D_3：5.5～41.4ng/mL

用語 高速液体クロマトグラフィー（high performance liquid chromatography；HPLC）法，レチノール結合蛋白（retinol binding protein；RBP），放射性免疫測定法（radioimmunoassay；RIA），液体クロマトグラフィータンデム質量分析（liquid chromatography / tandem mass spectrometry；LC-MS/MS）法

3. 生理的意義

生体内ではビタミンDは肝で水酸化され、25-OH-D_3となって血中に存在する。そして、腎でさらに水酸化されて活性型の1,25-ジヒドロキシビタミンD_3〔1,25-$(OH)_2D_3$〕に代謝される。副甲状腺ホルモンにより合成が促進される一方、小腸におけるCaの吸収と骨からのCaの溶出を促進し、血中Ca濃度を上昇させる。通常ビタミンDは結合蛋白質と結合して血中を循環し、最終的には胆汁中に排泄される。1,25-$(OH)_2$DはビタミンDと異なり脂肪組織への沈着が少ないため、血中濃度の変動が小さい。

4. 病態との関係

副甲状腺機能低下症、くる病、骨軟化症、骨粗鬆症、慢性腎不全などで低下する。

5. 検体採取と保存方法

分離剤入り採血管で採取する。遠心分離後に血清をスピッツに分注し、凍結（−20℃以下）保存する。

◆ビタミンE

1. 測定方法と原理

蛍光法やHPLC法などがある。

2. 基準範囲

- 蛍光法：0.75～1.41mg/dL[7]
- HPLC法[8]
  α-トコフェロール：4.90～13.80μg/mL
  β-トコフェロール：0.06～0.28μg/mL
  γ-トコフェロール：0.10～2.40μg/mL
  δ-トコフェロール：0.14μg/mL以下

3. 生理的意義

メチル基の位置が異なる8種類の同族体があり、血中のビタミンEはα-トコフェロールが約90％、γ-トコフェロールが約10％を占めている。小腸から吸収され、腸管リンパ管を経て静脈に入り、肝でリポ蛋白生成に伴い受動的に拡散されて運搬される。抗酸化ビタミンともいわれ、その抗酸化作用により過酸化脂質の生成を抑制して生体膜安定作用や血管保護作用などに関与するため、老化、発がん、感染などの予防にも効力を示す。

4. 病態との関係

未熟児、新生児期や幼児期の栄養不良、肝障害による胆汁うっ滞、脂肪吸収障害例では吸収が悪く低値を示す。高脂血症では高値を示す。

5. 検体採取と保存方法

分離剤入り採血管で採取する。遠心分離後に血清を遮光スピッツに分注し、凍結（−20℃以下）保存する。

◆ビタミンK

1. 測定方法と原理

HPLC法などがある。

2. 基準範囲[9]

- ビタミンK_1：0.15～1.25ng/mL
- ビタミンK_2：0.10ng/mL以下

3. 生理的意義

第Ⅱ、Ⅶ、Ⅸ、Ⅹなどの凝固因子に必須のビタミンである。また、OCの活性化を介して骨形成を調節する作用や、ビタミンK依存性蛋白質の活性化を介して動脈の石灰化を防止する作用も重要な生理作用である。

4. 病態との関係

新生児や乳児における欠乏は出血症状に、成人における潜在的な欠乏は骨粗鬆症や動脈硬化などに関与していると考えられている。

5. 検体採取と保存方法

3.2％クエン酸ナトリウム入り試験管に、1：9の割合で血液を採取する。転倒混和後速やかに遠心分離を行って血漿を遮光スピッツに分注し、凍結保存（−20℃以下）する。

4.10.2　水溶性ビタミン

水溶性ビタミンには，表4.10.2に示すようにビタミンB，Cがある。

◆ビタミン B_1

1. 測定方法と原理

HPLC法やLC-MS/MS法などがある。

2. 基準範囲

- HPLC法：23.1〜81.9ng/mL[10]
- LC-MS/MS法：24〜66ng/mL[11]，2.6〜5.8μg/dL[12]

3. 生理的意義

大部分が生化学的に活性を有するチアミン二リン酸であり，各種酵素の補酵素として作用する。小腸および十二指腸で吸収される。

4. 病態との関係

欠乏症では消化器系症状，神経・運動器系症状，循環器系症状，脚気などが現れる。

5. 検体採取と保存方法

EDTA-2K入り採血管で採取し，よく混和してから遮光・凍結状態（−20℃以下）で保存する。

表4.10.2　水溶性ビタミンの種類

水溶性ビタミン	化学名
ビタミン B_1	チアミン
ビタミン B_2	リボフラビン
ビタミン B_3	ナイアシン（ニコチン酸，ニコチンアミド，トリプトファン）
ビタミン B_5	パントテン酸
ビタミン B_6	ピリドキシン，ピリドキサール，ピリドキサミン
ビタミン B_7(H)	ビオチン
ビタミン B_9(M)	葉酸
ビタミン B_{12}	シアノコバラミン
ビタミン C	アスコルビン酸

◆ビタミン B_2

1. 測定方法と原理

HPLC法や蛍光法などがある。

2. 基準範囲

- HPLC法
  66.1〜111.4ng/mL[13]，12.8〜27.6μg/dL[14]
- 蛍光法
  4.1〜8.8μg/dL[13]

統一された基準範囲はなく，測定施設や方法により異なる。

3. 生理的意義

体内に吸収されるとフラビンモノヌクレオチド（FMN）やフラビンアデニンジヌクレオチド（FAD）になり，おもにFADの形で存在する。いずれもフラビン酵素の補酵素としてはたらき，クエン酸回路，脂肪酸分解，ステロイドホルモンの合成などに関与する。

4. 病態との関係

欠乏または代謝障害があると口角炎，口唇炎，口内炎，結膜炎，脂漏性皮膚炎，全身疲労感などの症状が現れる。

5. 検体採取と保存方法

EDTA-2K入り採血管で採取し，よく混和してから遮光・凍結状態（−20℃以下）で保存する。

◆ビタミン B_6

1. 測定方法と原理

HPLCなどがある。

用語　フラビンモノヌクレオチド（flavin mononucleotide；FMN），フラビンアデニンジヌクレオチド（flavin adenine dinucleotide；FAD）

2. 基準範囲[15]

- ピリドキサミン（PM）
  0.6 ng/mL以下
- ピリドキサール（PAL）
  男性：6.0〜40.0 ng/mL
  女性：4.0〜19.0 ng/mL
- ピリドキシン（PN）
  3.0 ng/mL以下

3. 生理的意義

PN，PAL，PMの3型がある。生体内ではリン酸エステル型で存在し，大部分を占めるPALはピリドキサールリン酸（PLP）に変換される。PLPには，おもにアミノ酸代謝に関わる酵素の補酵素としての役割がある。

4. 病態との関係

食品に多く含まれるので欠乏症はまれである。しかし，薬剤の投与による補酵素作用の不活性化，腫瘍などによる過剰消費に由来する欠乏などが生じると口内炎，貧血，脂漏性皮膚炎，末梢神経炎などの症状が現れる。

5. 検体採取と保存方法

分離剤入り採血管で採取し，遮光して冷蔵保存する。

◆ビタミン B_{12}

1. 測定方法と原理

電気化学発光免疫測定法（ECLIA），化学発光酵素免疫測定法（CLEIA）がある。そのほかHPLC法や微生物定量法なども用いられる。

2. 基準範囲[16]

- 180〜914 pg/mL

3. 生理的意義

ヒトの体内では合成されないため，食事から摂取する必要がある。経口摂取されると胃粘膜細胞から分泌される内因子と結合し，回腸から吸収される。その後，門脈血中に移行してトランスコバラミンと結合し，体内臓器組織へ移送される。ビタミン B_{12} は補酵素であり，細胞の正常な成長やデオキシリボ核酸（DNA）合成に関わっている。

4. 病態との関係

摂取不足，吸収障害，転送障害，活性化障害の病態を判断するために測定される。低値であれば巨赤芽球性貧血（悪性貧血），重度の神経障害，胃切除による吸収不良，抗胃壁抗体や抗内因子抗体の存在が考えられ，小腸に影響する細菌性・炎症性疾患を引き起こす場合もある。慢性骨髄性白血病などの骨髄増殖性疾患では高値となる。

5. 検体採取と保存方法

血清または血漿を用いる。速やかに測定することが望ましく，ただちに測定できない場合は冷蔵保存する。長期に保存する場合は凍結保存（－20℃以下）とする。

◆ビタミンC

1. 測定方法と原理

HPLC法などがある。

2. 基準範囲

- 5.5〜16.8 μg/mL[17]，4.7〜17.8 μg/mL[18]

統一された基準範囲はなく，測定施設がそれぞれで設定している。

3. 生理的意義

食事から摂取され，小腸で吸収されて体内臓器や組織へ広く分布する。体内では大部分が還元型で存在する。糖代謝のほか，コラーゲン，カルニチン，副腎皮質ホルモンおよびカテコールアミンの合成などに関与し，さらに過酸化脂質および活性酸素の分解にも関与する。

4. 病態との関係

欠乏症である壊血病は，わが国ではほとんど見られない。悪性腫瘍，生活習慣病，老化などとの関係に興味がも

用語 ピリドキサミン（pyridoxamine；PM），ピリドキサール（pyridoxal；PAL），ピリドキシン（pyridoxine；PN），ピリドキサールリン酸（pyridoxal phosphate；PLP），電気化学発光免疫測定法（electro-chemiluminescence immunoassay；ECLIA），化学発光酵素免疫測定法（chemiluminescert enzyme immunoassay；CLEIA），デオキシリボ核酸（deoxyribonucleic acid；DNA）

たれている．皮下出血，鼻出血，貧血，色素沈着などの症状から潜在性の欠乏状態が推測される．

● 5. 検体採取と保存方法

採血後速やかに遠心分離し，血清0.5mLを0.8規定（0.8N）過塩素酸入り採血管に入れて十分に撹拌してから，さらに遠心分離する（除蛋白操作）．その上清を遮光スピッツに入れて凍結保存（－80℃以下）する．

◆ビタミン B_9（葉酸）

● 1. 測定方法と原理

ECLIA，CLEIAがある．そのほかHPLCや微生物定量法なども用いられる．

● 2. 基準範囲[19]

・4.0ng/mL以上

● 3. 生理的意義

生体内のホルミル基，メテニル基，メチレン基，メチル基，ホルムイミノ基などのC1単位の転移反応に関与する酵素群の補酵素として反応を促進する．そのため，プリン・ピリミジン代謝やアミノ酸代謝（グリシン，セリン，ヒスチジン，メチオニン，ステインなど），さらには蛋白質合成開始などに直接的な影響を及ぼしている．ビタミンB_{12}とともに，増殖細胞におけるDNA合成の円滑な進行に不可欠である．

● 4. 病態との関係

欠乏するとビタミンB_{12}欠乏と同様に，巨赤芽球性貧血を呈する．ビタミンB_{12}欠乏に比べて葉酸欠乏の方が，舌炎や胃腸症状は強く，神経症状は弱いかあるいは認められないのが一般的である．

● 5. 検体採取と保存方法

血清または血漿を用いる．赤血球中に葉酸が多く含まれるため，血清分離の際には溶血させないようにする．速やかに測定することが望ましく，ただちに測定できない場合は冷蔵保存する．長期に保存する場合は，血漿では濃度が低下するため血清を凍結保存（－20℃以下）する．

［岡田　健］

📖 参考文献

1) 厚生労働省：「日本人の食事摂取基準（2015年版）」策定検討報告書，厚生労働省，2014．
2) 株式会社エスアールエル　社内データ．
3) 落合潤一，他：「健常人の血清中脂溶性ビタミンの性・年齢別レベル」，藤田学園医学学会誌，1993；17：81〜85．
4) 鈴木正治，他：「Radioimmunoassayを用いた1,25(OH)2D測定キットの臨床的検討」，臨床透析，1998；14：371〜376．
5) メーカー設定（協和メディックス：25-OHビタミンD）
6) 株式会社LSI　社内データ．
7) 清水能人，他：「健常人の血清Vit.Eと血清脂質」，臨床栄養，1978；53：173〜175．
8) 株式会社ビー・エム・エル　社内データ．
9) 株式会社エスアールエル　社内データ．
10) 株式会社ビー・エム・エル　社内データ．
11) 株式会社エスアールエル　社内データ．
12) 株式会社LSIメディエンス　社内データ．
13) 株式会社エスアールエル　社内データ．
14) 株式会社ビー・エム・エル　社内データ．
15) 株式会社エスアールエル　社内データ．
16) ベックマン・コールター株式会社　設定による
17) 株式会社エスアールエル　社内データ．
18) 株式会社ビー・エム・エル　社内データ．
19) 西村和子，森　和雄：葉酸：最近の話題，生物試料分析，2012；35：299-308．

4.11 疾患マーカー

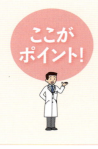

ここがポイント！

- 診断，経過観察に有用な疾患マーカーがある。
- 間質性肺炎のマーカーでKL-6を取り上げる。
- 深在性真菌症のマーカーでβ-D-グルカンを取り上げる。
- 敗血症のマーカーでプロカルシトニンを取り上げる。
- 心疾患のマーカーでBNP，トロポニン，H-FABPを取り上げる。
- 腎疾患のマーカーでシスタチンC，L-FABPを取り上げる。

4.11.1 シアル化糖鎖抗原 KL-6

● 1. 測定方法と原理

電気化学発光免疫測定法（ECLIA），化学発光酵素免疫測定法（CLEIA），酵素免疫測定法（EIA），ラテックス凝集比濁法（LA）などがある。

● 2. 基準範囲

- 105〜401U/mL[7]
- 間質性肺炎群に対するカットオフ値：500U/mL以下

● 3. 生理的意義

KL-6は，1985年に河野ら[8]が発見したシアル化糖鎖抗原である。彼らが作製したモノクローナル抗体が認識するKL-6は分子量が100万以上の巨大分子であり，肺細胞抗原クラスター9に分類されているMCU-1に属するムチンである。KL-6はⅡ型肺細胞上皮，呼吸細気管支上皮細胞，気管支腺漿液細胞などに発現しており，とくに間質性肺炎では増生したⅡ型肺上皮細胞に強く発現し，さらに血中でも高値を示すことが報告されている。肺外臓器の良性疾患では，血清値はほとんど上昇しない。当初は血清腫瘍マーカーとして研究されていたが，現在では間質性肺炎の活動性の指標として，あるいは線維化の過程に関与する物質として注目されている。

関連項目としてサーファクタントプロテインA（SP-A）やサーファクタントプロテインD（SP-D）などがある。

● 4. 病態との関係

臨床的に間質性肺炎が疑われる患者の診断と治療を目的として検査を実施し，間質性と非間質性の鑑別を行う。

● 5. 検体採取と保存方法

分離剤入り採血管で採取する。速やかに測定することが望ましく，ただちに測定できない場合は冷蔵保存する。長期に保存する場合は凍結保存とする。

4.11.2 (1→3)β-D-グルカン

● 1. 測定方法と原理

アルカリ処理-発色合成基質カイネティック法（ファンギテックGテストMK；MK法），アルカリ処理-発色合成基質エンドポイント法（ファンギテックGテストTE；TE法），希釈加熱-比濁時間分析法（β-グルカンテストワ

用語 酸素免疫測定法（enzyme immunoassay；EIA），サーファクタントプロテインA（surfactant protein-A；SP-A），サーファクタントプロテインD（surfactant protein-D；SP-D），

コー；ワコー法），希釈加熱-発色合成基質エンドポイント法（β-グルカンテストマルハ；マルハ法）などがある。

図4.11.1にワコー法の測定原理を示す。MK法では凝固酵素以下の反応に発色合成基質を用いる。マルハ法では遊離物質に発色液を加えて測定する。

● 2. カットオフ値

- ワコー法，マルハ法：11pg/mL 未満[9]
- MK法，TE法：20pg/mL 未満[10]
  測定方法により異なる。

● 3. 生理的意義

真菌の細胞膜構成成分の1つであり，真菌細胞壁を特徴付ける主要な成分である。接合菌，いわゆるムコールを除くすべての真菌に見られる。カブトガニの血球成分より抽出されたG因子が，β-D-グルカンと敏感に特異的に反応することを利用し，血漿および血清を用いて測定する。セルロース膜による血液透析を受けている患者や，開胸・開腹手術，広汎熱傷などで大量のガーゼが使用された例では，透析膜やガーゼに混入しているβ-D-グルカンが溶出するため偽陽性反応が見られる。また，製造過程でセルロース膜が使用されたアルブミン製剤やγ-グロブリン製剤などの血液製剤を投与された患者でも高値になることがある。

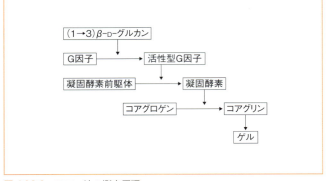

図4.11.1　ワコー法の測定原理

関連項目としてエンドトキシン，カンジダ抗原やアスペルギルス抗原などがある。

● 4. 病態との関係

深在性真菌症の迅速な診断と，治療法の選択および治療効果の判定に利用する。

● 5. 検体採取と保存方法

採血から測定まで，コンタミネーションを防ぐために専用の採血管，専用容器および専用ピペットチップを使用する。速やかに測定することが望ましく，ただちに測定できない場合は遠心分離後，専用試験管のまま冷蔵保存する。

4.11.3　プロカルシトニン（PCT）

● 1. 測定方法と原理

定性法であるイムノクロマトグラフィー法と，定量法である蛍光酵素免疫測定（ELFA）法，ECLIA法，CLEIA法などがある。

● 2. 基準範囲

- 定量法：0.05ng/mL 未満[11]
- 敗血症の鑑別診断のカットオフ値：0.5ng/mL 未満[12]
- 敗血症の重症度のカットオフ値：2.0ng/mL 以上[13]

● 3. 生理的意義

116個のアミノ酸からなるペプチドである。当初は肺腺がんマーカーとして研究開発されたが，1993年にAssicotらが敗血症関連蛋白として報告した[14]。甲状腺C細胞から産生されるカルシトニンの前駆体であり，通常血中には分泌されない。しかし，細菌感染時には全身の臓器で産生されて血中に分泌されるため，細菌性敗血症の早期診断マーカーとして優れている。感染症発症後早期より血中濃度が上昇し，半減期は約22時間と長いため長時間血中で維持されやすい。その一方で，ウイルス性感染症や真菌感染症では増加しにくいとされている。

関連項目としてプレセプシン，C反応性蛋白（CRP）などがある。

● 4. 病態との関係

細菌性感染症と非細菌性感染症を鑑別する目的で測定される。

用語　プロカルシトニン（procalcitonin；PCT），蛍光酵素免疫測定（enzyme-linked fluorescent immunoassay；ELFA）

● 5. 検体採取と保存方法

分離剤入り採血管で採取する。速やかに測定することが望ましく、ただちに測定できない場合は冷蔵保存する。長期に保存する場合は凍結保存（－20℃以下）とする。

4.11.4　脳性ナトリウム利尿ペプチド（BNP）

● 1. 測定方法と原理

定性法であるイムノクロマトグラフィー法と定量法であるELFA法，ECLIA法，CLEIA法などがある。

● 2. 基準範囲

・定量法：18.4pg/mL以下[15]

● 3. 生理的意義

主として心室から分泌され，環状構造を有する32個のアミノ酸からなるホルモンである。血管拡張作用，利尿作用，ナトリウム利尿作用を有し，交感神経系およびレニン-アンギオテンシン系を抑制してそれらのホルモンと拮抗的にはたらき，心不全などの病態を改善させることが報告されている。健常人の血漿中BNP濃度は極めて低いが，慢性および急性心不全患者ではその重症度に応じて著明に上昇し，治療によって低下することから，その測定は心不全の病態把握に高い有用性が認められている。血清での測定が可能なBNP前駆体N端末フラグメント（NT-proBNP）は他の臨床化学検査心筋マーカーと同時に測定できるため，こちらが測定されることもある。

● 4. 病態との関係

心不全が疑われる患者や治療中の患者で測定される。そのほか急性心筋梗塞，狭心症，心肥大，高血圧症，腎不全でも異常値を示す。

● 5. 検体採取と保存方法

安静時にEDTA-2Na入りの採血管で採取してよく混和する。溶血した検体では測定値が低くなる。速やかに測定することが望ましく，ただちに測定できない場合は冷蔵保存6時間以内に血漿分離を行い，血漿を速やかに凍結保存（－20℃以下）する。

4.11.5　トロポニンT（TnT），トロポニンI（TnI）

● 1. 測定方法と原理

定性法であるイムノクロマトグラフィー法と，定量法であるECLIA法（TnT），CLEIA法（TnT，TnI）などがある。

● 2. 基準範囲

・TnT定量法：0.014ng/mL以下[16]
・TnI定量法：0.04ng/mL以下[16]

測定機器や試薬により基準範囲が異なるので注意が必要である。

● 3. 生理的意義

心筋は筋原線維の集合体である。筋原線維は図4.11.2に示すようにIフィラメントとAフィラメントで構成されており，太いAフィラメントはミオシンで形成されている。細いIフィラメントはアクチン，トロポミオシン，およびトロポニンで構成され，トロポニンはさらにTnT（図4.11.2中のT），トロポニンC（図4.11.2中のC），およびTnI（図中のI）の3成分からなっている。トロポニンは心筋の構造蛋白であり，筋収縮のキーポイントであるCaの活性化に関与して筋収縮機能を調節している。TnTと，TnIは心筋と骨格筋でアミノ酸組成が異なっており，これを利用して免疫学的手法で心筋特異性TnTおよびTnIを測定している。高感度法では超急性期の心筋障害マーカー

📝 **用語**　脳性ナトリウム利尿ペプチド（brain natriuretic peptide；BNP），BNP前駆体N末端フラグメント（plasma N-terminal pro-brain natriuretic peptide；NT-proBNP），トロポニンT（troponin T；TnT），トロポニンI（troponin I；TnI）

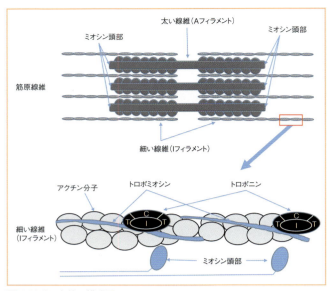

図 4.11.2 心筋の模式図
図中で黒く示されているのはトロポニンで，トロポニンは TnT (T)，TnCC (C)，TnI (I) で構成される。

として利用されている。

関連項目としてクレアチンキナーゼ-MB（CK-MB），ミオグロビン，H-FABP（後述）などがある。

● 4. 病態との関係

急性心筋梗塞の診断，急性冠症候群の予後評価，慢性心不全患者の予後評価などに用いられる。急性心筋梗塞の場合，発症後3〜8時間で測定値が上昇し，12〜18時間でピークを迎え，以後4〜9日間は上昇した値が維持される。

● 5. 検体採取と保存方法

分離剤入り採血管で採取する。速やかに測定することが望ましく，ただちに測定できない場合は冷蔵保存する。長期に保存する場合は凍結保存（−20℃以下）とする。

4.11.6　シスタチン C（Cys-C）

● 1. 測定方法

ネフェロメトリー法，ラテックス凝集比濁法，金コロイド凝集法などがある。

● 2. 基準範囲[17]

ネフェロメトリー法
・0.53〜0.95mg/L
ラテックス凝集比濁法
・0.59〜1.03mg/L
金コロイド凝集法
・男性：0.63〜0.95mg/L
・女性：0.56〜0.87mg/L

● 3. 生理的意義

分子量13,300の塩基性低分子蛋白質であり，システインプロテアーゼインヒビターの一種である。コードする遺伝子はハウスキーピングタイプで，全身の細胞から産生・分泌され，血中では単量体として存在する。血中に分泌されたCys-Cは糸球体基底膜を通過するのに十分な低分子サイズであるため，腎糸球体で速やかにろ過される。そして，そのほとんどが近位尿細管で再吸収されて異化され，再度血中に戻ることはない。産生量が体内外の因子に影響されず常に一定であり，血中からの排出が糸球体ろ過によってのみ行われるというCys-Cの性質は，糸球体ろ過量（GFR）の指標となる内因性マーカーとして理想的なものである。Cys-C血中濃度は，クレアチニンやβ_2-マイクログロブリンなどの体内外の因子にその産生量が影響される従来の内因性マーカーよりも正確にGFRを反映する*。

> **参考情報**
> 推算糸球体ろ過量（eGFR）cys（mL/分/1.73m²）
> 男性の値：$(104 \times Cys\text{-}C^{-1.019} \times 0.996^{年齢}) - 8$
> 女性の値：$(104 \times Cys\text{-}C^{-1.019} \times 0.996^{年齢} \times 0.929) - 8$
> （CKD診療ガイド2012 日本腎臓学会編 東京医学社 2012）

● 4. 病態との関係

腎機能障害が疑われる患者で上昇する。甲状腺機能亢進症やステロイド投与でも上昇傾向となるので注意が必要である。

● 5. 検体採取と保存方法

血清または血漿を用いる。速やかに測定することが望ましく，ただちに測定できない場合は冷蔵保存する。長期に保存する場合は凍結保存（−80℃以下）とする。

用語　クレアチンキナーゼ-MB（creatine kinase-MB isozyme；CK-MB），シスタチンC（cystatin C；Cys-C），糸球体ろ過量（glomerular filtration rate；GFR），推算糸球体ろ過量（estimated glomerular filtration rate；eGFR）

4.11.7 脂肪酸結合蛋白（FABP）

◆ヒト心臓由来脂肪酸結合蛋白（H-FABP）

1. 測定方法と原理

定性法であるイムノクロマトグラフィー法と，定量法である酵素免疫吸着測定法（ELISA），ラテックス凝集法，ラテックス免疫比濁法などがある。

2. カットオフ値

・6.2 ng/mL 未満[18]

3. 生理的意義

細胞質に存在し，脂肪酸の運搬・緩衝にたずさわる低分子可溶性蛋白質であり，脂肪酸をおもなエネルギー源とする心筋での含有量は骨格筋に比し圧倒的に多い。H-FABP値による診断は心筋梗塞発症早期から高い有病正診率を示し，再灌流の指標，心筋梗塞サイズの定量指標，ならびに心臓手術時における心筋傷害程度の判定指標としての利用を始めとして，心筋に傷害をきたし得る病態の評価判定などへの応用も期待できる。

4. 病態との関係

発症後2時間以内の急性心筋梗塞の早期診断にとくに優れている。測定値は5～10時間でピークを迎え，以後24～48時間で基準範囲に戻る。

5. 検体採取と保存方法

分離剤入り採血管で採取し，冷蔵保存する。

◆尿中 L 型脂肪酸結合蛋白（L-FABP）

1. 測定方法と原理

ELISA 法，ラテックス凝集法がある。

2. 基準範囲[19]

・8.4 μg/g・CRE 以下

3. 生理的意義

肝および腎の近位尿細管に特異的に発現する可溶性の脂肪酸結合蛋白であり，生理的には再吸収機能を担う近位尿細管においてエネルギーおよび脂質代謝に重要なはたらきをしている。肝から排出された L-FABP は腎で再吸収されるため尿中にほとんど出現しないが，腎障害が起こり再吸収されなくなると出現する。また，腎由来の L-FABP は，腎疾患の発症や悪化の前に出現する尿細管の小血流障害や酸化ストレスに応答して尿中に排出されることから，糖尿病性腎症などの早期診断および重症化防止の指標となる。

関連項目として尿中微量アルブミン，尿中 N-アセチル-β-D-グルコサミニダーゼ（NAG）などがある。

4. 病態との関係

尿細管機能障害を伴う腎疾患の早期診断に有効である。

5. 検体採取と保存方法

新鮮な尿を用いて速やかに測定することが望ましく，ただちに測定できなくとも2日以内に測定できる場合は冷蔵保存する。蓄尿を用いる場合は，塩酸やホルマリンなどの薬剤は添加しない。長期に保存する場合は凍結保存（－60℃以下）とする。赤血球やその他の有形成分，沈殿物，浮遊物が含まれていると測定に影響するため，遠心処理した上清を使用する。

[岡田　健]

用語　脂肪酸結合蛋白（fatty acid binding protein；FABP），心臓由来脂肪酸結合蛋白（heart type fatty acid binding protein；H-FABP），酵素免疫吸着測定（enzyme-linked immunosorbent assay；ELISA），尿中 L 型脂肪酸結合蛋白（urinary liver type fatty acid binding protein；L-FABP），クレアチニン（creatinine；CRE），N-アセチルβ-D-グルコサミニダーゼ（N-acetyl-β-D-glucosaminidase；NAG）

📖 参考文献

1) 吉田耕一郎：アスペルギルス感染症の血清診断法と (1 → 3) β-D-グルカン測定法の進歩，日本医真菌学会雑誌，2006；47：135-142.
2) Saito Y, et al.：Brain natriuretic peptide is novel cardiac hormone, Biochem Biophy Res Commun, 1989；158：360-368.
3) Thygesen K, et al.：Universal definition of myocardial infarction, Circulation, 2007；116：2634-2653.
4) 後藤明子，他：尿中システチンC測定による腎症の新しい早期診断法の開発，臨床検査機器・試薬，1997；20：807-816.
5) 伊比文雄：心臓由来脂肪酸結合蛋白 (H-FABP) の臨床的有用性，生物試料分析，2014；37：123-128.
6) 池森敦子，他：新規に保険収載された尿中バイオマーカー：尿中L型脂肪酸結合蛋白 (L-FABP)，モダンメディア，2012；58，123-126.
7) 岩田亮一：「間質性肺炎の血清マーカーKL-6について」，生物試料分析，2014；37：346-353.
8) 河野修興：KL-6, 呼吸，1997；16：391-397.
9) 和光純薬工業株式会社 設定による.
10) Mori, T. and Matsumura, M.："Clinical evaluation of diagnostic methods using plasma and/or serum for three mycoses: aspergillosis, candidosis, and pneumocystosis", 日本医真菌学会雑誌，1999；40：223-230.
11) 久志本成樹：「3. 細菌性敗血症の診断—プロカルシトニン」，臨床検査レビュー特集第147号，2011；147：202-208.
12) Aikawa N, Fujishima S, Endo S, et al.："Multicenter prospective study of procalcitonin as an indicator of sepsis", J Infect Dis, 2005；11：152-9.
13) 吉川晃司：「肺炎 (2) 院内肺炎」，臨床透析，2008；24：1679-1680.
14) Assicot M, et al.："High serum procalcitonin concentrations in patients with sepsis and infection", 1993；341：515-518.
15) 泰江弘文，他：「健常人および心不全症例における血漿BNP濃度の検討」，ホルモンと臨床，1993；41：397-403.
16) 佐藤幸人，他：「心不全における心筋トロポニン測定」，日本心臓病学会誌，2012；7：146-151.
17) 佐藤弘恵，他：「cystatin C 精密測定」，モダンメディア，2006；52：17-22.
18) Okamoto F, et al.：Human heart-type cytoplasmic fatty acid-binding protein (H-FABP) for the diagnosis of acute myocardial infarction-Clinical evaluation of HFABP in comparison with myoglobin and CK-MB. Clin Chem Lab Med, 2000；38: 231-238.
19) Kamijo A, et al.："Clinical significance of urinary liver-type fatty acid-binding protein in diabetic nephropathy of type 2 diabetic patients", Diabetes Care, 2011；34：691-696.

4.12 薬物・毒物

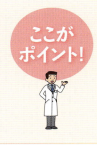

ここがポイント！
- 検査室で測定されている薬物の種類と特徴，測定方法を整理する。
- 毒物とはどのようなものがあるか理解する。
- 治療薬物モニタリング（TDM）について，対象となる薬物も含めた理解が必要である。

4.12.1 抗てんかん薬

　抗てんかん薬にはさまざまな種類があり，てんかんおよび痙攣の治療に用いられている。てんかんは種々の要因から発作が引き起こされる脳の病気であることから，治療においては発作の種類ごとに抗てんかん薬が選択される。具体的な作用機序は，Na^+の透過性とCa^{2+}の透過性を抑制し，Cl^-の透過性を亢進させることによって脳の活動を抑制し，発作を起こさせないようにするというものである。

　てんかん発作には，意識消失や全身の痙攣を伴う強直間代発作（大発作），短い意識消失が主となる欠神発作，意識障害や異常行動と痙攣を起こす部分発作がある。治療においては，血中濃度を有効とされる濃度域に維持し，てんかん発作の抑制だけでなく副作用発現の可能性を引き下げるために，血中薬物濃度を測定しモニタリングすること〔治療薬物モニタリング（TDM）〕が重要である（TDMに関してはp.224　4.12.5を参照）。

1. 代表的な抗てんかん薬

(1) フェニトイン
　作用機序：Na^+の透過性を抑えて発作を起きにくくする。強直間代発作と部分発作に有効である。
　有効濃度域：10〜20μg/mL[1]（成人）
　　　　　　　5〜20μg/mL（小児）

(2) フェノバルビタール
　作用機序：Cl^-の透過性を亢進させ発作を抑える。新生児発作，強直間代発作，部分発作に用いられる。
　有効濃度域：10〜35μg/mL[1]

(3) カルバマゼピン
　作用機序：Na^+の流入を抑えて透過性を抑制する。複雑部分発作や強直間代発作などに用いられるほか，躁うつ病や統合失調症にも使用される。
　有効濃度域：4〜12μg/mL[1]
　8μg/mLを超える場合は副作用に注意する。

(4) バルプロ酸ナトリウム
　作用機序：γ-アミノ酪酸（GABA）トランスアミナーゼを阻害し，Cl^-の透過性を亢進させる。てんかんの各種発作に使用され，躁うつ病などにも用いられる。
　有効濃度域：50〜100μg/mL[1]
　疾患により治療濃度が違うため，副作用には注意が必要である。

2. その他の抗てんかん薬

(1) ベンゾジアゼピン系薬
　ジアゼパム，ニトラゼパム，クロナゼパム，プリミドン，ゾニサミドなどがある。

用語　治療薬物モニタリング（therapeutic drug monitoring；TDM），γ-アミノ酪酸（gamma-aminobutylic acid；GABA）

4.12.2 免疫抑制剤

　免疫抑制剤とは，免疫系の活動を抑制または阻害する必要がある場合に用いられる薬剤である。自己免疫疾患の治療や移植時などの拒絶反応抑制のほか，アレルギー性などの炎症などに用いられる。免疫系の活動抑制により感染症などが生じる危険性を伴うため，免疫抑制剤を使用する場合は注意が必要である。

　免疫抑制剤には，炎症を調節するもの（グルココルチコイド），リンパ球の細胞内シグナル伝達を阻害するもの，サイトカインを阻害するもの，細胞毒により細胞の分裂を抑制するものなどがあり，免疫反応のさまざまな機序において免疫を抑制する。

1. 作用機序

(1) グルココルチコイド

　インターロイキンなどのサイトカイン遺伝子を抑制し，サイトカイン産生を抑えて免疫を抑制するほか，さまざまな炎症伝達物質の放出を抑制する。

(2) リンパ球シグナル伝達阻害薬

　シクロスポリンはTリンパ球によるサイトカインの転写・産生・遊離を抑制し，心・肺・腎・肝などの臓器移植時や自己免疫性疾患の治療時に免疫を抑制して拒絶反応を抑えるために使用される。そのほか，アトピー性皮膚炎の治療にも使用されることがある。

　タクロリムスはサイトカインの産生を抑え，細胞傷害性T細胞の分化増殖を抑えることにより免疫を抑制する。また，心・肺・腎・肝などの臓器移植時の拒絶反応抑制にも使用される。

(3) サイトカイン阻害薬

　腫瘍壊死因子-α（TNF-α）阻害薬や抗インターロイキン（IL）-6抗体などがあり，関節リウマチの治療に使用される。

(4) 細胞毒性薬

　核酸合成に関わる代謝拮抗剤などやメトトレキサートなどがある。メトトレキサートは葉酸の合成を阻害することで細胞分裂を阻害し，抗悪性腫瘍薬として免疫を抑制する。

4.12.3 抗菌薬

　従来，抗菌薬は，「人工物から生成された，病原微生物の増殖や発育を抑制したり死滅させたりする化学物質」，抗生物質は「微生物から生成された，他の病原微生物の増殖や発育を抑制したり死滅させたりする化学物質」と区分けされていた。しかし，その後の化学の進歩により，抗生物質も化学的に合成しつくり出すことが可能になった。従来の抗生物質は天然抗菌薬ともよばれ，化学的に合成された合成抗菌薬と区別されるが，抗生物質のほとんどが抗菌薬であることから一般的には抗生物質も含めて抗菌薬と総称するようになった。

　抗生物質（天然抗菌薬）は核酸合成阻害，細胞壁合成阻害，蛋白合成阻害といった作用によって分類される。また，抗菌薬は構造により，表4.12.1のようにも分類される。現在，TDMが行われている代表的な抗菌薬はアミノ配糖体系（アミノグリコシド系）とグリコペプチド系である。

表4.12.1　抗菌薬の構造による分類

天然抗菌薬	β-ラクタム系
	アミノグリコシド系
	テトラサイクリン系
	グリコペプチド系
	クロラムフェニコール系
	ケトライド系
	ポリペプチド系
	マクロライド系
	リンコマイシン系
	ホスホマイシン系
合成抗菌薬	キノロン系
	オキサゾリジノン系
	ST合剤
	サルファ剤
	ストレプトグラミン系
	ニューキノロン系

用語　腫瘍壊死因子-α（tumor necrosis factor；TNF-α），インターロイキン（interleukin；IL），スルファメトキサゾール／トリメトプリム（sulfamethoxazole・trimethoprim；ST）

1. アミノ配糖体系

蛋白質の合成を阻害する薬剤であり，アミカシン，ゲンタマイシン，トブラマイシン，アルベカシンがあげられる。グラム陽性菌，グラム陰性菌，緑膿菌，メチシリン耐性黄色ブドウ球菌（MRSA）など幅広い細菌に対して使用される。腎障害や聴力障害といった副作用に注意が必要である。

2. グリコペプチド系

細胞壁の合成を阻害する薬剤であり，バンコマイシン，テイコプラニンがあげられる。MRSAにも使用され，耐性菌に対して有効である。腎障害や聴力障害といった副作用に注意する必要があるほか，耐性菌に対して使用することから血中濃度をモニターする必要がある。

3. 薬物血中濃度測定法

現在，薬物の血中濃度測定法は免疫学的測定法や分離分析法が主流である。

免疫学的測定法としては，以前はRIA法が用いられていたが，現在はCLIA法，LA法，EIA法が用いられ，多くの病院の臨床検査室で汎用自動分析装置を用いて測定されている。

分離分析法には，HPLC法，GC法などがある。検体から薬物そのものを分離して測定するため，免疫測定法と違い，測定系において交差反応などの影響を受けずに測定することが可能であり，高感度であるが，設備が高価であるという問題点もある。

4.12.4 毒　物

毒物測定は，睡眠薬，一酸化炭素，アルコール，農薬（パラコートやジクワット），水銀，麻薬などの中毒が疑われる場合に中毒物質検索のために行われることがあるほか，中毒物質そのものの測定ではなく，ChE，一酸化炭素，Hbといった他の物質を測定して中毒物質を推定し治療することもある。毒物測定の検体としては，尿，血液，胃洗浄液，胃内容物，吐物，毛髪，爪などがあげられる。

農薬中毒における検査法としては，ハイドロサルファイト反応を用いる方法があり，パラコートがアルカリ水溶液内においてハイドロサルファイトNaで還元され，青色に変色するのを利用する。手順としては，尿試料1mLに0.1％ハイドロサルファイト含有1M水酸化ナトリウム溶液1mLを加える。パラコートは青色に，ジクワットは緑色に変色する。

現在，麻薬などの検出には検査室で簡便に使用できる検査キットが市販されている（図4.12.1）。乱用薬物の尿からの検出を目的とし，フェンシクリジン類，ベンゾジアゼピン類，コカイン系麻薬，覚せい剤，大麻，モルヒネ系麻薬，バルビツール酸類および三環系抗うつ薬の検出が簡便に行える。測定原理としては，金コロイド粒子表面に標識した薬物と尿中に存在する薬物が，試薬として加えた抗体の抗体結合部を奪い合う競合的結合免疫学的測定法（金コロイド粒子免疫法）を用いており，測定時間も11分と短時間である。ただし，麻黄（漢方薬）を含む感冒薬などの医薬品やナチュラルハーブを含む自然食品などを摂取した人の尿は偽陽性を示すこともあるので，注意が必要である。

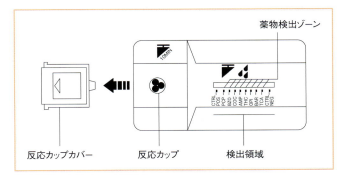

図4.12.1　トライエージDOA

（シスメックス株式会社より提供）

用語　メチシリン耐性黄色ブドウ球菌（methicillin-resistant *Staphylococcus aureus*；MRSA），ガスクロマトグラフィー（gas chromatography；GC）

4.12.5 その他

1. TDM について

　TDM とは therapeutic drug monitoring の略称であり，治療薬物モニタリングと訳され，薬物の効果や副作用を見ながら安全で適切な薬剤投与を管理する手法として用いられている。個々の患者のプロフィールや病態によって血中薬物濃度は大きく変動するため，有効治療濃度が定められている薬物や，一定の濃度を超えると副作用が出やすい薬物などでは血中薬物濃度の測定・解析を行う。TDM はすべての薬剤に必要というわけではなく，必要となる薬物の条件としては以下の4点があげられる。
　①薬物の吸収・分布・代謝・排泄の個人差が大きい
　②血中濃度と治療効果・副作用発現が相関する
　③濃度依存的に生じる副作用が重篤である
　④治療域と副作用発現域の濃度が近く，副作用を起こしやすい

以上のような考え方から現在，おもに以下のような薬剤で TDM が行われている。
1）抗てんかん薬
　　フェニトイン，フェノバルビタール，カルバマゼピン，バルプロ酸ナトリウム，ジアゼパム，ニトラゼパム，クロナゼパム，プリミドン，ゾニサミドなど
2）免疫抑制剤
　　タクロリムス，シクロスポリンなど
3）抗菌薬
　　アミノ配糖体系：ゲンタマイシン，トブラマイシン，アルベカシン
　　グリコペプチド系：バンコマイシン，テイコプラニン
4）強心配糖体
5）抗不整脈薬
6）テオフィリン
7）メトトレキサート

2. ピーク値およびトラフ値と採血時間

　薬物を反復投与したときの血中濃度を測定し解釈するうえで，臨床効果が最大となる血中濃度のピーク値と定常状態における最低血中濃度のトラフ値を管理に用いる（図4.12.2参照）

　多くの薬剤では治療効果を維持するために，血中濃度をある程度一定に保ちつつ効果と副作用の確認のためにトラフ値を採血しているが，薬剤によっては副作用がピーク値に依存する。このため，効果を見るのか副作用を見るのかによって採血時間も異なってくる。また，アミノ配糖体系抗菌薬のように効果の発現がピーク値，副作用の発現がトラフ値と，まったく逆の考え方により管理される薬剤もある。また，メトトレキサートなどは投与後血中濃度が下がっても一定以上の濃度が続くと副作用が生じるため，経時的に採血する必要がある。

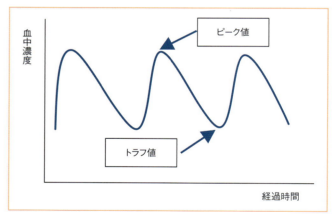

図 4.12.2　ピーク値とトラフ値

［坂西　清］

用語　ピーク値（peak value），トラフ値（trough value）

参考文献

1) 金井正光（監）：臨床検査法提要　改訂第33版，2010．

5章 臓器別データの解釈

章目次

5.1：肝・胆道・膵疾患 …………… 226

5.2：腎疾患 ………………………… 234

5.3：心・血管疾患 ………………… 245

5.4：内分泌代謝疾患 ……………… 252

5.5：筋・骨疾患 …………………… 263

5.6：感染症 ………………………… 273

5.7：肺疾患 ………………………… 280

5.8：血液疾患 ……………………… 292

SUMMARY

　本章では具体的に臨床化学検査項目がそれぞれの疾患でどのように利用されているかを臓器別・疾患別に分けて事例をあげて解説する。臨床化学検査項目は，単独で疾患の確定ができる検査項目や診断を確定するほかの検査項目（臨床血液検査，臨床微生物検査，放射線画像検査や内視鏡検査を含む臨床生理検査，病理細胞診検査など）に加えて補助的に用いられている。また全身状態を反映する検査項目であることから，あらゆる疾患の経過観察にさまざまな臨床化学検査項目が用いられていることを検査値とともに示す。検査の手法に関しては，詳細は割愛したものもあるが，詳しくは本書の2章や『臨床免疫検査技術教本』も参照してほしい。また，検査値の基準範囲に関しては，共用基準範囲の設定されている検査項目は採用し，そのほかは出典を記載している。基準範囲は成人の値を記載しているので，乳幼児の事例では成人の値と異なる項目もあるので注意が必要である。

5.1 肝・胆道・膵疾患

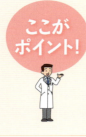

ここがポイント！
- データ解釈では臨床化学検査だけでなく，末梢血液・凝固・尿検査などのデータを丁寧にみて，異常値を抽出し，考えられる疾患，病態を推測する。
- 各検査データはそのときの病態を表しており，前回値など時系列データを参考にして原因疾患，病態を推測する。
- 各検査データの異常値から横断的に疾患の存在を推測する。
- 臓器間で連鎖した異常値を示す場合があり，1つの臓器に縛られないようにする。

5.1.1 原発性膵頭部がん

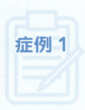

症例1

原発性膵頭部がん
- 患者　60歳台　男性
- 既往歴：心房細動（内服治療），前立腺がん（切除治癒）。
- 現病歴：尿色調異常に気づき受診。

● 1. 検査データ（表5.1.1）

【凝固検査】PT 70.1秒と延長，PT-INR 5.7と高値，PT活性10％と低値，APTT 52.2秒と延長であった。
【臨床化学検査】TB 7.0mg/dL，LD 298U/L，AST 173U/L，ALT 257U/L，ALP 818U/L，γGT 254U/L，GLU 112mg/dLと軽度高値であった。
【尿定性検査】蛋白：（＋），糖：（3＋），潜血：（2＋），ビリルビン：（3＋）と高値であった。

● 2. 検査データ解析

【末梢血液検査】PLTが減少傾向であったが，その他は基準範囲内であった。
【凝固検査】PT延長（70.1秒），PT-INR高値（5.7），PT活性低値（10％）から，凝固因子の第Ⅰ，Ⅱ，Ⅴ，Ⅶ，Ⅹ因子の先天性欠乏症および分子異常症，重症肝障害，ビタミンK欠乏症，線溶亢進，播種性血管内凝固（DIC），循環抗凝血素の存在，抗凝固療法（とくにワルファリン）を考える。APTT延長（52.2秒）から，凝固因子の第Ⅰ，Ⅱ，Ⅴ，Ⅷ，Ⅸ，Ⅹ，Ⅺ，Ⅻ因子・高分子キニノゲン・プレカリクレインの先天性欠乏症および分子異常症，重症肝障害，ビタミンK欠乏症，線溶亢進，DIC，循環抗凝血素の存在，抗凝固療法（とくにヘパリン），フォン・ヴィレブランド因子の減少を考える。
【臨床化学検査】TB高値（7.0mg/dL）から，非抱合型ビリルビン増加の場合，溶血性貧血，シャント型高ビリルビン血症，抱合型ビリルビン増加の場合，肝細胞性黄疸，胆汁うっ滞を考える。肝逸脱酵素のLD高値（298U/L）から，悪性腫瘍，肝障害，心筋梗塞，溶血性貧血，白血病，リンパ腫，慢性筋疾患，AST（173U/L）およびALT（257U/L）高値から，肝炎，肝硬変，肝腫瘍，閉塞性黄疸，心筋梗

用語　原発性膵頭部がん（primary caput pancreatis cancer），プロトロンビン時間（prothrombin time；PT），プロトロンビン時間国際標準比（international normalized ratio of prothrombin time；PT INR），活性化部分トロンボプラスチン時間（activated partial thromboplastin time；APTT），総ビリルビン（total bilirubin；TB），乳酸脱水素酵素（lactate dehydrogenase；LD），アスパラギン酸アミノトランスフェラーゼ（aspartate aminotransferase；AST），アラニンアミノトランスフェラーゼ（alanine aminotransferase；ALT），アルカリホスファターゼ（alkaline phosphatase；ALP），γ-グルタミールトランスペプチダーゼ（γ-glutamyl transpeptidase；γGT），グルコース（glucose；GLU），血小板数（blood platelet count；PLT），播種性血管内凝固症候群（disseminated intravascular coagulation syndrome；DIC）

表5.1.1 来院時の臨床検査データ

	検査項目	単位	検査結果	基準範囲
臨床血液検査	末梢血液			
	WBC	$10^3/\mu L$	4.3	3.3〜8.6
	好中球（桿状核球）	%	0	2〜13[7]
	好中球（分葉核球）	%	58	38〜58.9[7]
	単球	%	10	2.3〜7.7[7]
	好酸球	%	3	0〜5[7]
	好塩基球	%	1	0〜1[7]
	リンパ球	%	28	26〜46.6[7]
	RBC	$10^6/\mu L$	4.81	4.35〜5.55
	Hb	g/dL	15.1	13.7〜16.8
	Ht	%	43.5	40.7〜50.1
	MCV	fL	90.4	83.6〜98.2
	MCH	pg	31.4	27.5〜33.2
	MCHC	%	34.7	31.7〜35.3
	PLT	$10^3/\mu L$	157	158〜348
凝固	PT Cont.		11.4	
	PT	秒	70.1	11〜13[7]
	PT-INR		5.7	0.9〜1.1[7]
	PT活性	%	10	80〜120[7]
	APTT Cont.		27.8	
	APTT	秒	52.2	25〜40[7]
	フィブリノゲン	mg/dL	311	200〜400[7]
	FDP	$\mu g/mL$	2.7	5.0未満[7]
臨床化学検査	TP	g/dL	7.7	6.6〜8.1
	ALB	g/dL	4.4	4.1〜5.1
	UN	mg/dL	16.2	8〜20
	CRE	mg/dL	0.90	0.65〜1.07
	UA	mg/dL	6.5	3.7〜7.8
	Na	mmol/L	140	138〜145
	K	mmol/L	4.3	3.6〜4.8
	Cl	mmol/L	105	101〜108
	Ca	mg/dL	9.3	8.8〜10.1
	GLU	mg/dL	112	73〜109
	TB	mg/dL	7.0	0.4〜1.5
	AST	U/L	173	13〜30
	ALT	U/L	257	10〜42
	LD	U/L	298	124〜222
	ALP	U/L	818	106〜322
	γGT	U/L	254	13〜64
	AMY	U/L	88	44〜132
	CK	U/L	226	59〜248
	CRP	mg/dL	0.08	0.00〜0.14
臨床一般検査（尿定性）	蛋白		(+)	(−)[7]
	糖		(3+)	(−)[7]
	潜血		(2+)	(−)[7]
	ビリルビン		(3+)	(−)[7]
	ウロビリノゲン		(±)	(±)〜(+)[7]

表5.1.2 AST/ALT比，LD/AST比

AST/ALT比		LD/AST比	
1未満 ASTが低い	慢性・急性肝炎，脂肪肝，肝硬変初期，胆汁うっ滞，など	6未満	肝障害
>1 ASTが高い	劇症肝炎，アルコール性脂肪肝，肝炎，溶血，進行した肝硬変，うっ血性心不全，心筋梗塞，など	6〜20	感染症，心筋梗塞，骨格筋障害
>2 ASTが2倍超高い	原発性肝がん，筋ジストロフィー	20以上	白血病，悪性腫瘍，悪性リンパ症，溶血性疾患

塞，溶血性疾患，筋疾患を考える。また，AST/ALT比0.7から慢性・急性肝炎，脂肪肝，肝硬変初期，胆汁うっ滞，LD/AST比1.7から肝障害を考える（表5.1.2)[1]。胆道系酵素のALP高値（818U/L）から，肝胆道系疾患，骨疾患，γGT高値（254U/L）から，各種閉塞性黄疸，肝がん，アルコール性肝障害，薬物中毒を考える。GLU軽度高値（112mg/dL）から，空腹時採血であれば，インスリン作用の絶対的・相対的低下による糖尿病（1型・2型糖尿病，内分泌疾患・膵疾患・肝疾患）を考える。

【尿定性検査】尿蛋白（+），尿潜血（2+）陽性から，糸球体の障害，腎後性の尿管結石，がん，膀胱炎，尿道炎，尿糖陽性（3+）から，腎前性の糖尿病，尿ビリルビン陽性（3+）から，腎前性の閉塞性黄疸を考える。

3. 鑑別ポイントおよび検査説明のポイント

(1) 来院時データより（表5.1.1)

【凝固検査】PT延長から肝実質障害，ビタミンK欠乏，DICなどが考えられ，フィブリノゲン，ALBが基準範囲であることから肝合成能であることからDICも否定的であり，PLTが若干低値，FDPが基準範囲であることからDICも否定的である。一方，既往歴にある心房細動（内服治療）の情報からワルファリン使用によるビタミンK阻害および臨床化学検査のTB，肝逸脱酵素，胆道系酵素が高値から閉塞性黄疸によるビタミンK吸収不良からビタミンK欠乏が最も考えられ，精査のためにPIVKAⅡの検査が必要と考える。

【臨床化学検査】TB，肝逸脱酵素および胆道系酵素が高値から，肝障害の存在と胆道閉塞による閉塞性黄疸を考える。GLU若干高値から膵疾患，糖尿病は否定できない。閉塞性黄疸の精査のためにD-Bil，膵疾患の精査のために膵疾患マーカー（CA19-9，リパーゼ，エラスターゼ），糖尿病の精査のためにHbA1c，グリコアルブミン，また肝，胆管系の精査のために腹部画像検査が必要と考える。

【尿定性検査】臨床化学検査のUN，CREが基準範囲内，eGFRcreatが65.4mL/分/1.73m^{2}と正常または軽度低下から，腎糸球体に問題はないと考えると，尿蛋白，尿潜血陽性の原因は，既往歴にある前立腺がんの切除部分からの出血あるいはPT延長による尿路系出血（血尿）が考え，ビリルビンはTBおよび胆道系酵素が高値から閉塞性黄疸に

用語 赤血球数（red blood cells；RBC），ヘモグロビン（hemoglobin；Hb），ヘマトクリット（hematocrit；Ht），平均赤血球容積（mean corpuscular volume；MCV），平均赤血球ヘモグロビン量（mean corpuscular hemoglobin；MCH），平均赤血球血色素濃度（mean corpuscular hemoglobin concentration；MCHC），白血球数（white blood corpuscle；WBC），フィブリン/フィブリノゲン分解産物（fibrin/fibrinogen degradation products；FDP），総蛋白（total protein；TP），アルブミン（albumin；ALB），尿素窒素（urea nitrogen；UN），クレアチニン（creatinine；CRE），尿酸（uric acid；UA），アミラーゼ（amylase；AMY），クレアチン・ホスホキナーゼ（creatine phosphokinase；CK），C反応性蛋白（C-reactive protein；CRP），直接ビリルビン（direct bilirubin；D-bil），CA（carbohydrate antigen），ヘモグロビンA1c（hemoglobin A1c；HbA1c），eGFRcreat（creatinine-based estimated glomerular filtration rate）

■5章 臓器別データの解釈

よるD-bilの出現と考える。尿糖（3+）はGLUが若干高値，胆道系酵素が高値から膵に何らかの異常があると考え，糖尿病は否定できない。

(2) 追加検査結果
【臨床化学検査】CEA 5.2ng/mL，CA19-9 4,981U/mL，CA125 8.8U/mL，IgG₄ 43.1mg/dL，P-AMY 35U/Lから，異常値はCEAが若干高値，CA19-9が極高値であり，これらの結果から膵に何らかの疾患があることが示唆される。

【腹部画像検査（細胞診検査を含む）】腹部画像検査の結果，肝実質には著明な異常を認めなかったが，肝内胆管拡張（図5.1.1 CT左図矢印）および胆嚢腫大（図5.1.1 CT右図矢印）を認め，膵頭部にはFDG-PETの集積を示す腫瘤性病変（矢印）が認められた（図5.1.1）。また，内視鏡的逆行性膵胆管造影検査（ERCP）では総胆管狭窄を認めた。総胆管擦過細胞診ではクラスⅤ，腺がんの所見であった（図5.1.2）。

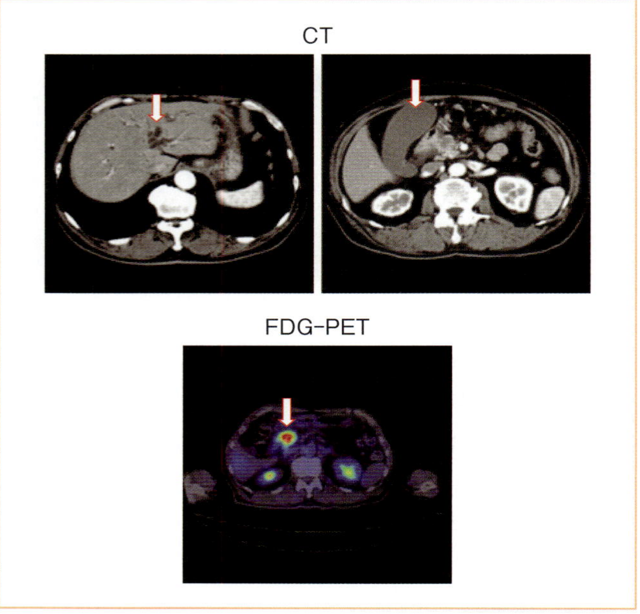

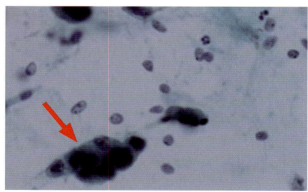

図5.1.1　腹部画像検査
肝実質（左図）：明らかな異常（−）。
胆道系（中央図）：肝内胆管拡張（+），胆嚢腫大（+）。
膵頭部：腫瘤（+）→ FDG-PET 取り込み（+）。
（稲葉　亨氏：「Reversed Clinicopathological Conference（R-CPC）〜検査値から病態を紐解く〜解説編」，医療と検査機器・試薬，2016；39：113 より引用）

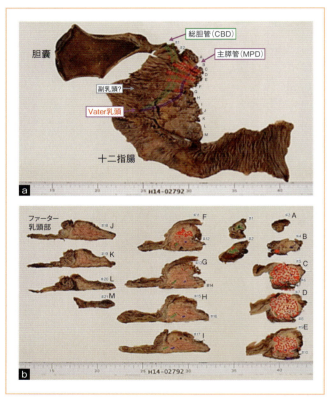

図5.1.3　a. 摘出臓器肉眼所見，b. 摘出臓器肉眼所見（赤い点が腫瘍部分）
（a は稲葉　亨氏：「Reversed Clinicopathological Conference（R-CPC）〜検査値から病態を紐解く〜解説編」，医療と検査機器・試薬，2016；39：113 より転載。b は稲葉　亨氏より提供）

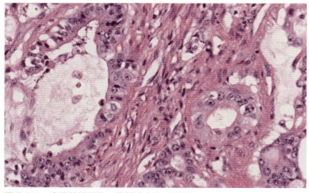

図5.1.2　総胆管擦過細胞診
（稲葉　亨氏より提供）

図5.1.4　病理組織所見　膵腫瘍本体　200×
（稲葉　亨氏：「Reversed Clinicopathological Conference（R-CPC）〜検査値から病態を紐解く〜解説編」，医療と検査機器・試薬，2016；39：114 より引用）

用語　がん胎児性抗原（carcinoembryonic antigen；CEA），免疫グロブリン（immunoglobulin；Ig），膵アミラーゼ（pancreatic type amylase；P-AMY），FDG-PET（fludeoxyglucose-positron emission tomography），内視鏡的逆行性膵胆管造影検査（endoscopic retrograde cholangiopancreatography；ERCP），腺がん（adenocarcinoma）

【病理検査】 門脈合併膵頭十二指腸切除術および胆嚢摘出術が実施され，膵頭部には4×3×3cmの中等度～低分化型管状腺がんを認め（図5.1.3），腫瘍本体には腺がんの組織像を示し，原発性膵頭部がんと診断された（図5.1.4）。また，総胆管および門脈への浸潤も認められた。

(3) 本症例のまとめ

本症例は，①原発性膵頭部がんによる総胆管狭窄および浸潤に起因する閉塞性黄疸（TB，ALP，γGT高値，後にD-bil高値を確認）と門脈浸潤による肝実質障害（AST/ALT比が1未満，LD/ASTが6未満）をきたしたと考える。②閉塞性黄疸に伴う腸内での胆汁不足によるビタミンK吸収障害と，心房細動の治療薬にワルファリン使用が確認できたことからワルファリンによるビタミンK阻害が相乗し，PT優位の凝固検査の異常延長をきたしやすい状態であったと考える。③糖尿病に関しては後の検査でHbA1cが高値であったことから，原発性膵頭部がんによって二次性の糖尿病を発症したと考える。

Q ビタミンK欠乏症になりやすい要因は？

A 摂取不足：食事によるビタミンK摂取量の低下。抗菌薬の投与：ビタミンKを産生する腸内細菌が抗菌薬により死滅。閉塞性黄疸：脂溶性ビタミンのビタミンKは腸での吸収に胆汁を必要とし，閉塞性黄疸では腸内に胆汁が排泄されないためビタミンKの吸収が不良。抗凝固薬ワルファリンの投与：ワルファリンはビタミンKのはたらきを阻害。

Q ビタミンK欠乏症になると検査値はどうなるのか？

A ビタミンK依存性凝固因子（第Ⅱ，Ⅶ，Ⅸ，Ⅹ因子）のうち，半減期の短い第Ⅶ因子がとくに低下するためPT延長が目立ち，さらに進行するとAPTTの延長も目立つようになる。

Q PIVKA-Ⅱとは？

A ビタミンK依存性凝固因子である第Ⅱ，Ⅶ，Ⅸ，Ⅹ因子はいずれも肝で合成され，N末端領域にγ-カルボキシグルタミン酸を有する点で類似している。ビタミンKが欠乏するとN末端領域のグルタミン酸がカルボキシル化されずに血中に出現する。これら活性をもたない凝固因子をPIVKAとよび，各凝固因子に対応してPIVKA-Ⅱ，Ⅶ，Ⅸ，Ⅹとよばれる。とくにPIVKA-ⅡはビタミンKの腸管における合成障害や，腸管からの吸収障害の指標として用いられている。また，肝細胞がんマーカーでもあるので，判読時に注意が必要となる。

Q CA19-9とは？

A 消化管や唾液腺，膵管，胆管，気管支腺，子宮内膜などの細胞にごくわずかに存在し，これらの部分にがんができると急に増加して血液中で検出できる。おもに消化器系がんの腫瘍マーカーであり，なかでも膵，胆管，胆嚢がんで数値が顕著に高くなる。膵がんでは自覚症状が少ないため，がんの発見に役立つ検査である。胆石や膵炎，婦人科系疾患など，がん以外の病気でも高い数値を示すため，診断には内視鏡検査，大腸内視鏡検査，腹部CT検査，腹部超音波検査が必要となる。

用語 PIVKA（protein induced by vitamin K absence or antagonists），コンピュータ断層撮影法（computed tomography；CT）

Q eGFRとは？

慢性腎臓病（CKD）はその重症度に応じて，ステージ1からステージ5の5段階に分けられており[2]，その指標となるのが推算糸球体ろ過量（eGFR）である。1分間あたりに腎のすべての糸球体からろ過される血漿量を数値で表し，腎が老廃物を排泄する能力が悪くなるとeGFRは低くなる。計算には血清クレアチニン値，年齢，性別によるeGFRcreat（男性用：$194×$血清クレアチニン$^{-1.094}×$年齢$^{-0.287}$。女性用：男性用$×0.739$）と血清シスタチンC，年齢，性別（男性用：$104×Cys\text{-}C^{-1.019}×0.996^{年齢}-8$。女性用：$104×Cys\text{-}C^{-1.019}×0.996^{年齢}×0.929-8$）によるeGFRcysがある。一般的にeGFRcreatとeGFRcysの平均値を用いるとeGFRの正確度は高くなる。

5.1.2 悪性リンパ腫

悪性リンパ腫
- 患者　70歳台　男性
- 既往歴：慢性維持透析（10年間以上）。
- 現病歴：PLT減少を認め紹介受診。

● 1. 検査データ（表5.1.3）

【末梢血液検査】RBC $3.08×10^6/\mu L$，Hb 9.6g/dL，Ht 29.4%，PLT $20×10^3/\mu L$と低値，白血球分類で好塩基球2%と高値，リンパ球23%と減少であった。
【凝固検査】PT 15.7秒と延長，PT-INR 1.3と高値，PT活性68%と低下，Dダイマー $3.2\mu g/mL$と高値であった。
【臨床化学検査値】TB 0.2mg/dLと低値，LD 1,754U/L，GLU 271mg/dLと高値，TP 6.1g/dL，ALB 3.4g/dLと低値，UN 50.0mg/dL，CRE 8.8mg/dL，UA 10.9mg/dLと高値，Ca 8.1mg/dLと低値，CRP 0.19mg/dLと高値であった。

● 2. 検査データ解析

【末梢血液検査】Hb低値（9.6g/dL），赤血球指数（MCV，MCH，MCHC）が基準範囲から正球性正色素性貧血が疑われ，再生不良性貧血，腎性貧血，溶血性貧血，急性出血性貧血を考える。PLT低値（$20×10^3/\mu L$）から，後天性産生不全として再生不良性貧血，巨赤芽球性貧血，骨髄占領病変による産生低下として急性白血病，悪性リンパ腫，がんの骨髄浸潤，先天性産生不全として先天性巨大血小板症，先天性無巨核球性血小板減少症，末梢での免疫機序による消費・破壊亢進として特発性血小板減少症，ヘパリン起因性血小板減少症（HIT），末梢での非免疫機序による消費・破壊亢進として血栓性血小板減少性紫斑病，DIC，脾機能亢進として慢性肝炎，肝硬変，偽低値としてEDTA依存血小板減少症を考える。WBC（$3.5×10^3/\mu L$），白血球分類（好塩基球2%，リンパ球23%）から各白血球の絶対数を求めたところ，好塩基球が$70/\mu L$（150以上で増加）で正常，リンパ球が$805/\mu L$（$1,000/\mu L$以下で減少）と減少が見られ，急性感染症の初期，悪性リンパ腫，全身性エリテマトーデス，免疫不全，薬剤の影響を考える。
【凝固検査】PT延長15.7秒，PT-INR高値1.3，PT活性低値68%から，凝固因子の第Ⅰ，Ⅱ，Ⅴ，Ⅶ，Ⅹ因子の先天性欠乏症および分子異常症，重症肝障害，ビタミンK欠乏症，線溶亢進，DIC，循環抗凝血素の存在，抗凝固療

用語　慢性腎臓病（chronic kidney disease；CKD），推算糸球体濾過量（estimated glomerular filtration rate；eGFR），eGFRcys（cystatin C-based estimated glomerular filtration rate），悪性リンパ腫（malignant lymphoma），ヘパリン起因性血小板減少症（heparin-induced thrombocytopenia；HIT），エチレンジアミン四酢酸（ethylenediaminetetraacetic acid；EDTA）

表5.1.3 来院時の臨床検査データ

	検査項目	単位	検査結果	基準範囲
臨床血液検査	末梢血液			
	WBC	$10^3/\mu L$	3.5	3.3～8.6
	好中球(桿状核球)	%	9	40～72
	好中球(分葉核球)	%	55	
	単球	%	8	2～8
	好酸球	%	3	0～7
	好塩基球	%	2	0～1
	リンパ球	%	23	26～47
	RBC	$10^6/\mu L$	3.08	4.35～5.55
	Hb	g/dL	9.6	13.7～16.8
	Ht	%	29.4	40.7～50.1
	MCV	fL	95.5	83.6～98.2
	MCH	pg	31.2	27.5～33.2
	MCHC	%	32.7	31.7～35.3
	PLT	$10^3/\mu L$	20	158～348
凝固	PT cont.		11.2	
	PT	秒	15.7	11～13[7]
	PT-INR		1.3	0.9～1.1[7]
	PT活性	%	68	80～120[7]
	APTT Cont.		27.7	
	APTT	秒	31.7	25～40[7]
	フィブリノゲン	mg/dL	259	200～400[7]
	Dダイマー	$\mu g/mL$	3.2	1.0以下[7]
臨床化学検査	TP	g/dL	6.1	6.6～8.1
	ALB	g/dL	3.4	4.1～5.1
	UN	mg/dL	50.0	8～20
	CRE	mg/dL	8.8	0.65～1.07
	UA	mg/dL	10.9	3.7～7.8
	Na	mmol/L	140	138～145
	K	mmol/L	4.8	3.6～4.8
	Cl	mmol/L	107	101～108
	Ca	mg/dL	8.1	8.8～10.1
	IP	mg/dL	3.1	2.7～4.6
	GLU	mg/dL	271	73～109
	TG	mg/dL	101	40～234
	TC	mg/dL	158	142～248
	TB	mg/dL	0.2	0.4～1.5
	AST	U/L	27	13～30
	ALT	U/L	17	10～42
	LD	U/L	1,754	124～222
	ALP	U/L	216	106～322
	γGT	U/L	35	13～64
	AMY	U/L	55	40～188
	CK	U/L	88	59～248
	CRP	mg/dL	0.19	0.00～0.14
	フェリチン	ng/mL	261	39.4～340[7]
臨床免疫検査	HBsAg		(－)	(－)[7]
	HCVAb		(－)	(－)[7]
臨床一般検査	便潜血		(－)	(－)[7]

表5.1.4 透析前・後の参考値（n＝384、平均±2SD）

	単位	透析前	透析後
TP	g/dL	5.6～7.4	5.7～8.9
ALB	g/dL	3.2～4.3	3.2～5.1
UN	mg/dL	36～94	8～32
CRE	mg/dL	5.7～17.2	1.5～6.9
UA	mg/dL	5.1～10.0	1.0～3.1
Na	mmol/L	134～144	135～144
K	mmol/L	3.5～6.2	2.8～4.1
Cl	mmol/L	97～111	98～109
Ca	mg/dL	7.7～10.5	8.6～11.0
IP	mg/dL	2.6～7.7	1.2～3.5
Mg	mg/dL	1.7～3.6	1.6～2.6

（藤本一満：「分析組立力にて難題を紐解く（初級～上級編）」，医療と検査機器・試薬，2016；39：118より引用）

して膵がん，大腸がん，肝疾患として急性肝炎，肝硬変を考え，LD/AST比が65から白血病，悪性リンパ腫，悪性腫瘍（表5.1.3）を考える。GLU高値（271mg/dL）は，本症例は透析患者であり糖尿病を考える。TP（6.1g/dL），ALB低値（3.4g/dL），UN（50.0mg/dL），CRE（8.8mg/dL），UA（10.9mg/dL）それぞれ高値，Ca低値（8.1mg/dL）から，透析患者における透析前の参考値（表5.1.4）と比較し，UAのみ参考値より高値であり，核酸代謝亢進状態である白血病，悪性リンパ腫を考える。CRP 0.19mg/dLから，感染症，膠原病，悪性腫瘍，心筋梗塞，炎症性消化器疾患を考える。

3. 鑑別ポイントおよび検査説明のポイント

(1) 来院時データより

【末梢血液検査】正球性正色素性貧血，PLT低値，WBC低値傾向から再生不良性貧血は否定できない。慢性維持透析患者であるため腎性貧血は考えられ，HITは血液透析導入後2週間前後に発生しやすいことを考慮すると，本症例は10年以上経っており否定的である。WBC低値傾向，リンパ球の絶対数減少，臨床化学検査のLD高値，LD/AST比高値から悪性リンパ腫を考える。追加検査として，血小板数減少の精査のために骨髄検査が必要と考える。

【凝固検査】PT延長，Dダイマー軽度高値からDICなど凝固線溶亢進の初期状態が考えられ，PT延長，ALB低値から肝障害は否定できない。

【臨床化学検査】AST，ALTに比較してLDが極めて高値，UA高値，末梢血液検査異常値から考えると，悪性リンパ腫などの悪性腫瘍を考える。AST，ALTは基準範囲内であるが，透析患者では補酵素のビタミンB6が不足し低値に測定されている可能性があり，肝障害の有無は否定できない。GLU高値は糖尿病と考える。追加検査として，LD高値の精査のためにLDアイソザイムが必要と考える。

法（とくにワルファリンの使用）を考える。Dダイマー高値（3.2μg/mL）から，DICなど凝固線溶亢進状態，血栓症，悪性腫瘍，重症肝障害を考える。

【臨床化学検査】TB低値（0.2mg/dL）から，透析患者の参考値（0.4±0.1mg/dL[4]）よりも若干低値であり，ヘモグロビン量の減少に伴うビリルビン産生低下を考える。LD高値（1,754U/L）から，心疾患として心筋梗塞，うっ血性心不全，血液疾患として悪性貧血，白血病，悪性腫瘍と

用語 中性脂肪（triglyceride；TG），総コレステロール（total cholesterol；TC），B型肝炎ウイルス表面抗原（hepatitis B surface antigen；HBsAg），C型肝炎ウイルス抗体（hepatitis C virus antibody；HCVAb），無機リン（inorganic phosphorus；IP），尿素窒素（urea nitrogen；UN）

■5章 臓器別データの解釈

【臨床免疫検査】HbsAg（−）であるが既往感染の有無は不明である。追加検査として，B型肝炎既往の精査のためにHBc抗体またはHBs抗体の検査が必要と思われる。

(2)追加検査結果
【LDアイソザイム】LD3優位のmalignant pattern（LD3＞LD1）であり，白血病，悪性リンパ腫を考える。
【肝炎ウイルス検査】HBc抗体（＋），HBs抗体（＋），HBV-DNA（−），HCVAb（−）からHBV既往感染者であった。
【骨髄検査】血小板数減少があるため腸骨から骨髄が採取され塗抹検査の結果，やや大型の異常細胞が6％確認され（図5.1.5），表面抗原解析ではCD3（−），CD5（＋），CD10（−），CD19（＋），CD20（＋），CD23（−），HLADR（＋），Sm IgM，D-λ（＋）であったことからBリンパ球系腫瘍，染色体分析のG-band法：t（11;14）（q13;q32）［16/30］，FISH法：IGH-BCL1融合シグナル13％，全身検索の結果，リンパ節腫脹がないことが確認されていることから骨髄原発マントル細胞リンパ腫（MCL）と診断された。
【腹部画像検査】腹部CT検査では腹腔内リンパ節腫脹（−）であったが，脾腫（＋）があり，悪性リンパ腫の脾浸潤疑いの所見であった。また，悪性リンパ腫の治療後の腹部CT検査では，肝臓表面がやや不整（図5.1.6左）で，脾腫（＋）（図5.1.6右）から肝硬変，門脈圧亢進の疑いがあった。
【上部消化管内視鏡検査】食道静脈瘤（＋）所見（図5.1.7）から肝硬変，門脈圧亢進の疑いがあった。

(3)本症例のまとめ
　本症例は，①正球性正色素性貧血は長年の維持透析実施（10年以上）による腎性貧血とMCLによるものと考える。②血小板数減少はMCL，腹部画像検査，上部消化管内視鏡検査から肝硬変によるものと考える。③PT延長とDダイマー軽度高値からDICの初期状態と考える。④LDの極高値は悪性リンパ腫によるものと考える。⑤血糖高値は糖尿病によるもので，糖尿病腎症から腎不全となり透析に至ったと推測する。⑥UAが透析前値の参考値に比べ高値であったのは悪性リンパ腫による細胞破壊亢進によるものと考える。⑦肝炎ウイルスにおいてHBsAg（−），HBcAb（＋），HBsAb（＋）からB型肝炎既感染者であり，悪性リンパ腫の治療時にはHBVの再活性化（de novo B型肝炎）に注意を要する（図5.1.8）。
　本症例は，多くの疾患が重なり検査データから判読するのは困難であるが，異常値を丁寧に解析し，1つの臓器・

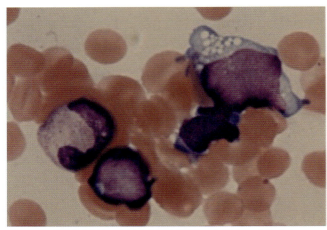

図5.1.5　骨髄塗抹標本における大型異常細胞　1,000×　MG染色

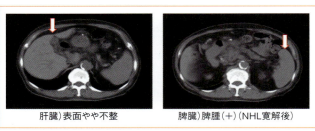

肝臓）表面やや不整　　　脾臓）脾腫（＋）（NHL寛解後）

図5.1.6　悪性リンパ腫治療後の腹部CT検査画像

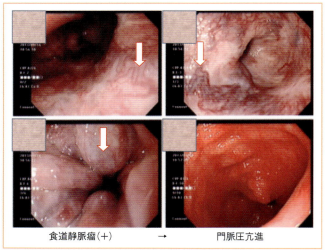

食道静脈瘤（＋）　→　門脈圧亢進

図5.1.7　上部消化管内視鏡検査画像

疾患にこだわることなく横断的に理解することでおおむね患者病態の判読ができた事例である。
　2016年に日本肝臓学会が作成した「免疫抑制・化学療法により発症するB型肝炎対策ガイドライン（図5.1.8）」では，HBs抗原（−）であっても，HBc抗体，HBs抗体を検査し，両方あるいは片方が（＋）の場合はB型肝炎既往者としてHBV DNA定量を行うことを推奨されている。

用語　B型肝炎ウイルス核抗体（hepatitis B core antibody；HBcAb），B型肝炎ウイルス（hepatitis B virus；HBV），C型肝炎ウイルス（hepatitis C virus；HCV），CD（cluster of differentiation），ヒト白血球抗原DR型（human leucocyte antigen D-related；HLADR），B細胞表面免疫グロブリン（B-cell surface immunoglobulin；Sm Ig），蛍光 in situ ハイブリダイゼーション（fluorescence in situ hybridization：；FISH），マントル細胞リンパ腫（Mantle cell lymphoma；MCL），非ホジキンリンパ腫（non Hodgkin lymphoma；NHL）

5.1 肝・胆道・膵疾患

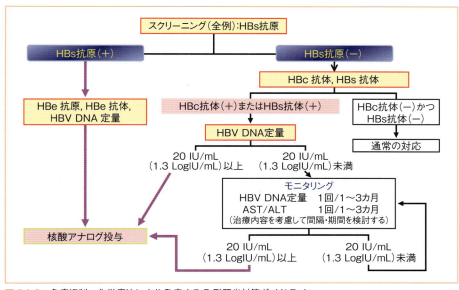

図 5.1.8　免疫抑制・化学療法により発症する B 型肝炎対策ガイドライン
（日本肝臓学会：B 型肝炎治療ガイドライン（第 3 版）2017 年 8 月 p.78-80　https://www.jsh.or.jp/medical/guidelines/jsh_guidelines/hepatitis_b を改変。補足・注釈を省略しているため，使用する際には必ず補足・注釈を参考にすること。）

検査室ノート　ヘパリン起因性血小板減少症（HIT）

ヘパリンと血小板第Ⅳ因子（PF4）が複合体を形成することで PF4 に構造変化が起こり，この複合体に対する抗ヘパリン・PF4 複合体抗体（HIT 抗体）を産生する。HIT 抗体はヘパリン/PF4 複合体と免疫複合体を形成し血小板を活性化することで血小板から PF4 を放出し，最終的にトロンビン産生が促進されることで血栓形成が起こり，その際血小板を消費する。

検査室ノート　UN/CRE 比

健常人の UN/CRE 比は 10 前後であるが，低蛋白質，重症肝不全，血液透析などでは 10 以下，蛋白質過剰摂取，消化管出血，脱水，発熱，ショックなどでは 10 以上となる。透析患者は UN/CRE 比は病態解析の参考とならない。

［藤本一満］

用語　B 型肝炎ウイルス外殻（hepatitis B envelope；HBe），血小板第Ⅳ因子（platelet factor 4；PF4）

参考文献

1) 松田哲明，宮原里奈：「Reversed Clinicopathological Conference（R-CPC）〜検査値から病態を紐解く〜解析編」，医療と検査機器・試薬，2016；39：109-111．
2) 日本腎臓学会（編）：「CKD の定義，診断，重症度分類」，CKD 診療ガイド 2012，1-4，日本腎臓学会，東京医学社，2012．
3) 稲葉　亨：「Reversed Clinicopathological Conference（R-CPC）〜検査値から病態を紐解く〜解説編」，医療と検査機器・試薬，2016；39：112-115．
4) 秋澤忠男：「血液生化学（電解質，肝機能等）」，透析患者の検査値の読み方，149-150，深川雅史，秋澤忠男（監），日本メディカルセンター，2013．
5) 藤本一満：「分析組立力にて難題を紐解く（初級〜上級編）」，医療と検査機器・試薬，2016；39：116-121．
6) 日本肝臓学会：「HBV 再活性化」，B 型肝炎治療ガイドライン，77-93，肝炎診療ガイドライン作成委員会，2017．
7) 黒川　清，他（編）：臨床検査データブック 2015-2016，医学書院，2015．

5.2 腎疾患

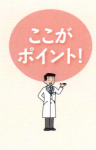

ここがポイント！
- 腎の病態は CRE を基本に検討を行う。
- CRE は糸球体ろ過量（GFR）を反映し，CRE を用いて推算糸球体ろ過量（eGFR）を算出する。
- UN は，GFR に加えて蛋白異化亢進の影響を受ける。
- UN/CRE 比の上昇は，消化管出血や蛋白異化亢進（組織・細胞破壊，甲状腺機能亢進症），血管内脱水などを考える。
- UA，Ca，IP も補助的に利用する。
- 尿検査（試験紙法と尿沈渣，尿化学）は，糸球体障害，尿細管障害，尿路感染症など腎の病態を的確に反映し，また CRE より早期に腎障害をとらえることができる有用な検査である。

5.2.1 慢性腎不全，腎性貧血

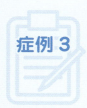

症例 3

慢性腎不全，腎性貧血
- 患者 70 歳台 男性
- 主訴：下腿を中心とした浮腫，易疲労感
- 既往歴：36 歳時，溶連菌感染後急性糸球体腎炎（PSAGN）を発症。
- 現病歴：PSAGN を発症し症状が改善した後も尿蛋白，尿潜血は持続していた。高血圧，高尿酸血症に対して他院にて治療が開始されたが，腎不全は徐々に進行していた。腎不全はさらに悪化し，貧血も出現したため，腎性貧血を疑いエリスロポエチン製剤投与を開始したが下腿の著明な浮腫と易疲労感で救急受診された。心拡大を認め，腎不全増悪を疑い，透析を開始するため入院となった。透析開始後は症状の改善を認め，他院でフォローアップするとして退院した。

● 1. 検査データ

患者時系列データを表5.2.1，5.2.2に示す。2004年9月24日の尿定性検査で，尿蛋白100mg/dLと潜血2+を認めるが，同年10月14日のUNとCREはそれぞれ16mg/dL，0.76mg/dLと基準範囲にある。一般的にCREは腎機能が50％以下にならないと上昇しないといわれている。そのため，尿蛋白と潜血は早期腎障害をとらえ得る有用な検査である。

● 2. 検査データ解析

(1) 栄養状態，全身状態の経過について

2004年アルブミン（ALB），総コレステロール（TC）はほぼ基準範囲内であり，栄養状態は悪くない。その後経過とともにALB，TCは低下しており，栄養状態はやや悪化している。ALB低下の原因は，C反応性蛋白（CRP）や白血球に目立った動きはないので炎症による消費亢進は否定的で，尿定性検査で尿蛋白が陽性であることから，尿中への喪失による低下が最も考えられる。経過中腎機能の悪化と，正球性の貧血が継続している。

(2) 腎臓の病態

2011年からUN，CREは上昇し，とくにCREは2014年に入ってから急激に上昇している。eGFRは<10mL/分/$1.73m^2$と，末期腎不全状態である（表5.2.3）。尿所見では，期間をとおして，尿蛋白が高値（300mg/dL）で，尿沈渣では硝子円柱も見られる。糸球体，尿細管障害を疑う所見

用語 糸球体濾過量（glomerular filtration rate；GFR），慢性腎不全（chronic renal failure；CRF），腎性貧血（renal anemia），溶連菌感染後急性糸球体腎炎（post-streptococcal acute glomerulonephritis；PSAGN）

表 5.2.1　検査時系列データ（臨床化学検査，臨床血液検査）

	検査項目	単位	10/14/04	1/7/11	8/25/12	7/5/13	5/30/14	8/6/14	9/12/14	10/14/14	10/16/14	基準範囲
臨床化学検査	TP	g/dL	7.2	7.1	6.9	6.9	7.2	6.7	6.7	6.8	6.1	6.6〜8.1
	ALB	g/dL	4.0	3.9	4.0	3.7	3.9	3.6	3.6	3.5	3.2	4.1〜5.1
	UN	mg/dL	16	37	43	31	45	61	72	47	51	8〜20
	CRE	mg/dL	0.76	1.78	2.37	3.12	5.20	6.59	7.67	8.20	8.31	0.65〜1.07
	UN/CRE		21.1	20.8	18.1	9.9	8.7	9.3	9.4	5.7	6.1	
	eGFR	mL/分/1.73m²	81	31	22	17	9	7	6	6	6	
	UA	mg/dL	5.0	6.8	7.4	7.3	6.2	5.8	6.3	6.1	6.2	3.7〜7.8
	Na	mmol/L	139		137	137	137	138	142	142	141	138〜145
	K	mmol/L	3.9	4.8	6.1	5.2	5.2	6.0	4.3	4.3	4.6	3.6〜4.8
	Cl	mmol/L	103		110	107	104	107	105	104	106	101〜108
	Ca	mg/dL	8.9	9.0	8.7	8.5	8.1	7.6	7.1	6.6	6.7	8.8〜10.1
	補正Ca	mg/dL	9.2					8.2	7.7	7.3	7.6	8.7〜9.9[7]
	IP	mg/dL	2.8	3.0	3.2	3.2	4.0	4.6	4.4	4.9	4.7	2.7〜4.6
	GLU	mg/dL	167	86	123	132	101		148		152	73〜109
	TC	mg/dL	206	159	149	155	137	135			136	142〜248
	TB	mg/dL	0.52					0.48	0.34	0.47	0.48	0.4〜1.5
	AST	U/L	23					11	13	8	6	13〜30
	ALT	U/L	22					16	13	14	9	10〜42
	LD	U/L	230					285	290		358	124〜222
	ALP	U/L	125					172	169	175	154	106〜322
	γGT	U/L	27					14	12	12	10	13〜64
	AMY	U/L	113					142	132		114	44〜132
	CK	U/L	127					342	370	554	355	59〜248
	CRP	mg/dL	0.08					0.01	0.04	0.07	0.03	0.00〜0.14
末梢血液検査	WBC	10³/μL	6.12	5.44	4.88	4.92	4.61	4.23	5.24	4.49	4.20	3.3〜8.6
	RBC	10⁶/μL	4.43					3.26	3.29	3.33	3.19	4.35〜5.55
	Hb	g/dL	13.3	12.2	10.8	10.5	9.9	9.9	9.8	9.8	9.2	13.7〜16.8
	Ht	%	38.8					31.1	30.6	30.2	29.3	40.7〜50.1
	MCV	fL	87.6					95.4	93.0	90.7	91.8	83.6〜98.2
	MCH	pg	30.0					30.4	29.8	29.4	28.8	27.5〜33.2
	MCHC	g/dL	34.3					31.8	32.0	32.5	31.4	31.7〜35.3
	PLT	10³/μL	275	259	262	191	191	173	183	205	185	158〜348

表 5.2.2　検査時系列データ（臨床一般検査）

	検査項目	単位	9/24/04	8/6/14	9/12/14	10/16/14	基準範囲[7]
尿定性検査	pH		5.5	8.5	7.5	8.5	5.0〜8.5
	比重		1.015	1.006	1.009	1.007	1.005〜1.030
	蛋白	mg/dL	100	300	>300	300	−(0)
	糖	mg/dL	(−)	(−)	(−)	(−)	−(0)
	ケトン		(−)	(−)	(−)	(−)	−
	ビリルビン		(−)	(−)	(−)	(−)	−
	潜血		(2+)	(−)	(+−)	(+−)	−
	亜硝酸塩		(−)	(−)	(−)	(−)	−
	ウロビリノーゲン	EU/dL	0.1	<2.0	<2.0	<2.0	<2.0
	WBC		(−)	(−)	(−)	(−)	−
	色		YELLOW	L YELLOW	L YELLOW	L YELLOW	−
	混濁		(−)	(−)	(−)	(−)	−
	CRE	mg/dL	100	50	100	50	50〜200
尿沈渣検査	赤血球			1〜4/HPF	1〜4/HPF	1 未満/HPF	≦5/HPF
	白血球			1 未満/HPF	1〜4/HPF	1 未満/HPF	≦5/HPF
	扁平上皮			1 未満/HPF	1 未満/HPF	1 未満/HPF	−
	移行上皮				1 未満/HPF		−
	尿細管上皮			1 未満/HPF	1 未満/HPF		−
	硝子円柱			(1+)	(1+)	1〜9個/全視野	
	顆粒円柱			(1+)			−
	結晶			(−)	(−)	(−)	
	細菌			(−)	(−)	(−)	
	真菌			(−)	(−)	(−)	
尿化学検査	U-CRE	mg/dL		44.2		48.6	
	U-NAG	U/L		11.8		10.5	0.3〜11.5
	U-TP	mg/dL		226		200	
	U-β2m	μg/L		19,572		29,211	

表 5.2.3 慢性腎臓病（CKD）の重症度分類

原疾患	蛋白尿区分		A1	A2	A3
糖尿病	尿アルブミン定量（mg/日）		正常	微量アルブミン尿	顕性アルブミン尿
	尿アルブミン/CRE比（mg/g CRE）		30 未満	30〜299	300 以上
高血圧 腎炎 多発性嚢胞腎 移植腎 不明 その他	尿蛋白定量（g/日）		正常	軽度蛋白尿	硬度蛋白尿
	尿蛋白/CRE比（g/gCRE）		0.15 未満	0.15〜0.49	0.50 以上
GFR区分 (mL/分/ 1.73m^2)	G1	正常または高値	≧90		
	G2	正常または軽度低下	60〜89		
	G3a	軽度〜中等度低下	45〜59		
	G3b	中等度〜高度低下	30〜44		
	G4	高度低下	15〜29		
	G5	末期腎不全（ESKD）	<15		

重症度は原疾患・GFR区分・尿蛋白区分を合わせたステージにより評価する。CKDの重症度は死亡、末期腎不全、心血管死亡発症リスクを緑 のステージを基準に、黄 、オレンジ 、赤 の順にステージが上昇するほどリスクは上昇する（KDIGO CKD guideline 2012 を日本人用に改変）。

〔日本腎臓学会（編）：CKD診療ガイド 2012, 2012, 3より転載〕

である。また、尿中N-アセチル-β-D-グルコサミニダーゼ（NAG）に比べβ$_2$-マイクログロブリン（β$_2$-microglobulin；β$_2$-m）が非常に高値であるため、近位尿細管上皮細胞傷害ではなく、再吸収障害が考えられる。

(3) 肝臓，胆管の病態

ALT、ASTは上昇が見られず、肝細胞傷害は否定的である。ALBの低下は、尿への喪失が原因と思われ、TCは基準範囲で推移しているため、肝合成能の低下も考えにくい。γGT、ALP、TBは基準範囲内であるため肝代謝能も保たれている。肝胆道系に大きな問題は指摘できない。

(4) 貧血

2011年以降ヘモグロビンの低下が見られ、2014年以降のMCVを見ると正球性貧血である。TBからは溶血性貧血は否定的で、UNからは消化管出血も否定的である。かなり長期間の貧血であるため、出血も考えにくい。WBCやPLTは基準範囲内であり、骨髄での産生低下も考えにくい。慢性腎不全による腎性貧血が最も疑われる。

● 3. 鑑別ポイントおよび検査説明のポイント

ALBの低下は尿への喪失が疑われる。炎症所見に乏しく細菌感染症の可能性は低い。2012年以降腎機能の悪化が認められる。とくに2014年に入ってから急激に悪化しており、eGFRから末期腎不全状態である。NAGに比べβ$_2$-mが非常に高値であるため、近位尿細管上皮細胞傷害ではなく、再吸収障害が考えられる。持続する正球性貧血があり、関連データから溶血性貧血や出血、血液疾患などが考えにくいことから、エリスロポエチンなどの詳細な検査がされていないが、腎性貧血が最も可能性が高いと思われる。

検査室ノート　腎性貧血

腎の近位尿細管近傍間質にある線維芽様細胞より分泌され、造血部の赤芽球系に作用して赤血球産生を促すエリスロポエチンが、腎障害によって産生されなくなって起こる貧血である。造血器官で赤血球の産生が抑制されるため、正球性の貧血となる。より高度に腎障害が進行した場合（CKD分類第3期以降、GFR<60mL/分/1.73m^2）に出現するといわれている。治療法はエリスロポエチン製剤による補充法があるが、腎不全はかなり末期状態であるため、腎の治療（血液浄化）も並行して必要となる。

用語　N-アセチル-β-D-グルコサミニダーゼ（N-acetyl-β-D-glucosaminidase；NAG）、β$_2$-マイクログロブリン（β$_2$-microglobulin；β$_2$-m）、慢性腎臓病（chronic kidney disease；CKD）

5.2.2 横紋筋融解症，急性腎不全，脱水症

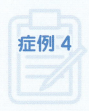

症例 4

横紋筋融解症，急性腎不全，脱水症
- 患者　10歳台　男性
- 主訴：動けなくなり，応答もできない状態になり救急搬送された。
- 既往歴：とくになし。
- 現病歴：大学の山岳部で登山中，あまり水分が摂れていなかった。0日後に動けなくなり，応答もできない状態になった。仲間に担がれて下山したが，体温39℃であり，救急外来を受診した。脱水，横紋筋融解症の診断で同日より入院となった。
- 入院後の経過：補液による治療を行った。

　0日後昼まで尿量900mL（輸液3L＋食事水分摂取2L），1日後以降3L程度（輸液3～5L，食事・経口水分摂取あり）。

　4日後CKが288,000U/Lまで上昇。夕方に38℃の発熱あり，酸素化増悪もあって，酸素投与を開始した。胸部X線写真で浸潤影と胸水があり，肺炎を疑いセフトリアキソン2gを投与，うっ血性心不全を疑いフロセミド1Aを静注した。

　5日後夜間に呼吸苦，酸素化が悪化し，転院打診された。非侵襲的陽圧換気療法（NPPV）の導入がこの間に行われ，FiO_2 1.0でも酸素化が保てるかどうかといった様子だったが，フロセミド計180mg投与後，7時間で4Lの利尿があった。その後リザーバーマスクに変更し10L投与で酸素化が保てるようになった。

　6日後当院にドクターヘリで転院搬送された。

　リザーバーマスク10LでSpO_2 90%後半を維持できるようにはなっているものの，高濃度酸素投与は必要で，NPPV管理は継続することにした。尿量は保ちつつ，飲水制限して輸液管理を行った。

　7日後昼より食事を再開した。食事中は鼻カヌラで酸素5L/分投与としていたが，その後も酸素化良好であったためそのままカヌラでの酸素投与を継続した。投与量は3L/分まで減量できた。尿量は利尿薬を使用せずに約3L/日が得られていた。腎機能は採血でフォローしていたが，徐々に改善し，CKも低下した。

　9日後輸液終了，10日後酸素投与終了。

　12日後独歩退院した。

● 1. 検査データ

患者時系列データを表5.2.4，5.2.5に示す。逸脱酵素の著しい上昇があり，明らかな細胞傷害と腎機能低下を認める患者データである。

● 2. 検査データ解析

(1) 栄養状態，全身状態の経過について

0日後のALBは5.0g/dLと基準範囲内であり，Hbは16.1g/dLで貧血はない。CRPは0.85mg/dL，白血球は16.6×$10^3/\mu L$と若干炎症反応を認める。栄養状態良好の患者が搬送されてきたと考えられる。1日後にはALB 3.5g/dL，Hb 13.7g/dLと急激に下がっている。出血，溶血，輸液による希釈などが原因と考えられる。患者の経過は，6，7日後のALBは2.5g/dL程度であるが，PLTの上昇やLD，CK，AST，ALT，CRE，CRPなどの値が低下しており，患者は回復していると考えられる。

(2) 細菌感染症について

目視による白血球分画がなく，左方移動の有無はわからない。好中球の割合は常に高めではあるが，WBCの変動は小さく，6日後のCRP 4.26mg/dLがピークで上昇を認めるが，さほど強い炎症所見ではないことから，積極的に細

用語　横紋筋融解症（rhabdomyolysis），急性腎不全（acute renal failure），脱水症（dehydration），非侵襲的陽圧換気療法（noninvasive positive pressure ventilation；NPPV），吸入中酸素濃度（fraction of inspiratory oxygen；FiO_2），末梢動脈血酸素飽和度（oxygen saturation of peripheral artery；SpO_2）

5章 臓器別データの解釈

表 5.2.4　検査時系列データ（臨床化学検査，臨床血液検査）

	検査項目	単位	0日後 10:49	1日後 9:18	3日後 8:15	4日後 8:38	6日後 2:43	6日後 7:28	6日後 11:43	7日後 6:46	8日後 5:48	9日後 6:36	11日後 6:18	基準範囲
臨床化学検査	TP	g/dL	7.7				4.8	5.3	5.5					6.6～8.1
	ALB	g/dL	5.0	3.5			2.5	2.8	2.7	2.5				4.1～5.1
	UN	mg/dL	48.2	29.1	26.7	32.0	47.1	48.4	56.1	64.0	61.5	54.1	38.3	8～20
	CRE	mg/dL	1.79	1.33	1.43	1.81	2.48	2.53	2.68	2.39	2.05	1.91	1.53	0.65～1.07
	UN/CRE		26.9	21.9	18.7	17.7	19.0	19.1	20.9	26.8	30.0	28.3	25.0	
	eGFR	mL/分/1.73m²	44.8	62.0	57.2	44.2	31.3	30.7	29	33	39	42	53	
	UA	mg/dL			7.7		7.2	7.5	8.3					3.7～7.8
	Na	mmol/L	149	136	136	133	140	140	141	145	149	151	148	138～145
	K	mmol/L	3.2	3.7	4.7	5	4.3	4.6	4.9	4.3	4	4.5	4.3	3.6～4.8
	Cl	mmol/L	116	106	102	102	100	99	101	103	109	114	113	101～108
	Ca	mg/dL		6.9		8.2	8.4	8.7	8.6					8.8～10.1
	補正 Ca	mg/dL							9.8					8.7～9.9[7]
	IP	mg/dL		2.9				6.5						2.7～4.6
	GLU	mg/dL	138					153						73～109
	TB	mg/dL	2.06	2.60	1.31	1.22		0.59						0.4～1.5
	D-bil	mg/dL		0.65				0.11						0.10～0.40[7]
	AST	U/L	2,580	2,341	3,000	5,000	1,681	1,607	1,484	783	460	329	217	13～30
	ALT	U/L	350	418	519	627	552	584	567	440	380	330	276	10～42
	LD	U/L	7,070	7,000			2,072	1,769	1,683	762	572	510	505	124～222
	ALP	U/L	371	262			204	208	219	173	164			106～322
	γGT	U/L	29	20			29	32	32	31	33			13～64
	AMY	U/L							48					44～132
	CK	U/L	166,500	239,000	208,000	288,000	99,500	124,000	64,150	28,610	13,049	8,030	4,603	59～248
	CK-MB	ng/mL*：U/L#					3.90*	4.30*	70#					*：≦2.57 #：3～15[7]
	CRP	mg/dL	0.85				2.74	4.26	4.19	2.57	1.29	1.23	0.5	0.00～0.14
	BNP	pg/mL					1934.0		1,646.5					≦20
	H-FABP	ng/mL							152.1					≦5.0
	トロポニン I	ng/mL					2.000	2.460						<0.028
	トロポニン T	ng/mL							0.138					<0.1
	ミオグロビン	ng/mL							5800					<155
臨床血液検査	WBC	10³/μL	16.6	13.1	9.5	11.3	11.5	11.5	10.34	11.7	9.9	7.84	8.35	3.3～8.6
（末梢血液）	好中球	%	89.4				87.8	96.2	97.3	88.5	83.3	80.2	79.9	28～68[7]
	リンパ球	%	7.9				5.8	3.2	2.4	5.3	10.4	13.8	15	17～57[7]
	単球	%	2.5				5.8	0.6	0.3	6.2	6.1	5.2	3.7	0～10[7]
	好酸球	%	0.1				0.5	0.0	0.0	0.0	0.1	0.5	1.2	0～10[7]
	好塩基球	%	0.1				0.1	0.0	0.0	0.0	0.1	0.3	0.2	0～2[7]
	RBC	10⁶/μL	5.31	4.45	4.04	4.13	3.98	4.29	4.38	3.90	3.69	3.84	4.00	4.35～5.55
	Hb	g/dL	16.1	13.7	12.6	12.8	12.0	12.9	13.4	11.9	11.3	11.6	12.4	13.7～16.8
	Ht	%	48.4	40.5	37.1	37.6	36.5	39.0	37.3	33.7	33.3	35.3	36.7	40.7～50.1
	MCV	fL	91.1	90.9	91.8	91.0	91.8	90.9	85.2	86.4	90.2	91.9	91.8	83.6～98.2
	MCH	pg	30.3	30.8	31.2	30.9	30.3	30.2	30.6	30.5	30.6	30.2	31.0	27.5～33.2
	MCHC	g/dL	33.2	33.8	34.0	33.9	33.0	33.2	35.9	35.3	33.9	32.9	33.8	31.7～35.3
	PLT	10³/μL	133	107	79	95	196	213	236	278	247	264	303	158～348
凝固検査	PT	秒					13.4	13.1	11.9				11.8	正常対照±10[7]
	PT-INR						1.19	1.15	1.04				1.03	0.85～1.15[7]
	APTT	秒					28.8	30.4	24.5				23.3	23.0～38.0[7]
	フィブリノゲン	mg/dL					574		701				425	180～350[7]
	Dダイマー	μg/mL					7.2	5.8	5.8				8.7	≦1.0[7]
血液ガス検査	pH		7.428				7.437	7.438	7.470	7.462	7.445			7.34～7.45[7]
	Pco₂	mmHg	31.1				43.3	44.2	43.8	44.6	45.0			32～45[7]
	Po₂	mmHg	99.9				170.0	93.4	80.9	70.6	89.8			75～100[7]
	Hco₃	mmol/L	20.2				28.7	29.4	31.5	31.4	30.5			22～28[7]
			血液ガスは 21:16 のデータ						溶血 1+					
				他院	他院	他院	他院	他院	他院					*は他院基準範囲

📝 **用語**　直接ビリルビン（direct bilirubin；D-bil），脳性ナトリウム利尿ポリペプチド（brain natriuretic peptide；BNP），ヒト心臓由来脂肪酸結合蛋白（heart type fatty acid-binding protein；H-FABP），二酸化炭素分圧（partial pressure of carbon dioxide；Pco_2），酸素分圧（partial pressure of oxygen；Po_2）

5.2 腎疾患

表5.2.5 検査時系列データ（臨床一般検査）

	検査項目	単位	0日後	6日後	9日後	基準範囲[7]
尿定性検査	pH		6.5	5	7.5	5.0〜8.5
	比重		1.03	1.01	1.016	1.005〜1.030
	蛋白	mg/dL	300	15	30	−(0)
	尿糖	mg/dL	(−)	(−)	(−)	−(0)
	ケトン		(1+)	(−)	(−)	−
	ビリルビン		(−)	(−)	(−)	−
	潜血		(3+)	(3+)	(2+)	−
	亜硝酸塩		(+)	(−)	(−)	−
	ウロビリノーゲン	EU/dL	2.0	<2.0	<2.0	<2.0
	WBC		(±)	(−)	(−)	−
	色				L YELLOW	
	混濁		−	(−)	(−)	
	CRE			50	50	
尿沈渣検査	赤血球		>100	1〜4/HPF	1〜4/HPF	≦5/HPF
	白血球		<1	1〜4/HPF	5〜9/HPF	≦5/HPF
	扁平上皮		<1			
	移行上皮			1未満/HPF		−
	尿細管上皮			1〜4/HPF	1未満/HPF	
	細胞封入			1未満/HPF		
	硝子円柱			100〜999/全視野	1〜9個/全視野	
	顆粒円柱		(2+)	10〜29個/全視野	1〜9個/全視野	−
	ろう様円柱			1〜9個/全視野		−
	上皮円柱			30〜99個/全視野	1〜9個/全視野	−
	結晶			(−)	(−)	
	細菌			(+−)	(−)	
	真菌			(−)	(−)	
尿化学検査	U-CRE	mg/dL			66.5	
	U-UN	mg/dL			902	
	U-Na	mmol/L			95	
	U-K	mmol/L			23.2	
	U-NAG	U/L			11.1	0.3〜11.5
	U-TP	mg/dL			29	
	U-β_2-m	μg/L			32,261	
	尿ミオグロビン	ng/mL		21,700		<10
			他院			

菌感染症は疑わない。細菌感染があったとしても，重症ではない。

(3) 腎臓の病態

0日後の尿定性検査において尿比重が1.03であり，脱水症を疑う。尿蛋白が300mg/dL，尿潜血が3+，尿沈渣検査で赤血球が100/HPF以上であり明らかな血尿である。ただし，CKが異常高値でありミオグロビン尿も考慮しなければならない（表5.2.6，5.2.7）。顆粒円柱が2+であり，腎実質障害を疑う。

6日後の尿定性検査において尿潜血3+，尿沈渣検査で赤血球1〜4/HPFと乖離を認める。尿ミオグロビン21,700ng/mLであり，血尿ではなくミオグロビン尿である。また，多数の円柱を認め，腎実質の病変がある。

9日後の尿化学検査で，U-NAGに比べU-β_2-mが非常に高値であるため，近位尿細管上皮細胞傷害ではなく，再吸収障害が考えられる。

表5.2.6 尿蛋白出現の背景と病態

障害部分		メカニズム	病態
腎前性蛋白尿		分子量の小さい蛋白が血液中で病的に増加	Bence Jones蛋白尿（骨髄腫）ミオグロビン尿（横紋筋融解）ヘモグロビン尿（溶血）
腎性蛋白尿	糸球体性蛋白尿	蛋白に対する糸球体バリアの破綻	種々の糸球体障害（糸球体腎炎，糖尿病性腎症，膠原病）
	尿細管性蛋白尿	低分子蛋白の再吸収障害	種々の尿細管障害（薬剤性腎障害，間質性腎症，重金属中毒）
腎後性蛋白尿		尿路系（腎盂，尿管，膀胱，尿道）からの出血・漏出	尿路の感染症，結石，腫瘍

（菊池春人：「尿検査結果の判読ポイント」，検査診断学への展望，第62回日本医学検査学会記念誌編集委員会（監），66，南江堂，2013より許諾を得て転載）

表5.2.7 尿潜血陽性となる病態

	腎糸球体からの出血	糸球体疾患（急性糸球体腎炎，IgA腎症，膠原病）
血尿	糸球体以降の尿路からの出血	腎・尿路系の悪性腫瘍（とくに膀胱がん）尿路感染症（腎盂腎炎，膀胱炎），尿路結石
	尿道周囲の血液混入	月経時，外陰部炎症
ヘモグロビン尿		溶血を起こす疾患（発作性夜間血色素尿症，血液型不適合輸血），心臓弁置換術（機械弁）
ミオグロビン尿		筋損傷・挫滅，横紋筋融解症

（菊池春人：「尿検査結果の判読ポイント」，検査診断学への展望，第62回日本医学検査学会記念誌編集委員会（監），66，南江堂，2013より許諾を得て転載）

CKが0日後から166,500U/Lと異常高値であり，ミオグロビン尿が疑われる。ミオグロビンが尿細管内に沈着し，尿細管障害を生じていると思われる。また，UN/CRE比が若干高値であり，脱水や蛋白異化亢進が考えられる。

(4) 細胞障害

細胞障害は各種逸脱酵素レベルとその比率などから，障害臓器の推定を行う。血清酵素レベルは，血液中に細胞や組織から遊出・分泌される流入量（組織破壊の程度）と，血液から消失（代謝・体外への排出）する流出量（血中半減期）のバランスによって決まる（表5.2.8，5.2.9）。

0日後からCKが166,500U/Lと異常高値であり，明らかな骨格筋傷害が認められる。骨格筋に含まれる，ASTとCKの比は1：10といわれているが，この症例では0日後からその比は明らかに高値である。これは強度の組織破壊により，細胞質だけでなくミトコンドリア由来のCKやASTが血液中に逸脱しているためだと考えられる。

1日後にCKが239,000U/L，ALTが418U/Lに上昇しているのに対し，ASTが2,341U/L，LDが7,000U/Lと若干低下している。これは骨格筋に含まれる酵素の割合や細胞傷害の強さと，CK-MMの血中半減期が15時間に対し，LD5やミトコンドリアASTが5〜10時間と短いことによると考えられる。

3日後にはCKが208,000U/Lと低下しており骨格筋傷害はピークアウトしているが，AST，ALTが上昇している。

表 5.2.8 可溶性分画酵素の臓器プロファイル（AST を 10 としたとき）

組織	AST	ALT	LD	CK	LD/AST
心筋	10	0.5	50	50	5
骨格筋	10	0.5	70	100	7
肝臓	10	10	10	neg	1
赤血球	10	0.2	250	neg	25
白血球	10	neg	150	neg	15
白血病細胞	10	neg	150	neg	15

neg：negligible，検出感度以下。
（前川真人：「酵素検査のデータ判読のポイント」，検査診断学への展望，第 62 回日本医学検査学会記念誌編集委員会（監），128，南江堂，2013 より許諾を得て転載）

表 5.2.9 酵素活性の血中半減期

酵素名	半減期
LD-1	70〜80 時間
LD-2	60〜70 時間
LD-3	40〜50 時間
LD-4	10〜20 時間
LD-5	5〜10 時間
c-AST	20〜30 時間
m-AST	5〜10 時間
ALT	45〜55 時間
CK-MM	15 時間
CK-MB	12 時間
CK-BB	3 時間
ALP 肝型	6〜7 日
ALP 骨型	1.7 日
ALP 胎盤型	4〜5 日
ALP 小腸型	非常に短い
γGT	7〜10 日
AMY	3〜6 時間
LIP	3〜6 時間
ChE	10 日

（前川真人：「酵素検査のデータ判読のポイント」，検査診断学への展望，第 62 回日本医学検査学会記念誌編集委員会（監），128，南江堂，2013 より許諾を得て改変して転載）

これはおそらく肝細胞傷害があったためと考えられる。

6 日後にはトロポニンが基準範囲を超えている。トロポニンは心筋特異性が高く，正常では検出されない。以前は心筋トロポニンが腎代謝であることから腎機能障害合併症例では正常でも検出される可能性があるとされていた。しかし現在では腎機能障害合併症例では潜在的に心筋障害を認める症例が多いため，トロポニンが検出されると理解されている。BNP が 1,000pg/mL を超えており，心不全の状態であると思われる。

(5) 肝臓，胆管の病態

肝細胞傷害は判断が難しいが，少なくとも 3 日後にはあったと思われる。0 日後の ALB は 5.0g/dL で，肝合成能は問題ない。γGT の上昇はなく，ALP は 0 日後のみ若干高値で，TB の上昇を認める。1 日後に TB が 2.6mg/dL，D-bil 0.65mg/dL，D-bil/TB 比は 25％であり溶血型黄疸である。通常体内のビリルビンの由来は，75％がヘモグロビン，15％がミオグロビン，10％がカタラーゼやチトクロームなどといわれている。この症例ではミオグロビン由来の上昇と思われた。

(6) 貧血

0 日後の Hb は基準範囲内で，1 日後以降低下している。0 日後に UN/CRE 比が若干高値で，Na，Cl 高値，尿比重も高めであることから脱水を疑う。その後の低下は出血，溶血，輸液による希釈を考える。1 日後に認める I-bil の上昇は溶血よりもミオグロビンによると思われる。

● 3. 鑑別ポイントおよび検査説明のポイント

CK が最高 288,000U/L と異常高値であり，骨格筋傷害がある。骨格筋由来ミオグロビンにより，腎障害が起こっていると思われる。入院中の経過は，6 日後以降 CK が低下しており，7 日後からは CRE や CRP も低下しているのでよくなっていると思われる。UN/CRE 比の高値が続いているのは，ミオグロビンの異化亢進のためだと思われる。CK の変動と AST，ALT，LD の変動が一致しないのは，骨格筋傷害だけでなく，心筋，肝細胞傷害が重なっていることと，半減期のためだと思われた。

検査室ノート　横紋筋融解症

骨格筋の細胞が融解，壊死することにより，筋肉の痛みや脱力などを生じる。その際，血液中に筋細胞より蛋白や電解質などいろいろな成分が流出する。流出した大量の筋肉の成分（ミオグロビン）により，腎の尿細管がダメージを受ける結果，急性腎不全を引き起こすことがある。また，まれに呼吸筋が障害され，呼吸困難になる場合がある。医薬品，おもに抗精神病薬，高脂血症薬，抗菌薬（ニューキノロン系）による場合，クラッシュ（挫滅）症候群，脱水や熱中症により現れる場合がある。

用語　細胞質性アスパラギン酸アミノトランスフェラーゼ（cytosolic aspartate aminotransferase；c-AST），ミトコンドリアアスパラギン酸アミノトランスフェラーゼ（mitochondrial aspartate aminotransferase；m-AST），リパーゼ（lipase；LIP），クラッシュ症候群（crush syndrome）

5.2.3 非典型溶血性尿毒症症候群

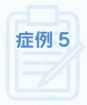

症例5

非典型溶血性尿毒症症候群（aHUS）
● 患者 40歳台 男性
・主訴：全身倦怠感，尿量減少。
・既往歴：とくになし。
・現病歴：全身倦怠感と尿量減少の自覚があり近医を受診された。腎機能障害を指摘され入院となった。腎機能障害に加え，HbとPLTの低下を認め，溶血性尿毒症症候群が疑われ，緊急血液透析・血漿交換の適応となり当院転院となった。数回の血液透析・血漿交換を施行し，PLT数・溶血所見が改善されたが，腎機能改善はなかった。ステロイドによりPLT数増加・溶血所見の改善が認められ，退院となった。ステロイドの減量と維持透析の予定である。
　ベロ毒素は検出されておらず，ヒツジ赤血球溶血試験で溶血亢進がみられ，Factor H 添加により改善が認められた。Factor H の遺伝子解析により変異が確認されたことで，aHUS と診断された。

● 1. 検査データ

患者時系列データを表5.2.10，5.2.11に示す。UN，CREの著しい上昇に，HbとPLTの低下を伴った患者データである。

● 2. 検査データ解析

(1) 栄養状態，全身状態の経過について

0日後のALBは3.5mg/dL，コリンエステラーゼ（ChE）は217U/Lと軽度低下しているが，TCは195mg/dLと基準範囲内であり，栄養状態はさほど悪くない。ALB低下の原因は，CRPや白血球の値から炎症による消費亢進は否定的で，UN，CREなどから明らかな腎機能障害があり，尿定性検査で尿蛋白が300mg/dL以上，尿化学検査で621mg/dLであることから，尿中への喪失による低下が最も考えられる。Hbは5.0g/dLと著しく低く，MCVは89.2fLで正球性貧血を認める。ALBは経過中若干の上昇を認めるが，後半に低下傾向であり，ほぼ横ばいである。PLTは，基準範囲以下からの回復が認められる。ALB，PLTからはよくなっているかの判断は難しいが，少なくとも悪化はしていないと思われる。また，RBC，Hbの上昇が認められることや，LD，UN，CREが低下しており，おそらく回復していると思われる。

(2) 細菌感染症について

左方移動を認めず炎症反応も乏しいことから，細菌感染症は否定的である。

(3) 腎臓の病態

UNは106mg/dL，CREは20.73mg/dLと異常高値であり，明らかな腎障害を認める。UN/CRE比は上昇しておらず，消化管出血は否定的である。尿定性検査では，尿蛋白が300mg/dL以上，尿潜血3+であり，尿沈渣検査では尿細管上皮や各種円柱が認められる。尿潜血3+に対して，尿沈渣検査での赤血球は20〜29/HPFと若干少ないため，溶血も考慮する。NAGやβ$_2$-mも高値であり，糸球体，尿細管障害があり重症と思われる。経過とともにUN，CREは低下しており，腎機能は回復傾向にあると思われる。

(4) 肝臓，胆管の病態

ALT，ASTは基準範囲内であり，肝細胞傷害はない。ALB，ChEは若干低値であるが，TCや凝固能は保たれており，合成能は低下していないと思われる。TBは基準範囲内ではあるが，経過とともに低下していることから，0日後はI-bilの上昇があったと考えることができ，溶血の可能性を考慮する。γGT，ALPは基準範囲内であり，肝胆道系に大きな問題は指摘できない。

(5) 細胞障害

LDの異常高値を認め，CKが若干上昇しているので骨格筋細胞傷害は多少あると思われるが，ASTやALTの上昇を伴っていないので，肝細胞，心筋細胞の傷害はないと考えられる。LDの上昇はHbとPLTの異常低値もあり腫瘍，またはI-bilが若干上昇しており溶血によると考えられる。

用語 非典型溶血性尿毒症症候群（atypical hemolytic uremic syndrome；aHUS），コリンエステラーゼ（cholinesterase；ChE）

表 5.2.10 検査時系列データ（臨床化学検査，臨床血液検査）

	検査項目	単位	0日後	1日後	2日後	5日後	9日後	26日後	58日後	62日後	82日後	91日後	基準範囲
臨床化学検査	TP	g/dL	5.9	5.7	5.8	6.9	6.3	6.3	5.7	6.1	5.5		6.6〜8.1
	ALB	g/dL	3.5	3.4	3.4	4.0	3.7	3.9	3.6	3.8	3.5	3.4	4.1〜5.1
	UN	mg/dL	106	114	64	67	57	33	39	62	54	50	8〜20
	CRE	mg/dL	20.73	23.55	17.49	20.71	16.95	13.57	10.15	10.55	6.82	6.19	0.65〜1.07
	UN/CRE		5.1	4.8	3.7	3.2	3.4	2.4	3.8	5.9	7.9	8.1	
	UA	mg/dL	14.7	15.7	8.3	11.4		8.0	7.7	9.2	8.4	7.6	3.7〜7.8
	Na	mmol/L	135	139	141	144	144	138	137	140	141	141	138〜145
	K	mmol/L	3.7	3.5	4.0	4.5	4.4	4.5	3.9	3.6	3.4	3.4	3.6〜4.8
	Cl	mmol/L	97	97	104	105	105	101	103	103	105	104	101〜108
	Ca	mg/dL	7.0	6.8	6.9	8.3	7.9	8.2	8.1	8.3	8.0	8.0	8.8〜10.1
	補正Ca	mg/dL	7.7	7.6	7.7	8.6	8.5	8.6	8.7	8.8	8.7	8.8	8.7〜9.9[7]
	IP	mg/dL	5.4	6.0	4.6	6.1	5.8	5.8	4.3	4.9	3.9	3.2	2.7〜4.6
	GLU	mg/dL		150		142	181	124	155	143		150	73〜109
	TG	mg/dL	205			168							40〜234
	TC	mg/dL	195										142〜248
	HDL-C	mg/dL	42										38〜90
	LDL-C	mg/dL	93										65〜163
	TB	mg/dL	1.20	0.93	0.89	0.76	0.38		0.30	0.32		0.46	0.4〜1.5
	D-bil	mg/dL	0.27	0.16		0.12							0.10〜0.40[7]
	I-bil	mg/dL	0.93	0.77		0.64							
	AST	U/L	17	15	16	8	10	26	59	16	11	13	13〜30
	ALT	U/L	13	12	15	15	13	9	30	16	14	20	10〜42
	LD	U/L	1,670	1,459	979	737	335	247	267	224	265	289	124〜222
	ALP	U/L	159	161	158	179	164	171	153	143	148	146	106〜322
	γGT	U/L	20	22	17	24	21	19	46	39	26	25	13〜64
	ChE	IU/L	217										240〜486
	CK	U/L	371	310	195	109	58		49	29		21	59〜248
	CRP	mg/dL	0.28	0.24		0.15	0.07	0.39			0.06	0.02	0.00〜0.14
	ハプトグロビン	mg/dL					<5						19〜170[7]
臨床血液検査	末梢血液	WBC	$10^3/\mu L$	5.96	3.82	5.12	7.08	7.57		1.99	6.96	5.90	5.60	3.3〜8.6
		好中球（桿状核球）	%	3			1	0						0〜15[7]
		好中球（分葉核球）	%	90	73.6	71.2	80	85		64.9	80.6	83.5	81.6	28〜68[7]
		リンパ球	%	5	20.1	19.9	11	7		24.1	13.8	13.2	13.2	17〜57[7]
		単球	%	1	5.3	7.1	5	5		5	5.6	3.1	4.8	0〜10[7]
		好酸球	%	0	0.7	1.3	3	2		4.5	0	0.2	0.4	0〜10[7]
		好塩基球	%	0	0.3	0.5	0	0		1.5	0	0	0	0〜2[7]
		異型リンパ球	%	1			0	1						0[7]
		後骨髄球	%	0			0	0						0[7]
		RBC	$10^6/\mu L$	1.57	1.68	2.18	2.20	2.58		2.71	3.09	3.64	3.91	4.35〜5.55
		Hb	g/dL	5.0	5.3	6.9	7.0	8.3		8.3	9.5	11.4	12.3	13.7〜16.8
		Ht	%	14.0	15.4	20.5	20.3	24.2		23.9	27.0	32.5	35.2	40.7〜50.1
		MCV	fL	89.2	91.7	94.0	92.3	93.8		88.2	87.4	89.3	90.0	83.6〜98.2
		MCH	pg	31.8	31.5	31.7	31.8	32.2		30.6	30.7	31.3	31.5	27.5〜33.2
		MCHC	g/dL	35.7	34.4	33.7	34.5	34.3		34.7	35.2	35.1	34.9	31.7〜35.3
		PLT	$10^3/\mu L$	71	92	79	134	123	99	118	219	109	131	158〜348
	凝固	PT	秒	11.6			11.4	11.5		11.8	10.7		10.4	正常対照血漿±10%[7]
		PT INR		0.98			0.97	0.98		1.00	0.91		0.88	0.85〜1.15[7]
		APTT	秒	23.1			25.3	25.0		31.9	26.1		28.1	23.0〜38.0[7]
		フィブリノゲン	mg/dL	258.3			278.3	233.0		193.0	137.5		134.4	180〜350[7]
		AT	%	112.9										80〜120[7]
		Dダイマー	μg/mL	13.4			9.1	3.9		5.5	6.7			≦1.0[7]

(6) 貧血

0日後のHbが5.0 g/dLでMCVが89.2 fLと高度な正球性貧血を認める。LDが異常高値でPLTの減少も伴っており，腫瘍により骨髄での産生低下，若干I-bilが高いことや，26日後にLDの低下や貧血が回復傾向にある時期ではあるが，ハプトグロビンが感度以下であることから，溶血による低下が考えられる。

(7) 凝固・線溶系の異常

PT，APTT，フィブリノゲン，ATは基準範囲内で凝固系の異常は認めない。PLT減少，Dダイマーの増加が認められ，局所での血栓形成が疑われる。

用語 間接ビリルビン（indirect bilirubin；I-bil），アンチトロンビン（antithrombin；AT）

表 5.2.11　検査時系列データ（臨床一般検査）

	検査項目	単位	0日後	5日後	9日後	26日後	51日後	62日後	基準範囲[7]
尿定性検査	pH		6	6	7	7	7.5	5.5	5.0〜8.5
	比重		1.01	1.015	1.015	1.01	1.01	1.015	1.005〜1.030
	蛋白	mg/dL	≧300	≧300	≧300	≧300	≧300	≧300	−
	糖	mg/dL	100	100	100	(−)	(−)	100	−
	ケトン体		(−)	(−)	(−)	(−)	(−)	(−)	−
	ビリルビン		(−)	(−)	(−)	(−)	(−)	(−)	−
	潜血		(3+)	(3+)	(2+)	(1+)	(±)	(±)	−
	亜硝酸塩		(−)	(−)	(−)	(−)	(−)	(−)	−
	ウロビリノゲン	EU/dL	0.1	0.1	0.1	0.1	0.1	0.1	0.0〜1.0
	白血球		(−)	(−)	(−)	(−)	(−)	(−)	−
	色調		YELLOW	YELLOW	YELLOW	YELLOW	YELLOW	YELLOW	−
	混濁		(1+)	(−)	(−)	(−)	(−)	(−)	−
尿沈渣検査	赤血球		20〜29/HPF	20〜29/HPF	5〜9/HPF	10〜19/HPF	1〜4/HPF	1未満/HPF	≦5/HPF
	白血球		1〜4/HPF	1〜4/HPF	1〜4/HPF	1〜4/HPF	1未満/HPF	1未満/HPF	≦5/HPF
	扁平上皮		1未満/HPF		1未満/HPF	1未満/HPF			<1+
	移行上皮			1未満/HPF	1未満/HPF	1未満/HPF	1未満/HPF		−
	尿細管上皮		5〜9/HPF	1〜4/HPF	1〜4/HPF	1〜4/HPF	1未満/HPF	1未満/HPF	−
	卵円形脂肪体					1未満/HPF	1未満/HPF	1未満/HPF	−
	硝子円柱		(1+)	(2+)	(1+)	(1+)	(1+)	(2+)	−
	顆粒円柱		(2+)	(2+)	(2+)	(2+)	(1+)	(1+)	−
	ろう様円柱		(1+)		(1+)	(1+)			−
	上皮円柱		(1+)	(1+)	(1+)	(1+)	(1+)		−
	脂肪円柱					(1+)			−
	結晶		(−)	(−)	(−)	(−)	(−)	(−)	−
	細菌		(±)	(1+)	(1+)	(−)	(−)	(−)	−
	真菌		(−)	(−)	(−)	(−)	(−)	(−)	−
尿化学検査	U-CRE	mg/dL	81.62				122.9		
	U-Na	mmol/dL	66						
	U-K	mmol/L	18.4						
	U-Cl	mmol/L	68						
	U-NAG	U/L	16.5				30.8		0.3〜11.5
	U-TP	mg/dL	621				262		
	U-β2m	mg/L	7,301				73,574		
	U-IgG	mg/dL	53						
	U-TF	mg/dL	25						

3. 鑑別ポイントおよび検査説明のポイント

0日後から，UN，CREの値が異常高値で，高度な腎機能障害を認める．原因としてCKの上昇が認められないことから，横紋筋融解は否定的である．Hb低値でMCV正常，PLT低値，I-bil，LDの上昇，26日後のハプトグロビン感度以下から，溶血性尿毒症症候群が考えられる．左方移動が見られず，WBC，CRPの上昇もないことから細菌感染症はないと思われる．腎以外の臓器障害は否定的である．経過中UN，CRE，LDの低下，Hb，PLTの上昇を認めることから，患者は回復していると思われる．ALBの上昇が認められないのは，62日後でも尿蛋白が300mg/dL以上と尿中への排出があるためと考えられる．

検査室ノート　非典型溶血性尿毒症症候群（aHUS）

溶血性尿毒症症候群（HUS）は，微小血管症性溶血性貧血，血小板減少，急性腎障害（AKI）を3徴候とする，5歳未満の小児に多く見られる疾患である．HUSの約90％は下痢を伴い，O157などの病原性大腸菌に感染することで発症する．一方で，病原性大腸菌感染によらないHUSが約10％存在し，それらは血栓性微小血管症（TMA）から，病原性大腸菌感染によるHUSとADAMTS13の活性著減による血栓性血小板

用語　溶血性尿毒症症候群（hemolytic uremic syndrome；HUS），急性腎障害（acute kidney injury；AKI），血栓性微小血管症（thrombotic microangiopathy；TMA），ADAMTS13（a disintegrin-like and metalloproteinase with thrombospondin type 1 motifs 13）

減少性紫斑病（TTP），薬剤・移植などによる二次性TMAを除外したものとして，非典型（atypical）HUSとよばれている。日本腎臓学会の診断基準では下記の3主徴が揃い，志賀毒素に関連するものでないこと，TTPでないこととされている。

1. 微小血管症性溶血性貧血：Hb 10g/dL未満。血中Hb値のみで判断するのではなく，血清LDの上昇，血清ハプトグロビンの著減，末梢血スメアでの破砕赤血球の存在をもとに微小血管症性溶血の有無を確認する。
2. PLT減少：PLT数$150 \times 10^3/\mu L$未満。
3. 急性腎障害（AKI）：小児例：年齢・性別による血清クレアチニン基準値の1.5倍以上への上昇。

aHUSの分類を表5.2.12に示す。

表5.2.12　aHUSの分類

1. 病因が明らかなもの
   ⅰ）感染症
      ・肺炎球菌感染症
   ⅱ）補体制御因子異常症
      ・補体蛋白の遺伝子変異：H因子（CFH），I因子（CFI），membrane cofactor protein（MCP, CD46），C3，B因子（CFB），トロンボモジュリン
      ・後天性：自己抗体産生
   ⅲ）コバラミン代謝異常症
   ⅳ）DGKE（diacylglycerol kinase ε）異常症
   ⅴ）キニン誘発性
2. 疾患との関連性を認めるもの
   ⅰ）HIV
   ⅱ）悪性腫瘍，抗腫瘍薬，放射線治療
   ⅲ）移植，免疫抑制薬
   ⅳ）妊娠関連：HELLP症候群
   ⅴ）自己免疫疾患・膠原病
   ⅵ）その他

（五十嵐隆（総括責任者）：「非典型HUS（aHUS）の診断・治療」，溶血性尿毒症症候群の診断・治療ガイドライン，75，東京医学社，2014より引用）

［菅野光俊］

用語　血栓性血小板減少性紫斑病（thrombotic thrombocytopenic purpura；TTP），H因子（complement factor H；CFH），I因子（complement factor I；CFI），MCP（membrane cofactor protein），B因子（complement factor B；CFB），DGKE（diacylglycerol kinase ε），ヒト免疫不全ウイルス（human immunodeficiency virus；HIV），HELLP症候群（Hemolytic anemia, Elevated Liver enzymes, Low Platelet count syndrome；HELLP syndrome）

参考文献

1) 村田和也，川崎健治：「腎臓の病態」，ワンランク上の検査値の読み方・考え方－ルーチン検査から病態変化を見抜く　第2版，70-75，本田孝行（編），総合医学社，2014．
2) 木村健二郎：「CKD診療の概念の基本」，エビデンスに基づくCKD診療ガイドライン2013，xiii-xiv，日本腎臓学会（編），東京医学社，2013．
3) 竹澤由夏，川崎健治：「貧血」，ワンランク上の検査値の読み方・考え方－ルーチン検査から病態変化を見抜く－第2版，94-99，本田孝行（編），総合医学社，2014．
4) 前川真人：「酵素検査のデータ判読のポイント」，検査診断学への展望－臨床検査指針：測定とデータ判読のポイント，127-135，野村努，他（編），南江堂，2013．
5) 河合　忠：「血清ビリルビン」，異常値の出るメカニズム　第5版，127-131，河合　忠，他（編），医学書院，2008．
6) 五十嵐隆（総括責任者）：「非典型HUS（aHUS）の診断・治療」，溶血性尿毒症症候群の診断・治療ガイドライン，75-85，東京医学社，2014．
7) 信州大学病院基準範囲．

5.3 心・血管疾患

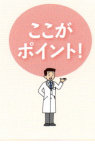

ここがポイント！
- 心・血管疾患の特徴を理解し，診断に重要な身体所見と検査について理解する。
- 診療ガイドラインに準じた心臓関連マーカーの判断と病態の推測を行う。
- 心臓関連マーカーの特徴および発症時間別診断精度と参考基準値・カットオフ値を理解する。
- 各種画像検査，薬物治療，カテーテル治療など総合的かつ経過的評価を行う。

5.3.1 はじめに

　心・血管疾患（CVD）は心臓や血管など循環器系に発症する疾患の総称であり，症状がないまま病状が進行し，症状が現れたときは重症となることが多く，ときに死に至る場合があるため「サイレントキラー」ともいわれている。CVDの代表といえる虚血性心疾患では「心不全」状態を呈するが，心臓の機能低下に伴い体内に十分な血液を送り出すことができない状態を示しており，単なる病名とは異なる。心不全は発症した原因によりさまざまな臓器異常を呈する。また急性冠症候群，心筋梗塞，狭心症などは心筋虚血やプラークの破綻による血栓形成が要因であることより，早期診断と治療介入が極めて重要となる。CVDは，生活習慣病（糖尿病，高血圧，高脂血症，肥満），家族歴，喫煙との関係性も高い。CVDの代表的な疾患を以下に示す。

- 虚血性心疾患（狭心症，心筋梗塞など）
- 弁膜症
- 大動脈瘤
- 大動脈解離
- 先天性疾患（心房・心室中隔欠損，動脈管開存など）
- 不整脈
- 末梢動脈疾患

1. 心不全

(1) 心不全とは

　心臓のポンプ機能低下により発症する病態であり，急速（数時間から数日）に発症する急性心不全と長期経過にて発症する慢性心不全に分けられる。

- 急性心不全（心原性肺水腫・心原性ショック・慢性心不全の急性増悪）
- 慢性心不全（末梢主要臓器への酸素供給不足・肺や体静脈系うっ血）

(2) 心不全の原因と症状

　心不全の原因としては，弁膜症，高血圧，先天性心疾患，虚血性心疾患，心筋症，肺性心や調律異常として不整脈（頻脈・徐脈）がある。

　その症状としては，左心不全症状（血液を全身に送り出す力が弱い）と右心不全症状（血液を受け取り肺に送る力が弱い）に分けられる。

- 左心不全症状（全身倦怠感，食欲不振，尿量低下，肺うっ血，徐脈，頻脈など）
- 右心不全症状（内頸静脈怒張，浮腫，うっ血肝，胸水，腹水など）

(3) 心不全が疑われた場合の基本的検査

- 末梢血液検査：貧血
- 臨床化学検査：肝，腎，脂質，電解質，糖，心臓マーカー
- 心臓関連マーカー
- 血液ガス
- 尿一般検査
- 胸部X線
- 心電図
- 心臓超音波

用語 心・血管疾患（cardiovascular disease；CVD）

■5章 臓器別データの解釈

(4) 虚血性心疾患のおもな治療方法
- 食事・運動療法，生活習慣の改善
- 薬物療法
- 冠動脈形成術（PCI，PTCA）
- 経皮的血管形成術
- 腎動脈形成

5.3.2 急性心筋梗塞（糖尿病性腎症合併）

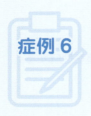

急性心筋梗塞（糖尿病性腎症合併）
- 患者　60歳代　男性
- 主訴：胸痛発作，呼吸苦，冷感出現。
- 既往歴：糖尿病コントロール不良，心房細動，高血圧，高脂血症。
- 現病歴：1週間前に食事中に気分不良あり。就寝中（AM2：00頃）突然の胸痛発作に続き，呼吸苦と冷感出現にて救急要請。救急隊到着時には意識あるものの，搬送中に意識レベル低下，ER到着時にはBVM換気にて末梢チアノーゼ出現（SpO_2 70%）。

● 1. おもな検査データ

救急搬送時と心臓カテーテル検査実施8時間後の血液検査データを表5.3.1，救急搬送時の画像検査データを図5.3.1，5.3.2に示す。

● 2. 検査データ解析

全身状態はCRPおよびALBともに正常にて炎症性疾患は否定的であり，栄養状態も良好と推測できる。糖尿病コントロール不良（早朝高血糖）で腎機能低下（eGFR低下）を示す。また血液ガスデータからは，AG増加型の代謝性アシドーシス（糖尿病性ケトアシドーシスや乳酸アシドーシス），酸素化不良，循環不全（乳酸上昇）などが推測されるが，いずれも糖尿病コントロール不良が主たる要因と考える。循環器バイオマーカーでは，高感度トロポニンI（TnI）の上昇より心筋虚血が予測され，慢性的な心房細動によるNT-proBNPの著増がその緊急度を示唆している。CKの上昇が認められないのは発症からの経過時間（4時間後）によるものと推測できる。ワルファリンカリウム投与中によりPTの延長は認められるが，Dダイマーの上昇は認めずDICは否定的である。心電図では心房細動，心拍数92回/分，V1〜V3 ST上昇，V4〜V6 ⅡⅢaVF ST低下所見を示し，胸部X線検査にて肺うっ血（2+），胸水（−）を認める。また，同時に施行した心臓超音波検査にて広範囲な前壁運動低下を認めた。

表5.3.1　検査時系列データ

	検査項目	単位	救急搬送時	心カテ8時間後	基準範囲
臨床化学検査（血液ガス）	pH		6.984 L		7.38〜7.46[6]
	PCO_2	mmHg	65.4 H		32〜46[6]
	PO_2	mmHg	54.1 L		74〜108[6]
	HCO_3^-	mmol/L	14.8 L		21〜29[6]
	BE	mmol/L	−17.9 L		0±2.0[6]
	AG	mmol/L	29.3 H		10〜14[6]
	Lac	mmol/L	9.4 H		0.4〜1.8[6]
臨床血液検査 末梢血液	WBC	$10^3/\mu L$	14.4	11.1	3.3〜8.6
	RBC	$10^6/\mu L$	4.78	3.62	4.35〜5.55
	Hb	g/dL	15.6	11.7	13.7〜16.8
	Ht	%	49.2	34.6	40.7〜50.1
	PLT	$10^3/\mu L$	230	153	158〜348
凝固	PT	%	13.3	8.2	70%以上[7]
	PT	秒	40.5	57.5	9.8〜12.1[7]
	PT-INR	INR	3.52	5.00	
	APTT	%	55.1	<5.0	70%以上[8]
	APTT	秒	53.2	>300	25.0〜38.0[8]
	Dダイマー	μg/mL	0.8		1.0以下[9]
臨床化学検査	TP	g/dL	8.0	5.1	6.6〜8.1
	ALB	g/dL	4.1	3.0	4.1〜5.1
	A/G		1.05	1.43	1.32〜2.23[10]
	UN	mg/dL	28.2	40.4	8〜20
	CRE	mg/dL	1.16	1.59	0.65〜1.07
	eGFR	mL/分/1.73m²	49	35	60以上[11]
	UA	mg/dL	8.7	8.8	3.7〜7.8
	Na	mmol/L	142	140	138〜145
	K	mmol/L	3.9	5.0	3.6〜4.8
	Cl	mmol/L	104	108	101〜108
	Ca	mg/dL	10.2	7.5	8.8〜10.1
	GLU	mg/dL	307	270	73〜109
	AST	U/L	99	535	13〜30
	ALT	U/L	37	103	10〜42
	LD	U/L	340	1,538	124〜222
	ALP	U/L	321	156	106〜322
	γGT	U/L	254	152	13〜64
	AMY	U/L	96	240	40〜188
	CK	U/L	164	5,698	59〜248
	CK-MB	U/L	36	413	0〜25[12]
	MB/CK	%	22.0	7.2	0〜6[12]
	CRP	mg/dL	0.02	3.51	0.00〜0.14
	NT-proBNP	pg/mL	5,669		125以下[13]
	TnI	ng/mL	0.740		0.1以下[14]

用語　経皮的冠動脈血管形成術（percutaneous coronary intervention；PCI），経皮的経管冠動脈血管形成術（ercutaneous transluminal coronary angioplasty；PTCA），急性心筋梗塞（acute myocardial infarction），糖尿病性腎症（diabetic nephropathy），救急室（emergency room；ER），バッグバルブマスク（bag valve mask；BVM），塩基過剰（base excess；BE），アニオンギャップ（anion gap；AG），乳酸（lactate；Lac），N末端プロ脳性ナトリウム利尿ペプチド（N-terminal pro-brain natriuretic peptide；NT-proBNP）

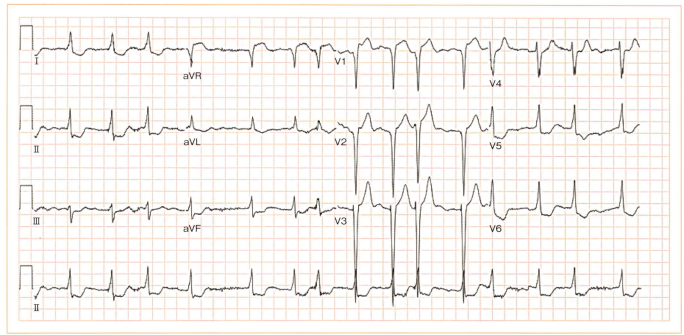

図 5.3.1　心電図検査

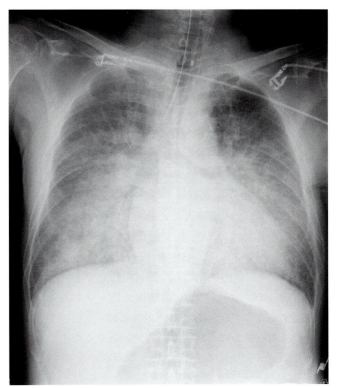

図 5.3.2　胸部X線検査

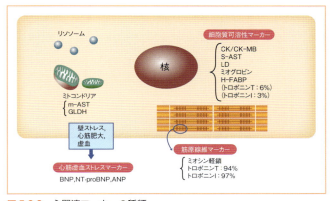

図 5.3.3　心関連マーカーの種類
（東海免疫ナビゲイターズ・ネットワーク：第4回研究会資料「Heart Disease」より転載）

◆診断と治療

急性心筋梗塞（糖尿病性腎症合併）。

ER搬送時検査所見および身体所見にて「急性心筋梗塞」を想定し，気管挿管を行い診断と治療目的で緊急カテーテル施行となった症例である。

● 3. 鑑別ポイントおよび検査説明のポイント

(1) 心関連マーカーの種類

日常検査で測定されている心関連マーカーは，細胞内局在により大きく3種類（心筋虚血ストレスマーカー，筋原線維マーカー，細胞質可溶性マーカー）に分類され，その血中流出時間の差はマーカーの種類により特徴を有する。また，これらのマーカーは測定キットにより値が異なることもあるが，臨床では実測値を病態識別値として判断に用いられることが多いため，試薬キットの添付文書は熟読すべきである（図5.3.3）。

心関連マーカーには，細胞内より逸脱する物質（CK，CK-MB，ミオグロビン，H-FABPなど）と心筋の損傷より流出される物質（ミオシン軽鎖，トロポニンなど）が存

📝 **用語**　グルタミン酸デヒドロゲナーゼ（glutamate dehydrogenase；GLDH），S-AST（serum aspartate aminotransferase），心房性ナトリウム利尿ペプチド（atrial natriuretic peptide；ANP）

5章 臓器別データの解釈

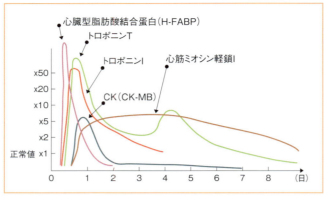

図5.3.4 心関連マーカーの推移
(東海免疫ナビゲイターズ・ネットワーク:第4回研究会資料「Heart Disease」より転載)

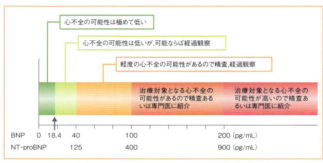

図5.3.5 BNPおよびNT-proBNP値の心不全診断へのカットオフ値
(日本心不全学会予防委員会:「血中BNPやNT-proBNP値を用いた心不全診療の留意点について」http://www.asas.or.jp/jhfs/topics/bnp201300403.html より転載)

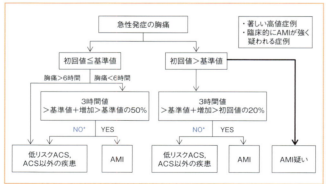

図5.3.6 高感度トロポニンを用いた胸痛患者のアルゴリズム
＊AMIが強く疑われる場合には6時間後高感度トロポニン値により再評価する。
(石井潤一:「生化学検査」, 臨床検査, 2014;58:1650 より転載)

表5.3.2 発症からの経過時間別にみた各心筋バイオマーカーの診断精度

項目＼経過時間(hr)	<2	2〜4	4〜6	6〜12	12〜24	24〜72	>72
ミオグロビン＊	○	○	○	○	○	△	×
心臓型脂肪酸結合蛋白(H-FABP)＊	○	○	○	○	○	△	×
心筋トロポニンI, T＊	×	△	◎	◎	◎	◎	◎
高感度心筋トロポニンI, T	◎	◎	◎	◎	◎	◎	◎
CK-MB	×	△	○	◎	◎	△	×
CK	×	△	○	○	○	△	×

◎:感度,特異度ともに高く診断に有用である, ○:感度は高いが,特異度に限界がある, △:感度,特異度ともに限界がある, ×:診断に有用でない。
＊:全血迅速診断が可能である。
(日本循環器学会:「循環器病の診断と治療に関するガイドライン(2012年度合同研究班報告)ST上昇型急性心筋梗塞の診療に関するガイドライン(2013年度改訂版)」http://www.j-circ.or.jp/guideline/pdf/JCS2013_kimura_h.pdf より改変して転載)

表5.3.3 心臓関連マーカーの参考基準値(カットオフ値)

マーカー	カットオフ値
H-FABP	6.2ng/mL 以下
高感度トロポニンI＊	0.026ng/mL
高感度トロポニンT	0.014ng/mL
ミオグロビン	60ng/mL 以下
ミオシン軽鎖	25ng/mL 以下
CK/CK-MB＊＊	6%未満
BNP	18.4pg/mL 以下
NT-proBNP	55pg/mL 以下

＊:高感度トロポニンIは試薬によりカットオフ値が異なる。
＊＊:CK/CK-MBが25%を超える場合は偽高値を疑う。

在する。これらのマーカーは、血中への流出時間と消失時間に差があることから、その特徴を活かして急性心筋梗塞(AMI)の診断と治療効果判定に用いられている(図5.3.4, 表5.3.2)。

(2) 心筋虚血ストレスマーカー(BNP, NT-proBNP)

BNPやNT-proBNPは心臓保護ホルモンとして作用し、心負荷(壁ストレス、心筋肥大、虚血)に即応し上昇する。またこれらの高値持続は、心事故の予後予測にも利用される。呼吸困難などで心不全を疑う症例においてBNPやNT-proBNPが正常値であればその症例が心不全である可能性は極めて低いとされる(陰性的中率が高い)(図5.3.5)。

(3) ガイドラインにおける心臓関連マーカーの位置付け
1) ガイドラインにもとづく検査の進め方
・心筋虚血を疑う症状を呈する救急部門のすべての患者で、初期評価の一部として心筋マーカーを検査するべきである(クラスI)。
・心筋トロポニンは、心筋マーカーとして適している。症状発症6時間以内に来院し、最初の検査で心筋トロポニンが陰性の場合には、6〜12時間後にトロポニン値を再測定することが推奨される(クラスI)。
・心筋虚血が疑われる症状の患者を評価するためには、変動係数10%以下の高感度心筋トロポニンを用い、測定値の99パーセンタイルを診断基準とすることが合理的である(クラスIIa)。
2) 心臓関連マーカーの参考基準値(カットオフ値)(表5.3.3)
高感度トロポニンが陽性の場合は心筋梗塞を強く疑い、身体所見や画像検査を加味し積極的な治療が行われることが多い(陽性的中率が高い)。
3) 高感度トロポニンを用いた胸痛患者のアルゴリズムを図5.3.6に示す。

> **用語** 急性心筋梗塞(acute myocardial infarction;AMI),急性冠症候群(acute coronary syndrome;ACS)

5.3.3 薬剤性心不全（ジギタリス中毒）

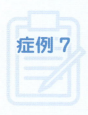

症例 7

薬剤性心不全（ジギタリス中毒）
- 患者　70歳台　男性
- 主訴：胸苦，徐脈，食欲不振。
- 既往歴：慢性腎不全，狭心症，心房粗細動，敗血性ショック（20日前）。
- 現病歴：慢性腎不全のため透析専門機関にて通院中の患者。透析前日より胸苦を感じ，最近は食欲低下が起こっている。透析前チェックにて血圧114/50mmHg, 心拍数48回/分と徐脈であり，透析を中止し当院受診となる。

● 1. おもな検査データ

来院時の検査データを表5.3.4，心電図検査を図5.3.7，画像検査データを図5.3.8，5.3.9に示す。

● 2. 検査データ解析

20日前に敗血性ショックにて入院歴があるが，現在の全身状態はプロカルシトニン，CRP，WBCの著明な増加は認めず急性炎症は否定的であるが，ALBの低下および食欲不振より栄養状態は低下していると考える。臓器別病態変化では20日前の検査データと比較し，肝の状態に著変は認められないものの，基礎疾患として慢性腎不全状態を呈している。また凝固検査ではワルファリンカリウム投与によるPT延長が認められるが，DICは否定的である。追加検査で実施したジゴキシン血中濃度測定にて中毒域を示す結果（6.1ng/mL）を示した。心電図検査では洞調律であり，第1度房室ブロックを伴う徐脈（心拍数55回/分）および胸部X線とCT検査にて心拡大を認めた。

(1) 診断と治療

薬剤性心不全（ジギタリス中毒）。
ジギタリスによる洞性不全症候群症例である。ジゴキシンの排泄経路は腎であり，基礎疾患に腎機能低下を認める患者であることから，投与されたジゴキシンの排泄障害により血中濃度上昇（パニック値）を呈し，薬剤性副作用により徐脈および食欲不振を呈したと考えられる。

(2) ジゴキシンの有効治療域と副作用

一般的に0.8～2.0ng/mLとされてきたが，最近では1.5ng/mL以上において副作用発現頻度の増加が報告され，慢性心不全患者を対象とした研究ではジゴキシンの血中濃度に比例し死亡率が増加することが明らかにされている。

表5.3.4 検査時系列データ

	検査項目	単位	20日前（入院時）	救急外来	基準範囲
臨床化学検査	TP	g/dL	6.7	6.3	6.6～8.1
	ALB	g/dL	3.5	3.1	4.1～5.1
	UN	mg/dL	68.5	35.2	8～20
	CRE	mg/dL	14.69	10.54	0.65～1.07
	eGFR	mL/分/173m²	4	4	60以上[11]
	Na	mmol/L	133	136	138～145
	K	mmol/L	6.8	5.4	3.6～4.8
	Cl	mmol/L	93	98	101～108
	GLU	mg/dL		81	73～109
	TB	mg/dL	0.6	0.4	0.4～1.5
	AST	U/L	7	22	13～30
	ALT	U/L	7	10	10～42
	LD	U/L	162	276	124～222
	CK	U/L	80	52	59～248
	CRP	mg/dL	9.17	0.57	0.00～0.14
	ジゴキシン	ng/mL		6.1	0.5～2.0[15]
	プロカルシトニン	ng/mL	9.04	0.15	0.5未満[16]
臨床血液検査	WBC	10³/μL	21.8	5.4	3.3～8.6
末梢血液	RBC	10⁶/μL	4.12	3.38	4.35～5.55
	Hb	g/dL	11.5	9.4	13.7～16.8
	Ht	%	36.3	31.4	40.7～50.1
	PLT	10³/μL	292	369	158～348
凝固	PT	%	15.2	44.6	70%以上[20]
	PT	秒	36.7	15.3	9.8～12.1[20]
	PT-INR		3.2	1.5	
	D-ダイマー	μg/mL		0.4	1.0以下[9]

また副作用として消化器系（食欲不振，悪心・嘔吐，下痢など），中枢神経系（めまい，頭痛，視覚異常など），循環器系（徐脈，二段脈，心室性期外収縮，房室ブロックなど）があげられ，一般的に消化器系症状が出現しやすい。副作用の出現は個人差があり，1.5～3.0ng/mLはオーバーラップ領域とされている。

用語　薬剤性心不全（drug-related heart failure），ジギタリス中毒（digitalis intoxication）

■5章　臓器別データの解釈

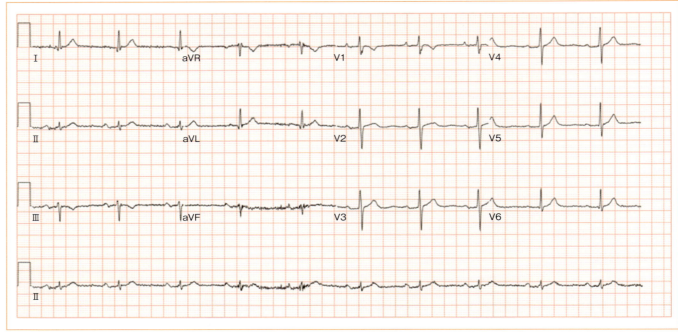

図5.3.7　心電図検査

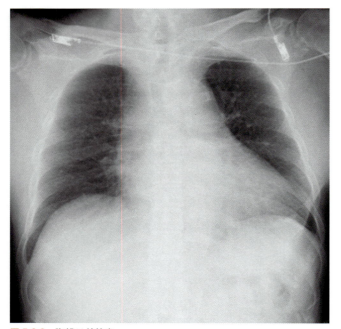

図5.3.8　胸部X線検査

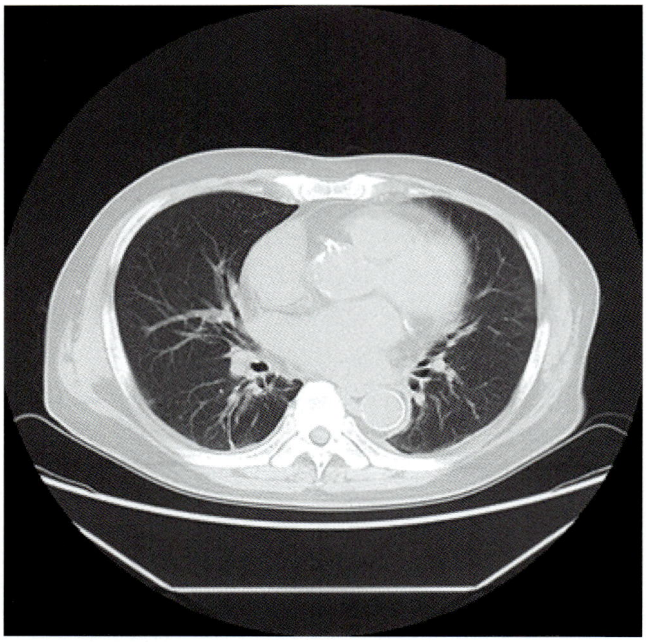

図5.3.9　胸部CT検査

● 3. 鑑別ポイントおよび検査説明のポイント

（1）代表的な心不全治療薬

心不全治療薬を用いた予後の改善には，ACE阻害薬やβ遮断薬などを用い，症状やQOL改善には利尿薬や強心薬が用いられる（表5.3.5）。

（2）非薬物療法の一例

心不全治療は，生活習慣の改善（食事，運動，禁煙）と薬物療法より開始されるが，十分な改善効果が得られない場合には非薬物療法が選択される。これらの非薬物療法は心臓への直接的治療であり，冠動脈の形成や心拍の安定を目的に実施される。

- カテーテル治療（PCI，ロータブレータ カテーテル，レーザーカテーテル，薬剤溶出性バルーン）
- 心臓再同期療法（CRT）
- 植え込み型除細動器（ICD）

表 5.3.5　代表的な心不全治療薬の例

作用	種類（一般名）	適応	重大な副作用
血管拡張	硝酸薬（一硝酸イソソルビド）	狭心症患者の胸痛発作予防	肝機能障害，黄疸
	Ca 拮抗薬（ニフェジピン）	高血圧症，冠攣縮狭心症	肝機能障害，黄疸，PLT 減少
脈を落ち着ける	β遮断薬（アテノロール，ビソプロロール）	心室期外収縮，狭心症，頻脈性心房細動，心不全	徐脈，心不全，うっ血性心不全
	クラス 1a 群抗不整脈薬（シベンゾリン）	頻脈性不整脈（心房性・心室性不整脈）	肝機能障害，WBC 減少，PLT 減少，貧血，心不全
	ジギタリス製剤（メチルジゴキシン）	うっ血性心不全，心房細動，発作性上室性頻拍	ジギタリス中毒（高度徐脈，二段脈）
胸痛を抑える	硝酸薬（ニトログリセリン）	狭心症発作の寛解	肝機能障害，黄疸，PLT 減少
心臓の力を増強する	カテコールアミン系薬剤（デノパミン）	慢性心不全	心室頻脈
血液をさらさらにする	抗血小板薬（チクロピジン）	虚血性脳血管障害後の再発抑制	肝機能障害，汎血球減少，血栓性 PLT 減少性紫斑病
	抗血小板薬（クロピドグレル）	虚血性脳血管障害後の再発抑制，PCI が適応される ACS	肝機能障害，無顆粒球症，血栓性 PLT 減少性紫斑病
	経口抗凝固薬（ワルファリン）	血栓塞栓症の治療および予防	出血，皮膚壊死，肝機能障害
	直接トロンビン阻害薬（ダビガトランエテキシラート）	非弁膜症性心房細動患者の虚血性脳卒中と全身性塞栓症の発症抑制	出血（消化官出血，頭蓋内出血），間接性肺炎
高脂血症治療薬	HMG-CoA 還元酵素阻害薬（ロスバスタチン）	高コレステロール血症，家族性高コレステロール血症の治療	横紋筋融解，ミオパチー，肝機能障害
	高脂血症治療薬（ベザフィブラート）	高脂血症	横紋筋融解，アナフィラキシー様症状，肝機能障害
利尿薬	利尿降圧薬（フロセミド）	高血圧症，うっ血性心不全の治療	肝機能障害，電解質異常

［中根生弥］

用語　心臓再同期療法（cardiac resynchronization therapy；CRT），植込み型除細動器（implantable cardioverter defibrillator；ICD），ヒドロキシメチルグルタリル CoA（hydroxymethylglutaryl-CoA；HMG-CoA）

参考文献

1) 日本心不全学会：「BNP に関する学会ステートメント」　http://www.asas.or.jp/jhfs/topics/bnp201300403.html.
2) 日本循環器学会：「循環器病の診断と治療に関するガイドライン（2012 年度合同研究班報告）ST 上昇型急性心筋梗塞の診断に関するガイドライン（2013 年改訂版）」　http://www.j-civc.or.jp/guideline/pdf/jcs2013_kimura_h.pdf., JCS2013, 19
3) 石井潤一：「生化学検査」，臨床検査，2014；58：1646-1652.
4) 日本臨床検査医学会ガイドライン作成委員会：「臨床検査のガイドライン JSLM2015 －検査値アプローチ／症候／疾患」，宇宙堂八木書店，269-283，2015.
5) 東海免疫ナビゲイターズ・ネットワーク：第 4 回研究会資料「Heart Disease」．
6) 豊田厚生病院基準範囲
7) シスメックス株式会社：「トロンボレル S」添付文書
8) シスメックス株式会社：「データファイン・APTT」添付文書
9) 積水メディカル株式会社：「ナノピア D ダイマー」添付文書
10) 愛知県臨床検査標準化協議会統一化基準値
11) KDIGO CKD guideline
12) 関東化学株式会社：「シカリキッド CK-MB」添付文書
13) ロシュ・ダイアグノスティックス株式会社：「エクルーシス試薬 NT-proBNP II」添付文書
14) シーメンスヘルスケア・ダイアグノスティックス株式会社：「フレックスカートリッジ トロポニン I」添付文書
15) 積水メディカル株式会社：「ナノピア TDM ジゴキシン」添付文書
16) 和光純薬工業株式会社：「ミュータスワコー ブラームス PCT」添付文書

5.4 内分泌代謝疾患

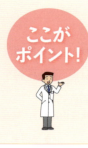

ここがポイント!

内分泌代謝疾患診断のためには,
- 各内分泌臓器から分泌されるホルモンを把握することが重要である。
- 視床下部・下垂体・内分泌臓器からなる調節機構（フィードバックによる調節）を理解する。
- ホルモンには, 血中濃度が周期的に変動する生体リズムをもつものがあることを理解する。
- 確定診断には, ホルモン分泌の動態を把握するための負荷試験を行う。
- 内分泌疾患の診断に必要な画像検査について理解する。

5.4.1 はじめに

人体の中では, さまざまな作用をもつ物質が協調して生命や体内の恒常性（ホメオスタシス）の維持に関与している。これらの作用を正常に保つために必要な機構が内分泌代謝である。内分泌代謝疾患は, 4.9節（p.198）で述べた各種ホルモンをつくる内分泌臓器の障害により, ホルモン分泌の異常（ホルモンの過剰または不足）, ホルモンが作用する標的臓器の異常（ホルモン受容体や細胞内での情報伝達の障害）, あるいは内分泌臓器の腫瘍により起こる。

内分泌臓器ごとに疾患鑑別や治療の指針となる検査項目が異なるため, 本項では疾患ごと（視床下部・下垂体疾患, 甲状腺疾患, 副甲状腺疾患, 副腎疾患, 糖尿病）に検査データを提示しながら, 検査値の読み方と病態について解説していく。

5.4.2 視床下部・下垂体疾患

症例8

先端巨大症
- 患者　65歳　女性
- 人間ドックにて下垂体腫瘍, 腎腫瘍, 甲状腺腫瘍を指摘された。
- 手足の容積の増大, 先端巨大症様顔貌, 巨大舌の所見を認めたため, 先端巨大症を疑い精査を行った。
- 精査の結果, 腎細胞がん, 甲状腺髄様がんの合併も認めた。

● 1. 検査データ

検査データを表5.4.1, 5.4.2に示す。

● 2. 検査データ解析

成長ホルモン（GH）測定およびインスリン様成長因子I（IGF-I）測定により, GHの過剰産生が確認された（表5.4.1）。さらに, 75g経口ブドウ糖負荷試験（OGTT）では, インスリン分泌は比較的良好だが, 血糖は糖尿病型を呈し, またGHは抑制されず, 先端巨大症に合致する結果である（表5.4.2）。

● 3. 鑑別ポイントおよび検査説明のポイント

GHは夜間から朝方に分泌が亢進し, さらに, 1～3時間

用語　先端巨大症（acromegaly）

表5.4.1 臨床化学検査データ

	検査項目	単位	検査結果	基準範囲
内分泌学検査	GH	ng/mL	16.7	0.13〜9.88[10]
	IGF-I	ng/mL	500	64〜188[11]

表5.4.2 75g OGTT検査データ

検査項目	単位	前	30分	60分	120分	基準範囲
GLU	mg/dL	140	253	221	305	73〜109
GH	ng/mL	12.9	16.0	21.8	23.0	0.13〜9.88[10]
IRI	μU/mL	8.6	67.2			1.84〜12.2[12]

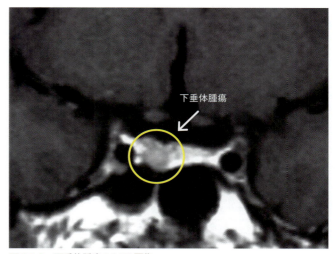

図5.4.1 下垂体腫瘍のMRI画像

周期の脈動性分泌も伴うホルモンであり，1回の検査結果だけで診断することは難しい。確定診断には，75g OGTTで負荷後のGH分泌が抑制されない（GH＞1.0ng/mL）ことが必須である。また，IGF-Iは年齢により基準範囲が異なることに留意する。

下垂体腫瘍の鑑別では，内分泌学検査に併せ，CTやMRIなどの画像検査による下垂体腫瘍の検出が必要である。この症例では，MRI検査で下垂体に6mmの腫瘍を認めた（図5.4.1）。

検査室ノート　インスリン様成長因子I（IGF-I）

ソマトメジンCともよばれる70個のアミノ酸からなるポリペプチドで，軟骨細胞の蛋白合成や増殖を刺激することで，GHの成長促進作用を仲介する因子の1つである。肝などで合成され，プロインスリンに類似した構造をもつ。IGF-Iの分泌はGHに依存しており，GHに比べ血中半減期が長く日内変動が少ないため，GH分泌異常による疾患の鑑別や治療効果の判定に有用である。

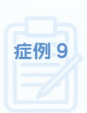

症例9

クッシング病

● 患者　40歳　女性
・繰り返す皮膚感染症のため，皮膚科にて加療中高血圧症を認め，専門医へ紹介された。
・専門医にて高血圧，満月様顔貌，懸垂腹と皮膚線条を認める中心性肥満，皮膚炎（繰り返すことで潰瘍化）を認めたため，クッシング病を疑い精査を行った。

● **1. 検査データ**

検査データを表5.4.3〜5.4.5に示す。

● **2. 検査データ解析**

この症例では，血中ACTH，血中・尿中コルチゾールがいずれも上昇している（表5.4.3）。また，スクリーニング検査として実施した低用量（0.5mg）デキサメタゾン抑制試験ではコルチゾールの分泌は抑制されず（表5.4.4），コルチゾールの日内変動も消失している（表5.4.5）ことからクッシング病が疑われる。MRI検査にて下垂体腫瘍の存在が確認できたため，ACTH産生腫瘍による病態であることが強く疑われる。

用語　成長ホルモン（growth hormone；GH），インスリン様成長因子I（insulin-like growth factor I；IGF-I），経口ブドウ糖負荷試験（oral glucose tolerance test；OGTT），インスリン（insulin；IRI），核磁気共鳴画像法（magnetic resonance imaging；MRI），クッシング病（Cushing's disease）

3. 鑑別ポイントおよび検査説明のポイント

副腎皮質ステロイドホルモンであるコルチゾールが，慢性的に過剰分泌されることによって特有の症状を呈する病態をクッシング症候群といい，そのうち，ACTH産生下垂体腫瘍が原因となるものを，クッシング病という（図5.4.2）。クッシング病の鑑別に用いられる血中ACTH，血中・尿中コルチゾールは，健常人でもストレスなどで変動するため，低用量（0.5mg）デキサメタゾン抑制試験を行い，翌朝のコルチゾールが抑制されていない（>5μg/dL）ことを確認する必要がある。また，コルチゾールには日内変動があるが，ACTH産生腫瘍では，常にACTHが過剰分泌されているため，血中コルチゾールの日内変動が消失する。

ACTH産生下垂体腫瘍の確定診断検査としては，①頭部MRI（下垂体腫瘍を検出），②海綿静脈洞または下垂体静脈洞サンプリング（下垂体からのACTHの過剰分泌を証明），③副腎皮質刺激ホルモン放出ホルモン（CRH）負荷試験（CRH負荷に対するACTHの反応性を確認，上昇がなければ，異所性ACTH産生腫瘍を疑う）などを実施する。

表5.4.3 初診時検査データ

	検査項目	単位	検査結果	基準値
臨床血液検査	ACTH	pg/mL	170.0	7.2～63.3[13]
	コルチゾール	μg/dL	32.5	6.24～18.0[14]
臨床一般検査（尿）	尿中コルチゾール	μg/日	2,018.4	11.2～80.3[15]

表5.4.4 低用量デキサメタゾン抑制試験

	検査項目	単位		基準値
デキサメタゾン投与量 0.5mg	ACTH	pg/mL	120.0	7.2～63.3[13]
	コルチゾール	μg/dL	26.5	6.24～18.0[14]

表5.4.5 ACTH・コルチゾールの日内変動

検査項目	単位	5:00	23:00	基準値
ACTH	pg/mL	165.0	151.0	7.2～63.3[13]
コルチゾール	μg/dL	42.7	38.0	6.24～18.0[14]

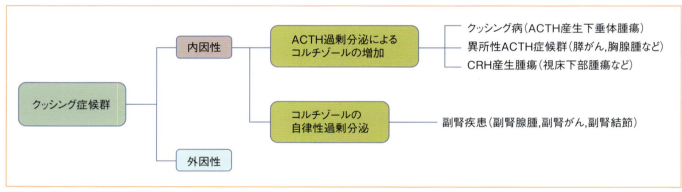

図5.4.2 クッシング症候群の分類

検査室ノート　デキサメタゾン抑制試験

グルココルチコイド活性をもつ合成ステロイドであるデキサメタゾンの作用で，副腎からのコルチゾール分泌がどの程度抑制されるかを調べる検査である。とくに，低用量のデキサメタゾン（0.5～1mg）を用いた低用量デキサメタゾン抑制試験はクッシング症候群のスクリーニングに必須の検査であり，正常では血中コルチゾールが3μg/dL未満に抑制されるが，5μg/dL以上の場合はクッシング症候群を疑う。

用語　副腎皮質刺激ホルモン（adrenocorticotropic hormone；ACTH），副腎皮質刺激ホルモン放出ホルモン（corticotropin-releasing hormone；CRH）

5.4.3 甲状腺疾患

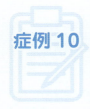

症例 10

バセドウ病（甲状腺機能亢進症）
- 患者　35歳　女性
- 2カ月前より動悸，多汗，手指振戦，体重減少（7kg/2カ月）を自覚して来院した。
- 前頸部の腫れ（甲状腺腫大）を認めたため，甲状腺疾患を疑った。
- 血液検査，超音波検査，^{131}I シンチグラフィを行った。

1. 検査データ

検査データを図5.4.3，5.4.4，表5.4.6に示した。

表5.4.6　血液検査データ

検査項目		単位	検査結果	基準値
臨床免疫検査	TSH	μIU/mL	<0.005	0.50〜5.00[16]
	FT$_3$	pg/mL	28.24	2.3〜4.3[17]
	FT$_4$	ng/dL	6.17	0.9〜1.7[16]
	TRAb	IU/mL	33.1	2.0 未満[18]
	TgAb	IU/mL	>4,000	28 未満[19]
	TPOAb	IU/mL	108	16 未満[19]
臨床化学検査	TP	g/dL	6.6	6.6〜8.1
	ALB	g/dL	3.7	4.1〜5.1
	Na	mmol/L	142	138〜145
	K	mmol/L	3.8	3.6〜4.8
	Cl	mmol/L	105	101〜108
	Ca	mg/dL	9.4	8.8〜10.1
	IP	mg/dL	3.9	2.7〜4.6
	TG	mg/dL	47	30〜117
	TC	mg/dL	142	142〜248
	AST	U/L	23	13〜30
	ALT	U/L	33	7〜23
	ALP	U/L	429	105〜322
	CRP	mg/dL	0.01	0.00〜0.14

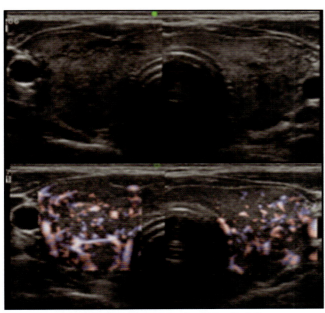

図5.4.3　頸部超音波画像（上）とパワードップラー像（下）

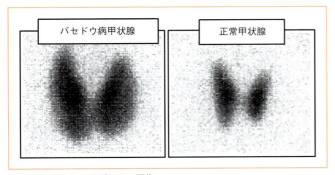

図5.4.4　^{131}I シンチグラフィ画像

2. 検査データ解析

血液検査所見では，FT$_3$，FT$_4$の上昇から甲状腺中毒症（血中に甲状腺ホルモンが増加している状態）であり，さらにバセドウ病の原因抗体であるTRAbが高値であるためバセドウ病と考える。

甲状腺機能亢進状態では全身の代謝が亢進することにより，骨では骨吸収が骨形成を上回るために骨型ALPが上昇する。また，甲状腺ホルモンは，胆汁中へのコレステロールの排泄を亢進するはたらきがあり，甲状腺ホルモンの上昇により胆汁中へのコレステロールの排泄が肝臓での合成を上回るため，TCやLDL-Cの低下が見られる。

頸部超音波検査では，甲状腺のびまん性腫大，組織内血流量の増加が見られる（図5.4.3）。さらに，^{131}Iシンチグラフィでは，甲状腺への放射性ヨードの取込みが増加しており，血中の甲状腺ホルモンの上昇と併せて機能亢進状態であることがわかる（図5.4.4）。

用語　バセドウ病（甲状腺機能亢進症）（Graves' disease），甲状腺刺激ホルモン（thyroid stimulating hormone；TSH），遊離トリヨードサイロニン（free triiodothyronine；FT$_3$），遊離サイロキシン（free thyroxine；FT$_4$），甲状腺刺激ホルモン受容体抗体（thyroid stimulating hormone receptor antibody；TRAb），抗サイログロブリン抗体（thyroglobulin antibody；TgAb），抗甲状腺ペルオキシダーゼ抗体（thyroid peroxidase antibody；TPOAb）

3. 鑑別ポイントおよび検査説明のポイント

血液中の甲状腺ホルモンが上昇する疾患は複数あり，TRAbが陰性の場合はバセドウ病以外の可能性を考えて必要な追加検査を行う（表5.4.7）。CRPや血液沈降反応が上昇している場合は，甲状腺組織が炎症により傷害され，ホルモンが一過性に漏れ出る亜急性甲状腺炎，無痛性甲状腺炎が疑われる。また，頸部超音波検査で甲状腺腫瘍が認められた場合は，甲状腺にホルモンを産生する腫瘍（機能性腫瘍）が発生するプランマー病の可能性を考える。甲状腺腫瘍が機能性腫瘍であるかは，^{131}Iシンチグラフィを行うことで確認できる。

表5.4.7 甲状腺ホルモンが上昇する疾患（甲状腺中毒症）

疾患名	発症原因	鑑別に必要な検査項目
バセドウ病	TRAbが甲状腺を刺激することで，甲状腺ホルモンの合成が増加	・TRAb（高値）
亜急性甲状腺炎	ウイルス感染が原因と考えられているが，不明（原因となるウイルスの存在は証明されていない）	・血液沈降反応（亢進） ・CRP（高値）
無痛性甲状腺炎	橋本病を背景に，何らかの誘因によって甲状腺が破壊され，血液中の甲状腺ホルモンが一過性に増加	・超音波検査 ・^{131}Iシンチグラフィ
プランマー病	良性の甲状腺腫瘍が，独自で甲状腺ホルモンを合成	・超音波検査 ・^{131}Iシンチグラフィ

検査室ノート　バセドウ病治療時の検査

バセドウ病の治療には，①抗甲状腺薬の内服治療，②放射性ヨード（アイソトープ）治療，③手術の3つがある。抗甲状腺薬による内服治療では副作用が起こることがあり，とくに，肝障害と無顆粒球症には注意が必要である。治療中は定期的にAST，ALT，また顆粒球数の確認を行い，早期に副作用の発生に気づくことが大切である。

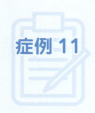

症例11

橋本病（慢性甲状腺炎）
- 患者　46歳　女性
- 2年ほど前から，体重が増加（5kg/2年）傾向であった。
- 顔や手足のむくみ，倦怠感を自覚していた。

1. 検査データ

検査データを表5.4.8，図5.4.5に示す。

2. 検査データ解析

FT$_4$低値，TSH異常高値より，甲状腺機能低下症である。甲状腺自己抗体であるTgAbとTPOAbが異常高値を示していること，さらに頸部超音波検査で，甲状腺内部のエコーレベルが低下し，甲状腺内の血流量は不均質で，増加箇所と低下箇所（炎症により組織破壊が進んでいる箇所）が混在していることから，橋本病と考えられる（図5.4.5）。
甲状腺ホルモンの顕著な不足により，コレステロールの胆汁酸への合成が低下し，血中に滞留するため，高コレステロール血症となる。また，代謝の低下により筋肉組織にムコ多糖類が蓄積されて筋細胞が破壊されるため，CKやLDの逸脱が起こり血中のCK，LD濃度が上昇する。

3. 鑑別ポイントおよび検査説明のポイント

橋本病では，高率にTgAb，TPOAbが陽性を示す。これは，甲状腺で慢性的に炎症が起こっている状態を示しており，この炎症のために甲状腺組織（甲状腺濾胞）は破壊され減少する。頸部超音波検査で内部エコーレベルが低下する原因である。

用語　橋本病（慢性甲状腺炎）（Hashimoto's disease）

表 5.4.8 血液検査データ

	検査項目	単位	検査結果	基準範囲
臨床免疫検査	TSH	μIU/mL	>100	0.50～5.00[16]
	FT_4	ng/dL	0.1	0.9～1.7[16]
	TgAb	IU/mL	>4,000	28 未満[19]
	TPOAb	IU/mL	>600	16 未満[19]
臨床化学検査	TP	g/dL	6.8	6.6～8.1
	ALB	g/dL	4.6	4.1～5.1
	UN	mg/dL	6.0	8～20
	CRE	mg/dL	0.6	0.46～0.79
	Ca	mg/dL	9.2	8.8～10.1
	IP	mg/dL	3.1	2.7～4.6
	TC	mg/dL	247	142～248
	AST	U/L	26	13～30
	ALT	U/L	23	7～23
	ALP	U/L	182	106～322
	γGT	U/L	76	9～32
	CK	U/L	280	41～153

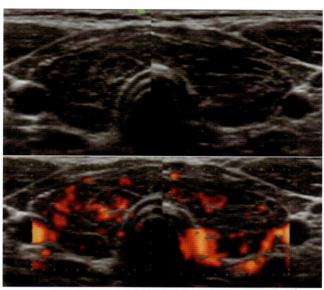

図 5.4.5 頸部超音波画像（上）とパワードップラー像（下）

5.4.4 副甲状腺疾患

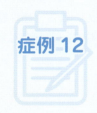

症例 12

原発性副甲状腺機能亢進症

- 患者　40 歳　女性
- 人間ドックで高 Ca 血症と，右腎石灰化を指摘された。
- 自覚症状はなし。
- 高 Ca 血症を伴う疾患の鑑別のため，血液検査，尿検査，頸部超音波検査，および ^{99m}Tc-MIBI シンチグラフィを行った。

1. 検査データ

検査データを**表 5.4.9**，**図 5.4.6**，**5.4.7** に示す。

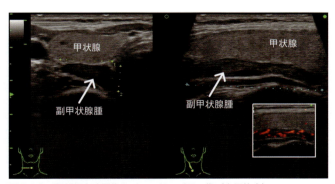

図 5.4.6 頸部超音波画像とパワードップラー像（右下枠内）

表 5.4.9 血液・尿検査データ

	検査項目	単位	検査結果	基準値範囲
臨床免疫検査	iPTH	pg/mL	265	10.3～65.9[20]
	BAP	μg/L	49.9	F（閉経前）：2.9～14.5 F（閉経後）：3.8～22.6[21]
	$1,25(OH)_2D_3$	pg/mL	123	20.0～60.0[22]
	TRACP-5b	mU/dL	492	120～420[23]
臨床化学検査	TP	g/dL	7.1	6.6～8.1
	ALB	g/dL	4.5	4.1～5.1
	Na	mmol/L	139	138～145
	K	mmol/L	4.5	3.6～4.8
	Cl	mmol/L	106	101～108
	Ca	mg/dL	11.1	8.8～10.1
	IP	mg/dL	2.7	2.7～4.6
	AST	U/L	13	13～30
	ALT	U/L	11	7～23
	ALP	U/L	447	106～322
臨床一般検査（尿）	Ca	mg/dL	18	随時尿は基準なし
	CRE	mg/dL	54	随時尿は基準なし
	FEca	%	1.86	2～4

用語　原発性副甲状腺機能亢進症（primary hyperparathyroidism），メトキシ・イソブチルイソニトリル（methoxy-isobutyl sonitrile；MIBI），インタクト副甲状腺ホルモン（intact parathyroid hormone；iPTH），骨型アルカリホスファターゼ（bone specific alkaline phosphatase；BAP），1,25-ジヒドロキシビタミン D_3（1,25-dihydroxyvitamin D_3；$1,25(OH)_2D_3$），骨型酒石酸抵抗性酸性ホスファターゼ（tartrate-resistant acid phosphatase 5b；TRACP-5b），尿中カルシウム排泄率（fractional excretion of calcium；FECa）

5章 臓器別データの解釈

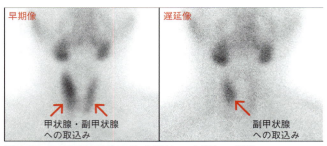

図5.4.7 過機能副甲状腺 ^{99m}Tc-MIBIシンチグラフィ画像

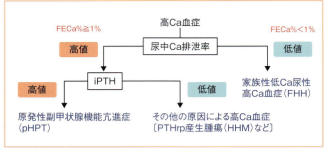

図5.4.8 高Ca血症の鑑別フローチャート

2. 検査データ解析

血中Ca高値，iPTH高値，骨形成マーカーのBAPと骨吸収マーカーのTRACP-5bがともに上昇していることから，副甲状腺機能亢進による骨代謝亢進が強く疑われる。さらに，頸部超音波検査で甲状腺の背側に腫大した副甲状腺が認められたこと（図5.4.6），^{99m}Tc-MIBIシンチグラフィでも，超音波所見と一致した部位に集積が見られたこと（図5.4.7）から，副甲状腺腫瘍（この時点では腫瘍が良性か悪性かは不明）により機能亢進状態であることが考えられる。

3. 鑑別ポイントおよび検査説明のポイント

原発性副甲状腺機能亢進症以外にも，高Ca血症をきたす疾患がある（図5.4.8）。疾患鑑別のために重要なのは，尿中Ca排泄率（FECa%）の増減を確認することである。高Ca血症にもかかわらずFECa%<1%の場合は，常染色体優性遺伝の家族性疾患である家族性低Ca尿性高Ca血症（FHH）が疑われる。また，活性型ビタミンD〔1,25(OH)$_2$D〕濃度が低下している場合は，iPTHが高値傾向になるため，画像検査で副甲状腺腫が不明な場合は1,25(OH)$_2$D値の確認も必要になる。

高Ca血症であるにもかかわらず，iPTHが低値を示す場合は，PTH関連蛋白（PTHrp）の存在を疑い測定を行う。PTHrpが高値であれば，PTHrpを産生する悪性腫瘍（HHM）による血中Ca濃度の上昇が考えられる。悪性腫瘍の経過中にしばしば合併する高Ca血症は，進行がんで比較的多い合併症である。

5.4.5 副腎疾患

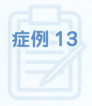

症例13

原発性アルドステロン症（PA）

● 患者 48歳 男性
・41歳頃より，高血圧，糖尿病にて加療中。
・低K血症を認めたため，原発性アルドステロン症を疑い，血液検査，CT検査を施行した。

1. 検査データ

検査データを表5.4.10，図5.4.9に示す。

2. 検査データ解析

症例は高血圧症の既往と低K血症より，原発性アルドステロン症（PA）を疑われ精査を行った。血液検査では，アルドステロン高値とレニン活性低値，さらにアルドステロン／レニン比（ARR）は950と，日本高血圧学会と日本内分泌学会が公表している診断ガイドラインのPAスクリーニング値200をはるかに超えており，PAが強く疑われる（表5.4.10）。PAに伴う低K血症による所見として，筋力低下や脱力発作が見られることがあるが，この症例ではCKが上昇していることから低K血性ミオパチーをきたしていることが疑われる。

用語 家族性低Ca尿性高Ca血症（familial hypocalciuric hypercalcemia；FHH），副甲状腺ホルモン関連蛋白（parathyroid hormone related protein；PTHrP），HHM（humoral hypercalcemia of malignancy），副甲状腺機能亢進症（primary hyperparathyroidism；pHPT），原発性アルドステロン症（primary aldosteronism；PA）

表5.4.10 血液検査データ

	検査項目	単位	検査結果	基準範囲
臨床化学検査 内分泌学検査	アルドステロン	pg/mL	190	29.9〜159（臥位）[24]
	レニン活性	ng/mL/時	0.2	0.3〜2.9（臥位）[25]
	アルドステロン／レニン比	ARR	950	200以下[26]
臨床化学検査	Na	mmol/L	140	138〜145
	K	mmol/L	3.1	3.6〜4.8
	Cl	mmol/L	105	101〜108
	Ca	mg/dL	9.5	8.8〜10.1
	IP	mg/dL	3.0	2.7〜4.6
	GLU	mg/dL	152	73〜109
	AST	U/L	31	13〜30
	ALT	U/L	63	7〜23
	CK	U/L	277	41〜153

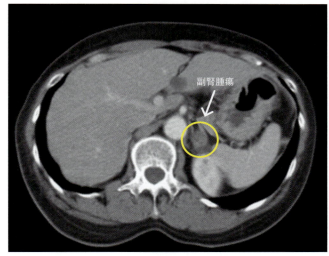

図5.4.9 副腎CT画像

3. 鑑別ポイントおよび検査説明のポイント

PAの確定診断のためには、レニン刺激試験（カプトプリル負荷、生理食塩水負荷、立位フロセミド負荷など）を施行し、レニン活性が無反応であることを確認する必要がある。また、CT検査（図5.4.9）やMRI検査といった画像検査に加え、選択的副腎静脈サンプリングを行って、病変の局在部位を確認し、片側病変と確定できれば病側の副腎摘出術が可能であり、両側病変であれば薬物治療の方針になる。

5.4.6 糖尿病

症例14

1型糖尿病
- 患者　28歳　男性
- 数カ月前から急に口渇、多飲多尿が出現し、体重減少（5kg/2週間）を認めた。
- 毎年職場の検診を受けていたが、異常を指摘されたことはなかった。

1. 検査データ

検査データを表5.4.11、5.4.12に示す。

2. 検査データ解析

臨床化学検査では、血糖値が上昇しHbA1cが高値であることから糖尿病と考える。この症例では、膵島関連自己抗体の1つで、1型糖尿病の診断・発症予知マーカーである抗GAD抗体が強陽性を示しており、自己免疫性の1型糖尿病であると診断された。さらに、グルカゴン負荷試験によって算出されたインスリン分泌量が0.49ng/mLと低下しており（表5.4.12）、インスリン治療の必要な状態と考えられる（表5.4.13）。また、尿ケトン体が強陽性、血中のアセト酢酸、β-ヒドロキシ酪酸が高値であることから、糖尿病性ケトーシスであることがわかる（表5.4.11）。

3. 鑑別ポイントおよび検査説明のポイント

1型糖尿病は、急性合併症や慢性期の合併症として心筋梗塞や脳卒中といった重篤な大血管病変を引き起こすため、低血糖に注意しつつ良好な血糖コントロールを維持することが重要で、治療にはほとんどの場合インスリン治療が必要である。インスリン治療中に、インスリン注射の自

用語 アルドステロン／レニン比（aldosterone-renin ratio；ARR）、1型糖尿病（type1 diabetes mellitus）、グルタミン酸デカルボキシラーゼ（glutamic acid decarboxylase；GAD）

表 5.4.11　検査データ

	検査項目	単位	検査結果	基準範囲
臨床化学検査	UN	mg/dL	9.2	8〜20
	CRE	mg/dL	0.6	0.46〜0.79
	Na	mmol/L	141	138〜145
	K	mmol/L	4.1	3.6〜4.8
	Cl	mmol/L	102	101〜108
	GLU	mg/dL	463	73〜109
	AST	U/L	28	13〜30
	ALT	U/L	23	7〜23
	LD	U/L	188	124〜222
	AMY	U/L	23	44〜132
	HbA1c	%	10.6	4.9〜6.0
血中ケトン体分画	総ケトン体	μmol/L	1,524	130 以下[27]
	アセト酢酸	μmol/L	414	55 以下[27]
	β-ヒドロキシ酪酸	μmol/L	1,012	85 以下[27]
臨床免疫検査	抗GAD抗体	U/mL	188.4	5.0 未満[28]
臨床一般検査（尿）	尿糖		(3+)	(−)[30]
	ケトン体		(3+)	(−)[30]

表 5.4.12　グルカゴン負荷試験結果

	検査結果	単位	前	5分	基準範囲
内分泌学検査	GLU	mg/dL	192	211	73〜109
	IRI	μU/mL	2.9	5.7	1.84〜12.2[12]
	CPR	ng/mL	0.47	0.96	負荷前；0.61〜2.09[29]
	インスリン分泌（推定）量	ng/mL	0.49		(表5.4.13 参照)

表 5.4.13　グルカゴン負荷試験結果の解釈

インスリン分泌量（推定量）*	解釈
0.7〜1.0ng/mL 以下	インスリン治療が必要
0.8〜1.8ng/mL 以下	スルホニル尿素（SU）薬による治療が適切
1.5〜2.0ng/mL 以上	食事療法による治療が適切

＊インスリン分泌（推定）量＝負荷後のCPR値−負荷前のCPR値。

己中断や感染，あるいはストレスなどが原因でインスリン欠乏状態になると，糖利用低下や脂質分解亢進によって高血糖と著しいケトン体の蓄積が起こり，脱水とケトアシドーシスを生じる。これにより，意識障害や重篤な場合には昏睡（糖尿病昏睡）をきたす（表5.4.14）ので，注意が必要である。

表 5.4.14　糖尿病ケトアシドーシスの検査所見

臨床化学検査	GLU	中〜高度上昇（250〜1,000mg/dL）
	ケトン体	高度上昇
	UN	増加
	遊離脂肪酸	増加
	Na	軽度低下（139mmol/L 未満）
	浸透圧	軽度上昇（正常〜330mOsm/L）
尿検査	ケトン体	強陽性
血液ガス	pH	7.3 未満（アシドーシス）
	HCO₃⁻	10mmol/L 以下
	PaCO₂	低下
その他		白血球数増加

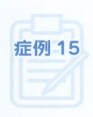

症例15　2型糖尿病

- **患者　58歳　男性**
- 2，3年前から会社の健康診断で高血糖を指摘されていたが放置していた。
- 今年の健康診断でも高血糖を指摘された。
- 母親が2型糖尿病で，経口血糖降下薬を内服治療中である。
- BMIが27.7kg/m² と肥満型，仕事は内勤業務で運動習慣はなし。

1. 検査データ

検査データを表5.4.15に示した。

2. 検査データ解析

75g OGTT時の空腹時血糖値は正常であったが，120分後の血糖値が200mg/dLを超えていることと（表5.4.16），HbA1cが6.5以上であることから，糖尿病と考える（図5.4.10）。また，HOMA-Rが高値とインスリン抵抗性を示唆している一方でインスリン分泌は保たれており，抗GAD抗体が陰性であることより，2型糖尿病と考えられる症例である。

表 5.4.15　血液検査データ

	検査結果	単位	検査結果	基準範囲
臨床化学検査	TP	g/dL	7.3	6.6〜8.1
	GLU	mg/dL	129	73〜109
	TG	mg/dL	128	40〜234
	TC	mg/dL	218	142〜248
	HDL-C	mg/dL	53	38〜90
	LDL-C	mg/dL	82	65〜163
	AST	U/L	34	13〜30
	ALT	U/L	42	10〜42
	ALP	U/L	149	106〜322
	γGT	U/L	53	13〜64
	HbA1c	%	6.8	4.9〜6.0
	HOMA-R*		3.1	1.6 以下[30]
免疫化学検査	IRI	μU/mL	12.5	1.84〜12.2[12]
	抗GAD抗体	U/mL	<0.3	5.0 未満[28]
尿検査	尿糖		(−)	(−)[31]
	ケトン体		(−)	(−)[31]
	蛋白		(−)	(−)[31]

＊ HOMA-R＝［空腹時IRI］×［空腹時GLU］/405

用語　C-ペプチド（C-peptide immunoreactivity；CPR），スルホニル尿素（sulfonylurea；SU），2型糖尿病（type2 diabetes mellitus），BMI（body mass index），インスリン抵抗性指数（homeostasis model assessment-insulin resistance；HOMA-R）

表5.4.16　75gOGTT検査結果

	単位	前	15分	30分	60分	120分
GLU	mg/dL	102	173	228	281	222
IRI	μU/mL	12.5	26	72.4	136	102

表5.4.17　本症例におけるインスリン抵抗性，インスリン分泌能の評価

	インデックス	計算式（評価基準）	計算値
インスリン抵抗性	HOMA-R	［空腹時IRI］×［空腹時GLU］÷405 （≦1.6：正常，≧2.5：インスリン抵抗性あり）	3.1
インスリン分泌能基礎分泌	HOMA-β	［空腹時IRI×360］÷［空腹時GLU−63］ （基準値：40〜60%）	115.4
インスリン分泌能追加分泌	インスリン分泌指数	血中IRI（30分値−0分値）÷血中GLU（30分値−0分値） （基準値：≧0.4）	0.19

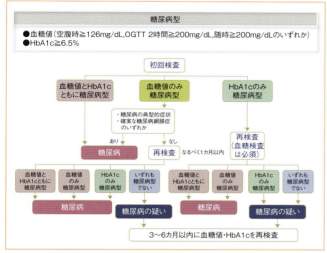

図5.4.10　糖尿病の臨床診断フローチャート
糖尿病が疑われる場合は，血糖値と同時にHbA1cを測定する。同日に血糖値とHbA1cが糖尿病型を示した場合には，初回検査だけで糖尿病と診断する。
〔日本糖尿病学会（編著）：「糖尿病治療ガイド2016-2017」，21，文光堂，2016より転載〕

3. 鑑別ポイントおよび検査説明のポイント

2型糖尿病と診断された場合，治療方針を決めるために，インスリン分泌能による病型分類（インスリン依存型状態か非依存状態か）が必要である。

本症例では，追加分泌能を示すインスリン分泌指数は0.19と基準値より低値であったが，インスリン基礎分泌能を示すHOMA-βは115.4%と保たれており，インスリン非依存状態であった（表5.4.17）。この症例で見られるように，糖尿病のごく初期においては，インスリン抵抗性の増大に対して代償性にインスリン分泌量が増加し，やがて膵β細胞の機能低下の進行とともにインスリン分泌量も減少する場合がある。

この症例ではインスリン抵抗性が認められたが，インスリン非依存状態のため食事療法，運動療法を行い，生活習慣の改善を目指すことになる。食事療法，運動療法の継続にもかかわらず良好な血糖コントロールが得られない場合は経口血糖降下薬の適応となるが，治療効果の評価には血糖とHbA1c値の測定が重要である。

［猪俣啓子］

用語　HOMA-β（homeostasis model assessment-beta cell），全米グリコヘモグロビン標準化プログラム（National Glycohemoglobin Standardization Program；NGSP），日本糖尿病学会（Japan Diabetes Society；JDS）

5章 臓器別データの解釈

📖 参考文献

1) 橋詰直孝, 他:「病気が見える vol.3 糖尿病・代謝・内分泌」, 医療情報科学研究所(編), メディックメディア, 2013.
2) 成瀬光栄, 他(編):「内分泌代謝専門医ガイドブック」, 診断と治療社, 2010.
3) 成瀬光栄, 他(編):「内分泌機能検査実施マニュアル」, 診断と治療社, 2011.
4) 高野加寿恵, 他:「最新 内分泌検査マニュアル」, 高野加寿恵(監), 東京女子医科大学内分泌疾患総合医療センター内科(編), 日本医事新報社, 2010.
5) 日本乳腺甲状腺超音波診断会議, 甲状腺用語診断基準委員会(監):「甲状腺超音波診断ガイドブック」, 南江堂, 2012.
6) 日本甲状腺学会:「機能性甲状腺結節」, 甲状腺結節取り扱い診療ガイドライン 2013, 日本甲状腺学会(編), 南江堂, 2013.
7) 山下弘幸:「原発性副甲状腺機能亢進症の臨床−症例に学ぶ」, 大村印刷, 2014.
8) 日本高血圧学会:「内分泌性高血圧症」, 高血圧治療ガイドライン 2014, 日本高血圧学会高血圧治療ガイドライン作成委員会(編), 120-124, ライフサイエンス出版, 2009.
9) 青野 裕, 他:「糖尿病の分類と診断基準に関する委員会報告(国際標準化対応版)」, 糖尿病, 2012;55:485-504.
10) 小山沙世, 他:「電気化学発光免疫測定法(ECLIA 法)を用いたヒト成長ホルモン測定キット「エクルーシス試薬 hGH」の臨床性能評価」, 医学と薬学, 2012;68:899-910.
11) 高須重人, 他:「血中 IGF-I および IGF-II の無抽出 IRMA 系の開発と基礎検討」, ホルモンと臨床, 1996;44:383-391.
12) 唐澤美佳, 他:「「ルミパルスプレスト II」を用いた「ルミパルスプレストインシュリン」測定試薬の基本性能および基準値の検討」, 医療と検査機器・試薬, 2006;29:479-484.
13) 阿部正樹, 他:「全自動電気化学発光免疫測定装置エクルーシス(R) 2010 を用いた ACTH 測定法の基礎的検討」, 医学と薬学, 2007;57:239-244.
14) 柿沢圭亮, 他:「エクルーシス試薬コルチゾール II を用いた血中コルチゾール測定の基礎的検討」, 医学と薬学, 2016;73:71-76.
15) 福島靖恵, 他:「コルチゾール・キット「TFB」の基礎的検討」, 臨床検査機器・試薬, 1999;22:509-514.
16) 楚南盛正, 他:「電気化学発光免疫測定装置「Modular Analytics〈EE〉」を用いた TSH および甲状腺ホルモン測定法の基礎的, 臨床的検討」, 医学と薬学, 2001;46:759-771.
17) 猪俣啓子, 他:「全自動電気化学発光免疫測定装置「モジュラーアナリティクス」による「エクルーシス試薬 FT3 II」の基礎的検討, および甲状腺関連項目の臨床的検討」, 医学と薬学, 2004;51:187-196.
18) 吉村 弘, 他:「抗 TSH レセプターヒトモノクローナル抗体(M22)を用いた電気化学発光免疫測定法(ECLIA)による抗 TSH レセプター抗体(TRAb)全自動測定試薬の基礎的, 臨床的性能評価」, 医学と薬学, 2008;59:1111-1120.
19) 森田新二, 他:「抗サイログロブリン抗体測定キット「エクルーシス試薬 Anti-Tg」および抗甲状腺ペルオキシダーゼ抗体測定キット「エクルーシス試薬 Anti-TPO」の検討―病理組織像との対比から得られた ROC 曲線を用いたカットオフ値の設定と従来法の比較―」, 医学と薬学, 2006;55:775-782.
20) 猪俣啓子, 他:「インタクト PTH 基準範囲の設定における 25-hydroxyvitamin D の関与」, Osteoporosis Japan, 2004;12:449-456.
21) 倉澤健太郎, 他:「全自動化学発光酵素免疫測定装置 Access を用いた血中骨型アルカリフォスファターゼの検討」, 医学と薬学, 2006;55:279-285.
22) Fraser WD et al.:"Measurement of Plasma 1,25 Dihydroxyvitamin D Using a Novel Immunoextraction Technique and Immunoassay With Iodine Labelled Vitamin D Tracer", Ann Clin Biochem, 1997;34:632-637.
23) 西沢良記, 他:「新規に開発された血中骨型特異的酒石酸抵抗性酸フォスファターゼ(TRACP-5b)測定の検討」, 医学と薬学, 2005;54:709-717.
24) 塩之入洋, 他:「スパック -S アルドステロンキットの基礎的・臨床的検討」, 医学と薬学, 1989;21:293-302.
25) 廣井直樹, 他:「レニン活性(PRA)「SRL」キットを用いた血漿レニン活性の検討」, 医学と薬学, 1994;32:81-86.
26) 日本高血圧学会高血圧治療ガイドライン作成委員会:高血圧治療ガイドライン 2009:103-105, 2009.
27) 西ヶ谷晴美, 他:「汎用自動分析機によるケトン体測定試薬の検討」, 医学検査, 1996;45:353.
28) 及川洋一, 他:「ELISA 法ならびに RIA 法による GAD 抗体価の相関性に関する検討― GADAb ELISA「コスミック」と GADAb「コスミック」(RIA 法)との比較―」, 医学と薬学, 2015;72:1551-1560.
29) 唐澤美佳, 他:「「ルミパルスプレスト II」を用いた「ルミパルスプレスト C-ペプチド」測定試薬の基本性能および基準値の検討」, 医療と検査機器・試薬, 2006;29:485-491.
30) 金井正光(監):臨床検査法提要 改訂第 34 版, 金原出版, 2015.
31) 日本糖尿病学会(編著):糖尿病治療ガイド 2016-2017, 文光堂, 2016.

5.5 筋・骨疾患

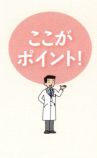

ここがポイント!

- 骨の構造や解剖を理解し，骨疾患についての知識を深める。
- 骨疾患の診断にはおもに画像検査〔二重エネルギーX線吸収法（DEXA）やMRI〕が用いられる。
- 骨粗鬆症や骨腫瘍は，分類により好発部位，組織型，治療方法が異なる。また，臨床免疫検査や骨代謝マーカーは診断補助，治療経過の判定に用いられる。
- 筋の構造や解剖を理解し，神経・筋疾患についての知識を深める。
- 筋疾患の診断には，神経伝導検査・針筋電図，病理検査，画像検査（超音波検査，X線検査，MRI）が用いられる。
- 筋疾患で用いられる検体検査の意義，特性および限界について理解する。

5.5.1 はじめに

骨は人体を形成するとともに，脳や内臓などを保護する役割があり，Caを貯蔵，維持し常時変化している組織である。形態から，長管骨，扁平骨，短骨，種子骨などに分類される。骨はコラーゲンとリン酸カルシウムの一種であるハイドロキシアパタイトなどから構成されており，後者は骨密度に関与している。骨は，外層から外骨膜，皮質骨，海綿骨，内骨膜からなり，海綿骨は密度が低く，その空洞に骨髄が存在する。また，骨の負荷などの変化に対応するために，骨を新しくつくり直す作業（リモデリング）が常に行われており，骨の形状や骨密度に影響を与える。さらに骨密度などを維持するには，Ca，ビタミンDが必要で，それに関わる数種類のホルモンの生成が重要である。

一方，筋は，骨格筋，平滑筋，心筋の3種に分類される。このうち骨格筋は骨に付着し，関節周辺では互いに拮抗して作用し，そのバランスが関節の動きを滑らかにすることに役立っている。骨格筋は，意志によりコントロールされる随意筋である。一方，平滑筋と心筋は不随意筋で，自発的に動かすことはできない。組織学的には，筋線維の配列により横縞模様に見えるものが横紋筋とよばれ，骨格筋と心筋がこれにあたる。

骨疾患および筋疾患の診断における臨床化学検査に疾患特異性は低く，生理学検査である神経伝導検査・針筋電図，画像検査（超音波検査，X線検査，MRI）が用いられ，生検による病理学検査において確定診断とする場合が多い。

本節では骨疾患および筋疾患について，臨床学検査を含めた疾患の理解について述べる。

● 1. 骨疾患および筋疾患に関連するおもな検体検査

(1) 骨疾患に関連するおもな検体検査

1) 血液検査：WBC，白血球分類，網状赤血球
2) 臨床化学検査：アルカリホスファターゼ（ALP），Ca，ビタミンD
3) 骨吸収マーカー：骨型ALP，I型コラーゲン
4) その他の臨床化学検査：低カルボキシル化オステオカルシン，オステオカルシン

(2) 筋疾患に関連するおもな検体検査

1) 血液検査：WBC，白血球分類
2) 臨床化学検査：CK，AST，ALT，乳酸，アルドラーゼ，アルミニウム，ミオグロビン
3) 免疫血清検査：抗核抗体，HIV，HTLV-I，血清抗アセチルコリンレセプター抗体
4) 尿検査：ミオグロビン，ビリルビン
5) 遺伝子検査：アンドロゲン受容体遺伝子
6) 病理学検査：筋生検

用語 二重エネルギーX線吸収法（dual-energy X-ray absorptiometry；DEXA），ヒトT細胞白血病ウイルスI（human T-cell leukemia virus type I；HTLV-I）

5.5.2 骨疾患

骨は人体を支え，あるいは動かすときに不可欠な臓器である．骨疾患は骨が壊れたり変形したりする疾病で，発症すると運動のコントロールが困難となり，ADL（日常生活活動）や生活の質に大きな影響を与える．

● 1. 骨粗鬆症

骨粗鬆症は，化学的に成分の変化はないが，骨の絶対量が減少した状態と定義される．最も一般的な骨疾患であり，骨の強度が低下することが特徴で，徐々に骨がもろくなり骨折しやすくなる（図5.5.1，5.5.2）．原発性骨粗鬆症と各種内分泌疾患に伴う続発性骨粗鬆症に大別される．

骨強度は骨密度と骨質により規定される．骨密度を測定するスクリーニング法の有用な検査は二重エネルギーX線吸収法（DEXA）である．一方，骨質は構造，代謝，石灰化やコラーゲンなどの基質により規定される．このうち代謝など一部の基質特性は，いくつかの骨代謝マーカーによって評価することが可能であり，病態や鑑別診断および治療効果の評価に有用である．

骨密度は長い時間をかけて減少する．初期は症状がないこともあるが，終末期には骨折や変形などが起こる．骨折するリスクが高い部位として脊柱があげられる．また，高齢者の転倒などによって起こる大腿骨頸部骨折や橈骨遠位端骨折の原因にもなる．

（1）原発性骨粗鬆症

骨粗鬆症患者のうち，女性で95％以上，男性で80％以上が原発性骨粗鬆症である．多くが閉経後の女性に発症する．閉経後のエストロゲンの不足が原因であり，骨の分解が進行し骨量が急速に減少する．また，Caの不足やビタミンDの低値によって骨量の減少はさらに増大する．

（2）続発性骨粗鬆症

クッシング症候群，副甲状腺機能亢進症，甲状腺機能亢進症など，ホルモンの分泌が障害されると続発性骨粗鬆症の原因となる．また，ステロイド薬（副腎皮質ホルモン），抗痙攣薬などの薬剤の副作用も一因となる．

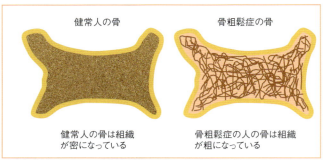

図 5.5.1 骨粗鬆症の骨①
〔骨粗鬆症の予防と治療ガイドライン作成委員会（編）：「骨粗鬆症の予防と治療ガイドライン2011年版」，ライフサイエンス出版，2011より改変〕

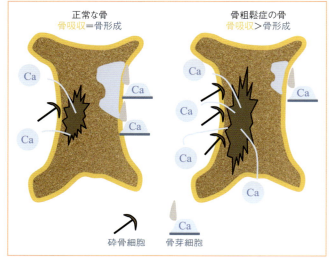

図 5.5.2 骨粗鬆症の骨②
〔骨粗鬆症の予防と治療ガイドライン作成委員会（編）：「骨粗鬆症の予防と治療ガイドライン2011年版」，ライフサイエンス出版，2011より改変〕

● 2. 骨ページェット病

骨ページェット病とは体の一部の骨の代謝が部分的に異常に活発になり，骨変形や強度低下を起こす慢性疾患である．破骨細胞の骨吸収と骨芽細胞の骨形成の亢進による骨肥大および骨変形が生じ，患部の骨強度が脆くなる慢性疾患である．好発部位は頭蓋骨，大腿骨，鎖骨など大きな骨であり，高齢者では男性が女性より50％も多く，痛みや骨の変形などの症状が発生する．また，人種による差があり，英国，オーストラリア，ニュージーランドなどで症例がよく見られる．骨ページェット病，変形性骨炎ともよばれる．

骨ページェット病で，X線検査やALPの測定を行う．

用語 日常生活活動（activities of daily living；ADL），骨粗鬆症（osteoporosis），骨ページェット病（Paget's disease of bone；PDB）

3. 骨腫瘍

骨腫瘍はがん性（悪性）と非がん性（良性）に分けられる。がん性には原発性と転移性があり，後者は骨以外の部位からがんが転移したものである。がん性骨腫瘍の多くは転移性で成人に見られ，小児期に発症するのは多くが原発性である。症状は骨の痛みが最初に出現し，進行するにつれ骨がもろくなり骨折することがある。

(1) 原発性がん性骨腫瘍

骨そのものから発生した悪性腫瘍のことで，骨肉腫・軟骨肉腫，ユーイング肉腫の順で多い。多発性骨髄腫も発症率が高いが，悪性リンパ腫などと同じく血液の悪性腫瘍として扱われることが多い。

①骨肉腫

骨肉腫は骨細胞の異常な増殖であり，おもに若年者に発症する。ALP上昇が見られる。

検査室ノート　骨粗鬆症の診断治療における検査

骨粗鬆症の診断は，画像検査が主である。DEXAは検査時間も短く，骨粗鬆症の診断や治療効果の評価に利用される。

これらに加え，骨代謝の評価には，骨代謝マーカーが有用なツールとなる。骨吸収マーカー〔Ⅰ型コラーゲン架橋N-テロペプチド（NTx），デオキシピリジノリン（DPD）など〕，骨形成マーカー〔骨型アルカリホスファターゼ（BAP），オステオカルチン（OC），Ⅰ型プロコラーゲン-N-プロペプチド（PINP）など〕，骨マトリックス関連マーカーに分類される。

単に，骨代謝異常を診断するだけでなく，将来の骨量減少の予測，骨折リスク評価，治療薬の選択，治療効果の判定にも有用とされる。

骨粗鬆症の診療においては，骨腫瘍による骨折の可能性を除外するため，X線，骨密度，骨代謝マーカーだけでなく，Ca・IP・CREなどを含めた臨床化学検査も不可欠である（表5.5.1，図5.5.3）。症例を図5.5.4に示した。

表5.5.1　骨代謝マーカー

	マーカー	略語	測定法	検体	保険点数	基準値
骨形成マーカー	骨型アルカリホスファターゼ	BAP	CLEIA	血清	170	2.9〜14.5μg/L
	Ⅰ型プロコラーゲン-N-プロペプチド	PINP	RIA	血清	170	17.1〜64.7μg/L
骨吸収マーカー	デオキシピリジノリン	DPD	EIA	尿	200	2.8〜7.6nmol/mmol・CRE
	Ⅰ型コラーゲン架橋N-テロペプチド	NTx	EIA	血清	160	7.5〜16.5nmolBCE/L
	Ⅰ型コラーゲン架橋N-テロペプチド	NTx	EIA	尿	160	9.3〜54.3nmolBCE/nmol・CRE
	Ⅰ型コラーゲン架橋C-テロペプチド	CTx	EIA	血清	170	0.100〜0.653ng/mL
	Ⅰ型コラーゲン架橋C-テロペプチド	CTx	EIA	尿	170	40.3〜301.4μg/mmol・CRE
	酒石酸抵抗性酸ホスファターゼ-5b	TRACP-5b	EIA	血清	160	120〜420mlU/dL
骨マトリックス関連マーカー	低カルボキシル化オステオカルシン	ucOC	ECLIA	血清	170	カットオフ値4.5ng/mL

〔骨粗鬆症の予防と治療ガイドライン作成委員会（編）：「骨粗鬆症の予防と治療ガイドライン2011年版」，ライフサイエンス出版，29, 2011 より改変〕

用語　骨腫瘍（bone tumor），ユーイング肉腫（Ewing sarcoma），Ⅰ型コラーゲン架橋N-テロペプチド（crosslinked N-telopeptide of type Ⅰ collagen；NTx），デオキシピリジノリン（deoxypyridinoline；DPD），オステオカルシン（osteocalcin；OC），Ⅰ型プロコラーゲン-N-プロペプチド（type Ⅰ procollagen N-terminal propeptide；PINP），Ⅰ型コラーゲン架橋C-テロペプチド（crosslinked C-telopeptide of type Ⅰ collagen；CTx），骨型酒石酸抵抗性酸ホスファターゼ（tartrate-resistant acid phosphatase 5b；TRACP-5b），低カルボキシル化オステオカルシン（undercarboxylated osteocalcin；ucOC）

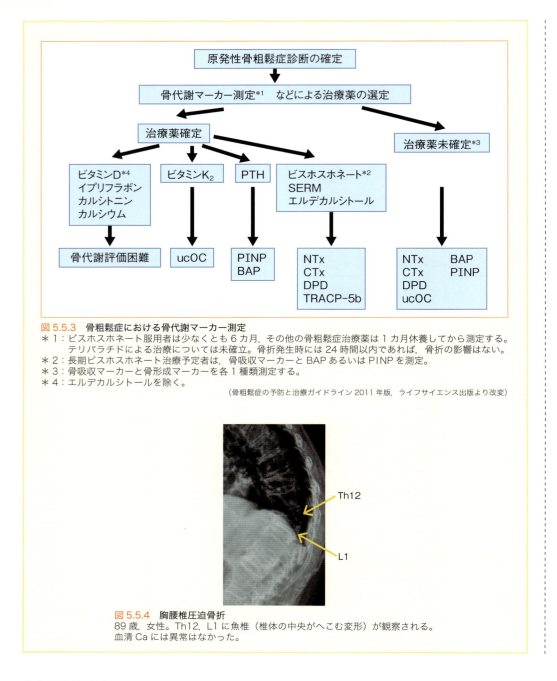

図5.5.3　骨粗鬆症における骨代謝マーカー測定
＊1：ビスホスホネート服用者は少なくとも6カ月，その他の骨粗鬆症治療薬は1カ月休養してから測定する。テリパラチドによる治療については未確立。骨折発生時には24時間以内であれば，骨折の影響はない。
＊2：長期ビスホスホネート治療予定者は，骨吸収マーカーとBAPあるいはPINPを測定。
＊3：骨吸収マーカーと骨形成マーカーを各1種類測定する。
＊4：エルデカルシトールを除く。

（骨粗鬆症の予防と治療ガイドライン2011年版，ライフサイエンス出版より改変）

図5.5.4　胸腰椎圧迫骨折
89歳，女性。Th12, L1 に魚椎（椎体の中央がへこむ変形）が観察される。血清Caには異常はなかった。

② 多発性骨髄腫

高齢者に多く発症する。形質細胞の1つが増殖する疾患である。増殖する形質細胞（骨髄腫細胞）から産生される免疫グロブリンをM蛋白といい，増加するM蛋白によりIgG型，IgA型，Bence Jones型（BJP），IgD型，M蛋白が増加しない非分泌型などに分けられる。

(2) 転移性がん性骨腫瘍

がんの骨転移が骨腫瘍のなかで最も多い。乳がん，肺がん，大腸がん，前立腺がんなどが骨に転移しやすい。前立腺癌の骨転移ではPSAの上昇が見られる。

(3) 非がん性骨腫瘍

良性の腫瘍は，悪性腫瘍よりも多く見られる。良性腫瘍として最も多いものは骨軟骨腫で，良性腫瘍全体の35～40％を占める。このほか，内軟骨腫，巨細胞腫などに分類される。

骨腫瘍の主たる検査は，MRI検査やPETなどの画像検査および組織サンプルにおける生検である。

臨床化学検査では，原疾患の腫瘍マーカー（腫瘍がつくり出す特殊な酵素や抗体など）の上昇，また，骨ALPの上昇，Caの上昇などが，診断や評価に利用される。

また，血算（貧血の有無や程度）の評価も不可欠である。

用語　副甲状腺ホルモン（parathyroid hormone；PTH），選択的エストロゲン受容体モジュレーター（selective estrogen receptor modulators；SERM），ベンス・ジョーンズ型蛋白（Bence Jones protein；BJP），前立腺特異抗原（prostate specific antigen；PSA）

検査室ノート　M蛋白の確認と臨床化学検査

　血清蛋白分画でM蛋白検出を行う。γ-グロブリン分画に単一のバンドが認められる。その単一のバンドは免疫固定法（IFE）などによりM蛋白を確認する。IgAがM蛋白の場合はβ分画にピークの場合があり，注意を要する。また，M蛋白の存在による総蛋白の高値が認められるが，ベンス・ジョーンズ型やIgD型などでは正常な免疫グロブリンが抑制され，TP値が低下する場合がある。その他の臨床化学項目では，ALP，LD，UA，UN，CRE，Ca，CRP，β-ミクログロブリンが上昇し，ALBが低下する。尿検査，骨髄検査，画像検査も併用する。

5.5.3　筋疾患

　神経と筋は一体として活動しているため，神経の障害により筋萎縮や筋力低下などの症状が出ることも多い。本項では，おもに神経・筋疾患のうち筋自体の障害による筋原性疾患にと神経筋接合部疾患について述べる。

1. 筋原性疾患

　臨床で多く見られるのは，遺伝性筋疾患（筋ジストロフィー）と炎症性筋疾患である。筋ジストロフィーは遺伝性で骨格筋の変性および壊死がおもな病変であり，進行性の筋力低下と筋の萎縮性変化をきたす。

(1) デュシェンヌ型筋ジストロフィー

　デュシェンヌ型筋ジストロフィー（DMD）が症例として最も頻度が高く，比較的早期に発症して進行し，筋ジストロフィーの約6割を占める。遺伝子はX染色体短腕（Xp21）にあり，X連鎖（性染色体）劣性遺伝をとるため，患者は原則として男児に発症する。ただし，まれに女性型DMDも散見される。この遺伝子はジストロフィンという大きな筋細胞膜関連細胞骨格蛋白質で，筋の蛋白質全体では0.002％と微量であるが，筋細胞膜蛋白質中では約5％を占める。患者はこのジストロフィン遺伝子に変異があり，ジストロフィン蛋白が生成されない。ジストロフィンは，正常の骨格筋および心筋では筋形質膜の保持に重要な役割があり，ジストロフィンが生成されないDMDでは筋形質膜が弱体化し筋線維の崩壊を引き起こすものと考えられている。また，この疾患は，世界的に地域的なかたよりはなく，3～5歳頃から筋力低下と筋萎縮が認められ，平均的に9歳頃から歩行不能となり，上肢の筋力低下が進行すると電動車いすが移動の手段となる。さらに病状が進行すると人工呼吸器が必要となり，20～30歳頃までに呼吸不全および心不全などで死亡する。

　臨床検査は，CKが基準値の数十倍に上昇し，AST，ALT，LDH，アルドラーゼ（ALD）などの酵素も上昇する。また，免疫学的診断法は遺伝子産物を直接解析するため有用である。

表5.5.2　入院時の検査所見

	検査項目	単位	結果	基準範囲
臨床化学検査	WBC	$10^3/\mu L$	6.1	3.3～8.6
	Hb	g/dL	15	13.7～16.8
	Ht	%	42.9	40.7～50.1
	TP	g/dL	6.6	6.6～8.1
	UN	mg/dL	18.2	8～20
	ALB	mg/dL	5.4	4.1～5.1
	Na	mmol/L	146	138～145
	K	mmol/L	4	3.6～4.8
	Cl	mmol/L	106	101～108
	AST	U/L	61	13～30
	ALT	U/L	145	10～42
	LD	U/L	1,010	124～222
	CK	U/L	33,834	59～248
	ALD	U/L	19.6	
	CRE	mg/dL	0.71	0.65～1.07
	IgA	mg/dL	103	93～393
	IgM	mg/dL	131	33～183
	IgG	mg/dL	910	861～1747
臨床検査（尿）一般	尿蛋白		(±)	
	尿糖		(−)	
	ウロビリノーゲン		(±)	
	尿中クレアチン	mg/day	524	

用語　陽電子放射断層撮影（positron emission tomography；PET），免疫固定法（immunofixation electrophoresis；IFE），デュシェンヌ型筋ジストロフィー（Duchenne muscular dystrophy；DMD）

10歳男児の症例で，歩行開始1歳9カ月，精神運動発達の遅れあり，8歳時にDMDと診断された。入院時は表5.5.2のような検査結果が得られた。

本症例では，AST，ALT，LD，CK，ALD，尿中クレアチンの著明な増加が見られた。また，心電図ではV1の高振幅Rと深いQが，針筋電図では筋原性変化が見られた。さらに，筋生検では筋線維経が大小不同で線維化が観察されている。

(2) ベッカー型筋ジストロフィー

ベッカー型筋ジストロフィー（BMD）は，DMDと同様にX連鎖劣性遺伝をとるが，15歳を経過しても歩行可能な軽度の臨床症状をとる。ベッカー型筋ジストロフィーではジストロフィン蛋白がいくつか産生されて筋の変性を防ぐため，軽度の症状となる。

(3) エメリー・ドレイフス型筋ジストロフィー

エメリー・ドレイフス型筋ジストロフィー（EDMD）は，小児期発症の筋疾患であり，X連鎖劣性遺伝と常染色体優性遺伝があるが，わが国ではX連鎖劣性遺伝の報告が多い。

EDMDでは筋力低下は軽度であるが，早期から関節拘

検査室ノート　筋疾患の臨床検査

臨床化学検査では，血清CK値が重要であり，高値となる筋ジストロフィーや多発性筋炎などでは筋線維が著しく障害されていると考えられる。外傷・筋挫滅などでも，骨格筋由来のCK（アイソザイムCK-MM）が上昇する。また，心筋梗塞や心筋炎でもCK値が上昇するが，これらは心筋由来（CK-MB）である。

また，乳酸が高値であれば，ミトコンドリア脳筋症の可能性も示唆される。生理学的検査では，神経伝導検査や針筋電図は筋疾患の診断における有効な検査の1つである（図5.5.5，5.5.6）。

神経伝導検査における伝導速度低下は末梢神経障害を示唆し，筋疾患は否定的といえる。ただし，筋疾患でも筋萎縮が重度になると複合筋活動電位（CMAP）の低下などの異常が見られる。針筋電図の波形が低振幅で持続時間が短いと筋疾患であるとする成書が多いが（図5.5.7），断言はできない。むしろ，随意収縮時の早期動員パターン，すなわち，筋出力の割に運動単位電位の出現が多いことが特徴である。

また，近年，画像診断および遺伝子検査の発展は目覚ましく，神経筋疾患の診断に非常に有用である。筋生検における病理学的検査は確定診断への重要な検査である。

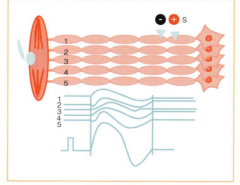

図5.5.5　正常の末梢神経運動神経伝導検査（複合筋活動電位；CMAP）

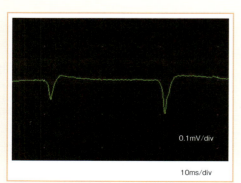

図5.5.6　針筋電図検査：陽性鋭波

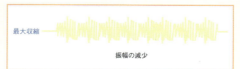

図5.5.7　針筋電図検査：筋原性電位（myopathy）

用語　ベッカー型筋ジストロフィー（Becker muscular dystrophy；BMD），エメリー・ドレイフス型筋ジストロフィー（Emery-Dreiffuss muscular dystrophy；EDMD），複合筋活動電位（compound muscle action potential；CMAP），早期動員（early recruitment），ポリメラーゼ連鎖反応（polymerase chain reaction；PCR）

縮が見られ，心臓機能におけるPR間隔の延長と徐脈で完全房室ブロックを呈し，ペースメーカーを挿入する場合もある．臨床検査はPCR法を利用した診断が確実である．

(4) 顔面肩甲上腕型筋ジストロフィー

顔面肩甲上腕型筋ジストロフィー（FSHD）は，常染色体優性遺伝であり，両親のどちらかがこの病状をもっていることが多く，主として顔面と上肢の筋肉が遅行性に進行する．発症頻度は人口10万人あたり約5人程度で，予後は良好とされるが，約20％程度が車いす生活となる．CK値はまれに基準値より5倍程度まで上昇することがあるが，半数以上は基準値内の値であり，診断をする情報としては不足である．

(5) 先天性筋ジストロフィー

先天性筋ジストロフィーは，中枢神経症状を合併する福山型先天性筋ジストロフィー（FCMD）と，中枢神経症状を合併しない非福山型（non FCMD）に分けられる．

FCMDは筋の障害と重い知的発達遅滞およびてんかんなど中枢神経症状を合併することが特徴的である．non FCMDはメロシン（ラミニンα2鎖）という蛋白の欠損型とメロシン陽性型に分けられている．

CK値はDMDより低いが，基準値の10～30倍の高値を示す．また，脳のCTおよびMRIでは白質髄鞘化の遅延が，針筋電図では筋原性変化が見られ，神経伝導検査は正常である．

(6) 筋強直性ジストロフィー

筋が収縮後に弛緩しにくくなる症状が筋強直（ミオトニー現象）であり，このような症状の疾患で最も代表的なものは筋強直性ジストロフィーである．

遠位筋が有意に障害されることが特徴である．離握手が円滑に行えないなどが初発の症状であり，下垂足を呈する．側頭筋や顔面筋が萎縮し特徴的な顔貌を呈し，咽頭筋の障害では嚥下障害を合併する．

筋強直性ジストロフィーは常染色体優性遺伝であり，病理学的にみると筋線維は細く，Type I 線維が萎縮する．臨床検査は遺伝子検査が診断をより確実とする．針筋電図ではミオトニア放電（いわゆる急降下爆撃音を生じる）が特徴的である．

(7) 先天性ミオパチー

原則として，出生直後あるいは乳児期より顔面を含む全身の筋緊張低下を主症状とする遺伝性筋疾患である．発症時期や予後から，重症乳児型，良性先天型，成人発症型に分類される．

また，骨格筋の病理学的所見から，ネマリンミオパチー，セントラルコア病，ミオチュブラーミオパチー，先天性筋線維タイプ不均等症などに分類される．

(8) 炎症性ミオパチー

炎症性筋疾患は表5.5.3に示すように多くの疾患が含まれ，特発性の多発筋炎と膠原病を伴う多発筋炎，そして皮膚症状を伴う皮膚筋炎の3種が多い．

①多発筋炎

発症年齢は幼少児期と50歳台にピークが見られ，男性より女性が多い．

臨床症状は下肢の筋力低下，筋萎縮が初期症状となることが多く，筋萎縮が見られないのにもかかわらず，筋力低下があるという特徴がある．

病態は原因不明の特発性のものや悪性腫瘍に伴うものがあり，筋線維の壊死および再生の段階で単核球の細胞浸潤を血管周囲などに認める．

臨床検査は，CK，ミオグロビンの上昇，針筋電図では筋原性変化が見られる．多発筋炎の生理検査データはJAMT技術教本シリーズ『神経生理検査症例集』7.2節を参照されたい．

②皮膚筋炎

薄紫色の皮疹が上眼瞼や指のつけ根の関節部などで初発し，皮膚症状がある筋炎は皮膚筋炎とよばれ，病理学的には血管炎が主である．

臨床症状は近位筋での筋力低下が多く，咽頭筋などが障害されると嚥下困難を呈する．40歳以上での合併症は，腫瘍のなかでは肺がんがとくに多く，結合織疾患としてはエリテマトーデス，シェーグレン症候群が代表的である．

臨床検査はCKが上昇し，急性期にはWBCの増加がある．自己免疫疾患との合併例では免疫グロブリンの増加，抗核抗体検査が陽性となる．

表5.5.3 多発筋炎の分類

Ⅰ．	成人型多発筋炎
Ⅱ．	成人型皮膚筋炎
Ⅲ．	小児および若年型皮膚筋炎
Ⅳ．	膠原病を伴う皮膚筋炎
Ⅴ．	膠原病を伴う多発筋炎
Ⅵ．	悪性腫瘍に伴う皮膚筋炎
Ⅶ．	悪性腫瘍に伴う多発筋炎

（Banker BQ, Engel AG : "The polymyositis and dermatomyositis symdromes," Myology, 1386, Banker BQ, Engel AG (eds.), Mcgraw-Hill, 1986）

用語 顔面肩甲上腕型筋ジストロフィー（facio-scapulo-humeral type muscular dystrophy；FSHD），福山型先天性筋ジストロフィー（Fukuyama-type congenital muscular dystrophy；FCMD），筋強直性ジストロフィー（myotonic dystrophy），先天性ミオパチー（congenital myopathies），ネマリンミオパチー（nemaline myopathy），セントラルコア病（central core disease），ミオチュブラーミオパチー（myotubular myopathy），先天性筋線維タイプ不均等症（congenital fiber type disproportion）），炎症性ミオパチー（inflammatory myopathies），多発筋炎（polymyositis），皮膚筋炎（dermatomyositis）

③封入体筋炎（IBM）

この筋炎は50歳以上の男性高齢者に多く見られ，筋線維間へのリンパ球浸潤と筋細胞の核内に細い管状封入体をみることから，封入体筋炎とよばれる。

臨床症状は歩行の異常で，上肢では前腕部内側，下肢では大腿前面に筋力低下および筋萎縮が見られる。CKは正常ないし少し上昇する程度である。

(9) 内分泌性ミオパチー

内分泌性ミオパチーは，筋が蛋白，糖，脂質や電解質代謝などに関連し，ホルモンの標的器官として重要であることが前提となる。内分泌性疾患には筋力低下などの症状を伴うことが知られており，甲状腺に関係するものが最も多く，機能亢進および低下のいずれも筋力低下が見られる。

①下垂体機能低下症

成人における下垂体機能低下症では筋萎縮はないが，臨床症状として筋力低下と易疲労性が見られる。原因はTSHおよびACTHの欠乏に伴う，甲状腺および副甲状腺機能低下である。CKは正常または軽度上昇で，針筋電図では近位筋を中心に筋原性の所見がある。

②甲状腺中毒性ミオパチー

甲状腺中毒症には筋力低下や筋萎縮が見られ，臨床症状はおもに近位筋優位の筋力低下であり，呼吸筋が障害されることもある。CKは正常または低値でCREは上昇する。針筋電図では近位筋を中心に筋原性の所見がある。

③甲状腺機能低下性ミオパチー

甲状腺機能低下症例のほとんどが近位筋優位の筋力低下および易疲労をみる。また，筋肥大を伴い，筋電図上で活動電位がない特殊な例としてホフマン症候群がある。CKは上昇，針筋電図では近位筋を中心に筋原性の所見がある。

④ステロイドミオパチー

ステロイド投与やクッシング症候群で，近位筋優位の筋力低下をみることがある。ステロイドの投与量を少なくするか中止することで筋力は回復する。CKは正常ないし軽度上昇程度であり，筋生検ではType II 線維萎縮を中心とする筋原性変化がある。

(10) 糖原病

糖尿病における非対称性の筋力低下および筋萎縮をおもな症状とするものは糖原病II，III，V，VII型で，いずれも常染色体劣性遺伝である。

①糖原病II型（酸マルターゼ欠損）

発症時期により，乳児型，小児型，成人型に分類される。

②糖原病III型（脱分枝酵素欠損）

臨床症状は，遠位筋，近位筋のいずれにも筋力低下が見られ，典型例は肝腫大，低血糖であるが，思春期以降に改善することが多く予後はよい。CKは上昇，筋生検では筋線維内にグリコーゲンの蓄積が見られる。

③糖原病V型（筋型ホスホリラーゼ欠損，マックアードル病）

15歳以下で発症し，臨床症状は，運動中の易疲労，筋強直が見られる。激しい運動をすると筋細胞が壊死し，筋細胞中のミオグロビンが尿に排泄されミオグロビン尿となる。CK値の上昇，ホスホリラーゼ活性は著しく低下する。

④糖原病VII型（ホスホフルクトキナーゼ欠損，垂井病）

1965年に垂井らにより最初に報告された。遺伝子座は第1染色体にある酵素のサブユニットMの欠損である。臨床症状は，運動中の易疲労，筋強直が見られ，激しい運動をするとミオグロビン尿が排出される。臨床検査はミオグロビン尿，高ビリルビン血症，網状赤血球が上昇する。

(11) ミトコンドリア脳筋症

ミトコンドリアは，脂肪酸の代謝を行ったことで細胞がATPを産生し，エネルギーを発生する場所であることから，ミトコンドリアの機能障害は神経や筋に重篤な症状をもたらす。ミトコンドリアはエネルギー代謝に関与する多くの酵素をもつが，それらが異常な状態となり，機能に影響を及ぼすこととなる。

臨床症状は，ミトコンドリアがすべての細胞に存在するため，その機能異常は細胞のみならず，すべての組織に障害が生じる。このことは中枢神経系，骨格筋，心臓などのエネルギーを大量に必要とする組織で障害が著明に現れやすくなる。

臨床検査は，臨床化学検査で機能異常，病理学検査で形態異常，遺伝子検査で遺伝形式などをみる。

(12) 遠位型ミオパチー

筋疾患では体幹や四肢の近位筋が障害されることが多いが，遠位筋がおもに障害される病状は遠位型ミオパチーとよばれる。

📝 **用語** 封入体筋炎（inclusion body myositis；IBM），内分泌性ミオパチー（endocrine myopathy），甲状腺中毒性ミオパチー（thyrotoxic myopathy），甲状腺機能低下性ミオパチー（hypothyroid myopathy），ステロイドミオパチー（steroid myopathy），糖原病（glycogenoses），酸マルターゼ欠損（acid maltase deficiency），脱分枝酵素欠損（debranching enzyme deficiency），筋型ホスホリラーゼ欠損（myophosphorylase deficiency），マックアードル病（McArdle disease），ホスホフルクトキナーゼ欠損（phosphofructokinase deficiency），アデノシン三リン酸（adenosine triphosphate；ATP），遠位型ミオパチー（distal myopathies）

2. 神経筋接合部疾患

(1) 重症筋無力症

筋無力症のうち病態が神経筋接合部の異常である重症筋無力症は，約10万人中4～6人の頻度で，女性が男性より約2～3倍多い疾患である。

神経筋接合部は，神経からの伝達を筋肉に伝える場所で，神経側からアセチルコリンが放出され，筋側のアセチルコリン受容体（AchR）が受け取ることで筋肉が収縮する。

重症筋無力症では，シナプス後膜に存在するAchR神経筋伝達に対して自己抗体ができることで，筋力低下を生じる。自己免疫の標的分子は約85％の患者でAchR，約5～10％の患者でMuSK，数％がLRP4である。

臨床症状は，眼瞼下垂や複視などの外眼筋麻痺，嚥下障害および呼吸筋麻痺，四肢筋力低下と運動負荷での筋疲労である。また，筋力低下は疲労が蓄積する午後に増悪する日内変動が特徴である。

(2) 先天性筋無力症候群

病因は神経筋接合部の障害で，出生時または乳児期から筋力低下が見られる。

針筋電図検査や筋生検が診断に有用である。

(3) Lambert-Eaton症候群

Lambert-Eaton症候群は，自己免疫による神経終末からのアセチルコリンの分泌低下が原因である。また，肺小細胞がんを合併することが知られており，発症は圧倒的に男性が多い。臨床症状は疲労性であり，体幹近位筋が主であるが眼筋も障害される。

神経伝導検査における反復刺激では，低頻度刺激で誘発されるCMAPの振幅は小さく，高頻度刺激でCMAPが増大する漸増現象が認められる。

(4) ボツリヌス中毒

ボツリヌス菌が産生する毒素（ボツリヌス毒素）を摂取することにより生じる食中毒である。神経筋接合部からのアセチルコリン放出の阻害により，弛緩性麻痺を生じる。

検査室ノート　重症筋無力症の臨床検査

抗AchR抗体陽性率は，眼筋型を除き80～90％と高値を示す。また，テンシロンテストを行い，筋力が数分以内に回復すれば診断の根拠となる。さらには，抗筋抗体や抗核抗体などの自己免疫抗体が証明されることもある。神経伝導検査の反復刺激検査では，CMAPの漸減現象が見られる（図5.5.8）。

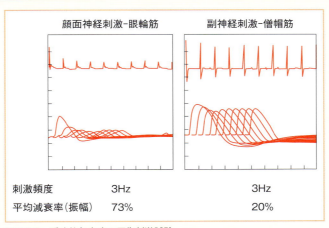

図5.5.8　重症筋無力症の反復刺激試験
症例：66歳　男性。上肢帯筋，舌下筋などに易疲労性を認め血液検査，電気生理学的検査で重症筋無力症と診断される。抗AchR抗体は43.1（＜0.2nmol/L）であった。

用語　アルドラーゼ（aldolase；ALD），重症筋無力症（myasthenia gravis），アセチルコリン受容体（acetylcholine receptor；AChR），筋特異的受容体型チロシンキナーゼ（muscle-specific receptor tyrosine kinase；MuSK），低比重リポ蛋白質受容体関連蛋白質4（low density lipoprotein-receptor related protein 4；LRP4），漸減現象（waning），Lambert-Eaton症候群（Lambert-Eaton syndrome），漸増現象（waxing）

5.5.4　おわりに

　前述したように，骨疾患および筋疾患を診断するうえで，臨床化学検査は疾患特異性が高いとはいえない。しかしながら，日常検査のなかで骨疾患および筋疾患を示唆する項目が異常値となるケースも多々ある。一般的に検体検査はカルテとともに提出されるものではなく，現場でデータをチェックする際にあらゆる疾患を想定して対応することが肝要であり，サブクリニカルな症例があれば次の検査ステップを進言できるようになることが理想の臨床検査技師像であろうと考える。

［髙橋　修・髙橋宣成］

参考文献

1) 骨粗鬆症の予防と治療ガイドライン作成委員会(編)：骨粗鬆症の予防と治療ガイドライン 2015 年版，ライフサイエンス出版，2015.
2) 中村利孝，松野丈夫(監)，井樋栄二，他(編)：標準整形外科学 第 13 版，医学書院，2016.
3) 水野美邦(編)：神経内科ハンドブック 第 5 版－鑑別診断と治療，医学書院，2016.

5.6 感染症

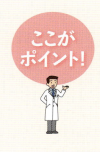

ここがポイント！

- 感染症の臨床検査は，病原体に特異的な検査と非特異的な検査に大別される。
- 非特異的な検査として，末梢血液中のWBC増加，CRP，血沈など，いわゆる炎症マーカーが使われる。病原体に特異的な検査として，微生物を分離培養する方法がある。
- 炎症マーカーは経時的に変化するため，検査を組み合わせて判定しなければならない。
- 感染症迅速診断キットは細菌学的検査である塗抹検査や培養検査の補助的検査として利用すべき検査である。
- 感染症診断の補助をするには血液検査，髄液検査，尿検査などの情報を迅速に報告することが肝要である。
- 診療における臨床検査は，精確さとともに迅速性が求められる。常に関連する検査値から病態を推察し，その情報を迅速に臨床へ伝えることが重要である。

5.6.1 細菌性髄膜炎

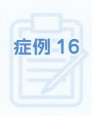

症例 16

細菌性髄膜炎
- 患者　76歳　男性　救急外来受診
- 主訴　右側頭部の痛み。
- 体温　37.8℃，心拍数 122/分，血圧 150/122mmHg。
- 姿勢変換すると嘔気，嘔吐，めまい感あり。
- 3週間前に抜歯。

1. 検査データ

救急外来受診時から入院後の血液，尿検査データならびに髄液検査データを示す（表5.6.1〜5.6.3）。

2. 検査データ解析

【臨床化学検査】 救急外来受診時の臨床化学検査データに異常所見は何も認められなかった。救急外来来院時からかなり激しい体動があり，その影響で受診2日後にCKが1,065U/Lと上昇，短時間で急激に全身状態が悪化したことによりALBの低下や肝機能異常も出現したと考えられる。また異化作用亢進やステロイド投与により，尿素窒素/クレアチニン比（UN/CRE比）が上昇したと考えられる。
【末梢血液検査】 救急外来受診時の白血球数は10,530/μLと増加していた。また血液像の白血球分類から左方移動（受診2日後）が見られることから炎症の存在が考えられる。Hbは低下傾向で，PLTは基準値範囲内であった。
【凝固・線溶検査】 全身性の炎症が惹起される敗血症の病態を呈すると単球やマクロファージなどの免疫をつかさどる細胞が活性化され，炎症性サイトカインが大量に産生されることにより血圧低下や血管内皮細胞傷害，凝固能異常などが起こる。本症例の場合，救急外来受診時点での凝固能異常は見られなかったものの，入院約1週間後にFDPとDダイマーの増加が認められた。
【臨床免疫検査】 救急外来来院時のCRPは0.2mg/dLであるが，その2日後は33.5mg/dLまで上昇していた。炎症マーカーの経時変化を図5.6.1に示す。

組織へストレスがかかると，白血球は脾，肺，肝に蓄えられている好中球が速やかに末梢血液中に動員されるため数時間以内に増加する。一方CRPは，サイトカインを介して肝で生合成されるため24〜48時間でピークとなる。

用語　細菌性髄膜炎 (bacterial meningitis)

5章 臓器別データの解釈

表 5.6.1　検査データ

	検査項目	単位	受診時	2日後	5日後	基準範囲
臨床化学検査	TP	g/dL	7.8	6.7	6	6.6〜8.1
	ALB	g/dL	4	2.7	2.3	4.1〜5.1
	UN	mg/dL	10	28.7	27.7	8.0〜20.0
	CRE	mg/dL	0.72	0.76	0.68	0.65〜1.07
	UA	mg/dL	5.6			3.7〜7.8
	Na	mmol/L	138	140	147	138〜145
	K	mmol/L	3.8	3.3	3.6	3.6〜4.8
	Cl	mmol/L	105	107	111	101〜108
	Ca	mg/dL	9.2		8.6	8.8〜10.1
	補正Ca	mg/dL	9.2		10	8.7〜10.3
	GLU	mg/dL	114	131	104	73〜109
	TC	mg/dL	143		144	142〜248
	TB	mg/dL	0.7	0.4		0.4〜1.5
	AST	U/L	18	62	88	13〜30
	ALT	U/L	13	30	131	10〜42
	LD	U/L	183	269	270	124〜222
	ALP	U/L	176	158	154	106〜322
	γGT	U/L	22			13〜64
	AMY	U/L	50			44〜132
	ChE	U/L	364			240〜486
	CK	U/L	70	1,065	227	59〜248
臨床血液検査（末梢血液）	WBC	$10^3/\mu L$	10.53	20.77	7.29	3.3〜8.6
	好中球（桿状核球）	%		13		1〜6
	好中球（分葉核球）	%	84.7	73	81.2	35〜70
	単球	%	2.3	5	7	3〜10
	好酸球	%	0.5	0	0	1〜6
	好塩基球	%	0.2	0	0.1	0〜1
	リンパ球	%	12.3	9	11.7	20〜50
	RBC	$10^6/\mu L$	4.07	4.12	3.97	4.35〜5.55
	Hb	g/dL	12.4	12.7	12	13.7〜16.8
	Ht	%	38	38	37.8	40.7〜50.1
	MCV	fl	93.4	92.2	95.2	83.6〜98.2
	MCH	pg	30.5	30.8	30.2	27.5〜33.2
	MCHC	%	32.6	33.4	31.7	31.7〜35.3
	PLT	$\times 10^3/\mu L$	244	156	131	158〜348
臨床免疫検査	CRP	mg/dL	0.2	33.5	5	0〜0.14
	PCT	ng/mL		25.97		0〜0.05
	HBs抗原			(−)		(−)
	HCV抗体			(−)		(−)
	RPR			(−)		(−)
	TPLA			(−)		(−)

表 5.6.2　臨床血液検査データ

	検査項目	単位	受診時	8日後	12日後	基準範囲
凝固・線溶検査	PT	秒	11.4			9.8〜12.1[5]
	PT-INR		0.97			0.9〜1.1[5]
	APTT	秒	25.6			24〜39[6]
	フィブリノゲン	mg/dL	433			200〜400[7]
	FDP	μg/mL	3.3	19.6	11.6	0〜5.0[8]
	Dダイマー	μg/mL	1.0	9.1	5.0	0〜1.0[9]
	ATⅢ	%		84	75	80〜130[10]

表 5.6.3　臨床微生物検査・臨床一般検査（髄液）

	検査項目	単位	2日後	基準範囲
迅速細菌抗原検査	尿中肺炎球菌莢膜抗原		(−)	(−)[11]
	尿中レジオネラ抗原		(−)	(−)[12]
髄液検査	色調		淡黄色	無色[13]
	性状		混濁	透明[13]
	蛋白	mg/dL	508	10〜35[13]
	糖	mg/dL	<10	50〜80[13]
	細胞数	/μL	1,096	0〜5[13]
	N/L比		1,024:72	
	その他		(+)	(−)[13]
	LD	U/L	86	30以下[13]
	Cl	mmol/L	109	118〜130[13]

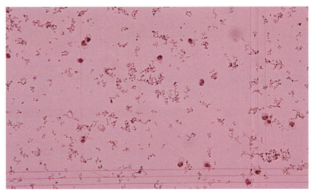

図 5.6.2　髄液　40×　Samson染色

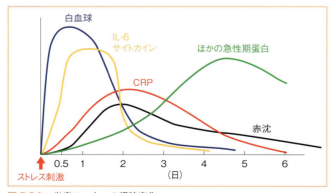

図 5.6.1　炎症マーカーの経時変化

したがって「CRP正常＝炎症否定」は間違いであり，白血球数や左方移動の有無も確認することを忘れてはならない。

【迅速細菌抗原検査】 イムノクロマト法やラテックス凝集法を利用して検体中から微生物の抗原を検出する検査法が開発され，POCTとして広く普及している。

本症例では，尿から肺炎球菌の莢膜抗原を検出する感染症迅速診断キットとレジオネラ属菌尿中抗原を検出するキットを実施したが，いずれも陰性であった。

しかし，微生物抗原の迅速検査キットは偽陽性が多いので，ほかにもGram染色や培養検査を併用すべきである。

【髄液検査】 細菌性髄膜炎の確定診断には髄液検査は必須である。

本症例の髄液肉眼所見は，淡黄色で混濁していた。検査所見は細胞数1,096/μL，蛋白定量508mg/dL，糖定量<

用語 プロカルシトニン（procalcitonin；PCT），RPR（rapid plasma regain），TPLA（*Treponema pallidum* latex agglutination），好中球/リンパ球比（neutrophil/lymphocyte ratio；N/L比），インターロイキン（interleukin；IL）

5.6 感染症

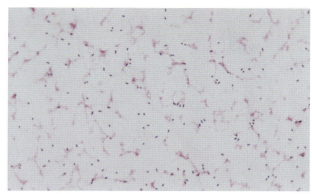

図 5.6.3　髄液　100×　Gram 染色

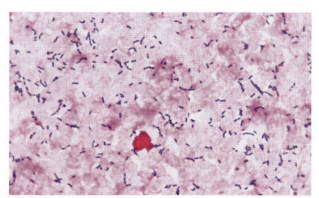

図 5.6.4　血液培養　100×　Gram 染色

10mg/dL（血糖値114mg/dL），LD 86U/Lであった。髄液をSamson染色すると細菌が観察できた（図5.6.2）。以上の結果から細菌性髄膜炎が疑われる。

髄液をGram染色したところ，Gram陽性の球菌が観察できた（図5.6.3）。血液培養結果から肺炎球菌（*Streptococcus pneumoniae*）が検出された（図5.6.4）。

● 3. 鑑別ポイントおよび検査説明のポイント

鑑別のポイントとなる検査は，髄液検査である。髄液中に細菌が観察されたこと，髄液糖が著減していたことより細菌性髄膜炎が疑われる。細菌学的検査により，髄液と血液から肺炎球菌が検出され確定診断に至った。

本症例は，肺炎球菌感染による細菌性髄膜炎である。

肺炎球菌は，おもに気道の分泌物に含まれ，唾液などを通じて飛沫感染する。日本人の約3～5%の高齢者では鼻や喉の奥に菌が常在しているとされており，これらの菌が何らかのきっかけで進展することで，気管支炎，肺炎，敗血症などの重度の合併症を起こすことがある。本症例では，抜歯処置後に直接血管内に肺炎球菌が侵入したと考えられる。

検査室ノート　UN/CRE比から推察できる病態

UNは生体内の蛋白質の最終代謝産物で，腎からの排泄障害，蛋白質の過剰摂取，体蛋白の異化亢進などで増加する。

UN/CRE比>20（クレアチニンをJaffe法で測定している場合は>10）は消化管出血，火傷，発熱，ステロイド投与，脱水などにより現れる。

検査室ノート　左方移動

好中球の桿状核球ないし分葉数の少ない細胞が増した状態をいい，好中球が生体の防御細胞としてはたらくような炎症が起こったときに左方移動が見られる。

検査室ノート　血糖値と髄液糖

髄液検査所見のうち，髄液糖は細菌性かウイルス性かを判別するのに重要である。髄液糖＜34mg/dL，髄液糖／血糖値＜0.23であれば，細菌性髄膜炎を疑う[1]。

📝 **用語**　桿状核球（stab cell）

5.6.2 非典型溶血性尿毒症症候群

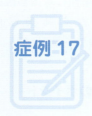

症例 17

非典型溶血性尿毒症症候群
- 患者 0歳5カ月 男児
- 主訴：顔色不良，哺乳不良。
- 体温：37.3℃，体重 7.8kg。
- 尿茶色，便少し濃い。

1. 検査データ

救急外来来院時の検査データを表5.6.4，5.6.5に示す。

2. 検査データ解析

【臨床化学検査】UNは44.9mg/dL，CREは0.79mg/dL（生後3〜5カ月児の平均は0.26mg/dL）と高値であり，腎不全や脱水（UN/CRE比は56.8＞20）が考えられる。UAは，乳幼

表5.6.4 検査データ

	検査項目	単位	救急外来来院時	基準範囲		検査項目	単位	救急外来来院時	基準範囲
臨床化学検査	TP	g/dL	6.6	5.5〜7.0[14]	臨床血液検査／末梢血液検査	後骨髄球	%	1	
	ALB	g/dL	3.9	3.8〜4.8[14]		RBC	$10^6/\mu L$	1.83	4.35〜5.55
	UN	mg/dL	44.9	3.5〜14.3[14]		赤芽球	%	4	
	CRE	mg/dL	0.79	0.3〜0.6[14]		Hb	g/dL	5	13.7〜16.8
	UA	mg/dL	8.2	2.1〜4.9[14]		Ht	%	14.1	40.7〜50.1
	Na	mmol/L	133	138〜145[14]		MCV	fL	77.5	83.6〜98.2
	K	mmol/L	3.1	3.6〜4.8[14]		MCH	pg	27.5	27.5〜33.2
	Cl	mmol/L	96	101〜108[14]		MCHC	%	35.5	31.7〜35.3
	GLU	mg/dL	126	73〜109[14]		PLT	$10^3/\mu L$	24	158〜348
	TC	mg/dL	146	107〜225[14]		形態コメント1		赤血球大小不同	
	TB	mg/dL	3.1	0.2〜1.6[14]		形態コメント2		破砕赤血球	
	AST	U/L	123	26〜86[14]	臨床一般検査（尿）	ウロビリノーゲン		Normal	Normal[16]
	ALT	U/L	29	13〜65[14]		潜血		(3+)	(−)[16]
	LD	U/L	1,816	171〜381[14]		ビリルビン		(−)	(−)[16]
	ALP	U/L	1,663	437〜1255[14]		ケトン体		(−)	(−)[16]
	γGT	U/L	13	6〜34[14]		ブドウ糖		(−)	(−)[16]
	CK	U/L	247	94〜448[14]		蛋白		(4+)	(−)[16]
	フェリチン	ng/mL	1,624	7.4〜86[14]		pH		6	5〜7.5[16]
	Fe	μg/dL	231	21〜103[14]		亜硝酸		(−)	(−)[16]
	TIBC	μg/dL	252	231〜430[14]		比重		1.005	1.006〜1.030[16]
凝固・線溶検査	PT	秒	11.5	9.8〜12.1[5]		赤血球		30〜49/HPF	1〜4/HPF[16]
	PT-INR		0.98	0.9〜1.1[5]		白血球		1/5〜9	1〜4/HPF[16]
	APTT	秒	28.7	24〜39[6]		扁平上皮細胞		1/10<	<1/HPF[16]
	フィブリノゲン	mg/dL	373	200〜400[7]		尿路上皮細胞		1/10<	<1/HPF[16]
	HPT	%	92	70〜130[15]		尿細管上皮細胞		5〜9/HPF	<1/HPF[16]
	FDP	μg/mL	14.4	0〜5.0[8]		硝子円柱		50〜99/WF	5〜9/WF[16]
	Dダイマー	μg/mL	4.4	0〜1.0[9]		顆粒円柱		5〜9/WF	(−)[16]
臨床血液検査／末梢血液検査	WBC	$10^3/\mu L$	14.69	3.3〜8.6		上皮円柱		5〜9/WF	(−)[16]
	好中球（桿状核球）	%	3	1〜6		ロウ様円柱		1〜4/WF	(−)[16]
	好中球（分葉核球）	%	5	35〜70		細菌		(±)	(−)[16]
	単球	%	9	3〜10		赤血球形態		均一RBC	均一RBC[16]
	好酸球	%	4	1〜6	臨床検査免疫	CRP	(mg/dL)	0.7	0〜0.14
	好塩基球	%	0	0〜1		HBs抗原		(−)	(−)
	リンパ球	%	63	20〜50		HCV抗体		(−)	(−)
	異型リンパ球	%	11			HIV		(−)	(−)
	骨髄球	%	4						

📝 **用語** 非典型溶血性尿毒症症候群（atypical hemolytic uremic syndrome），総鉄結合能（total iron binding capacity；TIBC），ヘパプラスチンテスト（hepaplastin test；HPT）

表5.6.5 その他の検査

検査項目	単位	救急外来来院時	10日後	基準範囲
IgG	mg/dL	619		861〜1,747
IgA	mg/dL	24		93〜393
IgM	mg/dL	51		33〜183
C3	mg/dL	119		73〜138
C4	mg/dL	10		11〜31
CH50	U/mL	64.7		25〜48[17]
ANA	倍	<40		<40[17]
尿中β_2-m	μg/L	9,862		<230[17]
尿中NAG	U/L	22.9		0.7〜11.2[17]
直接クームス試験		(−)		(−)
ハプトグロビン	mg/dL	9		1-1型:83〜209[17] 2-1型:66〜218[17] 2-2型:25〜176[17]
アミノ酸分析		高ホモシスチン血症+低メチオニン血症なし		
便培養		病原菌の検出なし		
ADAMTS13活性	%	78.2		70〜120[18]
ヒツジ赤血球溶血試験			(+)	(−)

表5.6.6 LD/AST比，LDアイソザイム分画の組合せによる病態の判別

アイソザイム分画	2.5以下	2.5〜10	10以上
1,2分画優位		心筋梗塞(1>2) わずかの溶血 悪性リンパ腫の一部	赤血球由来(1≧2) 悪性貧血，PNH 溶血性貧血 睾丸腫瘍 悪性リンパ腫の一部
2,3分画優位		筋ジストロフィー 悪性リンパ腫 胃悪性腫瘍 マイコプラズマ肺炎 風疹，麻疹 ウイルス感染症	白血病(>30) 悪性リンパ腫(>30) 伝染性単核症
2〜5分画優位		悪性腫瘍が多い 消化器系の腫瘍が多い 悪性パターン	悪性腫瘍が多い 消化器系の腫瘍が多い 悪性パターン
5分画優位	肝炎 急性期(5≫4) 慢性期(5>4)	悪性腫瘍 骨格筋(CK上昇あり) 皮膚の発疹・紅斑	悪性腫瘍

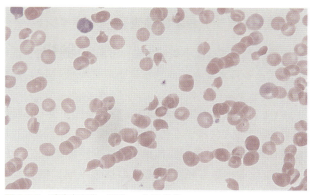

図5.6.5 破砕赤血球 100× MG染色

児は成人よりやや低値であるが8.2mg/dLと高く，哺乳不良であることからも脱水症状があることが推察できる。

ALP高値は骨芽細胞からの出現のピークが出生2〜3カ月にあり，成人の3〜4倍くらい，ASTとLDは成人の2〜3倍になることがあるが，ALP 1,663U/L，AST 123U/L，LD 1,816U/Lはいずれも高値であり，LD/AST比は14.8で溶血性貧血を示唆するデータである（表5.6.6）。TB 3.1mg/dLも溶血を示唆するデータである。

【末梢血検査】救急外来来院時の白血球数は14,690/μLと増加していた。RBC数183万/μL，Hb 5.0g/dL，Ht 14.1%から貧血症状がわかる。また血小板が減少（2.4万/μL）している。

末梢血液像からは異型リンパ球（11%）と骨髄球（4%）が出現し，血液疾患かウイルス感染を疑わせる結果が認められる。また赤血球形態コメントとして，大小不同と破砕赤血球（図5.6.5）が認められる。

【凝固・線溶検査】FDPは14.4μg/mL，Dダイマーは4.4μg/mLといずれも高値であり，血栓が存在していることがわかる。ほかの凝固系検査は，異常は認められない。

【尿検査】腎機能障害を評価する場合は，尿定性検査や尿沈渣所見が重要である。日・宿直業務において一般検査担当以外の技師にとって尿沈渣は苦手の1つといわれるが，ぜひ克服していただきたい。

尿定性検査の異常所見は，尿潜血（3+），尿蛋白（4+）であり何らかの腎障害が考えられる。尿沈渣所見では，赤血球30〜49/HPFで定性検査所見との乖離は認められない。白血球は1/5〜9HPF，細菌は（±）であり，尿路細菌感染はやや否定的である。目立つ所見は尿細管上皮細胞が5〜9/HPFと増加し，さまざまな円柱が出現していることである。とくに硝子円柱は50〜99/WFと著増，またロウ様円柱も認められる。これらは尿細管腔が一時的に閉塞され，その後に尿の再流があったことを意味している。

【その他の検査】免疫グロブリン（IgG，IgA，IgM）はやや低値傾向であるが乳幼児であることを考慮すると問題ないと思われる。補体（C3，C4，CH50）は，C4がやや低値，CH50がやや高値であったが，疾患との関連性は低いと思われる。ハプトグロビンは著減しており，溶血性貧血を示唆するデータである。アミノ酸分析結果に異常は認められない。

尿中β_2-mならびに尿中NAGが上昇していることから，尿細管障害があることが考えられる。このことは尿検査所見と一致したデータである。

用語 補体第3成分（complement 3；C3），補体第4成分（complement 4；C4），CH50（50% hemolytic complement activity），抗核抗体（antinuclear antibody；ANA），β_2-マイクログロブリン（β_2-microglobulin；β_2-m），発作性夜間ヘモグロビン尿症（paroxysmal nocturnal hemoglobinuria；PNH）

3. 鑑別ポイントおよび検査説明のポイント

臨床症状としては血小板減少症，溶血性貧血，腎機能障害が主であることから，血栓性微小血管症（TMA）が疑われる。

TMAとは，種々の臓器の微小血管に血栓が生じる症候群である。TMAに属する代表的な疾患として，溶血性尿毒症症候群（HUS）と血栓性血小板減少性紫斑病（TTP）があげられる。最も頻度が高いのは感染症に続発するTMAであり，O-157をはじめとする腸管出血性大腸菌（STEC）感染症に起因する。

HUSとTTPの鑑別として，ADAMTS13活性測定があり，それが著減しているものがTTPとされている[2]。

本症例のADAMTS13活性は78.2%（基準値70～120）であり，TTPは否定できる。

下痢などの消化器症状がなく，便からは起因菌は検出されないことから非典型HUS（aHUS）と診断される。また受診10日後に実施されたヒツジ赤血球溶血試験が陽性であることから，aHUSの原因と考えられる遺伝子変異が強く疑われる[3,4]。

検査室ノート　破砕赤血球とは？

破砕赤血球とは，物理的な力で引き裂かれて断片化した赤血球で正常赤血球よりも小さい。形態は，図5.6.6に示すように小球状型，三角型，ヘルメット型など多彩である。

細小血管症性溶血性貧血（MHA），播種性血管内凝固症候群（DIC），TTP，HUS，がんの骨髄転移，人工弁置換術後，カサバッハ・メリット症候群，熱傷，サラセミア，不安定Hb症，巨赤芽球性貧血などの造血障害で出現する。

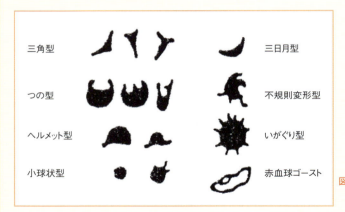

図5.6.6　破砕赤血球の形態
（厚生省特定疾患特発性造血障害調査研究班　資料，1990より改変）

検査室ノート　円柱の生成

円柱は，尿細管上皮（ヘンレの上行脚や遠位尿細管）から分泌されるT-Hムコ蛋白と尿中血漿蛋白（おもにALB）とがゲル状に凝固沈殿し，尿細管腔を鋳型としておもに遠位尿細管や集合管で形成される。この基質成分のみからなる円柱を硝子円柱とよび，これに各種細胞が封入されたり，変性が起こったりして成分円柱となる。

ロウ様円柱の出現は，尿細管腔の長期閉塞により細胞成分→顆粒成分→ロウ様へと変性が進行したことを意味する。考えられる病態として，ネフローゼ症候群，腎不全，腎炎末期などの重篤な腎疾患が考えられる。

用語　志賀毒素産生性大腸菌（Shiga toxin-producing *Escherichia coli*；STEC），細小血管症性溶血性貧血（microangiopathic hemolytic anemia；MHA），カサバッハ・メリット症候群（Kasabach-Merritt syndrome），T-Hムコ蛋白（Tamm-Horsfallムコ蛋白）

> **検査室ノート　ADAMTS13とは**
>
> 　ADAMTS13は別名von Willebrand因子（VWF）切断酵素ともよばれる，おもに肝で生成される酵素である。VWFは互いの血小板を粘着させるはたらきがあるが，これを切断するADAMTS13の活性が低下もしくは欠損すると非常に大きなVWF重合体が血液中に存在し，血管内で血小板血栓が数多くできTTPを発症する。毛細血管の内皮に血小板が張り付き血栓ができると，この構成成分であるフィブリンがくもの巣状にはりめぐらされ，この間隙を赤血球が通過する際に物理的に破壊され溶血性貧血の原因となる。

［山内昭浩］

用語　フォンヴィレブランド因子（von Willebrand factor；VWF）

参考文献

1) 関川喜之，成田　雅：「市中細菌性髄膜炎」，レジデントノート，2014；16：294-304.
2) 藤村吉博：「TTPの診断と治療」，血栓止血誌，2008；19：358-362.
3) 藤村吉博，他：「非典型溶血性尿毒症症候群（aHUS）」，臨床血液，2013；54：1897-1906.
4) 五十嵐　隆（総括責任者）：「溶血性尿毒症症候群の診断・治療ガイドライン」，75-85，東京医学社，2014.
5) シスメックス株式会社：「トロンボレルS」添付文書.
6) 積水メディカル株式会社：「コアグピア　APTT-N」添付文書.
7) 積水メディカル株式会社：「コアグピア　Fbg」添付文書.
8) 積水メディカル株式会社：「ナノピア　P-FDP」添付文書.
9) 積水メディカル株式会社：「ナノピア　Dダイマー」添付文書.
10) 積水メディカル株式会社：「テストチームS　AT Ⅲ」添付文書.
11) 栄研化学株式会社：「イムノキャッチー肺炎球菌」添付文書.
12) 栄研化学株式会社：「イムノキャッチーレジオネラ」添付文書.
13) 日本臨床衛生検査技師会（監）：JAMT技術教本シリーズ　髄液検査技術教本，丸善出版，2015.
14) 小児基準値研究班（編）：日本人小児の臨床検査基準値，日本公衆衛生協会，1997.
15) シスメックス株式会社：「複合因子・H コクサイ」添付文書.
16) 河合　忠，他：最新尿検査その知識と病態の考え方，メディカル・ジャーナル社，2014.
17) 株式会社エスアールエル：「ハプトグロビン」，株式会社エスアールエル総合検査案内，http://www.test-guide.srl.info/hachioji/.
18) 株式会社LSIメディエンス：「ADSMTS活性」，株式会社LSIメディエンス総合検査案内，http://www.data.medience.co.jp/compendium.

5.7 肺疾患

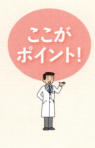

- 肺疾患の診断にはおもに画像検査（X線検査，CT検査）や呼吸機能検査が用いられる。
- 血液，胸水などを用いた検査は診断や治療のモニタリングの補助的手段として利用されることが多い。
- 肺疾患で用いられる検体検査について意義，特性および限界を理解する必要がある。
- 間質性肺炎は重症化すると肺線維化へと進行し，線維化の指標として血清マーカーが利用される。
- 原発性肺がんは4つに分類され，発生部位，組織型および治療内容が異なる。血中の腫瘍マーカーは診断補助，治療経過の判定に用いられ，肺がんの種類によってその検出率に差がある。
- 呼吸不全の診断や管理には血液ガス分析が用いられるが，検体の取扱いに十分に注意する必要がある。

5.7.1 肺炎

肺炎は感染性肺炎が最も多く，肺炎球菌，インフルエンザ菌，クレブシエラなどの病原性細菌あるいはインフルエンザウイルス，RSウイルス，アデノウイルスなどのウイルス感染が原因である。さらにマイコプラズマ，クラミジアなどの非定型病原体が原因のこともある。院内感染で起こる肺炎では，緑膿菌，MRSAなどの耐性菌が重要となる。

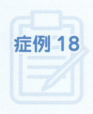

症例18　肺炎球菌敗血症

- 患者　8歳　男児
- 神経芽腫で臍帯血移植後に退院し，外来にてフォロー中。発熱（40℃台），倦怠感にて外来受診，白血球増多のため，精査加療目的で入院となった。その後，胸部X線検査所見にて右下肺の浸潤影を認め，細菌検査，血液検査が実施された。

● 1. 検査データおよび解析

検査データを**表5.7.1**，**図5.7.1，5.7.2**に示す。
- 血液培養から *Streptococcus pneumoniae* が検出された。
- WBCおよびCRPが著しく上昇し，肺炎が疑われた。
- 好中球分葉核球およびフィブリノゲン高値からも炎症反応が示唆された。
- PCTが著しく高値を示し，敗血症と診断された。
- さらに，PT比，FDP，Dダイマー上昇，PLT低下を認め，DIC併発と診断された。
- また，AST，ALT，LDの肝酵素の上昇，さらにUN，CRE上昇から腎機能低下を認め，臓器障害が示唆された。
- 胸部X線所見より右下肺野に硬化像を認めた。

● 2. 鑑別ポイント

診断には，臨床症状，身体所見，胸部X線写真，喀痰のGram染色や培養検査，および臨床免疫検査などを実施する（**図5.7.3**）。

用語　肺炎球菌敗血症（pneumococcal pneumonia），肺炎（pneumonia），RS（respiratory syncytial）

表5.7.1 検査データ

	検査項目	単位	検査結果	基準範囲
臨床微生物検査	血液培養		*Streptococcus pneumoniae*	
臨床血液検査 末梢血液検査	WBC	×10³/μL	34.8	4.1〜16.3[7]
	桿状核球	%	6.0	2.0〜13.0[8]
	分葉核球	%	79.0	38.0〜57.0[8]
	リンパ球	%	6.5	20.0〜40.0[8]
	単球	%	8.5	2.0〜9.0[8]
	RBC	×10⁶/μL	2.37	4.10〜5.29[7]
	PLT	×10³/μL	25	18.0〜51.0[7]
凝固検査	PT sec	秒	20.9	10.0〜15.0[9]
	PT ratio	%	1.79	0.85〜1.15[9]
	PT-INR		1.75	0.85〜1.30[9]
	フィブリノゲン	mg/mL	604	180〜350[10]
	FDP	μg/mL	28	<5[11]
	Dダイマー	μg/mL	9.4	<1.0[6]
臨床化学検査	AST	U/L	157	24〜38[7]
	ALT	U/L	104	9〜28[7]
	LD	U/L	435	175〜320[7]
	UN	mg/dL	33	6.6〜19.6[7]
	CRE	mg/dL	1.87	0.30〜0.55[7]
臨床免疫検査	CRP	mg/dL	34.61	0.00〜0.14
	PCT	ng/mL	>100	<0.05[13]

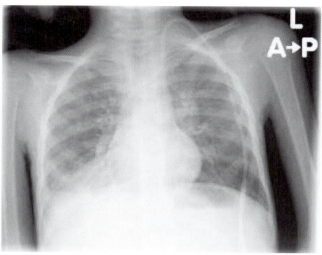

図5.7.2 胸部X線所見

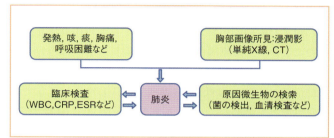

図5.7.3 肺炎の診療
肺炎は臨床症状，身体所見，一般検査所見，胸部X線写真などから総合的に診断される。
〔日本呼吸器学会呼吸器感染症に関するガイドライン作成委員会（編）：成人市中肺炎診療ガイドライン（ポケット版），日本呼吸器学会，2008，7より改変〕

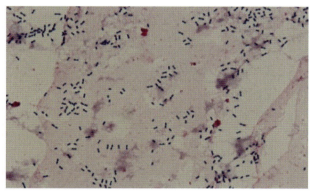

図5.7.1 血液培養　1000×　Gram染色

5.7.2 間質性肺炎

間質性肺炎とは，肺胞壁や支持組織からなる肺の間質を中心に炎症をきたす疾患の総称である。さまざまな因子に対する異常な免疫反応によるものと考えられているが，その原因や病態はまだ解明されていないものも多い。

間質性肺炎の場合は間質の炎症である。炎症が進むと，肺胞壁が肥厚し，肺全体が固く膨らみが悪くなり，さらには肺が縮み，線維化を引き起こす。肺機能が低下，酸素の取込み不足から息切れや咳などの症状をきたす（図5.7.4）。

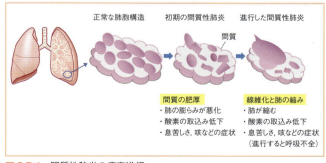

図5.7.4 間質性肺炎の病変進行

用語 赤血球沈降速度（erythrocyte sedimentation rate；ESR），間質性肺炎（interstitial pneumonia）

症例19

間質性肺炎

- **患者** 57歳 男性
- 主訴：労作時呼吸困難。
- 現病歴：数年前より乾性咳嗽があり，間質性肺炎を指摘され経過観察となっていた。その後，労作時の呼吸困難を自覚し，徐々に悪化し，階段昇降時や5分間ほどの歩行でも呼吸困難が出現するようになり，加療目的で入院となった。

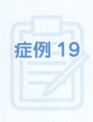

● 1. 検査データおよび解析

検査データを表5.7.2，図5.7.5，5.7.6に示す。
- WBCおよびCRP高値の炎症反応が認められた。
- 間質性肺炎の診断に有用な血清マーカーであるKL-6とSP-Dはいずれも高値を示した。
- 自己抗体関連項目はds-DNAがカットオフ値をわずかに超えたものの，おおむねカットオフ値内の陰性を示したことから，膠原病が原因による間質性肺炎は否定された。
- 肺活量（VC%）は低値，1秒率（FEV1.0%）は正常で拘束性障害を認めた。一酸化炭素肺拡散能（DLco）は27.5%で肺拡散能の低下を認めた。
- 胸部X線では両側下肺（左優位）にすりガラス陰影が認められた。
- 胸部CT所見では両側下肺（左優位）に蜂巣肺が認められた。

● 2. 鑑別ポイントおよび検査説明のポイント

間質性肺炎は，原因を特定し得ない特発性間質性肺炎（IIPs）と，膠原病性，薬剤性，過敏性など原因が特定で

表5.7.2 検査データ

	検査項目	単位	検査値	基準範囲
末梢血液検査	WBC	$10^3/\mu L$	16.2	3.3〜8.6
	RBC	$10^6/\mu L$	5.06	4.35〜5.55
	PLT	$10^3/\mu L$	141	158〜348
臨床化学検査	LD	U/L	213	124〜222
	CRP	mg/dL	0.74	0.00〜0.14
血清検査	KL-6	U/mL	1,803	<500[14]
	SP-D	mg/mL	300	<140[15]
	RF	IU/mL	6	<15[16]
	ANA	倍	<40	<40[17]
	ds-DNA	IU/mL	13	<12[18]
	SS-A	Index	0.5	<10.0[19]
	SS-B	Index	1	<15.0[20]
	Scl-70	Index	0.1	<1.0[21]
	Jo-1	Index	0.2	<1.0[22]
	PR3-ANCA	U/mL	1.1	<3.5[23]
	MPO-ANCA	U/mL	4.8	<9.0[24]
呼吸機能検査	VC%	%	52.8	>80[25]
	FEV1.0%	%	84.5	>70[25]
	DLco	%	27.5	>80[25]

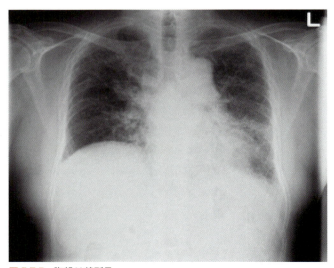

図5.7.5 胸部X線所見

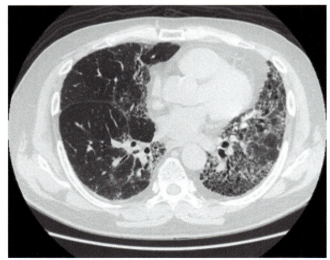

図5.7.6 胸部CT所見

用語 サーファクタントプロテインD（surfactant protein D；SP-D），二本鎖DNA（double stranded DNA；ds-DNA），肺活量（vital capacity；VC），1秒率（forced expiratory volume 1.0%；FEV1.0%），一酸化炭素肺拡散能（diffusing capacity for carbon monoxide, carbon monoxide diffusing capacity；DLco），KL-6（Krebs von den Lungen-6），リウマチ因子（rheumatoid factor；RF），シェーグレン症候群（Sjögren syndrome；SS），プロテイナーゼ3抗好中球細胞質抗体（proteinase 3 anti-neutrophil cytoplasmic antibody；PR3-ANCA），ミエロペルオキシダーゼ抗好中球細胞質抗体（myeloperoxidase anti-neutrophil cytoplasmic antibody；MPO-ANCA）

きる非特発性間質性肺炎とに大別される（図5.7.7）。間質性肺炎は炎症反応としてCRPやESRが高値を示し，組織障害としてLDが高値を示す。診断，予後や治療のモニタリングとしてKL-6，SP-A，SP-Dの3つの血清マーカーが有用である。いずれもⅡ型肺胞上皮細胞から産生される糖蛋白で，とくに活動期に高値を示す[1]。

IIPsは組織分類を主体に7つの疾患に分類される。なかでも特発性肺線維症が最も多く予後不良で，ほかの疾患と鑑別が重要である。

膠原病による間質性肺炎は全身性強皮症（SSc），多発性筋炎/皮膚筋炎（PM/DM），関節リウマチ（RA），シェーグレン症候群（SS）などで頻度が高く，IIPsとの鑑別が必要となる。血液検査では抗核抗体や特異的抗体をチェックする必要がある（表5.7.3）。

> **MEMO**
>
> **シアル化糖鎖抗原 KL-6**
>
> ヒト肺腺がん由来細胞株をマウスに免疫して作成されたモノクローナル抗体の1つ。KLとはドイツ語の肺がん"Krebs von den Lungen"からきている。当初は，肺がんの診断マーカーとして開発されたが，その後間質性肺炎に特異性が高いことや間質性肺炎の活動期に高くなることが報告された。肺ではⅡ型肺胞上皮細胞に存在するほか，胃，膵などにも存在する。

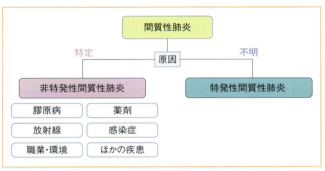

図5.7.7　間質性肺炎の原因による分類

表5.7.3　各種膠原病に用いられる特異的抗体検査と肺病変

		RA	SLE	SSc	PM/DM	SS	MCTD	ANCA関連血管炎
検査項目		RF CCP抗体	ds-DNA抗体 RNP抗体 Sm抗体 SS-A抗体	セントロメア抗体 Scl-70抗体 RNP抗体	Jo-1抗体	SS-A抗体 SS-B抗体	RNP抗体	ANCA
間質性肺炎	急性		○		○			
	慢性	○		◎	◎	○	○	○
気管支・細気管支病変		◎				○		
肺胞出血			○					○
胸膜炎		◎	◎				○	
肺血圧			○	○			◎	

RA：関節リウマチ，SLE：全身性エリテマトーデス，SSc：強皮症，PM/DM：多発性筋炎/皮膚筋炎，MCTD：混合性結合組織病，SS：シェーグレン症候群。

5.7.3　肺結核

肺結核は結核菌 *Mycobacterium tuberculosis* が原因である。肺結核の検査には，①結核菌を検出する細菌検査，②病巣の存在を確認する画像検査，③感染の有無を判定する臨床免疫検査がある。

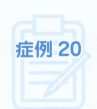

症例20

肺結核

- 患者　77歳　男性
- 主訴：発熱，下肢脱力。
- 現病歴：糖尿病性腎症からの末期腎不全で，前医にて透析通院中。下肢脱力にて外来受診し，頭部CT検査，頸椎MRI検査などを施行したが，異常は認められず，精査および加療目的で当院へ転院となった。入院3日目から発熱，解熱薬内服にて経過観察。入院5日目に再発熱，胸部CT検査を施行したところ左上肺野に浸潤影を認め，喀痰培養，血液培養を実施。抗酸菌染色にてガフキー6号相当（拡大500倍，1視野の検出菌数7〜12）を認めた。

用語　特発性間質性肺炎（indiopathic interstitial pneumonias；IIPs），サーファクタントプロテインA（surfactant protein A；SP-A），全身性硬化症（systemic sclerosis；SSc），多発性筋炎/皮膚筋炎（polymyositis/dermatomyositis；PM/DM），関節リウマチ（rheumatoid arthritis；RA），全身性エリテマトーデス（systemic lupus erythematosus；SLE），混合性結合組織病（mixed connective tissue disease；MCTD），環状シトルリン化ペプチド（cyclic citrullinated peptide；CCP），リボヌクレオプロテイン（ribonucleoprotein；RNP），肺結核（pulmonary turerculosis）

1. 検査データおよび解析

検査データを表5.7.4, 図5.7.8〜5.7.10に示す。
- 喀痰塗抹検査, 分離培養法にて結核の原因菌である *Mycobacterium tuberculosis* を認めた。
- 糖尿病性腎症からの末期腎不全のため, UN, CRE高値およびeGFR低値を示した。
- CRP高値で炎症反応を認めた。
- 胸部X線所見より左上肺野に空胞形成, 左下葉浸潤影が認められた。

2. 鑑別ポイントおよび検査説明のポイント

細菌検査は喀痰の塗抹（Ziehl-Neelsen, 蛍光法）と培養（小川培地, 液体培地）による菌の検出を行う。さらに結核菌遺伝子検査（核酸増幅法）では, 早期の診断や非結核性抗酸菌との鑑別に有用である。

臨床免疫検査にはツベルクリン反応やインターフェロン-γ遊離測定（IGRA）がある。ツベルクリン反応はBCG接種の影響を受けるため, 真の結核感染の判定は困難である。IGRAはとくに潜在性結核感染症や判定が困難な結核症の補助診断として利用される[2]。

MEMO

インターフェロン-γ遊離測定（IGRA）

IGRAにはクォンティフェロンTB（QFT）とTスポットTBがある。QFTは患者検体と結核菌特異抗原とを培養し, 結核菌で感作されたTリンパ球から分泌されるインターフェロン-γ（INF-γ）の値から結核感染の有無を判断する。一方, TスポットTBは分離リンパ球を結核菌特異抗原で刺激し, INF-γ産生細胞数を計測するものである。いずれもBCG接種や非結核性抗酸菌感染の影響は受けない。活動性結核と潜在性結核感染を区別することはできない。その他, 医療従事者の結核管理として利用される（接触者検診）。

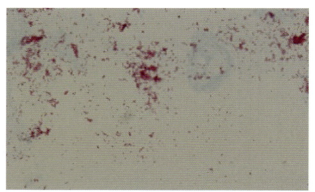

図5.7.8　喀痰塗抹　1000×　Ziehl-Neelsen染色

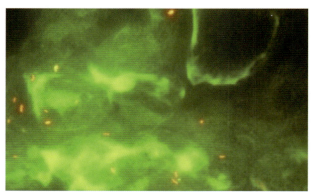

図5.7.9　喀痰塗抹　400×　蛍光法

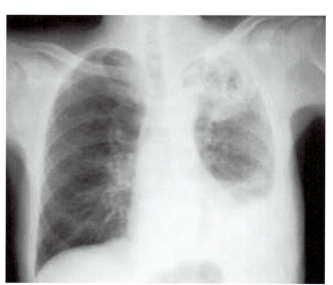

図5.7.10　胸部X線所見

表5.7.4　検査データ

	検査項目	単位	検査結果	基準範囲
臨床微生物検査	喀痰塗抹			
	蛍光法		2+	—
	Ziehl-Neelsen		+	—
	分離培養法		+（16日）	—
臨床化学検査	GLU	mg/dL	103	73〜109
	UN	mg/dL	70	8〜20
	CRE	mg/dL	4.92	0.65〜1.07
	eGFR		9.8	60<[26]
	Na	mmol/L	133	138〜145
	K	mmol/L	4.2	3.6〜4.8
	Cl	mmol/L	99	101〜108
臨床免疫検査	CRP	mg/dL	11.5	0.00〜0.14

✏️ **用語**　肺結核（pulmonary tuberculosis）, インターフェロン-γ遊離測定（interferon-gamma release assay；IGRA）, BCG（Bacille de Calmette et Guérin）, クォンティフェロンTB（QuantiFERON TB；QFT）, インターフェロン-γ（interferon-gamma；INF-γ）

5.7.4　肺真菌症

カンジダ，アスペルギルス，クリプトコッカスなどが原因で起こる肺感染症である．免疫機能が低下した場合の日和見感染として発症することが多い．画像検査では空洞内に菌球を認める（**図5.7.11, 5.7.12**）．補助診断として血清中のβ-D-グルカンやアスペルギルス抗原などの検査が用いられる．

> **MEMO**
>
> **β-D-グルカン**
> 真菌の細胞壁の多糖体成分で，深在性真菌症の補助診断として利用される．ムコールやクリプトコッカスでは上昇しない．β-D-グルカンはさまざまな要因で偽陽性を生じる．セルロース素材の透析膜，アルブミンやグロブリンなどの血液製剤，多発性骨髄腫，グルカン含有抗腫瘍薬使用（レンチナンなど），ガーゼ使用などが原因となることがある．自然界に分布するβ-D-グルカンが混入した場合も高値を示すことがあるので，検体および検査器具の取扱いには十分に注意する．

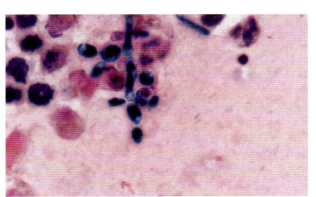

図5.7.11　カンジダ　1000×　Gram染色

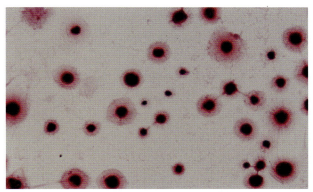

図5.7.12　クリプトコッカス　1000×　Gram染色

5.7.5　免疫学的機序による肺疾患

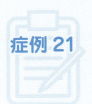

症例21

チャーグ・ストラウス症候群　（アレルギー性肉芽腫血管炎）

- ●患者　64歳　女性
- ・主訴：四肢の痺れ，脱力，下痢．
- ・既往歴：気管支喘息．
- ・現病歴：数年前から咳嗽が出現し，徐々に悪化した．その後，喘鳴発作を認め，気管支喘息と診断された．四肢のしびれ，脱力が出現し精査および加療目的で入院．入院後の血液検査で好酸球増多と炎症反応の亢進を認めた．

● 1. 検査データおよび解析

検査データを**表5.7.5**に示す．
- ・WBC, CRPが著しく高値を示し，炎症反応を認めた．
- ・好酸球増多（18％），さらにIgEも高値を示した．
- ・MPO-ANCAが>100.0U/mLと著しく高値を示した．
- ・気管支喘息の既往があり，好酸球増多，血管炎が認められたことから，チャーグ・ストラウス症候群と診断された．
- ・四肢のしびれより筋電図検査が施行され，多発神経炎の所見も認められた．

用語　肺真菌症（pneumomycosis），チャーグ・ストラウス症候群（Churg-Strauss syndrome）

2. 鑑別ポイントおよび検査説明のポイント

本疾患は気管支喘息が先行し，好酸球増多，血管炎の3主徴を呈する。また，末梢神経障害，脳梗塞，心筋梗塞，心外膜炎などの臨床症状を引き起こすこともある。

検査所見では白血球増加，好酸球増多を認める。また，MPO-ANCAを高率に認める。

3. その他の免疫学的機序による肺疾患

(1) サルコイドーシス

壊死を伴わない類上皮細胞内肉芽腫が多臓器に形成される全身性疾患である。呼吸器病変として肺門リンパ節腫脹，肺野の間質性病変，囊胞形成が認められる。気管支肺胞洗浄液（BALF）ではリンパ球数とCD4/CD8比の上昇，血清アンギオテンシン変換酵素（ACE），可溶性IL-2受容体（sIL-2R），Caの増加が認められる[3]。

(2) ウェゲナー肉芽腫症（多発血管炎性肉芽腫症）

難治性の血管炎で，上気道と肺の壊死性肉芽腫，糸球体腎炎，全身の小〜中血管の壊死性血管炎などを引き起こす。また，抗好中球細胞質抗体（ANCA），とくにPR3-ANCAを高率に認める[3]。

(3) グッドパスチャー症候群

抗糸球体基底膜抗体（抗GBM抗体）が腎糸球体と肺胞に付着し，組織を破壊し，糸球体腎炎，びまん性肺胞出血をきたす。血液検査では白血球増加，CRP増加，組織障害としてのLD上昇，腎障害としてCREおよびUN上昇，さらに血清中の抗GBM抗体が陽性となる[4]。

MEMO

アンギオテンシン変換酵素（ACE）

肺に存在し，アンギオテンシンⅠをアンギオテンシンⅡに変換する酵素である。アンギオテンシンⅡには昇圧作用があるが，ACE値と血圧との間に関連性はなく，種々の呼吸器疾患，甲状腺疾患，肝硬変，糖尿病などで変動する。

おもにサルコイドーシスの補助診断や治療効果の判定に用いられる。

表 5.7.5　検査データ

	検査項目	単位	検査結果	基準範囲
臨床（末梢血液）検査	WBC	$10^3/\mu L$	19.6	3.3〜8.6
	分葉核球	%	76.0	38.0〜58.0[8]
	単球	%	1.0	2.0〜7.0[8]
	好酸球	%	18.0	0.0〜6.0[8]
	好塩基球	%	0.0	0.0〜1.0[8]
	リンパ球	%	5.0	26.0〜46.0[8]
	RBC	$10^6/\mu L$	3.85	4.35〜5.55
	PLT	$10^3/\mu L$	666	158〜348
臨床免疫検査	CRP	mg/dL	24.92	<0.14
	IgG	mg/dL	1,520	861〜1,747
	IgA	mg/dL	256	93〜393
	IgM	mg/dL	114	33〜183
	IgE	IU/mL	700	0〜359[27]
	MPO-ANCA	U/mL	>100	<9.0[24]

5.7.6　慢性閉塞性肺疾患

慢性閉塞性肺疾患（COPD）は肺気腫と慢性気管支炎の総称である。タバコ煙を主とする有害物質を長期に吸入曝露することで生じる肺の炎症性疾患で，肺の中の気管支に炎症が起こり，気管支が狭くなることで気流が低下する。また，肺胞が破壊されて気腫になると，酸素の取込みや二酸化炭素を排出する機能が低下する。

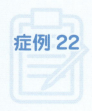

症例22

慢性閉塞性肺疾患 （COPD）

- 患者　79歳　男性
- 症状：とくになし。
- 喫煙歴：20〜40本/日×55年間。

用語　気管支肺胞洗浄液（bronchoalveolar lavage fluid；BALF），アンギオテンシン変換酵素（angiotensin converting enzyme；ACE），可溶性IL-2受容体（soluble interleukin-2 receptor；sIL-2R），糸球体基底膜（glomerular basement membrane；GBM），慢性閉塞性肺疾患（chronic obstructive pulmonary disease；COPD）

1. 検査データおよび解析

検査データを表5.7.6, 図5.7.13, 5.7.14に示す。

- VC%は正常域にあった。
- FEV1.0%が著しく低値を示した。
- 胸部X線所見より肺の過膨張が認められた。

表5.7.6 検査データ

検査項目	検査結果	正常域
VC%	92.9%	>80%
FEV1.0%	28.2%	>70%

2. 鑑別ポイントおよび検査説明のポイント

診断には、呼吸機能検査のスパイロメトリーが有用で、とくにFEV1.0%低下で閉塞性障害が判定される。気管支拡張薬吸入後の1秒率が70%未満で、ほかの疾患が否定されるときに診断される。そのほかに胸部X線検査とCT検査が有用となる。FEV1.0%はFEV1.0/VCで算出され、1秒間に肺活量のうちどれだけ吐き出すことができるかを示す。COPDの患者では空気のとらえこみにより呼出が困難となり、FEV1.0%は低値となる。

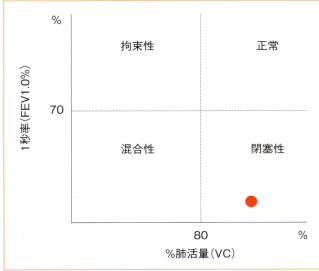

図5.7.13 換気傷害パターン

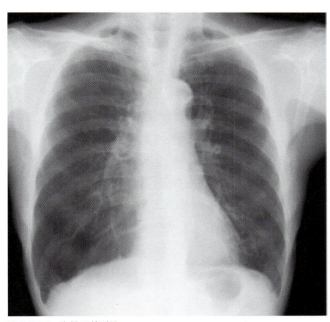

図5.7.14 胸部X線所見

5.7.7 肺がん（原発性肺がん）

肺がんは非小細胞がんと小細胞がんに大別され、非小細胞がんは腺がん、扁平上皮がん、大細胞がんからなる。小細胞がんと扁平上皮がんは肺門部（肺の中枢側）に発生し、咳、血痰などの症状を呈することが多い。まれに異所性ホルモン産生腫瘍となり、腫瘍随伴症候群を伴うことがある。腺がんと大細胞がんは肺の末梢側に発生し、進行しない限り症状はほとんどない。

症例 23　肺腺がん

- 患者　64歳　男性
- 主訴：半年前から乾性咳嗽，1カ月前からの嗄声。
- 既往：とくになし。
- 喫煙歴：25本／日×40年。

用語　空気のとらえこみ（air-trapping），肺がん（lung cancer）

症例 24 小細胞肺がん

- 患者　80歳　女性
- 主訴：1カ月前からの体動時右側腹部痛。
- 既往：とくになし。
- 喫煙歴：喫煙歴なし。

● 1. 検査データ

(1) 症例23

検査データを**表5.7.7**，**図5.7.15**に示す。

(2) 症例24

検査データ**表5.7.8**，**図5.7.16**，**5.7.17**に示す。

● 2. 検査データ解析

(1) 症例23

胸部CT検査にて右肺結節影，右縦隔腫瘍影をみとめたため，原発性肺がんが疑われた。組織型推定のために腫瘍マーカーを依頼したところ，CEAの著明な上昇とCYFRAの軽度上昇を認めた。肺生検組織診および気管支洗浄細胞診にて低分化肺腺がんの診断となった。

(2) 症例24

胸部CT検査にて左肺腫瘤影，腹部CT検査にて多発肝腫瘤を認めた。転移を伴い進行が早いことから小細胞肺がんを疑った。腫瘍マーカーのProGRPおよびNSEの上昇を認めた。肺生検組織診および気管支洗浄細胞診にて小細胞肺がんの診断となった。本症例は多発肝転移を認め，AST，ALT，ALP，LDおよびγGTの酵素項目が著しく上昇した。ChEは基準範囲を下回っており，肝での合成能の低下を示した。

表5.7.8　臨床化学検査データ（症例24）

	検査項目	単位	検査結果	基準範囲
腫瘍マーカー	ProGRP	pg/mL	170	<70[30]
	NSE	pg/mL	784	≦16.3[31]
臨床化学検査	TP	g/dL	7.2	6.6〜8.1
	ALB	g/dL	3.7	4.1〜5.1
	TB	mg/dL	0.9	0.4〜1.5
	AST	U/L	215	13〜30
	ALT	U/L	117	7〜23
	ALP	U/L	1,306	106〜322
	LD	U/L	604	124〜222
	γGT	U/L	1,178	9〜32
	ChE	U/L	127	201〜421

表5.7.7　臨床化学検査データ（症例23）

	検査項目	単位	検査結果	基準値
腫瘍マーカー	CEA	ng/mL	3,700	<5[28]
	CYFRA	ng/mL	5.2	≦3.5[29]
	ProGRP	pg/mL	27.9	<70[30]

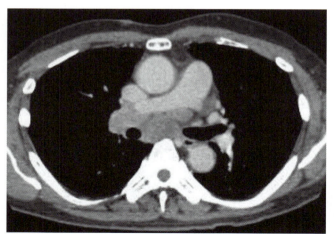

図5.7.15　症例23 胸部CT所見

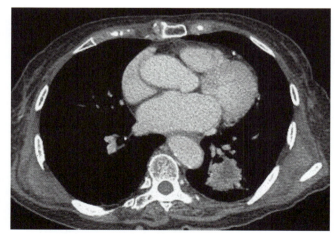

図5.7.16　症例24 胸部CT所見①

用語　がん胎児性抗原（carcinoembryonic antigen；CEA），ガストリン放出ペプチド前駆体（pro-gastrin-releasing peptide；ProGRP），神経特異エノラーゼ（neuron-specific enolase；NSE）

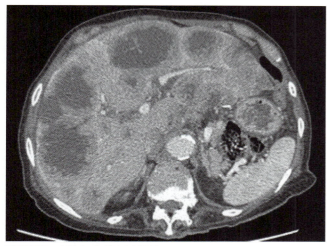

図 5.7.17　症例24 胸部CT所見②

表 5.7.9　肺がんの腫瘍マーカー

種類	組織型	頻度	特徴	発生部位	腫瘍マーカー
小細胞がん	小細胞がん	約10%	・肺の入口，肺門部に発生 ・進行や転移が早い ・喫煙との関連が強い		ProGRP NSE
非小細胞がん	扁平上皮がん	約25%	・肺の入口，肺門部に発生 ・進行や転移が遅い ・男性に多い ・喫煙との関連が強い		CYFRA SCC
	腺がん	約60%	・肺の末梢部（肺野部）に発生 ・女性に多い ・自覚症状が現れにくい		CEA SLX
	大細胞がん	約5%	・肺の末梢部（肺野部）に発生 ・発生頻度が最も低い ・増殖が速いことが多い ・男性に多い		（－）出現頻度の多い腫瘍マーカーはない

3. 鑑別ポイントおよび検査説明のポイント

肺がんの診断にはおもに病変部位を特定するための胸部X線，胸部CTなどの画像検査が用いられ，確定診断のために細胞診，気管支鏡検査などが用いられる。また，診断の補助，治療効果のモニタリング，再発の把握として腫瘍マーカーなどが用いられる。腫瘍マーカーは肺がんの組織型の分類予測ができる（表5.7.9）。しかし，がん特異性は高くなく，正常細胞にも存在し，炎症や良性疾患でも陽性となることがあるため評価に注意が必要である[5]。

検査室ノート　腫瘍マーカー評価の注意点

各腫瘍マーカーは正常細胞にも存在し，炎症や良性疾患でも陽性となることからがん特異性は高くないため，評価には注意が必要である。そのほか，以下に示す影響がある。
・加齢，喫煙による影響：CEAは加齢，喫煙により軽度に上昇することがある。
・腎機能による影響：ProGRPは腎から排泄されるため，腎機能低下例では高値となる。
・溶血による影響：NSEは赤血球中にも存在し，溶血検体では高値となる。
・撹拌による影響：CYFRAはボルテックスミキサーによる激しい撹拌によって低値となる[6]。

検査室ノート　異所性ホルモン産生腫瘍

本来，ホルモンを産生する部位ではないが，腫瘍が発生することでホルモンを産生する場合がある。
・小細胞がん：副腎皮質刺激ホルモン（ACTH）の産生腫瘍となり，クッシング症候群の症状を呈する。検査所見はACTH，コルチゾール増加，白血球増加，高血糖，低K血症となる。
・扁平上皮がん：副甲状腺ホルモン関連蛋白（PTHrP）産生による高Ca血症となる。

用語　扁平上皮がん（squamous cell carcinoma；SCC），シアリル Le^{x-i}（Sialyl Lewis^{x-i}；SLX）

5.7.8 肺血栓塞栓（PE）

　下肢や骨盤腔などの静脈で発生した血栓が，右心房から右心室を通って肺動脈に入り閉塞し，肺循環障害を引き起こす。ほとんどが下肢の深部静脈内で形成された血栓が原因で起こる。症状が非特異的（呼吸困難，胸痛，ふらつきなど）であり，診断が困難とされている。大きな塞栓が肺動脈を閉塞した場合は右室圧が上昇し，右室不全，ショックまたは突然死に至る場合がある。初期評価ではパルスオキシメトリーや胸部X線が行われ，ほかの疾患を除外するために心電図，動脈血ガス分析などが有用である。パルスオキシメトリーは経皮的動脈血酸素飽和度（SpO_2）を評価する迅速な方法であり，PEでは低酸素血症を示しSpO_2が低下する。動脈血ガス分析では酸素分圧（PaO_2）が低下，代償的な過換気で二酸化炭素分圧（$PaCO_2$）も低下する。高リスク例ではCT検査も追加する。高リスク例でない場合は，Dダイマー検査が陰性であれば，PEを除外できる。

5.7.9 呼吸不全

　何らかの原因によってPaO_2が60mmHg未満になる病態を呼吸不全という。CO_2蓄積を伴わない（$PaCO_2<45mmHg$）Ⅰ型呼吸不全とCO_2蓄積を伴う（$PaCO_2>45mmHg$）Ⅱ型呼吸不全に分類される[3]。呼吸不全の診断やモニタリングには動脈血ガス分析が利用される。しかし，動脈血の採取が困難な場合は静脈血や毛細管血を用いることもある。静脈血は動脈血と比較して，$PaCO_2$では3～10mmHgほど高値，pHでは0.02～0.04低いとされている。

検査室ノート　血液ガス分析検体の取扱い注意

- さまざまな要因で検査値が変化するため，検体取扱いには十分に気をつけなければならない。
- 空気と接触すると$PaCO_2$が低下して空気分圧に近づくため，採血時は気泡が発生しないようにし，採血後は空気との接触を避ける。
- 採血後，時間経過とともに$PaCO_2$が上昇，PaO_2が低下するため，採血後は速やかに測定すること。
- 小児は啼泣すると，$PaCO_2$が定常状態より低値となる。

5.7.10 肺疾患に関連するおもな臨床検査

　肺疾患は感染症による肺炎，肺実質に病変をきたす肺炎，肺腫瘍，肺循環障害など多岐にわたる。その検査内容も多種多様で，主として画像検査や呼吸機能検査が利用される（表5.7.10）。一方，血液や体液などを用いた検体検査は，内科疾患などの領域より比較的意義は高くなく，診断や治療経過の把握の補助的手段として利用される場合が多い。

　目的別に以下のような内容で検体検査が実施される。

1) 炎症：白血球数，白血球分類，血沈，CRP
2) 組織障害：LD
3) 重症感染症：プロカルシトニン
4) 結核菌感染：クォンティフェロン
5) マイコプラズマ感染：マイコプラズマ抗体
6) 真菌感染：β-D-グルカン，アスペルギルス抗原
7) 肺間質の病変：KL-6，SP-A，SP-D
8) 腫瘍（がん）：CEA，SCC，CYFRA，Pro-GRP，NSE
9) 動脈血液ガス：PO_2，PCO_2，pHなど
10) 胸水検査：TP，LD

 用語　肺血栓塞栓（pulmonary thrombosis embolism；PE），経皮的動脈血酸素飽和度（percutaneous oxygen saturation；SPO_2），呼吸不全（respiratory failure）

表 5.7.10　肺疾患の診断に用いられる検査

種　類	検査内容
画像検査	胸部単純 X 線検査 胸部 CT 検査 胸部 MRI 検査
呼吸機能検査	スパイロメトリー フローボリューム曲線 残気量，機能的残気量と拡散能 動脈血ガス分析 パルスオキシメトリー
喀痰検査	臨床微生物学検査
血液検査	臨床化学検査 臨床免疫検査 臨床血液検査
胸水検査	一般検査 臨床化学検査 臨床微生物学検査 病理検査

［山内　恵］

📖 参考文献

1) 新井　徹，井上義一：「間質性肺炎と臨床検査　血清マーカー」，臨床検査，2012；56：972-978.
2) 落合慈之（監）：「呼吸器疾患ビジュアルブック」，学研メディカル秀潤社，2011.
3) 谷口博之，藤田次郎（編）：「呼吸器病レジデントマニュアル　第 5 版」，医学書院，2015.
4) 貫和敏博，他（編）：呼吸器疾患最新の治療 2013–2015，357，南江堂，2013.
5) 土谷智史，他：「腫瘍マーカーの使い方」，臨床検査，2013；57：988-996.
6) 佐々木芳恵：「サイトケラチン 19 フラグメント（シフラ）測定におけるピットフォール」，検査と技術，2014；42：1242-1244.
7) 大薗恵一（編）：小児科学レクチャー Vol.3-2　ワンランク上の小児の臨床検査，総合医学社，2013.
8) 日本臨床検査医学会包括医療検討委員会（編）：臨床検査のガイドライン 2005/2006
9) シスメックス株式会社：「トロンボレル S」添付文書.
10) シスメックス株式会社：「トロンボチェック Fib（L）」添付文書.
11) シスメックス株式会社：「リアスオート® P-FDP」添付文書.
12) シスメックス株式会社：「リアスオート® D ダイマー」添付文書.
13) ロシュ・ダイアグノスティックス株式会社：「エクルーシス試薬ブラームス PCT」添付文書.
14) 富士レビオ株式会社：「ルミパルスプレスト KL-6」添付文書.
15) ヤマサ醤油株式会社：「SP-D「ヤマサ」EIAII」添付文書.
16) 栄研化学株式会社：「LZ テスト '栄研' RF」添付文書.
17) 株式会社 MBL：「フルオロ HEPANA テスト」添付文書.
18) 株式会社 MBL：「MESACUP™ DNA-II テスト「ds」」添付文書.
19) 株式会社 MBL：「MESACUP™ 2 テスト SS-A」添付文書.
20) 株式会社 MBL：「MESACUP™ 3 テスト SS-B」添付文書.
21) バイオ・ラッド　ラボラトリーズ株式会社：「AI シリーズ Anti Scl-70 テスト BioRad」添付文書.
22) バイオ・ラッド　ラボラトリーズ株式会社：「AI シリーズ Anti Jo-1 テスト BioRad」添付文書.
23) 株式会社 MBL：「MESACUP™ 2 テスト PR3-ANCA」添付文書.
24) 株式会社 MBL：「MESACUP™ 2 テスト MPO-ANCA」添付文書.
25) 大久保喜朗，他：臨床検査学講座　第 2 版　生理機能検査学，医歯薬出版，2008.
26) 日本臨床検査医学会ガイドライン作成委員会（編）：臨床検査のガイドライン JSLM2015，宇宙堂八木書店，2015.
27) ニットーボーメディカル株式会社：「N-アッセイ LA IgE ニットーボー」添付文書.
28) 富士レビオ株式会社：「ルミパルスプレスト CEA」添付文書.
29) 富士レビオ株式会社：「ルミパルスプレスト CYFRA」添付文書.
30) 富士レビオ株式会社：「ルミパルスプレスト ProGRP」添付文書.
31) ロシュ・ダイアグノスティックス株式会社：「エクルーシス試薬 NSE」添付文書.

5章 臓器別データの解釈

5.8 血液疾患

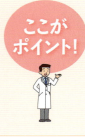

ここがポイント！
- 血液疾患は造血器悪性腫瘍とそれ以外の疾患に大別される。
- 造血器悪性腫瘍には骨髄系腫瘍とリンパ系腫瘍がある。
- 造血器悪性腫瘍以外の疾患にはWBC，RBC，PLTのそれぞれが増減をきたす疾患があり，その原因には感染，自己免疫，遺伝子異常などさまざまなものがある。
- 血液疾患の診断には，臨床血液検査（血球計数検査，白血球分類，血栓止血検査など），臨床化学検査，臨床免疫検査を基本として，総合的に判断される。

5.8.1 鉄欠乏性貧血

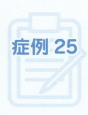

症例25

鉄欠乏性貧血（IDA）
- 患者　20歳　女性
- 総合内科外来受診。
- 階段の昇降にて息切れを自覚。
- 検診にて貧血を指摘された。

● 1. 検査データ

検査データを表5.8.1，図5.8.1に示す。

● 2. 検査データ解析

- 末梢血液検査データ（表5.8.1）の血球計数検査（血算）では，小球性低色素性貧血を示した。また，血小板数の増加を認める。
- 臨床化学検査（表5.8.1）では，鉄，フェリチンの低下，不飽和鉄結合能（UIBC）の上昇が見られた。
- 末梢血液像（図5.8.1）では，菲薄赤血球（→），標的赤血球（→）を認める。

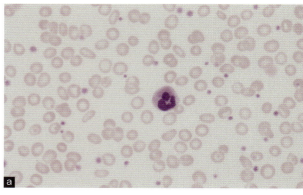
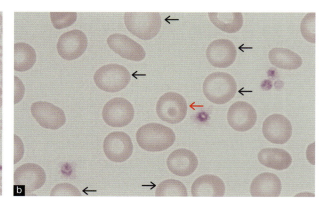

図5.8.1　末梢血液像　(a) MG染色 40×，(b) MG染色　100×

用語　鉄欠乏性貧血（iron deficiency anemia；IDA），網状赤血球数（reticulocyte count；Reti），不飽和鉄結合能（unsaturated iron binding capacity；UIBC）

表 5.8.1 検査データ

	検査項目	単位	検査結果	基準範囲
臨床血液検査（末梢血液）	WBC	$10^3/\mu L$	6.7	3.3〜8.6
	RBC	$10^6/\mu L$	3.59	3.86〜4.92
	Hb	g/dL	7.1	11.6〜14.8
	Ht	%	25.6	35.1〜44.4
	MCV	fL	71.3	83.6〜98.2
	MCH	pg	19.8	27.5〜33.2
	MCHC	g/dL	27.7	31.7〜35.3
	PLT	$10^3/\mu L$	464	158〜348
	Reti	%	1	0.8〜2.0[8]
臨床化学検査	TP	g/dL	6.9	6.6〜8.1
	ALB	g/dL	3.7	4.1〜5.1
	UN	mg/dL	8	8〜20
	CRE	mg/dL	0.57	0.46〜0.79
	TB	mg/dL	0.8	0.4〜1.5
	D-Bil	mg/dL	0.2	0.0〜0.28[8]
	AST	U/L	17	13〜30
	ALT	U/L	9	7〜23
	LD	U/L	158	124〜222
	CRP	mg/dL	0.06	0.00〜0.14
	フェリチン	ng/mL	7	5〜152[9]
	ハプトグロビン	mg/dL	108	19〜170[10]
	Fe	$\mu g/dL$	11	40〜188
	UIBC	$\mu g/dL$	428	126〜358[8]

表 5.8.2 赤血球指数による貧血の分類

小球性低色素性貧血 MCV<80fL MCHC<30g/dL	正球性正色素性貧血 MCV 80〜100fL MCHC 30〜35g/dL	大球性正色素性貧血 MCV>100fL MCHC 30〜35g/dL
・鉄欠乏性貧血 ・鉄芽球性貧血 ・サラセミア ・無トランスフェリン血症 ・慢性炎症に伴う二次性貧血	・溶血性貧血 ・赤芽球癆 ・腎性貧血 ・急性白血病 ・再生不良性貧血 ・骨髄異形成症候群	・巨赤芽球性貧血 ・肝硬変 ・甲状腺機能低下症

3つに分類される。

1) 小球性低色素性貧血を鑑別するおもな検査：鉄，総鉄結合能（TIBC）またはUIBC，フェリチン
2) 正球性正色素性貧血を鑑別するおもな検査：LD，TB，D-bil，ハプトグロビン，UN，CRE，網赤血球数（比率）
3) 大球性正色素性貧血を鑑別するおもな検査：ビタミンB_{12}，葉酸

3. 貧血に関する検査

貧血はさまざまな原因で引き起こされる疾患である。その原因には鉄やビタミンなどの材料不足，赤血球の破壊亢進・消失・産生不良などがある。貧血の分類は赤血球指数による分類（表5.8.2）が一般的である。大きく小球性低色素性貧血，正球性正色素性貧血，大球性正色素性貧血の

4. 鑑別ポイントおよび検査説明のポイント

IDAの原因はヘモグロビンのヘム合成に必須となる鉄の需要量に対して供給量が不足した場合，または喪失量が供給量を超えた場合に発症する。女性では，月経過多や子宮筋腫などの婦人科系疾患により発症することが多い。しかし，男性や閉経後の女性において見られた場合には，上下部消化管出血が疑われるため，さらなる精査が必要となるので注意を要する[1,2]。

検査室ノート　小球性低色素性貧血鑑別のポイント

小球性低色素性貧血は，おもにIDA，鉄芽球性貧血，サラセミア，慢性炎症に伴う二次性貧血があげられる。それらの鑑別には，鉄，TIBCまたはUIBC，フェリチンの測定が有用となる。鉄芽球性貧血，サラセミアでは鉄は低下しないのに対して，IDA，慢性炎症に伴う二次性貧血では低下する。鉄が低下する両者に対しては，さらにフェリチンの測定で鑑別が可能となる。IDAと二次性貧血との鑑別点を表5.8.3に示す[1,2]。

表 5.8.3 IDAと二次性貧血の鑑別点

	フェリチン	TIBC	鉄
IDA	↓	↑	↓
二次性貧血	↑	↓	↓

用語 ビタミンB_{12}（vitamin B_{12}；VB_{12}），メイ・ギムザ染色（May-Giemsa stain；MG染色）

5.8.2 血栓性血小板減少性紫斑病

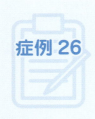

症例 26

血栓性血小板減少性紫斑病（TTP）
- 患者　43歳　女性
- 救急外来受診。
- 発熱，全身倦怠感にて救急外来受診。

1. 検査データ

検査データを表5.8.4，図5.8.2，5.8.3に示す。

2. 検査データ解析

- 末梢血液検査所見（表5.8.4）の血球計数検査（血算）では，正球性正色素性貧血を示した。また，血小板数の著減，網赤血球比率の上昇を認める。
- 臨床化学検査（表5.8.4）では，LDの著明な上昇を認め，LDアイソザイム（図5.8.2）ではLD1，LD2が上昇していた。また，間接ビリルビン優位のビリルビン上昇，ハプトグロビンの低下が見られた。
- 末梢血液像では，破砕赤血球を多数認める（図5.8.3）。

3. 鑑別ポイントおよび検査説明のポイント

TTPは，止血因子であるvon Willebrand因子（VWF）

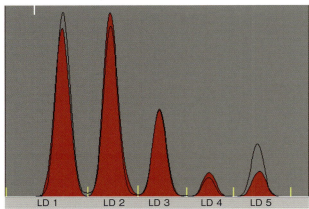

分画名	%	基準範囲(%)[11]
LD 1	35.1	20.0～31.0
LD 2	38.4	28.8～37.0
LD 3	17.2	21.5～27.6
LD 4	4.4	6.3～12.4
LD 5	4.9	5.4～13.2
LD1/LD2	0.9	0.5～1.0
LD1/LD5	7.2	2.9～4.5

図5.8.2　LDアイソザイム

表5.8.4　検査データ

	検査項目	単位	検査結果	基準範囲
臨床血液検査（末梢血液）	WBC	$10^3/\mu L$	5.8	3.3～8.6
	RBC	$10^6/\mu L$	2.78	3.86～4.92
	Hb	g/dL	8.6	11.6～14.8
	Ht	%	24.6	35.1～44.4
	MCV	fL	88.5	83.6～98.2
	MCH	pg	30.9	27.5～33.2
	MCHC	g/dL	35	31.7～35.3
	PLT	$10^3/\mu L$	2	158～348
	Reti	%	2.6	0.8～2.0[8]
臨床化学検査	TP	g/dL	6.4	6.6～8.1
	ALB	g/dL	3.9	4.1～5.1
	UN	mg/dL	22.9	8～20
	CRE	mg/dL	0.88	0.46～0.79
	TB	mg/dL	4.8	0.4～1.5
	D-Bil	mg/dL	1.8	0.0～0.2[8]
	AST	U/L	48	13～30
	ALT	U/L	18	7～23
	LD	U/L	1,624	124～222
	CRP	mg/dL	0.31	0.00～0.14
	フェリチン	ng/mL	609	5～152[9]
	ハプトグロビン	mg/dL	3 以下	19～170[10]
	Fe	μg/dL	144	40～188
	UIBC	μg/dL	179	126～358[8]

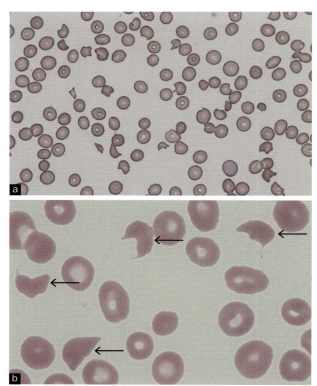

図5.8.3　末梢血液像　(a) MG染色　40×，(b) MG染色　100×

の特異的切断酵素であるADAMTS13の活性低下により発症する。活性低下の原因には，先天的に欠損しているものと，後天的にインヒビターが生じて低下するものがあり，多くは後天的である。症状には，破壊性血小板減少，細小血管障害性溶血性貧血，動揺性精神神経障害，血小板血栓による腎障害，発熱の5徴候がある[1,3]。特徴的検査所見には，血球計数検査（血算）では，正球性正色素性貧血と血小板数著減，網赤血球比率の上昇，臨床化学検査では，LD上昇，間接ビリルビン優位のビリルビン上昇，ハプトグロビンの低下（溶血所見），末梢血液像にて破砕赤血球の出現がある[1,3]。

検査室ノート　溶血性貧血鑑別のポイント

溶血性貧血の代表的なものには，遺伝性球状赤血球症，自己免疫性溶血性貧血，寒冷凝集素症，血栓性血小板減少性紫斑病，溶血性尿毒症，Evans症候群，発作性夜間血色素尿症がある。これらを鑑別するには，血小板減少の有無，直接クームス試験，赤血球形態などの検査を行うことで鑑別が可能となる。鑑別のポイントを表5.8.5に示す。

表5.8.5　溶血性貧血鑑別のポイント

貧血／鑑別点	血小板減少	直接クームス試験	赤血球形態	その他の検査
遺伝性球状赤血球症	なし	陰性	球状赤血球	赤血球抵抗試験
自己免疫性溶血性貧血	なし	陽性	球状赤血球	赤血球抗体解離試験
寒冷凝集素症	なし	陽性	球状赤血球 赤血球凝集	寒冷凝集素
血栓性血小板減少性紫斑病	あり	陰性	破砕赤血球	ADAMTS13定量
溶血性尿毒症	あり	陰性	破砕赤血球	O157検出
Evans症候群	あり	陽性	球状赤血球	赤血球抗体解離試験
発作性夜間血色素尿症	あり	陰性	正常	Ham試験 CD55／CD59検出

5.8.3　多発性骨髄腫

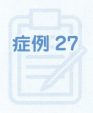

症例27

多発性骨髄腫（MM）
- 患者　49歳　男性
- 血液内科外来受診。
- 腰痛にて近医整形外科受診，TPの上昇にて血液内科紹介となる。

1. 検査データ

検査データを表5.8.6，図5.8.4〜5.8.8に示す。

2. 検査データ解析

- 末梢血液検査所見（表5.8.6）の血球計数検査（血算）では，軽度の貧血のほかに異常所見は認めない。
- 臨床化学検査（表5.8.6）では，IgG上昇に伴うTPの上昇を認めるが，ALBは基準範囲である。一方，IgA，IgMは低下している。
- 血清蛋白分画（図5.8.4）では，Mピークを認める（赤矢印）。免疫固定法では，IgG-κ型M蛋白が見られ（図5.8.5：赤矢印），免疫電気泳動では，抗IgG血清，抗L-κ血清に対する沈降線が太くなり（図5.8.6：赤矢印），M蛋白が証明された。
- 末梢血液像では，赤血球の連銭形成を認める（図5.8.7）。
- 骨髄像では，細胞密度は過形成で，細胞の大きさは12

用語　大腸菌O157（*Escherichia coli* O157；O157），多発性骨髄腫（multiple myeloma；MM），核／細胞質比（nuclear/cytoplasm ratio；N/C比）

5章 臓器別データの解釈

表 5.8.6 検査データ

	検査項目	単位	検査結果	基準範囲
臨床血液検査 （末梢血液）	WBC	$10^3/\mu L$	4.6	3.3〜8.6
	RBC	$10^6/\mu L$	3.97	4.35〜5.55
	Hb	g/dL	12.3	13.7〜16.8
	Ht	%	38.6	40.7〜50.1
	MCV	fL	97.2	83.6〜98.2
	MCH	pg	31	27.5〜33.2
	MCHC	g/dL	31.9	31.7〜35.3
	PLT	$10^3/\mu L$	234	158〜348
	Reti	%	1.3	0.8〜2.0[8]
臨床化学検査	TP	g/dL	10.7	6.6〜8.1
	ALB	g/dL	3.1	4.1〜5.1
	UN	mg/dL	10.7	8〜20
	CRE	mg/dL	0.76	0.65〜1.07
	Ca	mg/dL	8.5	8.8〜10.1
	TB	mg/dL	0.4	0.4〜1.5
	D-Bil	mg/dL	0.1	0.0〜0.2[8]
	AST	U/L	22	13〜30
	ALT	U/L	28	10〜42
	LD	U/L	155	124〜222
	IgA	mg/dL	57	93〜393
	IgM	mg/dL	45	33〜183
	IgG	mg/dL	6,014	861〜1,747

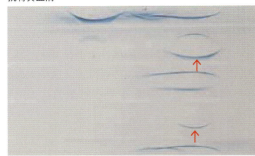

図 5.8.6 免疫電気泳動

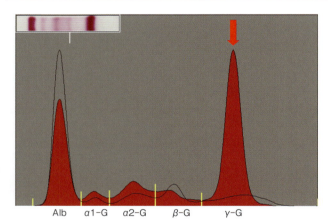

図 5.8.4 血清蛋白分画

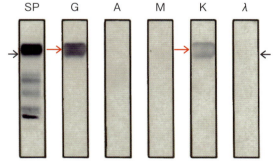

図 5.8.5 免疫固定法（IFE）

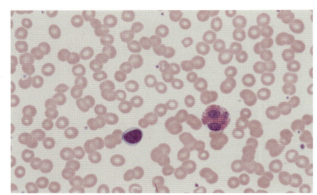

図 5.8.7 末梢血液像　40×　MG 染色

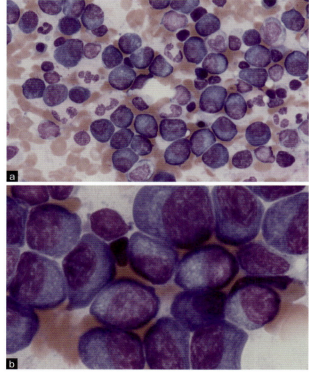

図 5.8.8 骨髄像　(a) MG 染色　40×，(b) MG 染色　100×

〜24μm 程度，N/C 比は 40〜60％，核は偏在し，細胞質は好塩基性で核周明庭が見られる形質細胞が 67％ と増加を認めた（図 5.8.8）。巨核球系細胞，赤芽球系細胞は低形成で，異形成は認めなかった。

● 3. 鑑別ポイントおよび検査説明のポイント

MM は骨髄を主たる病変とし，M 蛋白を産生する多発性の形質細胞腫瘍である。血清または尿蛋白分画では M ピークを認める。その他，おもな臨床血液検査所見としては，貧血，MM の進行による高 Ca 血症，CRE 上昇を認める。形態的特徴は楕円型で N/C 比は小さく，核は偏在している。細胞質は好塩基性で，核周明庭を認め，多核の形質細

胞が見られることがある。細胞表面形質解析では，細胞表面免疫グロブリンは発現せず，細胞内に発現が見られる。CD38，CD138陽性で，Bリンパ系マーカーのCD19が陰性になることが多い。また，CD56が7〜8割に認められる[4,5]。

5.8.4 バーキットリンパ腫

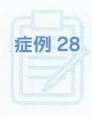

症例 28

バーキットリンパ腫（BL）
- 患者　77歳　男性
- 血液内科外来受診。
- 発熱，全身倦怠感，腹部膨満感にて近医受診，LD高値のため白血病が疑われ，血液内科紹介となる。

● 1. 検査データ

検査データを表5.8.7，図5.8.9〜5.8.12に示す。

● 2. 検査データ解析

- 末梢血液検査データ（表5.8.7）の血球計数検査（血算）では，軽度の血小板減少を認める。
- 臨床化学検査（表5.8.7）ではAST，ALTの軽度上昇，LD，尿酸の著明な上昇を認める。また，可溶性IL-2Rの上昇も見られる。LDアイソザイム（図5.8.9）はLD3，LD4が上昇していた。
- 骨髄像では細胞密度は過形成で，細胞の大きさは15〜25μm程度，N/C比は70〜90％，核網は繊細または粗剛，細胞質は好塩基性で，大小不同の空胞を有するリンパ系細胞の増加が見られた（図5.8.10）。それらの細胞は，MPO染色は陰性であった（図5.8.11）。その他，巨核球系，赤芽球系は低形成で，異形成は認めなかった。
- 骨髄FISHでは，MYC-IgH融合シグナルを認めた（図5.8.12）。

● 3. 鑑別ポイントおよび検査説明のポイント

BLはc-MYC遺伝子と免疫グロブリン遺伝子の相互転座に起因し，高い増殖力を有する高侵襲性B細胞性腫瘍で

表5.8.7　検査データ

	検査項目	単位	検査結果	基準範囲
臨床血液検査（末梢血液）	WBC	$10^3/\mu L$	5.8	3.3〜8.6
	RBC	$10^6/\mu L$	4.04	4.35〜5.55
	Hb	g/dL	12.3	13.7〜16.8
	Ht	%	37.5	40.7〜50.1
	MCV	fL	92.8	83.6〜98.2
	MCH	pg	30.4	27.5〜33.2
	MCHC	g/dL	32.8	31.7〜35.3
	PLT	$10^3/\mu L$	120	158〜348
	Reti	%	1.2	0.8〜2.0[8]
臨床化学検査	TP	g/dL	5.6	6.6〜8.1
	ALB	g/dL	2.5	4.1〜5.1
	UN	mg/dL	23.7	8〜20
	CRE	mg/dL	1.14	0.65〜1.07
	UA	mg/dL	10.6	3.7〜7.8
	TB	mg/dL	0.7	0.4〜1.5
	D-bil	mg/dL	0.2	0.0〜0.2[8]
	AST	U/L	66	13〜30
	ALT	U/L	41	10〜42
	LD	U/L	3,841	124〜222
	sIL-2R	U/mL	1,774	127〜582[12]

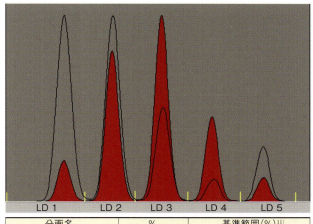

分画名	%	基準範囲（%）[11]
LD 1	8.1	20.0〜31.0
LD 2	31.1	28.8〜37.0
LD 3	38.9	21.5〜27.6
LD 4	17.2	6.3〜12.4
LD 5	4.7	5.4〜13.2
LD1/LD2	0.3	0.5〜1.0
LD1/LD5	1.7	2.9〜4.5

図5.8.9　LDアイソザイム

用語　バーキットリンパ腫（Burkitt lymphoma；BL），ミエロペルオキシダーゼ染色（myeloperoxidase stain；MPO染色），星空像（starry sky appearance），世界保健機関（World Health Organization；WHO）

ある。リンパ組織像では，核片を貪食するマクロファージが多数見られる星空像が特徴的である。細胞表面形質解析ではBリンパ系マーカーのCD10，CD19，CD20，CD22，CD79a，SIgMが陽性，免疫組織化学ではCD79a，CD20，CD10，BCL6が陽性，ヒト増殖期細胞の核に陽性を示すKit67（MIB-1）がほとんどの細胞に陽性となる。BCL-2強陽性症例は，BLに含めず，WHO2008分類ではびまん性大細胞型B細胞性リンパ腫（DLBCL）とBLの中間型に分類される。染色体異常は，t（8；14）（q24；q32）が75〜90％を占める。その他，t（2；8）（p12；q24），t（8；22）（q24；q11）がある。BLの95％は*MYC*-IgHが陽性である[6,7]。

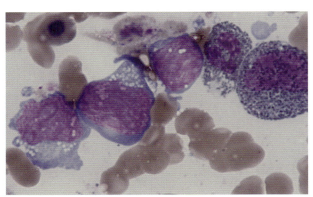

図5.8.11　骨髄像　100×　MPO染色

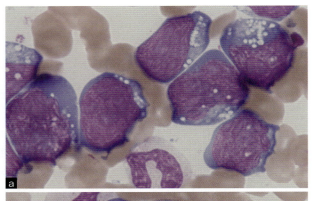

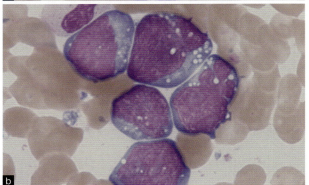

図5.8.10　骨髄像　100×　MG染色

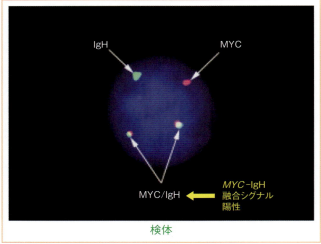

図5.8.12　FISH BL2

検査室ノート　BL診断のポイント

　BLでは特徴ある異常細胞の出現のほかに，臨床化学検査においてLD，UA，可溶性IL-2Rの上昇を認めることがあげられる。本疾患では，LDの著明な上昇が特徴である。LD上昇は細胞崩壊を示唆する所見であり，赤血球系細胞，白血球細胞，また組織（固形がんを含む）の崩壊が推察される。それらの特定にはLDアイソザイムを調べることが有用となる（LDアイソザイムについてはp.87，190参照）。本症例ではLDアイソザイムのLD3，LD4の上昇が見られ，白血病や悪性腫瘍が考えられた。また，核酸の最終産物は尿酸であるため，白血病では細胞崩壊によるUA上昇も診断のポイントとなる[6,7]。

［横田浩充，常名政弘］

用語　びまん性大細胞型B細胞性リンパ腫（diffuse large B-cell lymphoma；DLBCL）

📖 参考文献

1) 渡部俊幸：「2.3 赤血球系疾患の検査評価」，JAMT 技術教本シリーズ 血液検査技術教本，31-42，日本臨床衛生検査技師会（監），丸善出版，2015.
2) 野々部亮子：「血液形態アトラス 3. 鉄欠乏性貧血（IDA）」，検査と技術（増刊号），2015；43：1046-1047.
3) 久米幸夫：「血液形態アトラス 2. 血栓性血小板減少性紫斑病（TTP）」，検査と技術（増刊号），2015 43；1072-1073.
4) 常名政弘：「5.5.5 骨髄腫および類縁疾患」，JAMT 技術教本シリーズ 血液検査技術教本，134，日本臨床衛生検査技師会（監），丸善出版，2015.
5) 吉川直之：「血液形態アトラス 10 多発性骨髄腫（MM）」，検査と技術（増刊号），2015；43：986-989.
6) 常名政弘：「症例 19 バーキットリンパ腫（BL）」，JAMT 技術教本シリーズ 血液検査技術教本，139，日本臨床衛生検査技師会（監），丸善出版，2015.
7) 田邉久美子：「血液形態アトラス Burkitt リンパ腫」，検査と技術（増刊号），2015；43：970-972.
8) 東京大学医学部附属病院検査部：検査の参考基準値表.
9) 栄研化学株式会社：「LZ テスト 栄研 FER」添付文書.
10) ニットーボーメディカル株式会社：「N-アッセイ TIA Hp ニットーボー」添付文書
11) 株式会社ヘレナ研究所：「タイタン ジェル S-LD 試薬」添付文書.
12) シーメンスヘルスケア・ダイアグノスティクス株式会社：「シーメンス・イムライズ IL-ZR II 2000」添付文書.

付録　基準範囲・臨床判断値／パニック値・生理的変動を基にした許容誤差限界・標準物質

- 基準範囲は一定の条件を満たす健常人から測定された検査値の分布の中央95％領域であり，ここでは共用基準範囲を付記した。
- 臨床判断値は診断閾値，治療閾値，予防医学的閾値およびパニック値（緊急報告値）があり，出典を明らかにして付記した。
- 生理的変動は個体内変動と個体間変動を付記した。
- 標準物質は常用参照物質を付記した。

付録

1 共用基準範囲

共用基準範囲は2014年に日本臨床標準協議会（JCCLS）から日本全国で使用可能な基準範囲として公開された。

共用基準範囲は国際臨床化学連合（IFCC）「基準範囲判断値専門委員会」アジア地域で共用可能な基準範囲の設定を目指した大規模な調査（IFCC市原プロジェクト）[1]と日本衛生臨床検査技師会[2]および福岡県5病院会[3]の多施設共同基準範囲プロジェクトの基準個体（8,793人）から設定された（表1，表2）。

基準個体は
1) BMI ≧ 28
2) 飲酒量（エタノール換算）≧ 75g/日
3) 喫煙 > 20本/日
4) 定期的な薬物治療
5) 妊娠中または分娩後1年以内
6) 術後，急性疾患で入院後2週以内
7) HBV，HCV，HIVのキャリア

以上7つの除外基準に該当しない医療従事者が対象である。

二次除外基準（図1）は"健常人の基準個体としての適正は，募集した時点では十分に判断し得ず，結局実測した一群の検査における異常値の有無により判断する必要がある"という考え方に基づき，検査値の相互関連性を利用して，関連検査値における異常値を手掛かりに潜在病態を判定し除外することで，基準範囲設定値を最適化する方法である。

- 基準1：潜在異常値除外法（除外基準項目とした臨床化学検査（ALB, GLB, UA, TG, TC, HDL-C, LDL-C, AST, ALT, LD, γGT, CK, CRP）の検査値に，基準範囲を外れる項目数が2つ以上ある個体のデータを除外）
- 基準2：基準1に加え，BMI ≧ 26，飲酒量（エタノール換算）≧ 25g/日を除外
- 基準3：基準1に加え，MCV ≦ 85fLを除外
- 基準4：潜在異常値除外法（基準1の除外基準項目に，血球検査項目も加えて適用）

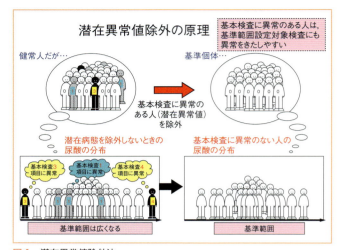

図1　潜在異常値除外法
（日本臨床検査標準化協議会 基準範囲共用化委員会（編）：「日本における主要な臨床検査項目の共用基準範囲案─解説と利用の手引き─」2014より転載）

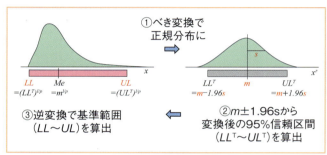

図2　パラメトリック法における基準範囲算出手順（べき乗変換による正規分布化）
（日本臨床検査標準化協議会 基準範囲共用化委員会（編）：「日本における主要な臨床検査項目の共用基準範囲案─解説と利用の手引き─」2014より転載）

これらの除外基準により潜在病態の影響を受けやすい項目では，除外後の基準範囲は除外前より狭く計算される。この過程を6〜8回反復して行うことにより基準範囲は変化しなり最適化される。

パラメトリック法・べき乗変換法はその後図2に示す方法により正規分布とし，その95%信頼区間を基準範囲とした。

表1 共用基準範囲（慣用単位）

項目名称	項目	単位	M/F	下限	上限
白血球数	WBC	$10^3/\mu L$		3.3	8.6
赤血球数	RBC	$10^6/\mu L$	M	4.35	5.55
			F	3.86	4.92
ヘモグロビン	Hb	g/dL	M	13.7	16.8
			F	11.6	14.8
ヘマトクリット	Ht	%	M	40.7	50.1
			F	35.1	44.4
平均赤血球容積	MCV	fL		83.6	98.2
平均赤血球血色素量	MCH	pg		27.5	33.2
平均赤血球血色素濃度	MCHC	g/dL		31.7	35.3
血小板数	PLT	$10^3/\mu L$		158	348
総蛋白	TP	g/dL		6.6	8.1
アルブミン	ALB	g/dL		4.1	5.1
グロブリン	GLB	g/dL		2.2	3.4
アルブミン／グロブリン比	A/G			1.32	2.23
尿素窒素	UN	mg/dL		8	20
クレアチニン	CRE	mg/dL	M	0.65	1.07
			F	0.46	0.79
尿酸	UA	mg/dL	M	3.7	7.8
			F	2.6	5.5
ナトリウム	Na	mmol/L		138	145
カリウム	K	mmol/L		3.6	4.8
クロール	Cl	mmol/L		101	108
カルシウム	Ca	mg/dL		8.8	10.1
無機リン	IP	mg/dL		2.7	4.6
グルコース	GLU	mg/dL		73	109
中性脂肪	TG	mg/dL	M	40	234
			F	30	117
総コレステロール	TC	mg/dL		142	248
HDL-コレステロール	HDL-C	mg/dL	M	38	90
			F	48	103
LDL-コレステロール	LDL-C	mg/dL		65	163
総ビリルビン	TB	mg/dL		0.4	1.5
アスパラギン酸アミノトランスフェラーゼ	AST	U/L		13	30
アラニンアミノトランスフェラーゼ	ALT	U/L	M	10	42
			F	7	23
乳酸脱水素酵素*	LD	U/L		124	222
アルカリホスファターゼ*	ALP	U/L		106	322
γ-グルタミルトランスペプチダーゼ	γGT	U/L	M	13	64
			F	9	32
コリンエステラーゼ	ChE	U/L	M	240	486
			F	201	421
アミラーゼ	AMY	U/L		44	132
クレアチンキナーゼ	CK	U/L	M	59	248
			F	41	153
C反応性蛋白	CRP	mg/dL		0.00	0.14
鉄	Fe	μg/dL		40	188
免疫グロブリン	IgG	mg/dL		861	1747
免疫グロブリン	IgA	mg/dL		93	393
免疫グロブリン	IgM	mg/dL	M	33	183
			F	50	269
補体蛋白	C3	mg/dL		73	138
補体蛋白	C4	mg/dL		11	31
ヘモグロビンA1c	HbA1c	%(NGSP)		4.9	6.0

測定値標準化は血球計数項目以外の項目は認証標準物質測定により評価した。特記すべきはALBは改良型BCP法による，GLUは解答阻止剤による採血の基準個体を使用した。血球計数項目は認証標準物質による校正が困難なため，国際標準測定操作法による測定値にトレーサブルな表示値を持つ試料（キャリブレータ）を測定し，その結果を用いて測定値の一致性を確認することで対応した。メーカー6社の基準分析装置にて新鮮なヒト血液を測定し確認した。
（日本臨床検査標準化協議会 基準範囲共用化委員会（編）：「日本における主要な臨床検査項目の共用基準範囲案―解説と利用の手引き―」2014より転載）

表2 共用基準範囲（英語，SI単位）

	項目	単位	M/F	下限	上限
leukocytes	WBC	$10^9/L$		3.3	8.6
erythrocytes	RBC	$10^{12}/L$	M	4.35	5.55
			F	3.86	4.92
hemoglobin	Hb	g/L	M	137	168
			F	116	148
hematocrit	Ht	L/L	M	0.41	0.50
			F	0.35	0.44
erythrocyte mean corpuscular volume	MCV	fL		83.6	98.2
erythrocyte mean corpuscular hemoglobin	MCH	pg		27.5	33.2
erythrocyte mean corpuscular hemoglobin concentration	MCHC	g/L		317	353
platelets	PLT	$10^9/L$		158	348
total protein	TP	g/L		66	81
albumin	ALB	g/L		41	52
globulin	GLB	g/L		22	34
albumin/globulin ratio	A/G			1.3	2.2
urea nitrogen	UN	mmol/L		2.7	7.1
creatinine	CRE	μmol/L	M	58	94
			F	41	70
uric acid	UA	μmol/L	M	220	463
			F	152	328
sodium	Na	mmol/L		138	145
potassium	K	mmol/L		3.6	4.8
chloride	Cl	mmol/L		101	108
calcium	Ca	mmol/L		2.18	2.53
inorganic phosphate	IP	mmol/L		0.9	1.5
glucose	GLU	mmol/L		4.1	6.1
triglyceride	TG	mmol/L	M	0.5	2.6
			F	0.3	1.3
total cholesterol	TC	mmol/L		3.7	6.4
HDL-cholesterol	HDL-C	mmol/L	M	1.0	2.3
			F	1.2	2.7
LDL-cholesterol	LDL-C	mmol/L		1.7	4.2
total bilirubins	TB	μmol/L		6.8	26.3
asparate aminotransferase	AST	U/L		13	30
alanine aminotransferase	ALT	U/L	M	10	42
			F	7	23
lactate dehydrogenase*	LD	U/L		124	222
alkaline phosphatase*	ALP	U/L		106	322
gamma glutamyl transpeptidase	γGT	U/L	M	13	64
			F	9	32
cholinesterase	ChE	U/L	M	240	486
			F	201	421
amylase	AMY	U/L		44	132
creatine kinase	CK	U/L	M	59	248
			F	41	153
C-reactive protein	CRP	mg/dL		0.00	1.39
iron	Fe	μmol/dL		7.2	33.6
IgG	IgG	g/L		8.6	17.4
IgA	IgA	g/L		0.93	3.93
IgM	IgM	g/L	M	0.33	1.83
			F	0.50	2.69
complement C3	C3	g/L		0.73	1.38
complement C4	C4	g/L		0.12	0.31
hemoglobin A1c	HbA1c	mmol/mol		30	42

分子量は以下のようになる。UN（28），CRE（113），UA（168），Ca（40），GLU（180），TG（885），TC, HDL-C, LDL-C（386），TB（584.7），Fe（55.85），HbA1c（10.93 × NGSP% -23.5）
（日本臨床検査標準化協議会 基準範囲共用化委員会（編）：「日本における主要な臨床検査項目の共用基準範囲案―解説と利用の手引き―」2014より転載）

*表の数値は2020年JSCC法変更前の数値。変更後はLD：同。ALP：成人男女38～113U/L。

■ 付　録

2　臨床判断値／パニック値

　臨床診断値は診断閾値や治療閾値，あるいは疫学研究から特定の疾患が将来に発症することが予測されることから，予防医学的な見地から一定の対応が要求される検査閾値（予防医学的閾値）がある。学会ガイドライン等からの臨床判断値を抜粋した (表3)。このように臨床判断値は疾患・病態・性別・年齢などによりさまざまに設定されている。パニック値（緊急報告値）は「生命が危ぶまれるほど危険な状態にあることを示唆する異常値でただちに治療を開始すれば救命しうるが，その診断は臨床的な診察だけでは困難で検査によってのみ可能である」とされる。設定については臨床医と協議が必要で，医師（医療施設）により異なる (表4)。迅速に確実に臨床医に伝達する方法を構築することが必須である。

表3　臨床判断値

疾患名	ガイドライン	監修・著編者（刊行年）	臨床判断値
透析患者のC型ウイルス肝炎	透析患者のC型ウイルス肝炎治療ガイドライン	日本透析医学会（2011）	透析患者のALTの正常上限に関しては27IU/mL
脂質異常症のスクリーニング	動脈硬化性疾患予防ガイドライン2017年版	日本動脈硬化学会（2017）	LDL-C 140mg/dL≦高LDL-C血症，120～139mg/dLは境界域高LDL-C血症，HDL-C 40mg/dL未満は低HDL-C血症，TG 150mg/dLは高TG血症。 LDL-CはFriedewaldの式（TC−HDL-C−TG/5），または直接法で計算する。 Non-HDL-C（総コレステロール−HDL-Cの値）が150～169mg/dLの場合は「境界域高Non-HDL-C血症」，170mg/dL以上の場合は「高Non-HDL-C血症」とする。
慢性腎臓病	エビデンスに基づくCKD診療ガイドライン2013	日本腎臓学会（2013）	1. 女性において高尿酸血症（UA6.0mg/dL以上）は末期腎不全の危険因子 2. CKDにおける血清K値として，4.0～5.4mmol/Lの範囲内で管理することを推奨する。保存期におけるIPは，CKDのステージにかかわらず正常範囲（目安として2.5～4.5mg/dL）を保つように管理することを推奨する。 3. CKDにおける脂質管理目標として，冠動脈疾患の一次予防でLDL-C 120mg/dL未満またはnon HDL-C 150mg/dL未満，二次予防でLDL-C 100mg/dL未満またはnon HDL-C 130mg/dL未満を推奨する。
腎移植後内科・小児科合併症	腎移植後内科・小児科系合併症の診療ガイドライン2011	日本臨床腎移植学会ガイドライン作成委員会（2011）	腎移植後発症糖尿病の管理目標値は，空腹時血糖130mg/dL未満，食後2時間値180mg/dL未満，HbA1c 6.5%未満である。 腎移植後脂質異常症のLDL-C管理目標は，一次予防群で＜120mg/dL，二次予防群で＜100mg/dLとする。 CKD-T症例である腎移植レシピエントの目標UA値は，8mg/dL未満である。
高尿酸血症・痛風	高尿酸血症・痛風の治療ガイドライン第2版	日本痛風・核酸代謝学会ガイドライン改訂委員会（2012）	高尿酸血症はUAが7.0mg/dLを越えるものである。
腸重積症	エビデンスに基づいた小児腸重積症の診療ガイドライン	日本小児救急医学会（2012）	CRP高値（＞10mg/dL）は重症度評価に有用である。
糖尿病	科学的根拠に基づく糖尿病診療ガイドライン2013	日本糖尿病学会（2013）	空腹時GLU 126mg/dL以上は糖尿病型，随時GLU 200mg/dL以上およびHbA1c 6.5%以上も糖尿病型とみなす。空腹時GLU 100～109mg/dLのものは空腹時血糖正常域の中で正常高値と呼ぶ。HbA1c 7.0%に加えHbA1c 6.0%並びに8.0%という数値も日常診療において血糖コントロールの目安として意識すべき数値となる。

表4 パニック値（緊急報告値）

検査項目（単位）		臨床検査のガイドライン2015 低値	臨床検査のガイドライン2015 高値	医療機関（急性期病床）における一例 低値	医療機関（急性期病床）における一例 高値
臨床化学検査	GLU（mg/mL）	50	350（外来） 500（入院）	50	500
	Na（mmol/L）	115	165	120	180
	K（mmol/L）	1.5	7	2.5	6
	Cl（mmol/L）		120		
	Ca（mg/dL）	6	12	6	14
	UN（mg/dL）		80		
	TB（mg/dL）		20（新生児）		
	TP（g/dL）	4	10		
	ALB（g/dL）	2	6		
	UA（mg/dL）	1	10		
	AST（U/L）		300		400
	ALT（U/L）		300		400（外来） 600（入院）
	LD（U/L）		1,000		2,000
	AMY（U/L）		1,000		500（外来） 600（入院）
	CRE（mg/dL）		急性腎不全：3 慢性腎不全：8		
	CK（U/L）		5,000		
	ChE（U/L）	20			
	アンモニア（μg/dL）				200
	HbA1c（%）		12		
	乳酸（mmol/L）		5		
	浸透圧（血清）（mOsm/kgH$_2$O）	255	330		

検査項目（単位）		臨床検査のガイドライン2015 低値	臨床検査のガイドライン2015 高値	医療機関（急性期病床）における一例 低値	医療機関（急性期病床）における一例 高値
血液ガス検査	pH	7.2	7.6		
	PaCO$_2$（Torr）	20	70		
	PaO$_2$（Torr）	40			
	BE（mmol/L）	-10	10		
	HCO$_3^-$（mmol/L）	14	40		
	SaO$_2$（%）	90			
血液検査	WBC（$10^3/\mu$L）	1.5	20（芽球の出現）		
	Hb（g/dL）	5	20	5	
	PLT（$10^3/\mu$L）	30	1,000	10	
	PT-INR		2.0（ワルファリン治療時は4.0）		4.0
	フィブリノゲン（mg/dL）	100	700		
	FDP（μg/mL）		20（施設により20～100）		
髄液検査	糖（mg/dL）	20			
	細胞数（/mm^3）		200		

臨床検査のガイドライン（JSLM2015）と医療機関（急性期病床）で用いられている一例との比較

3 生理的変動を基にした許容誤差限界

臨床検査データの信頼性評価の基準として許容誤差限界（allowable limit of error）を設定することが有効である。健常者では成分ごとの固有な恒常性（生理的変動）[4]が確認されており，これらに基づく許容誤差限界が設定されている[5]。個体内生理的変動のCV（CV_I）と個体間生理変動のCV（CV_G）から得られた精密さと信頼限界を表5に示した。

表5 許容誤差限界

項目	CV_A	B_A	項目	CV_A	B_A
AST	7.6	1.1	UN	7.1	6
ALT	11.1	12.4	CRE	2.7	4.8
LD	3.4	3.9	UA	4.4	6.5
CK	11.1	11.3	TB	11.7	12.1
ALP	3.9	6.5	D-bil	14.8	13.1
γGT	8.2	12.8	Na	0.4	0.3
AMY	4.2	6.8	K	2.6	1.9
ChE	2.6	4.7	Cl	0.7	0.5
LAP	2.4	5.6	Ca	1.3	1.0
TC	3.4	4.5	IP	4.6	3.5
TG	14.8	15.4	Fe	16.9	11.3
HDL-C	4.2	6	GLU	2.9	2.3
LDL-C	4.6	6.9	CRP	28.6	27.7
PL	3.4	3.9	IgG	2.3	4.2
TP	1.5	1.2	IgA	2.0	9.9
ALB	1.6	1.3	IgM	2.8	11.1
TTT	11.6	15.2	C3	3.8	4.3
ZTT	3.9	8.4	C4	5.6	6.6

精密さ（施設内精度）CV_A と真度（かたより）B_A
精密さ（施設内精度）CV_A（%）< $1/2 CV_I$
真度（かたより）B_A（%）< $1/4 (CV_G^2 + CV_I^2)^{1/2}$

（日本臨床化学会クオリティマネジメント専門委員会："生理的変動に基づいた臨床化学検査36項目における測定の許容誤差限界" 臨床化学，2006；35：144-153 から引用）

用語 チモール混濁試験（thymol turbidity test；TTT），硫酸亜鉛混濁試験（zinc sulfate turbidity test；ZTT）

■付録

4 標準物質

トレーサビリティは測定結果が必要な精度を満たすためにその測定機器の校正手段が国際標準や国家標準などに対する連続した比較校正の流れの中に位置づけられていることであり，ISO 15189においては，認定臨床検査室および検査所は，測定結果のトレーサビリティと不確かさを求めることが要求される。日常検査に用いる測定試薬（体外診断薬）の標準物質（キャリブレータ）は臨床検査トレーサビリティ合同委員会（JCTLM）で承認された高位認証標準物質から値付けし不確かさを求めなければならない（図3）。

この高位認証標準物質とは別に，正確さの評価および測定値の補正，それと日常法評価のために認証標準物質がある（表6）。これらの認証物質は体外診断薬の校正および性能確認の標準品，施設間差を是正するための測定値補正の基準，試薬ロット変更，機器や試薬変更時の継続性確認や機器の部品交換・メンテナンスの最終チェック，ISO 15189（臨床検査室-質と適合能力に対する特定要求事項）におけるトレーサビリティ確保に用いられる。

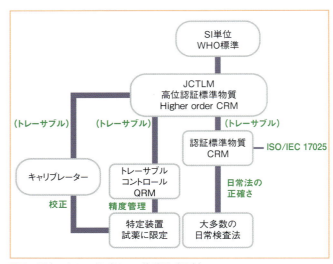

図3　国内のトレーサビリティ体系図（国内）
〔一般社団法人検査医学標準物質機構（ReCCS）より提供〕

表6　国内の標準化に適用されている認証標準物質

No.	項目	RMP	RM	組成	供給元	不確かさ	JCTLM	備考	指定1
1	Na	○	イオン電極用常用標準血清	血清	ReCCS	○	○	JSCC法	○
		○	SRM 956b	血清	NIST	○	○		
2	K	○	イオン電極用常用標準血清	血清	ReCCS	○	○	JSCC法	○
		○	SRM 956b	血清	NIST	○	○		
3	Cl	○	イオン電極用常用標準血清	血清	ReCCS	○	○	JSCC法	○
4	総Ca	○	電解質標準血清	血清	ReCCS	○			○
		○	SRM 909b	血清	NIST	○	○		
		○	BCR-304	血清	IRMM	○	○		
		○	SRM 915a	$CaCO_3$ 純品	NIST	○	○		
		○	JCSS認定標準物質	$CaCO_3/HNO_3$ 溶液	JCSS	○			
5	総Mg	○	電解質標準血清	血清	ReCCS	○			○
		○	SRM 909b	血清	NIST	○	○		
		○	SRM 929	グルコン酸Mg 純品	NIST	○	○		
		○	JCSS認定標準物質	Mg/HNO_3 溶液	JCSS	○			
6	GLU	○	含窒素・グルコース標準血清	血清	ReCCS	○		JSCC法	○
		○	SRM 956a	血清	NIST	○	○		
		○	SRM 917b	D-GLU 純品	NIST	○	○		
7	UN	○	含窒素・グルコース標準血清	血清	ReCCS	○			○
		○	SRM 909b	血清	NIST	○	○		
		○	SRM 912a	尿素純品	NIST	○	○		
8	CRE	○	含窒素・グルコース標準血清	血清	ReCCS	○		JSCC法	○
		○	SRM 909b	血清	NIST	○	○		
		○	SRM 914a	CRE 純品	NIST	○	○		
9	UA	○	含窒素・グルコース標準血清	血清	ReCCS	○		JSCC法	○
		○	SRM 909b	血清	NIST	○	○		
		○	SRM 913a	UA 純品	NIST	○	○		
10	CHO	○	脂質測定用標準血清	血清	ReCCS	○			○
		○	SRM 909b	血清	NIST	○	○		
		○	SRM 911b	CHO 純品	NIST	○	○		
		○	SRM 1951b	血清	NIST	○	○		
		○	SRM 1952a	血清	NIST	○	○		
11	HDL-C	○	脂質測定用標準血清	血清	ReCCS	○			

用語　標準物質（reference materials；RM），標準物質生産者（reference materials producer）

付録

No.	項目	RMP	RM	組成	供給元	不確かさ	JCTLM	備考	指定1
12	TG	○	脂質測定用標準血清	血清	ReCCS	○	○	JSCC法	○
		○	SRM 909b	血清	NIST				
13	ALB	○	SRM 927c	BSA	NIST	○	○		○
		○	ERM-DA470（BCR-470）	血清	IRMM	○	○		
14	TP	○	SRM 927cを用いる	BSA	NIST				○
15	IgG	○	ERM-DA470（BCR-470）	血清	IRMM	○	○		
16	IgA	○	ERM-DA470（BCR-470）	血清	IRMM	○	○		
17	IgM	○	ERM-DA470（BCR-470）	血清	IRMM	○	○		
18	AST	○	日本・常用酵素標準物質	精製品/BSA	JCCLS	○		JSCC法	○
19	ALT	○	日本・常用酵素標準物質	精製品/BSA	JCCLS	○		JSCC法	○
		○	ERM-AD454（IRMM-454）	精製品	IRMM	○	○	IFCC法	
20	CK	○	日本・常用酵素標準物質	精製品/BSA	JCCLS	○		JSCC法	○
		○	ERM-AD455（IRMM-455）	精製品	IRMM	○	○	IFCC法	
21	ALP	○	日本・常用酵素標準物質	精製品/BSA	JCCLS	○		JSCC法	
22	LD	○	日本・常用酵素標準物質	精製品/BSA	JCCLS	○		JSCC法	○
		○	ERM-AD453（IRMM-453）	精製品	IRMM	○	○	IFCC法	
23	γGT	○	日本・常用酵素標準物質	精製品/BSA	JCCLS	○		JSCC法	○
		○	ERM-AD452（IRMM-452）	精製品	IRMM	○	○	IFCC法	
24	AMY	○	日本・常用酵素標準物質	精製品/BSA	JCCLS	○		JSCC法	○
		○	IRMM/IFCC456	精製品	IRMM	○	○	IFCC法	
25	HbA1c	○	JDS認証品	溶血ベース	JDS	○	○	JDS法	○
26	CRP	○	ERM-DA470（BCR-470）	血清	IRMM	○	○		
27	AFP	×		精製品	WHO				
28	PSA	×		精製品	WHO				
29	pH	○	血液ガス測定用標準物質	溶血ベース	ReCCS	○	△	IFCC法	
30	pO_2	○	血液ガス測定用標準物質	溶血ベース	ReCCS	○	△	IFCC法	
31	pCO_2	○	血液ガス測定用標準物質	溶血ベース	ReCCS	○	△	IFCC法	
32	ABO	×		精製品	WHO				
33	Rh	×		精製品	WHO				
34	血清鉄	○	血清鉄測定用標準物質	血清	ReCCS	○		ICSH法	
35	$α_1$-AG	○	ERM-DA470（BCR-470）	血清	IRMM	○	○		
36	$α_1$-AT	○	ERM-DA470（BCR-470）	血清	IRMM	○	○		
37	$α_1$-ACT	○	ERM-DA470（BCR-470）	血清	IRMM	○	○		
38	$α_2$-M	○	ERM-DA470（BCR-470）	血清	IRMM	○	○		
39	Cp	○	ERM-DA470（BCR-470）	血清	IRMM	○	○		
40	C3	○	ERM-DA470（BCR-470）	血清	IRMM	○	○		
41	C4	○	ERM-DA470（BCR-470）	血清	IRMM	○	○		
42	Hp	○	ERM-DA470（BCR-470）	血清	IRMM	○	○		
43	Tf	○	ERM-DA470（BCR-470）	血清	IRMM	○	○		
44	TTR	○	ERM-DA470（BCR-470）	血清	IRMM	○	○		
45	ACP	○	BCR-410	精製品	IRMM	○			
46	BIL	○	NIST SRM 916a	BIL純品	NIST	○			

×：提示なし　○：第一サイクルαリスト　△：第二サイクルノミネート

（「認定の基準」についての指針―臨床検査室―，JAB RM300：2014，19-21，2014より転載）

［堀田多恵子］

📖 参考文献

1) Ichihara K, et al.：The Asian project for collaborative derivation of reference intervals. Clin Chem Lab Med, 2013；51：1429-1442.
2) Yamamoto Y, et al.：Nationwide multicenter study aimed at the establishment of common reference intervals for standardized clinical laboratory tests in Japan. Clin Chem Lab Med, 2013；51：1663-1672.
3) Kinoshita S, et al.：Standardization of Laboratory Data and Establishment of Reference Intervals in the Fukuoka Prefecture：A Japanese Perspective. Clin Chem Lab Med, 2001；39：256-262.
4) 飯塚儀明，堀越　晃：臨床化学成分における個人の生理的変動幅．医学検査，1992；41：1708-1714.

参考　共用基準範囲以外の基準範囲

表　4章で扱ったおもな検査項のうち共用基準範囲以外の基準範囲

項目名称	項目	単位		下限	上限	参考文献
イオン化カルシウム	Ca^{2+}	mmol/L		1.15	1.3	4.1 節7)
マグネシウム	Mg	mmol/L		0.74	0.99	4.1 節8)
銅	Cu	µg/dL	成人男性	82	134	4.1 節9)
		µmol/L		12.9	21.1	
		µg/dL	成人女性	103	159	
		µmol/L		16.2	25	
亜鉛	Zn	µg/dL	成人の血清値	59	135	4.1 節9)
		µmol/L		9	20.6	
浸透圧		mOsm/kg H_2O	血漿浸透圧値	275	290	4.1 節9)
重炭酸イオン	HCO_3^-	mmol/L	成人男性	22.5	26.9	4.1 節9)
			成人女性	21.8	26.2	
尿糖		mg/dL		60	110	※1
経口ブドウ糖負荷試験	OGTT			表4.2.2 参照		
グリコアルブミン	GA	%		12.3	16.9	4.2 節12)
1,5-アンヒドログリシトール	1,5-AG	µg/mL	血清中	14 以上		4.2 節18)
ピルビン酸		mg/dL		0.3	0.9	4.2 節19)
乳酸		mg/dL		4	16	4.2 節19)
総ケトン体		µmol/L		28	120	4.2 節3)
3-ヒドロキシ酪酸		µmol/L		0	74	4.2 節20)
アセト酢酸		µmol/L		13	69	4.2 節21)
リポ蛋白						
α画分		%	アガロース電気泳動法	18.6	45.8	4.3 節2)
pre-β画分		%		8.5	18.9	
β画分		%		37.1	54.7	
CM画分		%		0	2.2	
アポリポ蛋白						
A-Ⅰ		mg/dL	男性	119	155	4.3 節3)
			女性	126	165	
A-Ⅱ		mg/dL	男性	25.9	35.7	
			女性	24.6	33.3	
B		mg/dL	男性	73	109	
			女性	66	101	
C-Ⅰ		mg/dL	男性	1.8	4.6	
			女性	1.5	3.8	
C-Ⅱ		mg/dL	男性	5.8	10	
			女性	5.4	9	
E		mg/dL	男性	2.7	4.3	
			女性	2.8	4.6	
遊離脂肪酸	FFA	µmol/L		100	800	4.3 節7)
		mg/dL	オレイン酸換算	5.65	22.6	
Lp(a)		mg/dL			30 以下	4.3 節8)
レシチンコレステロールアシルトランスフェラーゼ	LCAT	µg/mL	酵素蛋白量（ELISA法）	5	10.3	4.3 節9)
		nmol/mL/時	酵素活性測定法（自己基質法）	72	131	
			酵素活性測定法（共通基質法）	382	512	
血清タンパク分画				臨床免疫検査技術教本参照		
ラピッドターンオーバープロテイン	RTP					
レチノール結合蛋白	RBP	mg/dL	男性	2.7	6	4.4 節5)
			女性	1.9	4.6	
トランスサイレチン	TTR	mg/dL	男性	23	42	4.4 節6)
			女性	22	34	
セルロプラスミン	CP	mg/dL		21	37	4.4 節6)
ハプトグロビン	Hp	mg/dL		19	170	4.4 節6)
トランスフェリン	Tf	mg/dL		190	320	4.4 節6)
フェリチン	FER	ng/mL	男性	19	261	4.4 節5)
			女性	4	64	
アンモニア窒素		µg/dL		12	66	4.5 節8)
抱合型ビリルビン	D-bil	mg/dL			0.2 以下	4.6 節3)
胆汁酸	TBA	µmol/L			10 以下	4.6 節5)

※1　JAMT 教本シリーズ　一般検査技術教本

項目名称	項目	単位		下限	上限	参考文献
リパーゼ	LIP	U/L	レゾルフィン比色法	11	53	4.7節18)
			DG基質法	5	35	
オステオカルシン	OC	ng/mL	IRMA法	2.5	13	4.8節1)
骨型アルカリホスファターゼ	BAP	μg/L	男性（CLEIA法）	3.7	20.9	4.8節2)
			閉経前女性（CLEIA法）	2.9	14.5	
			閉経後女性（CLEIA法）	3.8	22.6	
I型プロコラーゲンN末端ペプチド	PINP	ng/L	男性30〜83歳	18.1	74.1	4.8節3)
			女性閉経前30〜44歳	16.8	70.1	
			女性閉経後45〜79歳	26.4	98.2	
酒石酸抵抗性酸ホスファターゼ5b分画	TRACP-5b	mU/dL	男性	170	590	4.8節4)
			女性	120	420	
I型コラーゲン架橋N-テロペプチド	NTx	nmolBCE/mmolCRE	男性（ELISA法）	13	66.2	4.8節5, 6)
			閉経前女性（ELISA法）	9.3	54.3	
			閉経後女性（ELISA法）	14.3	89	
デオキシピリジノリン	DPD	nmol/mmolCRE	男性	2.1	5.4	4.8節5)
			女性	2.8	7.6	
下垂体前葉ホルモン						
副腎皮質刺激ホルモン	ACTH	pg/mL		7.2	63.3	4.9節1)
成長ホルモン	GH	ng/mL	男性		2.47以下	4.9節2)
			女性	0.13	9.88	
プロラクチン	PRL	ng/mL	男性（ECLIA法）	4.29	13.69	4.9節3)
			男性（CLIA法）	3.58	12.78	4.9節4)
			女性（CLIA法）	6.12	30.54	
			女性閉経前（ECLIA法）	4.91	29.32	4.9節3)
			女性閉経後（ECLIA法）	3.12	15.39	
甲状腺刺激ホルモン	TSH	μIU/mL	ECLIA法	0.500	5.00	4.9節5)
			CLIA法	0.35	4.94	4.9節6)
黄体形成ホルモン	LH	mIU/mL	男性	0.79	5.72	表4.9.1参照
			女性卵胞期	1.76	10.24	
			女性排卵期	2.19	88.33	
			女性黄体期	1.13	14.22	
			女性閉経後	5.72	64.31	
卵胞刺激ホルモン	FSH	mIU/mL	男性	2	8.3	表4.9.1参照
			女性卵胞期	3.01	14.72	
			女性排卵期	3.21	16.6	
			女性黄体期	1.47	8.49	
			女性閉経後		157.79以下	
下垂体後葉ホルモン						
バソプレシン	AVP	pg/mL	水制限		4.0以下	4.9節7)
			自由飲水		2.8以下	
					2.8以下	4.9節8)
オキシトシン	T	μU/mL	非妊婦		5以下	4.9節9)
			妊婦	3	200	
甲状腺ホルモン						
トリヨードサイロニン	T₃	ng/dL	ECLIA法	0.8	1.6	4.9節5)
			CLIA法	76	177	4.9節10)
遊離トリヨードサイロニン	FT₃	pg/mL	ECLIA法	1.71	3.71	4.9節11)
			CLIA法	2.1	4.1	4.9節12)
サイロキシン	T₄	μg/dL	ECLIA法	6.1	12.4	4.9節5)
			CLIA法	4.8	11.2	4.9節13)
遊離サイロキシン	FT₄	ng/dL	ECLIA法	0.9	1.7	4.9節5)
			CLIA法	0.7	1.48	4.9節14)
カルシトニン		pg/mL	男性（ECLIA法）		9.52以下	4.9節15)
			男性（CLIA法）		5.15以下	4.9節16)
			女性（ECLIA法）		6.4以下	4.9節15)
			女性（CLIA法）		3.91以下	4.9節16)
副甲状腺ホルモン						
高感度PTH		pg/mL		160	520	4.9節17)
intact PTH		pg/mL		10	65	4.9節18)
whole PTH		pg/mL		8.3	38.7	4.9節19)
副腎皮質ホルモン						
コルチゾール		μg/dL		6.2	19.4	4.9節20)
アルドステロン		pg/mL		35.7	240	4.9節21)

付録

項目名称	項目	単位		下限	上限	参考文献
DHEA-S		μg/dL	男性 18〜20 歳	24	537	表 4.9.2 参照
			男性 21〜30 歳	85	690	
			男性 31〜40 歳	106	464	
			男性 41〜50 歳	70	495	
			男性 51〜60 歳	38	313	
			男性 61〜70 歳	24	244	
			男性 71 歳以上	5	253	
			女性 18〜20 歳	51	321	
			女性 21〜30 歳	18	391	
			女性 31〜40 歳	23	266	
			女性 41〜50 歳	19	231	
			女性 51〜60 歳	8	188	
			女性 61〜70 歳	12	133	
			女性 71 歳以上	7	177	
副腎髄質ホルモン						
カテコールアミン	CA					
アドレナリン		pg/mL	血中		100 以下	4.9 節 22)
		ng/mL	血中		0.17 以下	4.9 節 23)
		μg/日	尿中	3.4	26.9	4.9 節 22)
				1.1	22.5	4.9 節 23)
ノルアドレナリン		pg/mL	血中	100	450	4.9 節 22)
		ng/mL	血中	0.15	0.57	4.9 節 23)
		μg/日	尿中	48.6	168.4	4.9 節 22)
				29.2	118	4.9 節 23)
ドパミン		pg/mL	血中		20 以下	4.9 節 22)
		ng/mL	血中		0.03 以下	4.9 節 23)
		μg/日	尿中	365	961.5	4.9 節 22)
				100	1000	4.9 節 23)
バニリルマンデル酸	VMA	ng/mL	血中(HPLC 法)	3.3	8.6	4.9 節 22)
		mg/日	尿中(HPLC 法)	1.5	4.3	4.9 節 22)
			尿中(LC-MS/MS 法)	1.4	4.9	4.9 節 23)
ホモバニリン酸	HMA	ng/mL	血中	4.4	15.1	4.9 節 22)
		mg/日	尿中(HPLC 法)	2.1	6.3	4.9 節 22)
			尿中(LC-MS/MS 法)	1.6	5.5	4.9 節 23)
メタネフリン						
メタネフリン		mg/日	HPLC 法	0.04	0.19	4.9 節 22)
			LC-MS/MS 法	0.05	0.2	4.9 節 23)
ノルメタネフリン			HPLC 法	0.09	0.33	4.9 節 22)
			LC-MS/MS 法	0.10	0.28	4.9 節 23)
総メタネフリン			HPLC 法	0.13	0.52	4.9 節 22)
性ホルモン						
テストステロン		ng/mL	男性(ECLIA 法)	1.31	8.71	4.9 節 24)
			男性(CLIA 法)	1.92	8.84	4.9 節 25)
			女性(ECLIA 法)	0.11	0.47	4.9 節 24)
			閉経前女性(CLIA 法)	0.15	0.44	4.9 節 25)
			閉経後女性(CLIA 法)	0.12	0.31	
尿中エストロゲン						
エストロン	E₁	μg/日	男性	0.3	10	表 4.9.3 参照
			非妊婦卵胞期	1	8	
			非妊婦排卵期	2	20	
			非妊婦黄体期	5	20	
			妊婦 21〜24 週	410	2,630	
			妊婦 25〜28 週	465	3,140	
			妊婦 29〜32 週	379	3,360	
			妊婦 33〜36 週	445	3,960	
			妊婦 37〜40 週	465	5,490	
エストラジオール	E₂	μg/日	男性	0.1	3	表 4.9.3 参照
			非妊婦卵胞期	0.5	5	
			非妊婦排卵期	2	10	
			非妊婦黄体期	5	20	
			妊婦 21〜24 週	369	1,270	
			妊婦 25〜28 週	368	1,500	
			妊婦 29〜32 週	582	1,500	
			妊婦 33〜36 週	561	2,530	
			妊婦 37〜40 週	683	3,130	

項目名称	項目	単位		下限	上限	参考文献
エストリオール	E_3	μg/日	男性	0.3	10	表 4.9.3 参照
			非妊婦卵胞期	1	8	
			非妊婦排卵期	2	20	
			非妊婦黄体期	5	30	
			妊婦 21〜24 週	6,700	23,700	
			妊婦 25〜28 週	8,250	31,500	
			妊婦 29〜32 週	9,450	33,400	
			妊婦 33〜36 週	11,500	74,200	
			妊婦 37〜40 週	17,400	87,300	
血中エストラジオール	血中 E_2	pg/mL	男性	10	40	表 4.9.4 参照
			非妊婦卵胞期	22	147	
			非妊婦排卵期	57	509	
			非妊婦黄体中期	56	321	
			非妊婦月経期	7	153	
			非妊婦閉経後	6	37	
			妊婦妊娠初期	1,130	29,200	
			妊婦妊娠中期	1,110	39,700	
			妊婦妊娠後期	1,760	41,600	
プロゲステロン		ng/mL	男性	0.1	0.3	表 4.9.4 参照
			非妊婦卵胞期	0.1	0.4	
			非妊婦排卵期	0.1	3.4	
			非妊婦黄体中期	5	30.8	
			非妊婦月経期	0.1	0.7	
			非妊婦閉経後	0	0.3	
			妊婦妊娠初期	19.7	218	
			妊婦妊娠中期	26.4	232	
			妊婦妊娠後期	29.1	287	
ヒト絨毛性ゴナドトロピン	hCG	mIU/mL			2.7 以下	4.9 節 26)
ヒト胎盤性ラクトーゲン	HPL	μg/mL	5〜8 週		0.07 以下	表 4.9.5 参照
			9〜12 週		1.1 以下	
			13〜16 週	0.3	2.1	
			17〜20 週	0.7	3.6	
			21〜24 週	1.3	5.6	
			25〜28 週	2.2	8	
			29〜40 週	3	9.9	

膵臓ホルモン

項目名称	項目	単位		下限	上限	参考文献
インスリン		μIU/mL	CLEIA 法	1.84	12.2	4.9 節 27)
			CLIA 法	1.7	10.4	4.9 節 28)
グルカゴン		pg/mL		70	174	4.9 節 29)

消化管ホルモン

項目名称	項目	単位		下限	上限	参考文献
ガストリン		pg/mL			200 以下	4.9 節 30)
				37	172	4.9 節 31)
バソアクティブ腸管ペプチド	VIP	pg/mL			100 以下	4.9 節 32)

アディポサイトカイン

項目名称	項目	単位		下限	上限	参考文献
レプチン		ng/mL	男性	0.9	13	4.9 節 33)
			女性	2.5	21.8	
アディポネクチン		μg/mL		4.0 以上		4.9 節 34)
TNF-α		pg/mL	ELSIA 法	0.6	2.8	4.9 節 35)
			CLEIA 法		1.79 以下	4.9 節 36)

脂溶性ビタミン

項目名称	項目	単位		下限	上限	参考文献
ビタミン A		IU/dL		97	316	4.10 節 2)
		ng/mL		431	1,041	4.10 節 3)
ビタミン D						
1,25-$(OH)_2$ ビタミン D_3		pg/mL	RIA 法	20	60	4.10 節 4)
25-OH ビタミン D		ng/mL	CLIA 法		20 以下	4.10 節 5)
ビタミン D_2		ng/mL	LC-MS/MS 法		12.1 以下	4.10 節 6)
ビタミン D_3		ng/mL	LC-MS/MS 法	5.5	41.4	
ビタミン E						
		mg/dL	蛍光法	0.75	1.41	4.10 節 7)
α-トコフェノール		μg/mL	HPLC 法	4.9	13.8	4.10 節 8)
β-トコフェノール		μg/mL		0.06	0.28	
γ-トコフェノール		μg/mL		0.1	2.4	
δ-トコフェノール		μg/mL			0.14 以下	
ビタミン K						
ビタミン K_1		ng/mL		0.15	1.25	4.10 節 9)
ビタミン K_2		ng/mL			0.10 以下	

付　録

項目名称			項目	単位		下限	上限	参考文献
水溶性ビタミン								
	ビタミン B₁			ng/mL	HPLC 法	23.1	81.9	4.10 節 10)
				ng/mL	LC-MS/MS 法	24	66	4.10 節 11)
				μg/dL		2.6	5.8	4.10 節 12)
	ビタミン B₂			ng/mL	HPLC 法	66.1	111.4	4.10 節 13)
				μg/dL		12.8	27.6	
				μg/dL	蛍光法	4.1	8.8	4.10 節 14)
	ビタミン B₆							
		ピリドキサミン	PM	ng/mL			0.6 以下	4.10 節 15)
		ピリドキサール	PAL	ng/mL	男性	6	40	
				ng/mL	女性	4	19	
		ピリドキシン	PN	ng/mL			3.0 以下	
	ビタミン B₁₂			pg/mL		180	914	4.10 節 16)
	ビタミン C			μg/mL		5.5	16.8	4.10 節 17)
						4.7	17.8	4.10 節 18)
	ビタミン B₉（葉酸）			ng/mL		4 以上		4.10 節 19)
シアル化糖鎖抗原 KL-6				U/mL		105	401	4.11 節 7)
(1→3)β-D-グルカン				pg/mL	ワコー法, マルハ法（カットオフ値）		11 未満	4.11 節 9)
					MK 法, TE 法（カットオフ値）		20 未満	4.11 節 10)
プロカルシトニン			PCT	ng/mL	定量法		0.05 未満	4.11 節 11)
脳性ナトリウム利尿ペプチド			BNP	pg/mL	定量法		18.4 以下	4.11 節 15)
トロポニン T			TnT	ng/mL	TnT 定量法		0.014 以下	4.11 節 16)
トロポニン I			TnI	ng/mL	TnI 定量法		0.04 以下	4.11 節 16)
シスタチン C			Cys-C	mg/L	男性（金コロイド凝集法）	0.63	0.95	4.11 節 17)
					女性（金コロイド凝集法）	0.56	0.87	
					ラテックス凝集比濁法	0.59	1.03	
					ネフェロメトリー法	0.53	0.95	
ヒト心臓由来脂肪酸結合蛋白			H-FABP	ng/mL	カットオフ値		6.2 未満	4.11 節 18)
尿中 L 型脂肪酸結合蛋白			L-FABP	μg/g・CRE			8.4 以下	4.11 節 19)

略語一覧

1,25-(OH)₂D₃　1,25-dihydroxyvitamin D₃
1,25-ジヒドロキシビタミンD₃

1,5-AG　1,5-anhydroglucitol
1,5-アンヒドログリシトール

3-HB　3-hydroxybutyric acid
3-ヒドロキシ酪酸

3-HBDH　3-hydroxybutyrate dehydrogenase
3-ヒドロキシ酪酸脱水素酵素

4-AA　4-aminoantipyrine
4-アミノアンチピリン

4-NP　4-nitrophenol
4-ニトロフェノール

5-Br-PAPS　2-(5-bromo-2-pyridylazo)-5-[N-n-propyl-N-(3-sulfopropyl)amino]phenol
2-(5-ブロモ-2-ピリジルアゾ)-5-[N-n-プロピル-N-(3-スルホプロピル)アミノ]フェノール

ICTP　collagen type I bridging C-telopeptide
I型コラーゲン架橋C-テロペプチド

AACC　American Association for Clinical Chemistry
米国臨床化学学会

ABCA1　ATP binding cassette type1
アデノシン三リン酸結合カセット輸送蛋白A1

Abs　absorbance
吸光度

AcAc　acetoacetic acid
アセト酢酸

ACE　angiotensin 1-converting enzyme
アンギオテンシン変換酵素

ACES　N-(2-acetamido)-2-aminoethanesulfonic acid
N-(2-アセトアミド)-2-アミノエタンスルホン酸

AChE　acetyl cholinesterase
真性コリンエステラーゼ

AChR　acetylcholine receptor
アセチルコリン受容体

ACO　acyl-CoA oxidase
アシルCoAオキシダーゼ

ACS　acute coronary syndrome
急性冠症候群

ACS　acyl-CoA synthetase
アシルCoAシンセターゼ

ACTH　adrenocorticotropic hormone
副腎皮質刺激ホルモン

ADA　N-(2-acetamido)iminodiacetic acid
N-(2-アセトアミド)イミノ二酢酸

ADAMTS13　a disintegrin-like and metalloproteinase with thrombospondin type 1 motifs 13

ADH　antidiuretic hormone
抗利尿ホルモン

ADL　activities of daily living
日常生活活動

ADP　adenosine diphosphate
アデノシン二リン酸

AG　acid glycoprotein
酸性糖蛋白

A/G　albumin grobulin ratio
アルブミン/グロブリン比

AG　anion gap
アニオンギャップ

aHUS　atypical hemolytic uremic syndrome
非典型溶血性尿毒症症候群

AK　Abell-Kendall
アベル-ケンダール

AKI　acute kidney injury
急性腎障害

ALB　albumin
アルブミン

ALD　aldolase
アルドラーゼ

ALP　alkaline phosphatase
アルカリホスファターゼ

ALT　alanine aminotransferase
アラニンアミノトランスフェラーゼ

AMI　acute myocardial infarction
急性心筋梗塞

AMP　2-amino-2-methyl-1-propanol
2-アミノ-2-メチル-1-プロパノール

AMP　adenosine monophosphate
アデノシン一リン酸

AMPdiol　2-amino-methylpropane-1,3-propanediol
2-アミノ-2-メチルプロパン-1,3-プロパンジオール

AMY　amylase
アミラーゼ

ANA　anti nuclear antibody
抗核抗体

ANP　atrial natriuretic peptide
心房性ナトリウム利尿ペプチド

APCI　atmospheric pressure chemical ionization
大気圧化学イオン化

APTT　activated partial thromboplastin time
活性化部分トロンボプラスチン時間

ARR　aldosterone-renin ratio
アルドステロン・レニン比

略語一覧

ASOS analte-specific optical sensor
測定項目特異的オプティカルセンサー法

AST aspartate aminotransferase
アスパラギン酸アミノトランスフェラーゼ

AT antithrombin
アンチトロンビン

AT antitrypsin
アンチトリプシン

ATP adenosine triphosphate
アデノシン三リン酸

AUC area under curve
曲線下面積

AVP vasopressin
バソプレッシン

B bound
結合

BALF bronchoalveolar lavage fluid
気管支肺胞洗浄液

BAP bone alkaline phosphatase
骨型アルカリホスファターゼ

BCE bone collagen equivalent
骨コラーゲン相当量

BCG Bacille de Calmette et Guérin
カルメット・ゲラン桿菌

BCG bromocresol green
ブロモクレゾールグリーン

BCMA bis[3-bis(4-chlorpheryl)methyl-4-dimathylaminophenyl]amine
ビス[3-ビス(4-クロロフェニル)メチル-4-ジメチルアミノフェニル]アミン

BCP bathocuproine
バソクプロイン

BCP bromocresol purple
ブロモクレゾールパープル

BE base excess
塩基過剰

BES N,N-bis(2-hydroxyethyl)-2-aminoethanesulfonic acid
N,N-ビス(2-ヒドロキシエチル)-2-アミノエタンスルホン酸

Bicine N,N-bis(2-hydroxyethyl)glycine
N,N-ビス(2-ヒドロキシエチル)グリシン

BJP Bence Jones Protein
ベンス・ジョーンズ型蛋白

BL Burkitt lymphoma
バーキットリンパ腫

BMI body mass index
肥満度

BNP brain natriuretic peptide
脳性ナトリウム利尿ペプチド

BPT bathophenanthroline
バソフェナントロリン

BUN blood urea nitrogen
血中尿素窒素

BVM bag valve mask
バッグバルブマスク

C complement
補体

c concentration
濃度

C3 complement 3
補体第3成分

C4 complement 4
補体第4成分

Ca calcium
カルシウム

CA carbohydrate antigen

CA catecholamine
カテコールアミン

cAMP cyclic adenylate monophosphate
環状アデノシン一リン酸

c-AST cytosolic aspartate aminotransferase
細胞質性アスパラギン酸アミノトランスフェラーゼ

CCP cyclic citrullinated peptide
環状シトルリン化ペプチド

CD cholesterol dehydrogenase
コレステロール脱水素酵素

CD cluster of differentiation

CDC Centers for Disease Control and Prevention
米国疾病対策予防センター

CE capillary electrophoresis
キャピラリー電気泳動

CE cholesteryl ester
エステル型コレステロール

CEA carcinoembryonic antigen
がん胎児性抗原

CETP cholesterol ester transfer protein
コレステロールエステル転送蛋白

CFB complement factor B
B因子

CFH complement factor H
H因子

CFI complement factor I
I因子

CH50 homolytic complement activity
血清補体価

CHE cholesterol esterase
コレステロールエステラーゼ

ChE cholinesterase
コリンエステラーゼ

CHO cholesterol
コレステロール

CI chemical ionization
化学イオン化

CID collision-induced dissociation
衝突誘起解離

CK creatine kinase
クレアチンキナーゼ

CKD chronic kidney disease
慢性腎臓病

CK-MB　creatine kinase-MB
クレアチンキナーゼ-MB
Cl　chloride
クロール
CLEIA　chemiluminescent enzyme immunoassay
化学発光酸素免疫測定法
CLIA　chemiluminescence immunoassay
化学発光免疫測定法
CLSI　Clinical and Laboratory Standards Institute
臨床・検査標準協会
CM　chylomicron
カイロミクロン
CMAP　compound muscle action potential
複合筋活動電位
CO　carbon monoxide
一酸化炭素
CO　cholesterol oxidase
コレステロールオキシダーゼ
CoA　coenzyme A
コエンザイムA
COPD　chronic obstructive pulmonary disease
慢性閉塞性肺疾患
CPR　C-peptide immunoreactivity
C-ペプチド
CPT　carnitine palmitoyltransferase
カルニチンパルミトイルトランスフェラーゼ
CRE　creatinine
クレアチニン
CRH　corticotropin-releasing hormone
副腎皮質刺激ホルモン放出ホルモン
CRM　certified reference material
認証標準物質
CRMLN　Cholesterol Reference Method Laboratory Network
脂質基準分析室ネットワーク
CRP　C-reactive protein
C反応性蛋白
CRT　cardiac resynchronization therapy
心臓再同期療法
CT　computed tomography
コンピュータ断層撮影法
CV　coefficient of variation
変動係数
CVD　cardiovascular disease
心・血管疾患
Cys-C　cystatin C
シスタチンC
DAOS　N-ethyl-N-(2-hydroxy-3-sulfopropyl)-3,5-dimethoxyanilline
N-エチル-N-(2-ヒドロキシ-3-スルホプロピル)-3,5-ジメトキシアニリン
D-bil　direct bilirubin
直接ビリルビン
DCCT　diabetes control and complications trial

DCM　designate comparison method
比較対照法
DEA　diethanolamine
ジエタノールアミン
DECODE　diabetes epidemiology collaborative analysis of diagnostic criteria in europe
DEXA　dual-energy X-ray absorptiometry
二重エネルギーX線吸収法
DG　1,2-diglyceride
1,2-ジグリセリド
DGGMR　1,2-o-dilauryl-rac-glycero-3-glutaricacid-(6′-methylresorufin)ester
1,2-o-ジラウリル-rac-グリセロ-3-グルタル酸-(6′-メチルレソルフィン)-エステル
DGKE　diacylglycerol kinase ε
DHEA　dehydroepiandrosterone
デヒドロエピアンドロステロン
DHEA-S　dehydroepiandrosterone sulfate
デヒドロエピアンドロステロンの硫酸抱合体
DIC　disseminated intravascular coagulation syndrome
播種性血管内凝固
DLBCL　diffuse large B-cell lymphoma
びまん性大細胞型B細胞性リンパ腫
DLco　diffusing capacity for carbon monoxide, carbon monoxide diffusing capacity
一酸化炭素肺拡散能
DMD　Duchenne muscular dystrophy
デュシェンヌ型筋ジストロフィー
DNA　deoxyribonucleic acid
デオキシリボ核酸
DNP　dinitro phenyl
ジニトロフェノール
DPD　deoxypyridinoline
デオキシピリジノリン
ds-DNA　double stranded DNA
二本鎖DNA
DW　distilled water
蒸留水
E_1　estrone
エストロン
E_2　estradiol
エストラジオール
E_3　estriol
エストリオール
EAE　2-ethylaminoethanol
2-エチルアミノエタノール
ECLIA　electro chemiluminescent immunoassay
電気化学発光免疫測定法
ECS　electrical conductance sensor
電気伝導度センサー
EDI　electro deionization
電気再生式イオン交換法
EDTA　ethylene diamine tetracetic acid
エチレンジアミン四酢酸

略語一覧

eGFR estimated glomerular filtration rate
推算糸球体ろ過量
eGFRCreat creatinine-based estimated glomerular filtration rate
eGFRCys cystatin C-based estimated glomerular filtration rate
EI electro ionization
電子イオン化
EIA enzyme immunoassay
酵素免疫測定法
ELFA enzyme-linked fluorescent immunoassay
蛍光酵素免疫測定法
ELISA enzyme-linked immunoabsorbent assay
酵素免疫吸着測定法
EMSE N-ethyl-N-(3-methylphenyl)-N'-succinyl ethylene diamine
N-エチル-N-(3-メチルフェニル)-N'-スクシニルジアミン
ENM 4,6-ethylidene(G1)-4-nitrophenyl(G7)-α-(1→4)-D-maltoheptaoside
4,6-エチリデン(G1)-4-ニトロフェニール(G7)-α-(1→4)-D-マルトペンタオシド
EQA external quality assurance
外部精度評価
ER emergency room
救急室
ER endoplasmic reticulum
小胞体
ERCP endoscopic retrograde cholangiopancreatography
内視鏡的逆行性膵胆管造影検査
ESI electrospray ionization
エレクトロスプレーイオン化
ESR erythrocyte sedimentation rate
赤血球沈降速度
F free
未結合
F Friedewald
フリードワルド
FAB fast atom bombardment
高速原子衝撃
FAD flavin adenine dinucleotide
フラビンアデニンジヌクレオチド
Fbg fibrinogen
フィブリノゲン
FC free cholesterol
遊離型コレステロール
FCMD Fukuyama-type congenital muscular dystrophy
福山型先天性筋ジストロフィー
FDG-PET fludeoxyglucose-positron emission tomography
FDP fibrin / fibrinogen degradation products
フィブリン/フィブリノゲン分解産物
Fe iron
鉄
FECa fractional excretion of calcium
尿中カルシウム排泄率

FEV1.0% forced expiratory volume 1.0%
1秒率
FFA free fatty acid
遊離脂肪酸
FHH familial hypocalciuric hypercalcemia
家族性低Ca尿性高Ca血症
FIA fluorescence immunoassay
蛍光免疫測定法
FiO2 fraction of inspiratory oxygen
吸入中酸素濃度
FISH fluorescence *in situ* hybridization
蛍光 *in situ* ハイブリダイゼーション
FMN flavin mononucleotide
フラビンモノヌクレオチド
FSH follicle-stimulating hormone
卵胞刺激ホルモン
FSHD facio-scapulo-humeral type muscular dystrophy
顔面肩甲上腕型筋ジストロフィー
FT$_3$ free triiodothyronine
遊離トリヨードサイロニン
FT$_4$ free thyroxine
遊離サイロキシン
FT-ICR Fourier transform ion cyclotron resonance
フーリエ変換イオンサイクロトロン共鳴
FWHM full width at half-height maximum
半値幅
G6P glucose-6-phosphate
グルコース-6-リン酸
G6PD glucose-6-phosphate dehydrogenase
グルコース-6-リン酸脱水素酵素
GA glycoalbumin
グリコアルブミン
GABA gamma-aminobutylic acid
γ-アミノ酪酸
GAD glutamic acid decarboxylase
グルタミン酸デカルボキシラーゼ
GBM glomerular basement membrane
糸球体基底膜
GC gas chromatography
ガスクロマトグラフィー
GC/MS gas chromatography / mass spectrometry
ガスクロマトグラフィー質量分析
GD glucose dehydrogenase
グルコース脱水素酵素
GDP guanosine-diphosphate
グアノシン二リン酸
GFR glomerular filtration rate
糸球体ろ過量
GH growth hormone
成長ホルモン
GK glucokinase
グルコキナーゼ
GK glycerol kinase
グリセロールキナーゼ

GLB	globulin	H-FABP	heart-type fatty acid-binding protein
	グロブリン		ヒト心臓由来脂肪酸結合蛋白
GLDH	glutamate dehydrogenase	HHM	humoral hypercalcemia of malignancy
	グルタミン酸デヒドロゲナーゼ	HIS	hospital information system
GLU	glucose		病院情報システム
	グルコース	HIT	heparin-induced thrombocytopenia
Glu CANA	L-γ-glutamyl-3-carboxy-4-nitroanilide		ヘパリン起因性血小板減少症
	L-γグルタミル-3-カルボキシ-4-ニトロアンリド	HIV	human immunodeficiency virus
GnRH	gonadotropin-releasing hormone		ヒト免疫不全ウイルス
	性腺刺激ホルモン放出ホルモン	HK	hexokinase
GOD	glucose oxidase		ヘキソキナーゼ
	グルコース酸化酵素	HK-G6PDH	glucose-6-phosphate dehydrogenase
GPO	glycerol-3-phosphate oxidase		グルコース-6-リン酸デヒドロゲナーゼ
	グリセロール-3-リン酸オキシダーゼ	HLADR	human leucocyte antigen D-related
GRH	growth hormone-releasing hormone		ヒト白血球抗原DR型
	成長ホルモン放出ホルモン	HMG-CoA	3-hydroxy-3-methylglutaryl-CoA
GTP	guanosine-triphosphate		3-ヒドロキシ-3-メチルグルタリルCoA
	グアノシン三リン酸	HOMA-IR	homeostasis model assessment-insulin resistance
HAMA	human anti mouse antibody		インスリン抵抗性指数
	ヒト抗マウス抗体	HOMA-β	homeostasis model assessment-beta cell
hANP	human atrial natriuretic peptide	Hp	haptoglobin
	ヒト心房性ナトリウム利尿ペプチド		ハプトグロビン
Hb	hemoglobin	HPL	human placental lactogen
	ヘモグロビン		ヒト胎盤性ラクトーゲン
HbA1c	hemoglobin A1c	HPLC	high-performance liquid chromatography
	ヘモグロビンA1c		高速液体クロマトグラフィー
HBcAb	hepatitis B core antibody	HPT	hepaplastin test
	B型肝炎ウイルス核抗体		ヘパプラスチンテスト
HBe	hepatitis B envelope	HSL	hormone sensitive lipase
	B型肝炎ウイルス外殻		ホルモン感受性リパーゼ
HBsAg	hepatitis B surface antigen	Ht	hematocrit
	B型肝炎ウイルス表面抗原		ヘマトクリット
HBV	hepatitis B virus	HTGL	hepatic triglyceride lipase
	B型肝炎ウイルス		肝性TGリパーゼ
hCG	human chorionic gonadotropin	HTLV-I	human T-cell leukemia virus type I
	ヒト絨毛性ゴナドトロピン		ヒトT細胞白血病ウイルスI
HCV	hepatitis c virus	HUS	hemolytic uremic syndrome
	C型肝炎ウイルス		溶血性尿毒症症候群
HCVAb	hepatitis C virus antibody	HVA	homovanillic acid
	C型肝炎ウイルス抗体		ホモバニリン酸
HDAOS	(N-hydroxy-3-sulfopropyl)-3,5-dimethoxyanillin	Hx	hemopexin
	N-(2-ヒドロキシ-3-スルホプロピル)-3,5-ジメトキシアニリン		ヘモペキシン
		I-bil	indirect bilirubin
HDL	high density lipoprotein		間接ビリルビン
	高比重リポ蛋白	IBM	inclusion body myositis
HDL-C	HDL-cholesterol		封入体筋炎
	HDL-コレステロール	iCa	ionized calcium
HELLP syndrome	Hemolytic anemia, Elevated Liver enzymes, Low Platelet count syndrome		イオン化カルシウム
	HELLP症候群	ICD	implantable cardioverter defibrillator
HEPES	N-2-hydroxyethylpiperazine-N'-2-ethanesulfonic acid		植込み型除細動器
		ICDH	isocitrate dehydrogenase
	N-2-ヒドロキシエチルピペラジン-N'-2-エタンスルホン酸		イソクエン酸脱水素酵素
		ICU	intensive care unit
			集中治療室

略語一覧

ID/MS isotope-dilution mass spectrometry
同位体希釈質量分析法
IDA iron deficiency anemia
鉄欠乏性貧血
IDL intermediate density lipoprotein
中間比重リポ蛋白
IFCC International Federation of Clinical Chemistry and Laboratory Medicine
国際臨床化学連合
IFE immunofixation electrophoresis
免疫固定法
Ig immunoglobulin
免疫グロブリン
IGF-I insulin-like growth factor l
インスリン様成長因子Ⅰ
IGFBP-1 insulin-like growth factor binding protein-1
インスリン様成長因子結合蛋白1型
IGRA interferon-gamma release assay
インターフェロン-γ遊離測定
IIPs indiopathic interstitial pneumonias
特発性間質性肺炎
IL interleukin
インターロイキン
INF-γ interferon-gamma
インターフェロン-γ
IP inorganic phosphorus
無機リン
iPTH intact parathyroid hormone
インタクト副甲状腺ホルモン
IQC internal quality control
内部精度管理
IRI insulin
インスリン
IRMA immunoradiometric assay
免疫放射定量法
IRMM Institute for Reference Materials and Measurements
欧州連合
ISE ion-selective electrode
イオン選択性電極
ISO International Organization for Standardization
国際標準化機構
IT ion trap
イオントラップ
JAMT Japanese Association of Medical Technologists
日本臨床衛生検査技師会
JCCLS Japanese Committee for Clinical Laboratory Standards
日本臨床検査標準協議会
JCCRM Japanese clinical laboratory use certified reference material
JCTLM Joint Committee on Traceability in Laboratory Medicine
臨床検査医学におけるトレーサビリティ合同委員会
JDS Japan Diabetes Society
日本糖尿病学会
JIS Japanese Industrial Standards
日本工業規格
JCSS Japan Calibration Service System
計量法校正事業者登録制度
JSCC Japan Society of Clinical Chemistry
日本臨床化学会
K potassium
カリウム
KL-6 Krebs von den Lungen-6
KS 17-ケトステロイド
17-ketosteroid
LA1c labile hemoglobin A1c
不安定ヘモグロビンA1c
Lac lactate
ラクテート
LA法 latex agglutination turbidimetry
ラテックス凝集比濁法
LC liquid chromatography
液体クロマトグラフィー
LC/MS liquid chromatography / mass spectrometry
液体クロマトグラフィー質量分析
LC/MS/MS liquid chromatography / tandem mass spectrometry
液体クロマトグラフィータンデム質量分析
LCAT lecithin cholesterol acyltransferase
レシチンコレステロールアシルトランスフェラーゼ
LCL lower control limit
下方管理限界
LD lactate dehydrogenase
乳酸脱水素酵素
LDL-C lowdensity lipoprotein cholestevol
低比重リポ蛋白コレステロール
LD-UV lactate dehydrogenase - ultraviolet
乳酸脱水素酵素-紫外部
LED light emitting diode
発光ダイオード
L-FABP urinary liver type fatty acid binding protein
尿中L型脂肪酸結合蛋白
LH luteinizing hormone
黄体形成ホルモン
LIP lipase
リパーゼ
LIS laboratory information system
検索情報システム
Lp(a) lipoprotein(a)
リポ蛋白（a）
LPL lipoprotein lipase
リポ蛋白リパーゼ
LRP4 low density lipoprotein- receptor related protein 4
低比重リポ蛋白質受容体関連蛋白質4
M macroglobulin
マクログロブリン

m/z   mass-to-charge ratio
質量電荷比

MaCRM   multianalyte conventional reference material
多項目実用参照物質

MALDI   matrix-assisted laser desorption / ionization
マトリックス支援レーザー脱離イオン化

MALDI-TOF-MS   matrix-assisted laser desorption / ionization time-of-flight mass spectrometry
マトリックス支援レーザー脱離イオン化飛行時間型質量分析

m-AST   mitochondrial aspartate aminotransferase

MCDP   10-N-methylcarbamoyl-3,7-dimethylamino-10H-phenothiazlne
10-N-メチルカルボモイル-3,7-ジメチルアミノ-10H-フェノチアジン

MCH   mean corpuscular hemoglobin
平均赤血球ヘモグロビン量

MCHC   mean cell hemoglobin concentration
平均赤血球ヘモグロビン濃度

MCL   mantle cell lymphoma
マントル細胞リンパ腫

MCP   membrane cofactor protein

MCTD   mixed connective tissue disease
混合性結合組織病

MCV   mean cell volume
平均赤血球容積

MD   malate dehydrogenase
リンゴ酸脱水素酵素

MDH-UV   malate acid dehydrogenase - ultraviolet
リンゴ酸脱水素酵素-紫外部

MEG N-Methyl-D-glucamine
N-メチル-D-グルカミン

MES   2-(N-morpholino)ethanesulfonic acid
2-(N-モルホリノ)エタンスルホン酸

Met-Hb   methemoglobin
メトヘモグロビン

MGLP   monoacyl glycerol lipase
モノグリセリドリパーゼ

MGUS   monoclonal gammopathy of undetermined significance
M蛋白血症

MG染色   May-Giemsa stain
メイ・ギムザ染色

MHA   microangiopathic hemolytic anemia
細小血管症性溶血性貧血

MIBI   methoxy-isobutyl sonitrile
メトキシ・イソブチルイソニトリル

MM   multiple myeloma
多発性骨髄腫

MO膜   molecular oriented membrane
超積層固定化分子配向膜

MPB64   mycobacterial protein fraction from BCG of Rm 0.64 in electrophoresis

MPO-ANCA   myeloperoxidase anti-neutrophil cytoplasmic antibody
ミエロペルオキシダーゼ抗好中球細胞質抗体

MPO染色   myeloperoxidase stain
ミエロペルオキシダーゼ染色

MRI   magnetic resonance imaging
磁気共鳴画像法

mRNA   messenger RNA
メッセンジャーRNA

MRSA   methicillin-resistant *Staphylococcus aureus*
メチシリン耐性黄色ブドウ球菌

MS   mass spectrometry
質量分析

MS/MS   tandem mass spectrometry
タンデム質量分析

MuSK   muscle-specific receptor tyrosine kinase
筋特異的受容体型チロシンキナーゼ

M蛋白   monoclonal protein

Na   sodium
ナトリウム

NAC N-acetyl-L-cysteine
アセチルシステイン

NAD$^+$ nicotinamide adenine dinucleotide
ニコチンアミドアデニンジヌクレオチド（酸化型）

NADH   nicotinamide adenine dinucleotide
ニコチンアミドアデニンジヌクレオチド（還元型）

NADP$^+$ nicotinamide adenine dinucleotide phosphate
ニコチンアミドアデニンジヌクレオチドリン酸（酸化型）

NADPH   nicotinamide adenine dinucleotide phosphate
ニコチンアミドアデニンジヌクレオチドリン酸（還元型）

NAG N-acetyl-β-D-glucosaminidase
N-アセチル-β-D-グルコサミニダーゼ

Na-K-ATPase   sodium potassium adenosine triphosphatase

N/C比   nuclear / cytoplasm ratio
核/細胞質比

NGSP   National Glycohemoglobin Standardization Program
全米グリコヘモグロビン標準化プログラム

NHL   non Hodgkin lymphoma
非ホジキンリンパ腫

NIST   National Institute of Standards and Technology
米国国立標準技術研究所

Nitroso-PSAP   2-Nitroso-5-(N-propyl-N-sulfopropylamino)-phenol
2-ニトロソ-5-(N-プロピル-N-スルホプロピルアミノ)-フェノール

N/L比   neutrophil / lymphocyte ratio
好中球/リンパ球比

NPPV   noninvasive positive pressure ventilation
非侵襲的陽圧換気療法

NSE   neuron-specific enolase
神経特異エノラーゼ

NT-proBNP   plasma N-terminal pro-brain natriuretic peptide
BNP前駆体N端フラグメント

NTx   crosslinked N-telopeptide of type I collagen
I型コラーゲン架橋N-テロペプチド

略語一覧

O157　*Escherichia coli* O157
　大腸菌O157
OC　osteocalcin
　オステオカルシン
o-CPC　*o*-cresolphthalein complexone
　o-クレゾールフタレインコンプレクソン
OGTT　oral glucose tolerance test
　経口ブドウ糖負荷試験
OHCS　17-hydroxycorticosteroid
　17-ヒドロキシコルチコイド
PICP　procollagen typeⅠ terminal C peptide
　Ⅰ型プロコラーゲンC末端ペプチド
PINP　procollagen typeⅠ terminal N peptide
　Ⅰ型プロコラーゲンN末端ペプチド
PA　primary aldosteronism
　原発性アルドステロン症
$Paco_2$　partial pressure of carbon dioxide
　二酸化炭素分圧
PAG disc　polyacrylamide disk
　ポリアクリルアミドディスク
PAI-1　plasminogen activator inhibitor-1
　プラスミノーゲン活性化抑制因子
PAL　pyridoxal
　ピリドキサール
PALP　pyridoxal phosphate
　ピリドキサールリン酸
P-AMY　pancreatic type amylase
　膵型アミラーゼ
Pao_2　partial pressure oxygen
　酸素分圧
PCI　percutaneous coronary intervention
　経皮的冠動脈血管形成術
PCO　protocatechuic acid-3,4-dioxygenase
　プロトカテキン酸-3,4-ジオキシゲナーゼ
PCR　polymerase chain reaction
　ポリメラーゼ連鎖反応
PCT　procalcitonin
　プロカルシトニン
PE　pulmonary thrombosis embolism
　肺血栓塞栓
PEP　phosphoenolpyruvic acid
　ホスホエノールピルビン酸
PET　positron emission tomography
　陽電子放射断層撮影
PF4　platelet factor 4
　血小板第4因子
pHPT　primary hyperparathyroidism
　副甲状腺機能亢進症
PIPES　piperazine-*N,N'*-bis(2-etanesulfonic acid)
　ピペラジン-*N,N'*-ビス(2-エタンスルホン酸)
PIVKA　protein induced by vitamin K absence or antagonists
PK　pyruvate kinase
　ピルビン酸キナーゼ

PLP　pyridoxal phosphate
　ピリドキサールリン酸
PLT　platelet
　血小板数
PM　pyridoxamine
　ピリドキサミン
PM/DM　polymyositis / dermatomyositis
　多発性筋炎/皮膚筋炎
PN　pyridoxine
　ピリドキシン
PNH　paroxysmal nocturnal hemoglobinuria
　発作性夜間ヘモグロビン尿症
POCT　point of care testing
　臨床現場即時検査
POD　peroxyclase
　ペルオキシダーゼ
POD　pyranose oxidase
　ピラノース酸化酵素
p-OHBase　*p*-hydroxy benzoate hydroxylase
　p-ヒドロキシ安息香酸水酸化酵素
PR3-ANCA　proteinase 3 anti-neutrophil cytoplasmic antibody
　プロテイナーゼ3抗好中球細胞質抗体
PRL　prolactin
　プロラクチン
ProGRP　pro-gastrin-releasing peptide
　ガストリン放出ペプチド前駆体
PSA　prostate specific antigen
　前立腺特異抗原
PSAGN　post-streptococcal acute glomerulonephritis
　溶連菌感染後急性糸球体腎炎
PT　prothrombin time
　プロトロンビン時間
PT-INR　international normalized ratio of prothrombin time
　プロトロンビン時間国際標準比
PTCA　ercutaneous transluminal coronary angioplasty
　経皮的経管冠動脈血管形成術
PTH　parathyroid hormone
　副甲状腺ホルモン
PTHrp　parathyroid hormone related protein
　副甲状腺ホルモン関連蛋白
PYD　pyridinoline
　ピリジノリン
Q　quadrupole
　四重極
QC　quality control
　精度管理
QFT　QuantiFERON TB
　クォンティフェロンTB
QOL　quality of life
　生活の質
R　resolution
　分解能

RA rheumatoid arthritis
関節リウマチ
RBC red blood cell
赤血球
RBP retinol binding protein
レチノール結合蛋白
RCF relative centrifugal force
相対遠心加速度
R-CPC reversed clinicopathological conference
ReCCS Reference Material Institute for Clinical Chemistry Standards
検査医学標準物質機構
Reti reticlocyte count
網状赤血球数
RF rheumatoid factor
リウマチ因子
RIA radio immunoassay
放射免疫測定法
RNA ribonucleic acid
リボ核酸
RNase ribonuclease
リボヌクレアーゼ
RNP ribonucleoprotein
リボヌクレオプロテイン
RO reverse osmosis
逆浸透
ROC曲線 receiver operator characteristic curve
受信者動作特性曲線
ROW reverse osmosis water
逆浸透水
RPR rapid plasma reagin
rRNA ribosomal RNA
リボゾームRNA
RS respiratory syncytial
RSV respiratory syncytial virus
RTP rapid turnover protein
SA1c stable hemoglobin A1c
安定型ヘモグロビンA1c
S-AMY salivary type AMY
唾液腺型アミラーゼ
s-AST serum-AST
SCC squamous cell carcinoma
扁平上皮がん
SD standard deviation
標準偏差
SDI standard deviation index
標準偏差指標
SERM selective estrogen receptor modulators
選択的エストロゲン受容体モジュレーター
SI Système International d'Unités
国際単位系
SIADH syndrome of inappropriate secretion of antidiuretic hormone
抗利尿ホルモン不適合分泌症候群

sIL-2R soluble interleukin-2 receptor
可溶性IL-2受容体
SIM selected ion monitoring
選択イオンモニタリング
SLE systemic lupus erythematosus
全身性エリテマトーデス
SLX sialyl lewis^x-i
シアリルLe^x-i
Sm Ig B-cell surface immunoglobulin
B細胞表面免疫グロブリン
SMAC sequential multiple analyzer with computer
SMBG self-monitoring of blood glucose
血糖自己測定
SOP standard operating procedure
標準業務手順書
SP-A surfactant protein A
サーファクタントプロテインA
SPD supply processing and distribution
SP-D surfactant protein D
サーファクタントプロテインD
SP$_{O_2}$ oxygen saturation of peripheral artery
末梢動脈血酸素飽和度
SP$_{O_2}$ percutaneous oxygen saturation
経皮的動脈血酸素飽和度
SRID single radial immunodiffusion
一元放射状免疫拡散法
SRM selected reaction monitoring
選択反応モニタリング
SRM standard reference materials
標準物質
SS Sjögren syndrome
シェーグレン症候群
SSc systemic sclerosis
全身性硬化症
SSE substrate-specific electrode
基質特異的電極法
ST sulfamethoxazole・trimethoprim
スルファメトキサゾール/トリメトプリム
STEC Shiga toxin-producing *Escherichia coli*
志賀毒素産生性大腸菌
SU sulfonylurea
スルホニル尿素
T transmittance
透過度
T% percent transmittance
透過率
T3 triiodothyronine
トリヨードサイロニン
T4 thyroxine
サイロキシン
TAPS N-tris(hydroxymethyl)-3-aminopropanesulfonic acid
N-トリス(ヒドロキシメチル)-3-アミノプロパンスルホン酸
TAT turnaround time
検査所要時間

略語一覧

TB total bilirubin
総ビリルビン

TBG thyroxine-binding globulin
サイロキシン結合グロブリン

Tc technetium
テクネチウム

TC total cholesterol
総コレステロール

TCA tricarballylic acid
トリカルボン酸

TDM therapeutic drug monitoring
治療薬物モニタリング

TES *N*-tris(hydroxyethyl)methyl-2-aminoethanesulfonic acid
N-トリス(ヒドロキシメチル)メチル-2-アミノエタンスルホン酸

Tf transferin
トランスフェリン

TG triglyceride
中性脂肪

TgAb thyroglobulin antibody
抗サイログロブリン抗体

TGF-β transforming growth factor-β
トランスフォーミング成長因子-β

T-Hムコ蛋白 Tamm-Horsfallムコ蛋白

TIA法 turbidimetric immunoassay
免疫比濁法

TIBC total iron binding capacity
総鉄結合能

TLC thin-layer chromatography
薄層クロマトグラフィー

TMA thrombotic microangiopathy
血栓性微小血管症

TNF-α tumor necrosis factor-α
腫瘍壊死因子-α

TnI troponin I
トロポニンI

TnT troponin T
トロポニンT

TOC total organic carbon
全有機体炭素

TOF time-of-flight
飛行時間型

TOOS *N*-ethyl-*N*-(2-hydroxy-3-sulfopropyl)-3-methylanilline
N-エチル-*N*-(2-ヒドロキシ-3-スルホプロピル)-3-メチルアニリン

TOPS *N*-rthyl-*N*-(3-sulfopropyl)-3-methylanilline
N-エチル-*N*-(3-スルホプロピル)-3-メチルアニリン

TP total protein
総蛋白

TP *Treponema pallidum*
梅毒トレポネーマ

tPA tissue plasminogen activator
組織プラスミノーゲンアクチベーター

TPLA *Treponema pallidum* latex agglutination

TPO thyroid peroxidase
甲状腺ペルオキシダーゼ

TPOAb thyroid peroxidase antibody
抗甲状腺ペルオキシダーゼ抗体

TPTZ tripyridyl-triazine
トリピリジル・トリアジン

TRAb thyroid stimulating hormone receptor antibody
甲状腺刺激ホルモン受容体抗体

TRab thyrotropin-stimulating hormone receptor antibody
抗甲状腺刺激ホルモン受容体抗体

TRAb TSH receptor antibody
TSH受容体抗体

TRACP-5b tartrate-resistant acid phosphatase 5b
骨型酒石酸抵抗性酸ホスファターゼ

TRH thyrotropin-releasing hormone
甲状腺刺激ホルモン放出ホルモン

Tris tris(hydroxymethyl)aminomethane
トリス(ヒトロキシメチル)エミノエタン

TSab thyrotropin-stimulating hormone-stimulating receptor antibody
抗甲状腺刺激ホルモン刺激性受容体抗体

TSH thyroid stimulating hormone
甲状腺刺激ホルモン

TTP thrombotic thrombocytopenic purpura
血栓性血小板減少性紫斑病

TTR transthyretin
トランスサイレチン

u unified atomic mass unit
統一原子量単位

UA uric acid
尿酸

UCL upper control limit
上方管理限界

ucOC undercarboxylated osteocalcin
低カルボキシル化オステオカルシン

UF ultra-filtration
超濾過

UIBC unsaturated iron binding capacity
不飽和鉄結合能

UKPDS United Kingdom Prospective Diabetes Study

UN urea nitrogen
尿素窒素

UV ultra violet
紫外線

VC% % vital capacity
%肺活量

VIP vasoactive intestinal peptide
血管作用性腸管ペプチド

VLDL very low density lipoprotein
超低比重リポ蛋白

VMA vanillylmandelic acid
バニリルマンデル酸

VWF von Willebrand factor
フォンヴィレブランド因子
WBC white blood cell
白血球
WHO World Health Organization
世界保健機関
WST-8 2-(2-methoxy-4-nitrophenyl)-3-(4-nitrophenyl)-5-(2,4-disulfophenyl)-2H-terazolium

Zn zinc
亜鉛
β2-m β2-microglobulin
β2-マイクログロブリン
β-Q法 β-Quantification
γGT γ-glutamyltranspeptidase
γ-グルタミルトランスペプチダーゼ

査読者一覧

●査読者

池田　勝義	熊本保健科学大学大学院　保健科学研究科	
池田　弘典	佐賀大学医学部附属病院　検査部	
梅森　祥央	札幌医科大学附属病院　検査部	
岡田　　健	岡山大学病院　医療技術部	
菅野　和久	愛媛大学医学部附属病院　検査部	
木澤　仙次	前・株式会社LSIメディエンス　西日本推進部	
河口　勝憲	川崎医科大学附属病院　中央検査部	
齊藤　雅一	埼玉医科大学病院　中央検査部	
坂西　　清	新潟大学地域医療教育センター　魚沼基幹病院　医療技術部　臨床検査科	
舛甚　　満	東北大学病院　検査部	
増田　詩織	近畿大学医学部附属病院　中央臨床検査部	
三木　隆治	獨協医科大学越谷病院　臨床検査部	
山舘　周恒	人間総合科学大学　人間科学部	
吉田　俊彦	千葉大学医学部附属病院　検査部	

［五十音順，所属は2017年7月現在］

索 引

●英数字

(1→3) β-D-グルカン……215
1,25(OH)$_2$D$_3$……210
1,25ジヒドロキシビタミンD$_3$……210
1,3-ビスホスホグリセリン酸……7
1,5-AG……158
1,5-アンヒドログリシトール……158
10-N-メチルカルバモイル-3,7-ジメチルアミノ-10H-フェノチアジン……60
^{131}Iシンチグラフィ……255
1型糖尿病……259
25-OHビタミンD……210
25-ヒドロキシビタミンD……210
2型糖尿病……260
2ポイントエンド分析法……61
2ポイントレート分析法……61
4-AA……60
75g OGTT……153,260
95%信頼区間……16
ICTP……196
I型コラーゲン架橋C-テロペプチド……196
I型コラーゲン架橋N-テロペプチド……196
I型プロコラーゲンC末端プロペプチド……196
I型プロコラーゲンN末端ペプチド……196

Abell-Kendall法……164
ACE阻害薬……250
ACTH……199
ACTH産生腫瘍……253
acute kidney injury……243
ADAMTS13……279
Addison病……143
adrenocorticotropic hormone……199
aHUS……241,243
AKI……243
AK法……164,166
alanine aminotransferase……189
　(→ALTも見よ)
alkaline phosphatase……191
　(→ALPも見よ)
ALP……191

ALPアイソザイム……87
ALT……189
AMY……193
amylase……193
AMYアイソザイム……88
ANP……142
APCI……94
ASOS……73
aspartate aminotransferase……188
　(→ASTも見よ)
AST……188
ASTアイソザイム……88
ATP……3,6,182
atrial natriuretic peptide……142
atypical hemolytic uremic syndrome……241

Basedow病……201
BA評価……137
BCMA……60
B/F分離……67
BL……297
BNP……217
Burkitt lymphoma……297

CA……204
CA19-9……227
cAMP……169
cardiovascular disease……245
catecholamine……204
CDC……164
certified reference material……118
ChE……192
CHE……165
CHE-CD法……166
cholinesterase……192
　(→ChEも見よ)
chronic kidney disease……230
chronic obstructive pulmonary disease……286
CK……190
CKD……230
CKアイソザイム……88
Cl$^-$……77
Clark型電極……78

CM……161,89
CMAP……268
cold activation……112
compound muscle action potential……268
COPD……286
CRE……181
creatine kinase……190
CRM……40,118,119
CRP……67,175
Cu……148
Cushing症候群……142,144
CVD……245
cyclic AMP……169
Cys-C……218
C反応性蛋白……175

DCM……166
dehydroepiandrosterone sulfate……202
DHEA-S……202
DNA……4
DPD……196

ECLIA……196
ECS……73
EDTA……110
eGFR……182
EIA……67
EQA……76
ER……4
ERM……119
ESI……93
ethylenediaminetetraacetic acid……110
European Reference Materials……119

Fanconi症候群……147
Fe……148
FFA……169
FG……164
FG消去法……164
FHH……258
FIA……67
Fiske-Subbarow法……147
follicle-stimulating hormone……199
F式……168

索引

G6-PDH……60
GA……156
gamma glutamyltransferase……192
GD……152
GH……199
GK……152
glucokinase……152
glucose dehydrogenase……152
glucose oxidase……152
GOD……152
GOD-POD法……152
GOD電極法……152
growth hormone……199

H_2O_2……45
Hb……77,80
HbA1c……74,98,154
HbF……100
HBVの再活性化……232
hCG……206
HDAOS……60
HDL……161,89
hemolytic uremic syndrome……243
Henderson-Hasselbalch式……78,150
hexokinase……152
H-FABP……219
HIT抗体……233
HK……60,152
HK-G6PDH法……152
homovanillic acid……204
hormone sensitive lipase……169
HPLC法……98,154
HSL……169
Ht……73,77
human chorionic gonadotropin……205
HUS……243
HVA……204

IGF-I……253
IgG……67
insulin-like growth factor l……253
intact PTH……202
IQC……76
ISE……51,52,54,73
ISO guide 34……119
IT……94

Jaffe法……181
JCCLS……40,105,119
JSCC……120
JSCC勧告法……64,152
JSCC常用基準法……64,65,118
JSCC標準化対応試薬……65

JSCC標準化対応法……188,189,190,191,192
JSCC法……163

K……77

laboratory information system……114
Lambert-Beerの式……67
Lambert-Beerの法則……37,39
Lambert-Eaton……271
LCAT……170,171
LD……190
LD3優位……232
LDL……89,161
LDLコレステロール……69
LD-UV法……189
LDアイソザイム……87
L-FABP……219
LH・FSH……199
LIS……114
Low-Highチェック……138
luteinizing hormone……199

MALDI……93
MCDP……60
MCL……232
Mg……146
mRNA……4
MS……92
MS/MS……94,95
multiple myeloma……295
MXB……144

Na……77,142
Na^+,K^+-ATPase活性……143
NaF……110
NAG……236
NIST……119
Nova Net……74
NTx……196
N-アセチルグルコサミニダーゼ……236

o-CPC……144
OGTT……153
oral glucose tolerance test……153
o-クレゾールフタレインコンプレクソン……144

P……147
PICP……196
PINP……196
PA……258
PAG disc電気泳動……161

PAI-1……208
P_{CO_2}……77,80
PCT……216
PE……290
PF4……233
pH……77
PIVKA……229
PIVKA-II……229
P_{O_2}……77,80
POCT……55,72〜75,113
POD……152
POD共役法……152
primary aldosteronism……258
PRL……199
procalcitonin……216
prolactin……199
PTH……202
pulmonary thrombosis embolism……290
pyranose oxidase……152

Q……94
　（→四重極も見よ）
QqQ……94,95
　（→三連四重極も見よ）

ReCCS……118,119
Reference Material Institute for Clinical Chemistry Standards……118
RIA……67
RNA……4
ROC曲線……19
rRNA……4

SDI評価……136,137
SIADH……142,143
SIM……95
SRM……96
SSE……73
syndrome of inappropriate secretion of antidiuretic hormone……143

TAT……126
TDM……221,224
therapeutic drug monitoring……221
thyroid-stimulating hormone……199
TIA……67,68
TNF-α……208
TnI……217
TnT……217
TOC……35
TOF……94
TP……172
TRACP-5b……196

索引

TSH……199
TTP……294
TTR……173
turnaround time……126

UA……182
UN……180

vanillylmandelic acid……204
vasoactive intestinal peptide……207
VIP……207
VLDL……89, 161
VMA……204

whole PTH……202

X̄-Rs-R 管理図……130
X̄-Rs-R 管理法……130
X̄-R 管理図……130

Zn……149

α2-グロブリン……176, 177
β2-マイクログロブリン……236
β-D-グルカン……285
β-Quantification 法……167
β-グロブリン……177
γGT……192
γ-グルタミルトランスペプチダーゼ……192
γ-グロブリン……172
δ-ビリルビン……185

● あ

アイソザイム……87
亜鉛……149
アガロースゲル……82
アガロースゲル電気泳動法……89, 161, 170
亜急性甲状腺炎……201, 256
悪性リンパ腫……230
アシデミア……81
アシドーシス……81
アスパラギン酸アミノトランスフェラーゼ……188（→AST も見よ）
アセチル CoA……7
アディポネクチン……208
アデノシン三リン酸……3, 182
アニオンギャップ……144
アフィニティ法……154
アプロチニン……110
アポリポ蛋白……162
アポリポ蛋白 A-I……67
アミラーゼ……193

アラニンアミノトランスフェラーゼ……189（→ALT も見よ）
アルカリ血症……81
アルカリホスファターゼ……191（→ALP も見よ）
アルカレミア……81
アルカローシス……81
アルセナゾⅢ……144
アルドステロン……142, 202
アルブミン……172
アレルギー性肉芽腫血管炎……285
アンギオテンシン変換酵素……286
安全ピペッター……25
アンペロメトリック法……73, 78, 79
アンモニア……183
アンモニア窒素……183

イオノフォア……142, 143
イオン活量……52
イオン交換水……33
イオン選択電極……102
イオン選択電極法……73, 142, 144
イオンチャネル……4
イオントラップ……94
異好抗体……68
異常 Hb……100
異所性ホルモン産生腫瘍……289
異性化酵素……188
イムノクロマト法……72
インスリン……206
インスリン基礎分泌能……261
インスリン治療……259
インスリン抵抗性……260
インスリン分泌……153
インスリン様成長因子Ⅰ……253
インターフェロン-γ……284

ウィルソン病……149
ウェゲナー肉芽腫症……286
ウエットケミストリー……43
ウリカーゼ・ペルオキシダーゼ法……182
ウレアーゼ……180

栄養状態……173
液体膜電極……145
エストラジオール……205
エストリオール……205
エストロゲン……206
エストロン……205
エチレンジアミン四酢酸……110
エメリー・ドレイフス型筋ジストロフィー……268
遠位型ミオパチー……270
遠位尿細管……278

炎症性サイトカイン……273
炎症性ミオパチー……269
炎症マーカー……175, 273
遠心機……30
遠心条件……30
遠心分離……31, 114
円柱……278
エンドポイント法……44, 46, 57, 103

黄体形成ホルモン……199
黄疸……45, 46, 139
横紋筋融解症……237, 240
オキシトシン……200
オステオカルシン……196
オープンシステム……66

● か

解糖系……7
解糖阻止剤……110
外部精度管理調査……135
外部精度評価……76
改良 BCP 法……174
カイロミクロン……69, 89, 161
核酸代謝亢進状態……231
拡張不確かさ……133
撹拌効率……50
過酸化水素……45
下垂体機能低下症……270
下垂体後葉……200
下垂体後葉ホルモン……200
下垂体腫瘍……253
下垂体前葉……199
下垂体前葉ホルモン……198
加水分解酵素……188
ガストリン……207
家族性低 Ca 尿性高 Ca 血症……258
カタラーゼ共役系……60
褐色細胞腫……204
活性型ビタミン D……145
活性値……62, 121
カットオフ値……16, 19
カテコールアミン……204
ガラス電極……150
カリウム……2（→K も見よ）
カルシウム……2（→Ca も見よ）
カルシトニン……201
カルバマゼピン……221
勧告法……120
肝実質細胞……171
間質性肺炎……281, 282
肝障害……227
肝性脳症……184
感染症迅速診断キット……273, 274
感染性廃棄物……117

索引

冠動脈疾患……175
顔面肩甲上腕型筋ジストロフィー……269
管理限界……130
管理限界の算出……130

期間管理……129
基質特異的電極法……73
基準個体……16
基準範囲……16,303
キシリジルブルー……146
技能試験……135
逆浸透水……33
キャピラリー電気泳動法……83
キャリーオーバー……50
キャリーオーバー試験……48
キャリブレーション……46,47,52,124
キャリブレータ……65
吸光度測定……49
吸収スペクトル……37
急性炎症……175
急性期蛋白……177
急性心筋梗塞……246,247
急性腎障害……243,244
急性腎不全……237
共用基準範囲……302
極端値……126
キレート比色法……144,146
緊急報告異常値……126
緊急報告値……140
筋緊直性ジストロフィー……269
筋ジストロフィー……267

偶発誤差……138,139
クエン酸回路……8,188,189
クッシング病……253,254
グッドパスチャー症候群……286
クラウンエーテル……53
クラウンエーテル電極……142,143
クラッシュ症候群……143
グリコアルブミン……156
グルカゴン……206
グルカゴン負荷試験……259
グルコキナーゼ……152
グルコース……74,152
グルコース-6-リン酸デヒドロゲナーゼ……60
グルコースオキシダーゼ……152
グルコースデヒドロキナーゼ……152
クレアチニン……181
クレアチンキナーゼ……190
クレアチンリン酸……7,182
クローズドシステム……66
クロロホスホナゾⅢ……144

経口ブドウ糖負荷試験……153
　（→75g OGTTも見よ）
蛍光免疫測定法……67
系統誤差……138
血液ガス……77,290
血管作動性腸管ペプチド……207
血漿……111
血漿浸透圧値……150
血小板第4因子……233
血清……111
血清情報……45,46
血栓性血小板減少性紫斑病……294
血中濃度測定法……223
血中薬物濃度測定……112
血糖……74,152
ケトアシドーシス……260
ケトアミンオキシダーゼ……156
ケトン体……159
検査医学標準物質機構……118,119
検査過誤……47
検査後確率……17
検査情報システム……114
検査所要時間……126
検査前確率……17
原子吸光法……144,146,148,149
検体検査……114
検体の保存条件……36
検体保管……115
原発性アルドステロン症……146,258
原発性がん性骨腫瘍……265
原発性骨粗鬆症……264
原発性脂質異常……162
原発性膵頭部がん……226
原発性副甲状腺機能亢進症……257
検量線異常……125

高Ca血症……257,258
恒温槽……32
抗凝固剤……110
抗菌薬……222,224
光源ランプ……39
恒常性……3
甲状腺機能亢進症……255
甲状腺機能低下症……256
甲状腺機能低下性ミオパチー……270
甲状腺中毒性ミオパチー……270
甲状腺ホルモン……201
抗生物質……222
酵素アノマリー……89
酵素活性測定法……62
酵素活性値……122
酵素共役反応法……194
高速液体クロマトグラフィー法……154
酵素サイクリング法……61

酵素的測定法……55
酵素的分析法……59
酵素法……100,154,169,181
酵素免疫測定法……67
抗てんかん薬……221,224
高比重リポ蛋白……69,89,161
　（→HDLも見よ）
抗利尿ホルモン……142
抗利尿ホルモン不適合分泌症候群……142,143
呼吸性アシドーシス……144
呼吸性アルカローシス……144,147
呼吸不全……290
国際温度目盛……32
誤差……118
固層化特異抗体……73
個体間変動……11
個体内生理的変動……133
個体内変動……13
骨格筋傷害……240
骨型アルカリホスファターゼ……196
骨吸収マーカー……196
骨形成マーカー……196
骨腫瘍……265
骨髄原発マントル細胞リンパ腫……232
骨粗鬆症……197,264,265
骨代謝亢進……258
骨ページェット病……264
個別精度管理法……139
コリンエステラーゼ……192
ゴルジ体……4
コルチゾール……202
コールドアクチベーション……112
コレステロール……165
コレステロールエステラーゼ……165
混濁……46
コントロールライン……73

●さ
再吸収障害……236
細菌性髄膜炎……275
サイクリックAMP……169
採血管……31
採血体位……172,174
採血量不足……111
サイトカイン阻害薬……222
細胞毒性薬……222
細胞分画……5
サーカディアンリズム……3
左方移動……237,275
サーミスター温度計……121
サーミスタ温度計……32
サルコイドーシス……286
酸塩基平衡……151

酸化還元酵素……188
酸血症……81
酸素分圧……77（→Po_2も見よ）
酸素免疫吸着測定法……196
三連四重極……94

ジアゾ試薬……185
シアル化糖鎖抗原KL-6……215
ジエチルジチオカルバミン酸ナトリウム
　　……148
ジギタリス中毒……249
支持体……83
脂質基準分析室ネットワーク……166
脂質代謝酵素……171
脂質代謝酵素活性……162
四重極……94
視床下部ホルモン……198
シスタチンC……218
シッパー……53
質量分析……92（→MSも見よ）
試薬管理……132
試薬区間許容値……46
重症筋無力症……271
重炭酸イオン……150
終点分析……44, 57, 61
絨毛性ゴナドトロピン……205
受信者動作特性曲線……19
酒石酸抵抗性酸ホスファターゼ5b分画
　　……196
出現実績ゾーン法……138
腫瘍マーカー……289
純水……33
消化管ホルモン……207
消化器系症状……249
小球性低色素性貧血……293
小細胞肺がん……288
脂溶性ビタミン……210
小胞体……4
常用基準法……120
常用参照標準物質……40
常用参照物質……118
蒸留水……33
初速度測定……58
初速度分析……44, 57, 61
シールピース……49
心・血管疾患……245
腎炎末期……278
腎機能障害……241
心筋梗塞……245
シングルビーム方式……38, 50
シングルモノクロ方式……50
神経芽細胞腫……204
新生児糖尿病……157
腎性貧血……231, 234, 236

心臓関連マーカー……247
心臓保護ホルモン……248
迅速細菌抗原検査……274
診断閾値……16
浸透圧……150
心不全……240
腎不全……278
心不全治療薬……250
心房性ナトリウム利尿ペプチド……142

膵β細胞……261
推算GFR……182（→eGFRも見よ）
膵臓がん……229
膵臓ホルモン……206
水溶性ビタミン……212
ステロイドミオパチー……270
スロープ……52

正確さ……118
精確さ……135
生活習慣病……245
正球性正色素性貧血……293
精製水……33, 34
生体概日リズム……3
成長ホルモン……199
精密さ……118, 133
生理的変動……10, 112
セクレチン……207
是正処置……136
セル……38, 49
セルロースアセテート膜電気泳動法……83
セルロプラスミン……149
全自動血液ガス分析装置……150
選択イオンモニタリング……95
選択的副腎静脈サンプリング……259
選択反応モニタリング……96
先端巨大症……252
先天性筋ジストロフィー……269
先天性筋無力症候群……271
先天性ミオパチー……269
前腕運動……112

早期腎障害……234
総コレステロール……69
相対分析……44
総胆汁酸……186
総蛋白……172（→TPも見よ）
早朝空腹時……162
測定項目特異的オプティカルセンサー法
　　……73
続発性骨粗鬆症……264
組織崩壊性病変……175
ソマトスタチン……198, 206
ゾーン現象……46, 68

● た
大球性正色素性貧血……293
代謝性アシドーシス……144
代謝性アルカローシス……144
第四級アンモニウム塩……53
多層式試験紙方式……101
多層フィルム・ファイバー積層方式
　　……101
多層フィルム方式……101
脱水症……237
脱水素酵素……60
脱離酵素……188
多発性骨髄腫……266, 295
ダブルカイネティック法……180
ダブルビーム方式……38
多変量デルタチェック……138
タンデム質量分析……94
　　（→MS/MSも見よ）
胆道系酵素……227
蛋白合成能評価……171
蛋白分解酵素……35
蛋白分解阻止剤……110

地帯現象……46, 68（→ゾーン現象も見よ）
チャーグ・ストラウス症候群……285
チャンバー……30
中毒物質検索……223
腸管循環……186
長期日間変動……130
超純水……33
超低比重リポ蛋白……161, 69, 89
　　（→VLDLも見よ）
直接法……167
治療閾値……16
治療薬物モニタリング……221, 224

ツインプロット法……129
痛風……183

低温失活性……190
ディスクリート型自動分析装置……43, 44
ディスクリート方式……43, 51
ディスペンサー方式……48, 53, 54
低比重リポ蛋白……161, 89
　　（→LDLも見よ）
デオキシピリジノリン……196
デオキシリボ核酸……4
デキサメタゾン……254
テストステロン……205, 206
テストライン……73
鉄……148, 178（→Feも見よ）
鉄欠乏性貧血……292
鉄代謝……176
鉄貯蔵状態……178

索引

テトラゾリウム反応系……60
デュシェンヌ型筋ジストロフィー……267
電位クーロメトリー……148
転移酵素……188
電位差法……78
転移性がん性骨腫瘍……266
電解質測定部……51,53
電気泳動……82
電気浸透現象……83
電気伝導度センサー……73
電気伝導率……34
電子伝達系……9

銅……148,176（→Cuも見よ）
糖化ペプチド……156
糖原病……270
　　——2型……270
　　——3型……270
　　——5型……270
糖質コルチコイド……222
等電点……84
糖尿病性アシドーシス……146
糖尿病性腎症合併……246
動脈硬化……167,168
動脈硬化性疾患予防ガイドライン……163
毒物測定……223
ドライケミストリー……43,100
トラフ値……112,224
トランスサイレチン……173
トレーサビリティ……118
トロポニンI……217（→TnIも見よ）
トロポニンT……217（→TnTも見よ）

● な
内視鏡的逆行性膵胆管造影検査……228
内部精度管理……76,138,123
内分泌性ミオパチー……270
ナトリウム……2,142（→Naも見よ）
二酸化炭素分圧……77（→P_{CO_2}も見よ）
日内管理……128
日内変動……130
日間管理……128
日間差変動……130

二波長分光測光分析……45
日本臨床化学会……118（→JSCCも見よ）
日本臨床化学会常用基準法……64
　　（→JSCC常用基準法も見よ）
日本臨床化学会標準化対応法……188
　　（→JSCC標準化対応法も見よ）
日本臨床化学会法……163
　　（→JSCC法も見よ）
日本臨床検査標準協議会……40,105,119
　　（→JCCLSも見よ）

乳酸……158,190
乳酸脱水素酵素……190
乳酸脱水素酵素-紫外部法……189
乳び……45,114,139
尿細管アシドーシス……147
尿細管腔……278
尿細管上皮……278
尿細管性アシドーシス……144
尿酸……182
尿素窒素……180
尿中L型脂肪酸結合蛋白……219
尿糖……153
認証標準物質……118,119

ネフェロメトリー法……67
ネフローゼ症候群……278
ネルンストの式……51,54,78

濃グリセロール含有薬剤……164
脳性ナトリウム利尿ペプチド……217

● は
バイアス評価……137
肺炎……280
肺炎球菌……275
肺炎球菌敗血症……280
バイオハザードマーク……117
肺がん……287
肺結核……283
敗血性ショック……249
肺血栓塞栓……290
肺疾患……280
肺真菌症……285
肺腺がん……287
パーオキシダーゼ共役系……59
バーキットリンパ腫……297
破砕赤血球……278
橋本病……201,256
バセドウ病……255
バソプレシン……200
パニック値……81,126,140,305
バニリルマンデル酸……204
バリデーション……47
バリノマイシン……53
バルプロ酸ナトリウム……221
ハロゲンイオン……144
反応ディスク……49
汎用自動分析装置……42,46,66,67,123

ビウレット法……172
ピエゾ撹拌……50
比較対照法……166
非がん性骨腫瘍……266
ピーク値……224,112

飛行時間型……94
微小血管症性溶血性貧血……243,244
比色分析部……47
比色法……45
ビス［3-ビス（4-クロロフェニル）メチル-4-ジメチルアミノフェニル］アミン……60
ピストン式ピペット……24
　　（→マイクロピペットも見よ）
非接触撹拌……50
ビタミンA……210
ビタミンB……212
ビタミンB_1……212
ビタミンB_2……212
ビタミンB_6……212
ビタミンB_9……214
ビタミンB_{12}……213
ビタミンC……212,213
ビタミンE……211
ビタミンK……211,229
ビタミンK依存性凝固因子……229
ビタミンK欠乏……227
非典型溶血性尿毒症症候群
　　……241,243,276（→aHUSも見よ）
ヒト心臓由来脂肪酸結合蛋白……219
ヒト胎盤性ラクトーゲン……205
ピペッター方式……48,51
ピペット……24
非抱合型ビリルビン……185
非薬物療法……250
標識抗体特異抗体……73
標準採血法ガイドライン……111
標準測定法手順書……62
氷中搬送……113
氷中保存……112
ピラノースオキシダーゼ……152
ビリルビン……185,45
ピルビン酸……158,190

フィブリン……114
フェニトイン……221
フェノバルビタール……221
複合筋活動電位……268
副甲状腺機能亢進……258
副甲状腺機能亢進症……202
副甲状腺機能低下症……202
副甲状腺ホルモン……202
副腎髄質ホルモン……204
副腎皮質刺激ホルモン……198
副腎皮質ステロイドホルモン……254
副腎皮質ホルモン……202
腹部画像検査……227
不確かさ……118,133
フッ化ナトリウム……110

フリードワルド式……168
プリン体……183
フルスキャン……95
プロカルシトニン……216
プロゲステロン……205
プロゾーン現象……46,68
プロゾーンチェック……46
プロダクトイオンスキャン……95
プロラクチン……199
分光……39
分光器……39
分光光度計……36,38,46,47,120,121
分散値……46

米国国立標準技術研究所……119
米国疾病対策予防センター……164
閉塞性黄疸……227
ヘインズ・ウルフプロット……56
ヘキソキナーゼ……60,152
ベッカー型筋ジストロフィー……268
ヘパリン……233,110,111
ヘマトクリット……73,77（→Htも見よ）
ヘモグロビン……45,77（→Hbも見よ）
ヘモグロビンA1c……69,74,154
　　（→HbA1cも見よ）
ヘモクロマトーシス……178
変異ヘモグロビン……157
ベンゾジアゼピン系薬……221

抱合型ビリルビン……185
放射免疫測定法……67
保守点検……131
補色……37
ポストゾーン現象……46,68
ホスホエノールピルビン酸……6
ボツリヌス中毒……271
ポテンショメトリック法……73
ホメオスタシス……3
ホモジニアス法……167
ホモバニリン酸……204
ポリアクリルアミドゲル……82
ポリアクリルアミドゲル電気泳動法……89
ポリアクリルアミドディスク電気泳動
　　……161
ホールピペット……24,121
ホルマザン色素……60
ホルモン感受性リパーゼ……169
ホルモン分泌障害……169

● ま
マイクロピペット……24,26
マグネシウム……146
マススペクトル……96

末期腎不全……236
マトリックス効果……101,105
マルチルール法……129
慢性甲状腺炎……256
慢性腎臓病……230
慢性腎不全……234
慢性閉塞性肺疾患……286

ミカエリス・メンテンの式……55,56
ミトコンドリア……5
ミトコンドリア脳筋症……270
ミトコンドリア由来のCK……239

ムコ蛋白……278
無痛性甲状腺炎……256

迷光……39,46
メスピペット……24
メタネフリン……204
メタボリックシンドローム……166
メチルキシレノールブルー……144
メチルチモールブルー……146
メッセンジャーRNA……4
免疫固定電気泳動法……85
免疫電気泳動法……85
免疫比濁法……46,66,67,99,162
免疫比ろう法……67
免疫法……154
免疫抑制薬……222,224
メンケス症候群……149

モリブデン酸還元法……147
モル吸光係数……120,122

● や
薬剤性心不全……249
薬剤性副作用……249

有効治療域……249
遊離グリセロール……164
遊離グリセロール消去法……164
遊離サイロキシン……201
遊離脂肪酸……169
遊離トリヨードサイロニン……201
輸液の混入……111

溶血……139,20,45,46,113,114
溶血性尿毒症症候群……243
溶血性貧血……295
葉酸……214
予後予測……248
余色……37
予防医学的閾値……16

● ら
ラインウィーバー・バークプロット
　　……55,56,63
ラグフェーズ……64
ラテックス……68
ラテックス凝集免疫比濁法……67,170
ラピッドターンオーバープロテイン
　　……173
卵胞刺激ホルモン……199

リウマチ因子……67,68
リークテスト……26
リソソーム……4
リニアリティチェック……46
リパーゼ……194
リボ核酸……4
リボゾーム……4
リポソーム……68
リボゾームRNA……4
リポ蛋白……69,89
リポ蛋白分画測定……90
両性電解質……84
リン……2,147（→Pも見よ）
臨床現場即時検査……72,113
　　（→POCTも見よ）
臨床判断値……16
リンパ球シグナル伝達阻害薬……222

累積デルタチェック……138

冷蔵庫……35
冷凍庫……35
レジオネラ属菌尿中抗原……274
レシチンコレステロールアシルトランス
　　フェラーゼ……170
レートA検体ブランク補正分析法……65
レートA分析法……61,65
レートアッセイ……50
レート分析……44,46
レート法……57,103
レニン-アンギオテンシン-アルドステロ
　　ン系……142
レニン活性……259
レニン刺激試験……259
レプチン……208
連続流れ方式……42

ロイコ型発色試薬……60
ロジックチェック……138
ローター……30

● わ
ワルファリン……246

JAMT技術教本シリーズ
臨床化学検査技術教本

平成29年 9 月20日　　発　　　行
令和 3 年12月30日　　第 3 刷発行

監修者　　一般社団法人　日本臨床衛生検査技師会

発行者　　池　田　和　博

発行所　　丸善出版株式会社
　　　　　〒101-0051 東京都千代田区神田神保町二丁目17番
　　　　　編集：電話（03）3512-3265／FAX（03）3512-3272
　　　　　営業：電話（03）3512-3256／FAX（03）3512-3270
　　　　　https://www.maruzen-publishing.co.jp

Ⓒ一般社団法人　日本臨床衛生検査技師会, 2017
レイアウト・有限会社 アロンデザイン
組版印刷・株式会社 加藤文明社／製本・株式会社 星共社

ISBN 978-4-621-30175-3 C 3347　　　　　Printed in Japan

本書の無断複写は著作権法上での例外を除き禁じられています。